新时代公立医院改革路径选择研究

赵 云 著

科 学 出 版 社
北 京

内 容 简 介

本书将公立医院改革内容归类为十个方面，即供给体制改革、价值取向转变、补偿机制改革、体制机制改革、医疗价格改革、激励机制改革、医疗体系构建、改革问题确认、体系功能重构、改革方向选择，并对每个方面的改革路径进行归纳和分类，对各个方面的公立医院改革路径进行比较和选择，以期为我国新时代公立医院改革提供新视角，为我国卫生健康中国式现代化提供新思考。

本书可供卫生领域的管理人员、科研人员和高校卫生管理类专业的师生阅读和参考，也可供投身于医改实践的社会同仁，以及关注医改的社会人士阅读。

图书在版编目（CIP）数据

新时代公立医院改革路径选择研究 / 赵云著. —北京：科学出版社，2022.12

ISBN 978-7-03-073640-6

Ⅰ. ①新… Ⅱ. ①赵… Ⅲ. ①医院-管理体制-体制改革-研究-中国 Ⅳ. ①R197.32

中国版本图书馆 CIP 数据核字(2022)第 201285 号

责任编辑：马晓伟 王先省 / 责任校对：张小霞

责任印制：李 彤 / 封面设计：吴朝洪

科学出版社 出版

北京东黄城根北街 16 号

邮政编码：100717

http://www.sciencep.com

北京建宏印刷有限公司 印刷

科学出版社发行 各地新华书店经销

*

2022 年 12 月第 一 版 开本：720×1000 1/16

2022 年 12 月第一次印刷 印张：29 3/4

字数：413 000

定价：158.00 元

（如有印装质量问题，我社负责调换）

《新时代公立医院改革路径选择研究》是国家自然科学基金项目“基层医疗体制机制与医疗保险付费方式的适配性研究”（71463060）的主要研究成果，该项目在国家自然科学基金委员会管理科学部组织的结题项目绩效评估会上被评为“优秀”等级。

序　言

为赵云教授的学术专著写序，我非常高兴，也非常荣幸。在阅读《新时代公立医院改革路径选择研究》后，我如获至宝，该书如此吸引我，不仅是因为作者雅俗共赏的语言、思辨性的逻辑，更重要的是其视野、思想和系统的论述。该书按逻辑将复杂的公立医院改革归纳为十个方面，深刻地揭示出每个方面的本质关系，并对每种关系的选择和均衡提出了富有智慧的建议。

清华大学学者刘瑜在《为什么我不喜欢学术圈子》①一文中曾尖锐地提出了社会科学研究的通病"精致的平庸"。所谓精致的平庸，是指社会科学研究及其成果关注形式而忽视内容，即实证化研究和定量化分析的光环下隐藏的理论缺乏和思想浅薄。这个评价显然是以偏概全的，是对社会科学研究的"一棒子打死"，但是也反映了当前社会科学研究的部分事实：重形式而轻内容。结果是，研究成果在内容上"华而不实"，在本质上"舍本逐末"，在策略上"买椟还珠"，在结果上"得不偿失"。有些社会科学论文要数据有数据、要图表有图表、要路线有路线、要公式有公式、要模型有模型，可以说是"形式精致极了"，但是内容却"平庸极了"。

那么，有些社会科学研究为何会显得如此形式主义呢？这不能简单地归因为学者的急功近利。我认为，主要还是科研导向的问题。有些高校、导师和期刊是社会科学研究走向"精致的平庸"的引导者和推动者，对社会科学研究形式主义难辞其咎。例如，有些高校的研究生导师只教

---

① 刘瑜. 为什么我不喜欢学术圈子[J]. 商周刊，2016，（17）：81。

学生解释问题和表述问题的技术和方法，而不教学生发现问题和分析问题的思想和理论。结果是学生撰写的学术论文在问题解释和表述方面极其精致，但是在发现问题和分析问题方面却平庸极了，其发现的问题、分析出的原因和设计出的对策，几乎是妇孺皆知的常识，有些结论根本不用严密的定量分析和模型论证就能得出。

在“形式主义”的科研导向下，社会科学研究难免出现三个倾向。一是崇尚应用研究而轻视基础研究，认为基础研究是“亏本生意”，而应用研究是“赚钱生意”。由于不能平衡应用研究和基础研究的关系，所取得的研究成果“虽能立地却不能顶天”，看似切实可行的建议背后是战略思维和格局层次的缺乏。二是崇尚实证研究而轻视规范研究，认为实证研究是真科学，而规范研究不科学。由于不能平衡实证研究和规范研究的关系，所取得的研究成果虽阐述了“现实怎么样”，却忽略了“应该怎么样”，没有“应该怎么样”的“现实怎么样”是没有意义的。三是崇尚定量研究而轻视定性研究，认为定量研究是“先进”的研究方法，而定性研究是“落后”的研究方法。由于不能平衡定量研究和定性研究的关系，所取得的研究成果虽有准确的事实判断，却缺乏正确的价值判断。因此，为让社会科学研究成果“既能顶天又能立地”“既知实然又知应然”“既有事实又有价值”，应该平衡各种研究方法的关系，不能在思想上厚此薄彼，更不能在行为上顾此失彼。

让人欣慰的是，赵云教授的学术专著《新时代公立医院改革路径选择研究》打破了“精致的平庸”。作者努力平衡内容与形式的关系，在应用研究和基础研究上达成和谐，在实证研究和规范研究上达成协同，在定量研究和定性研究上达成融合。

理论创新是科学研究的使命，思想创新是科学研究的境界。2016年5月17日，习近平总书记在哲学社会科学工作座谈会上指出：“这是一个需要理论而且一定能够产生理论的时代，这是一个需要思想而且一定能够产生思想的时代。”总书记的话，既是对当前我国社会科学研究的研判（理论创新和思想创新不足），也是对未来我国社会科学研究的期待（加强理论创新和思想创新）。理论创新和思想创新关系“国运兴衰”“科学荣辱”：“医改成败”。我国医改研究者不应局限于“拿来主义”的狭隘和自贬，用西方国家的思想、方法和模式去评判、研究和解决中国医改问题，而应该有一种“理论输出”的志气和担当，基于中国的医改实践，构建中国式医改理论、方法和模式，为世界医改提供方案、智慧和力量。

2022年10月16日，习近平同志在党的二十大报告中提出“以中国式现代化全面推进中华民族伟大复兴”，并指出“中国式现代化为人类实现现代化提供了新的选择，为解决人类面临的共同问题提供更多更好的中国智慧、中国方案、中国力量”。中国式医改本质上是卫生健康治理中国式现代化。我国的医改不应该是西方式医改，而必须是中国式医改。只有基于中国的土地，依据中国的理论，坚守中国的道路，遵循中国的模式，才能探索出具有中国特色的社会主义医药卫生制度，才能迈入卫生健康中国式现代化道路。我国医改研究者必须肩负时代使命和理论担当，提炼中国式医改理论、形成中国医改话语、讲好中国式医改故事、传播中国式医改声音，为医改这个“世界性难题”提供“中国式方案”，为卫生健康现代化这个“世界性目标”提供“中国式智慧”。

廖品琥

广西壮族自治区卫生健康委员会党组书记、主任

2022年11月18日

前　言

公立医院改革是医药卫生体制改革的重点，也是难点。正如一个“难”字和一个“贵”字可以概括出我国医疗卫生领域的状况，一个“重”字和一个“难”字可以概括出我国公立医院改革的真实状况。目前，人们对公立医院改革的“重”已经有了全面和深刻的理解。2017年，李克强总理在政府工作报告中将公立医院改革纳入“重要领域”和“关键环节”，与政府职能转变、财税体制改革、金融体制改革、国企国资改革、产权保护制度改革、生态文明体制改革并列，从而将公立医院改革提到空前重要的地位。这种认识跳出了从医疗领域看公立医院改革地位的局限，从政治经济社会文明领域看公立医院的地位，完全吻合公立医院对政治经济社会文明的贡献。

然而，人们对公立医院改革“难”的认识仍然存在欠缺。一些国内外学者认为，公立医院改革之所以“步履蹒跚”，是因为公立医院改革触碰了既得利益[①]。这种认识，有只知其一不知其二之嫌。公立医院改革之所以“步履蹒跚”，一是因为其触碰了既得利益，二是因为其陷入了价值矛盾，三是因为其出现了选择困境。因此，公立医院改革应突破利益障碍、化解价值矛盾和摆脱选择困境。要突破利益障碍，关键是“权力”，即重构权力体系；要化解价值矛盾，关键是“心力”，即重构价值体系；要摆脱选择困境，关键是“智力”，即重构认知体系。只有力到、心到、智到，才能有效推动公立医院改革。重构价值体系、认知体

① Colombo C，Moja L，Gonzalez-Lorenzo M，et al. Patient empowerment as a component of health system reforms：rights，benefits and vested interests[J]. Internal and Emergency Medicine，2012，7（2）：183-187。

系和权力体系，从哲学上讲就是重构公立医院改革的价值观、认识论、方法论。公正的医改价值观、正确的医改认识论和有效的医改方法论将决定公立医院改革的成败。

基于以上认识，我们对公立医院改革进行了系统研究，并将研究成果凝聚成《新时代公立医院改革路径选择研究》一书。本书有两条主线贯穿其中，一条是暗线，即公立医院改革的支点；另一条是明线，即公立医院改革的十大方面和十大关系。对改革支点的研究实际上是探索公立医院改革“谁来改”的问题，对十大方面的研究实际上是探索公立医院改革“改什么”的问题，对十大关系的研究实际上是探索公立医院改革“怎么改”的问题。

首先，将公立医院改革的内容归类为十个方面，即供给体制改革、价值取向转变、补偿机制改革、体制机制改革、医疗价格改革、激励机制改革、医疗体系构建、改革问题确认、医疗体系功能重构、改革方向选择。

然后，对每个方面的改革路径进行归纳和分类，即将供给体制改革划分为“办”和“买”两种路径，将价值取向转变划分为“义”和“利”两种路径，将补偿机制改革划分为“养”和“补”两种路径，将体制机制改革划分为“收”和“放”两种路径，将医疗价格改革划分为“收”和“付”两种路径，将激励机制改革划分为“内”和“外”两种路径，将医疗体系构建划分为“上”和“下”两种路径，将改革问题确认划分为“贵”和“难”两种思路，将医疗体系功能重构划分为“治”和“防”两种路径，将改革方向选择划分为“左”和“右”两种方向。最后，对各个方面的公立医院改革路径进行比较和选择。

本书对公立医院改革路径进行比较和选择，不是在理论真空中进行的，而是在时代背景下进行的。我国已经从社会主义初级阶段迈向社会主义新时代，社会的主要矛盾已经从“人民日益增长的物质文化需要同落后的社会生产之间的矛盾”转化为“人民日益增长的美好生活需要和不平衡不充分的发展之间的矛盾”。如果说，2009年启动的“新医改”是在社会主义初级阶段的背景下及其主要矛盾的推动下启动和推进的，所有的机制设计和制度安排都是为了解决“人民日益增长的医疗卫生服务需要同落后的医疗卫生服务能力之间的矛盾”。那么，新时代推进的“新医改”就是在社会主义新时代的背景下及其主要矛盾的推动下深化和攻坚，所有的机制设计和制度安排都是为了解决人民日益增长的健康生活需要和不平衡不充分的卫生发展之间的矛盾。因此，社会主义新时代及其社会主要矛盾，为我国公立医院改革路径的比较提供了标准，也为我国公立医院改革路径的选择提供了指南。我国新时代公立医院改革必须走上一条与时代脉搏同频共振之路，必须走出一条为百姓健康保驾护航之路。

本书以十大方面展示我国公立医院改革内容的归类之“明”，以十大关系展示我国公立医院改革路径的选择之“智”。《道德经》曰：“知人者智，自知者明。”公立医院改革本质上是对医药卫生体系权力结构、利益结构和价值结构的调整，须历经权力博弈、利益博弈和价值博弈，无异于一场没有硝烟的“战争”。本书以“明”为导向研究公立医院改革“改什么”，以“智”为导向研究公立医院改革“怎么改”，为我国新时代公立医院改革的理论研究提供“新视角”，为我国新时代公立医院改革的政策实践提供“新路径”。

《新时代公立医院改革路径选择研究》是笔者对公立医院改革研究的结晶，体现了研究内容和研究方法方面的创新。我在公立医院改革研究中历来寻求“五个平衡”：一是平衡基础研究和应用研究的关系，努力形成既能“顶天”又能“立地”的科研成果，让顶层设计的“高大上”和制度安排的“接地气”有机结合。二是平衡规范研究和实证研究的关系，在研究过程中既谨慎考虑“应该怎么样”，又密切关注“现实怎么样”，并努力在“应然”和“实然”之间找到改革的方向并架起连通的桥梁。三是平衡定性研究和定量研究的关系，使本书既具有理论分析的

“深度”，又具有定量分析的“实度”，既对公立医院改革的成效作出事实判断，又对公立医院改革的正误做出价值判断。四是平衡规范性和创新性的关系，在内容方面竭力进行理论创新，形成新观点、新思想、新概念、新模式，在表述方面竭力践行学术规范，包括内在逻辑的规范和外在语言的规范。五是平衡真、善、美的关系，竭力让本书兼备思想之真、价值之善和表达之美。总之，研究内容和研究方法上的五个平衡，既是笔者对公立医院改革研究的持续探索，也是对公立医院改革研究的未来追求。

《新时代公立医院改革路径选择研究》是笔者对公立医院改革研究的策对。希望本书的出版能为当前“抬头看路”的医改研究带去一缕清风，也为当前“低头拉车”的医改实践注入一股清泉。由于医药卫生领域的特殊性和医药卫生体制的复杂性，医改是一个世界性的难题。以中国式办法解决这一世界性难题，必定是一项艰巨工程，需要突破既得利益的藩篱和不当管制的荆棘；必定是一项系统工程，需要环环相扣的制度设计；必定是一项全民工程，需要群策群力的集体参与。本书是笔者对卫生健康中国式现代化的思索。习近平同志在党的二十大报告中指出“以中国式现代化全面推进中华民族伟大复兴”。卫生健康中国式现代化是中国式现代化的应有之义，公立医院改革是卫生健康治理中国式现代化的重要路径。新中国成立至今，我国公立医院经历了“中国式”的福利化改革阶段、“现代化”的市场化改革阶段、中国式现代化的公益性改革阶段。本书对公立医院改革十个方面的比较和选择，本质上是对“中国式”和“现代化”的扬弃和协同，生动再现了卫生健康中国式现代化的历程和探索。

为了使本书的阅读更有意思，我们不是简单地对论文进行汇编，而是花费近三年时间和精力对所有内容进行大幅度修改和调整，力图突出内容的思想性、结构的逻辑性、表达的趣味性。

此外，本书也是“学术大众化”的一次大胆尝试。我尽力将专业化的学术语言转换为通俗化的学术语言，并为思想性的观点配上简单易懂的图表，为抽象性的表达配上喜闻乐见的示例，以增加内容的可读性。多年的学术研究使我越来越坚信“话须通俗方传远，语必关风始动人”。学术是为社会服务的，再深刻再好的思想，若只是学者读得懂，学术研究也不过是学者“山中喊话”的自娱自乐罢了。

为了最大限度减少本书表达上的疏漏，我邀请了广西医科大学社会保障专业和右江民族医学院公共卫生与预防医学的研究生对数据进行检查和校对，同时邀请了右江民族医学院公共事业管理专业的同学，对文字进行检查和校对，以提高本书的质量。

我真诚欢迎来自各方面读者的批评和指正。《论语》曰：“以文会友，以友辅仁”，我期盼以本书为媒介结交社会同仁，一道探索医改、建言医改、推动医改，期盼看病不贵不难的“医改梦”和百姓康且乐的“健康梦”，乘着社会主义新时代的东风，朝着社会主义现代化强国的目标，沿着卫生健康中国式现代化的道路，更好更快地成为现实！

赵 云
徐州医科大学
右江民族医学院
2022年12月1日

目　录

第一章

供给体制改革：办与买

公立医院改革本质上是基本医疗卫生服务供给体制改革。基本医疗卫生服务供给体制改革主要有两种模式，分别是政府举办服务模式和政府购买服务模式。政府举办服务模式和政府购买服务模式在价值取向和制度安排方面几乎相反。到底是应该按照政府举办服务的思路和体制框架推动公立医院改革，还是应该按照政府购买服务的思路和体制框架推动公立医院改革呢？这是公立医院改革在思想上应该先解决的问题。公立医院改革的进度可以慢一点，但是方向一定要正确。显然，在改革方向选择的问题上，我们对公立医院改革的认识仍是模糊的，改革仍然在"办"和"买"两种模式之间游移。本章以基本医疗卫生服务是公共产品为假设，提出举办服务和购买服务是政府提供基本医疗卫生服务的两种模式。然后，从公平与效率均衡的角度探讨政府购买基本医疗卫生服务的根本原因，从制度变迁的角度探讨政府购买基本医疗卫生服务的政策演变，从公共财政和医疗保险的角度探讨政府购买基本医疗卫生服务的主要模式，从医疗体制改革的角度探讨政府购买基本医疗卫生服务的战略意义。

第一节　基本医疗卫生服务的两种提供模式分析

进入新时代，医改的重心是医疗卫生供给侧改革。所谓医疗卫生供给侧改革，就是从医疗服务供给、生产端入手，通过改革生产关系和营造竞争机制促进医疗生产力发展。医疗卫生供给侧改革是一个系统工程，包括模式改革、体制改革、结构改革3个方面。模式改革是医疗卫生供给侧改革的基础，主要涉及基本医疗卫生服务是政府举办服务还是政府购买服务的问题；体制改革是医疗卫生供给侧改革的关键，主要涉及基本医疗卫生服务是需要行政管制还是需要多元治理的问题；结构改革是医疗卫生供给侧改革的保障，主要涉及医疗卫生资源均衡配置和医疗卫生服务分级化提供的问题。本节主要从模式改革、体制改革、结构改革3个方面分析基本医疗卫生供给侧改革。希望通过对这3个方面的研究，为我国医疗卫生供给侧改革提供系统思维。

一、提供基本医疗卫生服务是政府责任

依据公共管理理论，基本医疗卫生服务是具有外部性（externality）的公共产品，所以应由政府负责提供。公共产品具有“非竞争性和非排他性两大特性”[①]。非竞争性（non-competitive）是指一些人对公共产品的消费不会影响另一些人对这一公共产品的消费。非竞争性要求公共产品“不能独占只能共享”，如果某一产品可以独占，则为私人产品。非排他性（non-excludability）是指一个人对公共产品的消费不能排斥另一个人对这一公共产品的消费。非排他性要求公共产品“只能免费不能收费”。由于不能独占，公共产品往往需求不足；由于不能收费，公共产品往往供给不足。

公共产品的两大特征决定了提供公共产品是政府的责任。但是，政

① 武靖州. 创造合作：公共产品供给中的政府选择[M]. 北京：经济科学出版社，2018。

府提供公共产品不等于政府生产公共产品，提供和生产是两个不同的概念。政府提供公共产品完全可以采取“社会生产+政府购买”的复合模式。这种公共产品供给的复合模式被西方国家学者称作“公私合作伙伴关系”[①]（public-private partnership），它具有转变政府职能、节约公共财政、刺激市场活力等重要功能。

当然，由于国情的差异和体制的不同，我国的医药卫生体制改革不可照搬照抄国外的公私合作伙伴模式。公私合作伙伴是“社会生产+政府购买”模式的重要形式，但并非唯一模式，也并非根本模式。我国随着公立医院改革的深入，政事分开和管办分开会将公立医院从一个行政附属机构转型为法人化机构，此时“内部市场”也应该成为“社会生产+政府购买”模式的重要形式，甚至成为其根本形式。

二、政府提供基本医疗卫生服务的模式

从实践角度看，政府提供基本医疗卫生服务主要有两种模式。第一种是政府举办基本医疗卫生服务，即由政府“办”医疗机构并“养”医务人员为广大群众提供基本医疗卫生服务；第二种是政府购买基本医疗卫生服务，即政府不“办”医疗机构，也不“养”医务人员，而是通过向社会医疗机构购买服务的形式向广大群众提供基本医疗卫生服务。政府购买基本医疗卫生服务模式的基本理论：政府应是基本医疗卫生服务的提供者，但未必是生产者；基本医疗卫生服务的生产，既可以由法人化的公立医疗机构负责，也可以由自主性的社会医疗机构承担。社会医疗机构主要指民办医疗机构，包括两类：一是民办营利性医疗机构，二是民办非营利性医疗机构。在政府与医疗机构“管办分开”的体制下，法人化的公立医疗机构和自主性的社会医疗机构都有资格成为政府购买基本医疗卫生服务的对象。最终由谁生产基本医疗卫生服务，取决于谁提供的基本医疗卫生服务质优价宜。

---

① Onil B，James S，Samir S，et al. Innovative Integrated Health And Social Care Programs In Eleven High-Income Countries[J]. Health affairs（Project Hope），2020，39（4）：689-696。

20世纪80年代以后，随着新公共管理浪潮的兴起，某些福利国家纷纷探索以政府购买服务的形式向全民提供基本医疗卫生服务[①]。党的十九大报告指出，我国社会的主要矛盾已经由“人民日益增长的物质文化需要同落后的社会生产之间的矛盾”转化为“人民日益增长的美好生活需要和不平衡不充分的发展之间的矛盾”，因此要创新社会治理体制，建立共建共治共享的社会治理格局。政府购买基本医疗卫生服务模式是真切体现和诠释“共建共治共享”的社会治理模式。

那么，为什么要把医疗服务领域的政府举办服务体制转变为政府购买服务体制呢？原因是多样的，我们可以从回应医疗需求的医疗效率方面予以解释：医疗服务领域的政府举办服务体制极易陷入“养人办事”的困境，从而抑制医疗服务效率的有效提升；而医疗服务领域的政府购买服务体制可以形成“办事养人”的机制，从而推动医疗服务效率的有效提升。众所周知，“养人办事”和“办事养人”是一对相反的机制。“养人办事”本质上是利用“保健因子”推动主体提供服务，是一种弱激励机制，属于传统管理制度；“办事养人”本质上是利用“激励因子”推动主体提供服务，是一种强激励机制，属于现代管理制度。因此，为了建立“办事养人”的强激励机制和现代管理制度，应建立基本医疗卫生服务的政府购买机制。

三、政府提供基本医疗卫生服务模式比较

政府购买基本医疗卫生服务是基本医疗卫生服务供给体制的发展趋势，这是在对政府和市场准确定位和正确认识的基础上得出的结论（图1-1-1）。基本医疗卫生服务既需要有效供给，又需要公平分配。基本医疗卫生服务有效供给才能解决广大群众的“看病难”问题；基本医疗卫生服务公平分配才能解决广大群众的“看病贵”问题。所谓有效供给，是指通过扩大医疗服务数量和提高医疗服务质量提高医疗服务效率；

---

① Runya XU，Qigui SUN，Wei SI. The Third Wave of Public Administration：The New Public Governance[J]. Canadian Social Science，2015，11（7）：11-21。

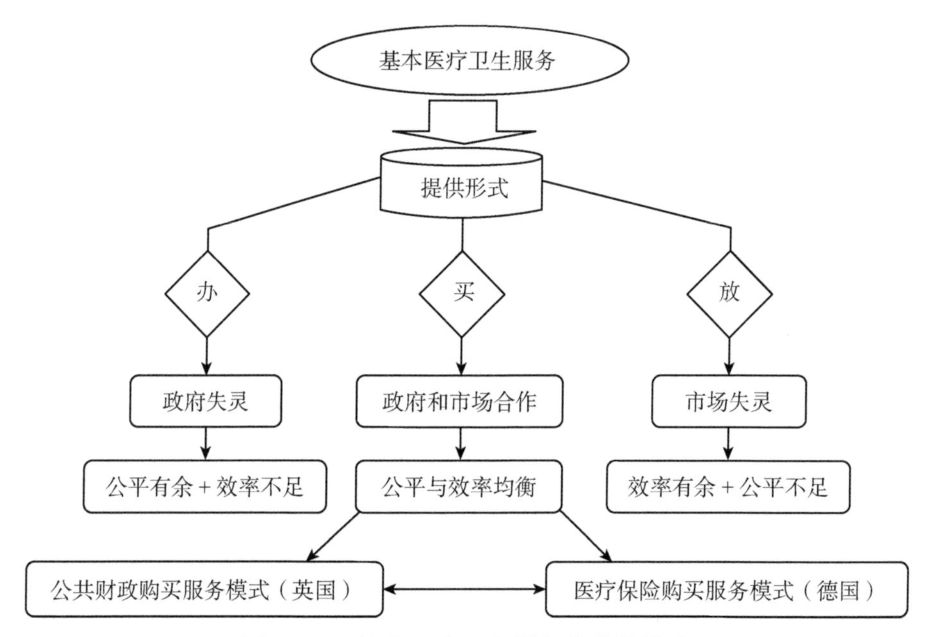

图 1-1-1 基本医疗卫生服务的供给模式

"办"是指政府既提供又生产基本医疗卫生服务；"买"是指政府只提供不生产基本医疗卫生服务；"放"是指政府既不提供也不生产基本医疗卫生服务

所谓公平分配，是指通过调整医疗服务价格和控制医疗服务费用促进医疗服务公平。

因为市场在提升医疗服务供给效率上具有优势，但在促进医疗服务分配公平上存在缺陷，所以如果基本医疗卫生服务既由市场负责提供，又由市场负责生产，那么极易陷入市场失灵（market failure）的困境，即基本医疗卫生服务在性质上出现"公益性异化"，结果会导致群众刚摆脱"看病难"的困境，又要陷入"看病贵"的陷阱。相反，由于政府在促进医疗服务分配公平上具有优势，但在提升医疗服务供给效率上存在缺陷，所以如果基本医疗卫生服务既由政府负责提供，又由政府负责生产，那么其极易陷入政府失灵（government failure）的困境，即基本医疗卫生服务在提供上出现"积极性淡化"，结果造成群众刚摆脱"看病贵"的困境，又要陷入"看病难"的陷阱。由于符合"否定之否定"的历史规律，基本医疗卫生服务如果由政府负责提供，由市场负责生产，那么既可以发挥政府促进医疗公平的"相对优势"，又可以发挥市场提高医疗效率的“相对优势”，最终实现基本医疗卫生服务性质公益性和供给积极性的均衡。

综上分析，基本医疗卫生服务具有公共产品属性，应该由政府负责提供。政府提供基本医疗卫生服务主要有两种模式：政府举办基本医疗卫生服务模式和政府购买基本医疗卫生服务模式。政府举办基本医疗卫生服务模式在促进医疗公平上具有优势，可以解决群众“看病贵”的问题，但其在提升医疗效率上存在缺陷，难以解决甚至加重群众“看病难”的问题。政府购买基本医疗卫生服务模式是基本医疗卫生服务供给体制的重大变革，是对政府举办基本医疗卫生服务模式的“否定之否定”，它兼用政府和市场两种手段、均衡公平与效率两类价值、兼治“看病贵”和“看病难”两大问题，可以引导我国公立医院改革走出“基本失败”的困境、走上“协同治理”的大道、走向“共同健康”的目标。

（卢　昕　李姗珊　校）

第二节　政府购买基本医疗卫生服务的政策分析

在本章第一节中，我们分析了基本医疗卫生服务的两种提供模式，即政府举办模式和政府购买模式，并论证了政府购买基本医疗卫生服务是基本医疗卫生服务供给体制改革的主要趋势。实际上，进入21世纪以来，针对广受诟病的群众“看病难”和“看病贵”问题，我国政府不断探索政府购买基本医疗卫生服务模式。本节主要对推进政府购买基本医疗卫生服务模式的政策进行梳理和分析，为读者呈现政府购买基本医疗卫生服务政策演进的基本脉络。

一、第一阶段政策及其分析

2006年2月21日国务院出台的《关于发展城市社区卫生服务的指导意见》（国发〔2006〕10号）提出政府购买社区卫生服务；2006年7

月 13 日财政部、国家发展和改革委员会（简称国家发展改革委）、卫生部出台《关于城市社区卫生服务补助政策的意见》（财社〔2006〕61 号）落实政府购买社区卫生服务；2007 年 12 月 24 日财政部出台《关于开展政府购买社区公共卫生服务试点工作的指导意见》（财社〔2007〕267 号）指导地方更好地开展政府购买社区卫生服务试点工作。以上政策主要有以下特点。

1. 从意义方面看 政府购买基本医疗卫生服务机制是对政府举办基本医疗卫生服务体制的突破，政府购买基本医疗卫生服务既不是医疗服务的“市场化”，也不是医疗服务的“行政化”，而是医疗服务的“治理化”：兼备市场化的效率目标和行政化的公平目标，兼用市场“看不见的手”和政府“看得见的手”。可见，这种政府购买基本医疗卫生服务完全符合新公共管理的治理理论。

2. 从发展方面看 政府购买基本医疗卫生服务是政府举办基本医疗卫生服务与市场举办基本医疗卫生服务的“否定之否定”。否定之否定既是历史发展从低到高的逻辑，也是制度变迁从劣到优的趋势。否定之否定包括正、反、合 3 个阶段，政府举办基本医药卫生服务是“正”的阶段，本质是医疗服务行政化，极易陷入政府失灵的困境，如导致群众“看病难”；市场举办基本医疗卫生服务是“反”的阶段，本质是医疗服务市场化，极易陷入市场失灵的困境，如导致群众“看病贵”；政府购买基本医疗卫生服务是“合”的阶段，本质是医疗服务治理化，可以达到公平与效率均衡的目标，可以达到“看病难”和“看病贵”兼治的效果。

3. 从内容方面看 政府购买基本医疗卫生服务主要集中于社区公共卫生服务领域，并未扩展到基本医疗服务领域。可见，这种政府购买服务的范围比较“窄”。

4. 从形式方面看 政府购买基本医疗卫生服务的主要形式是政府委托财政部门购买公共卫生服务，尚未扩展到政府委托医保部门购买基本医疗服务。可见，这种政府购买服务的形式比较“少”。

5. 从对象方面看 政府购买基本医疗卫生服务的对象主要是公立

医疗卫生机构，如政府办的社区医疗卫生机构；较少扩展到民办医疗卫生机构，如社会办的医疗卫生机构。可见，政府购买服务的对象比较“偏”。

6. 从本质方面看 政府购买社区公共卫生服务实际上是一种政府“补贴”社区公共卫生服务。相较于具有“养人办事”特征的政府拨款而言，政府补贴已经具有了“办事养人”的特征，但是由于缺乏法人化医疗机构和竞争性医疗体系的支撑，这种政府补贴政策不尽符合政府购买服务的本质要求，难以达到提高医疗服务效率和维护医疗服务公平的目标。因此，这种政府购买基本医疗卫生服务模式的效果比较“差”。

二、第二阶段政策及其分析

2013 年 9 月 26 日国务院办公厅出台的《关于政府向社会力量购买服务的指导意见》（国办发〔2013〕96 号）（简称《指导意见》），在第三项“规范有序开展政府向社会力量购买服务工作”第三条“购买内容”中指出“教育、就业、社保、医疗卫生、住房保障、文化体育及残疾人服务等基本公共服务领域，要逐步加大政府向社会力量购买服务的力度”。该《指导意见》将医疗服务纳入政府购买服务范围，对医疗服务供给体制改革具有重要的指导意义。从产品属性上看，医疗服务分为特需医疗服务和基本医疗服务，《指导意见》所提的政府购买医疗服务是指政府购买基本医疗服务。2013 年 10 月 18 日国务院印发的《关于促进健康服务业发展的若干意见》（国发〔2013〕40 号）（简称《若干意见》），在第三项“政策措施”第四条“完善税收价格政策”中提出“建立健全政府购买社会服务机制，由政府负责保障的健康服务类公共产品可通过购买服务的方式提供，逐步增加政府采购的类别和数量”。

《指导意见》和《若干意见》是在中国共产党第十八次全国代表大会要求更大程度更广范围发挥市场在资源配置中的基础性作用，以及《中共中央、国务院关于地方政府职能转变和机构改革的意见》（中发〔2013〕9 号）出台的背景下提出的，从医疗服务角度看主要有 2 个特点。

1. 扩大了政府购买服务的内容 从公共卫生服务扩展到基本医疗

服务。当前，我国的医疗服务主要分为三类，分别是公共卫生服务、基本医疗服务、特需医疗服务。三类服务的购买主体和机制是不一样的：公共卫生服务主要采取财政部门购买服务的机制；基本医疗服务主要采取社会医疗保险部门购买服务的机制；特需医疗服务采取商业医疗保险机构购买服务的机制，或采取消费者直接购买服务的机制。其中，财政部门购买公共卫生服务和社会医疗保险部门购买基本医疗服务属于"政府购买服务"的范畴，商业医疗保险机构购买服务和消费者购买服务属于"市场购买服务"的范畴。这样，政府购买服务的机制就从财政购买服务机制扩展到社会医疗保险购买服务机制。实际上，我国的社会医疗保险部门是由政府举办的公共机构，不仅接受政府的财政投入，而且受政府的行政管理，所以社会医疗保险部门购买基本医疗服务是政府购买医疗服务的重要形式。同时，由于基本医疗服务是医疗服务的主要内容（占比大），所以社会医疗保险部门购买基本医疗服务是政府购买服务的主要形式。

2. 扩大了政府购买服务的对象　由向公立医疗机构购买服务发展到向公立医疗机构和民营医疗机构购买服务。政府既可以向公立医疗机构购买医疗服务，也可以向民营医疗机构购买服务。最终向谁购买医疗服务，关键不是看医疗机构是公立还是民营，而是看哪个医疗机构能为广大群众提供质优价宜的医疗服务。这样，政府购买服务机制可以促进医疗服务的供给竞争，竞争性医疗服务体系又可以推动公立医疗体制的改革和民营医疗机构的发展。因此，政府购买服务内容和对象的扩大，反映了政府举办医疗服务体制改革的深化。

三、第三阶段政策及其分析

2013 年 11 月 12 日党的十八届三中全会通过的《中共中央关于全面深化改革若干重大问题的决定》（简称《决定》）在第四项第十五条提出："加快事业单位分类改革，加大政府购买公共服务力度，推动公办事业单位与主管部门理顺关系和去行政化，创造条件，逐步取消学校、科研院所、医院等单位的行政级别。建立事业单位法人治理结构，推进有条件的事业单位转为企业或社会组织。建立各类事业单位统一登记管理制度。”这些要求实际上是在“处理好政府和市场的关系，使市场在资源配置中起决定性作用和更好发挥政府作用 ”的指导思想下提出的。从政府购买医疗服务的角度分析，“市场决定资源配置”实际上是指“由市场生产基本医疗卫生服务”，“更好发挥政府作用”实际上是指“由政府购买基本医疗卫生服务”。因此，“政府购买基本医疗卫生服务和市场生产基本医疗卫生服务”是正确处理政府和市场关系的关键，也是医疗卫生领域推进政府购买服务的核心。

比较第一阶段和第二阶段的政策，《决定》的要求有两个突破。第一个突破是为政府购买医疗服务机制的运行创造条件。政府购买医疗服务，从购买对象角度看须具备 3 个条件：公立医疗机构法人化、民营医疗机构参与化、医疗服务供给竞争化。公立医疗机构法人化是政府购买医疗服务的前提条件，民营医疗机构参与化是政府购买医疗服务的基础条件，医疗服务供给竞争化是政府购买医疗服务的关键条件。第二个突破是以政府购买服务为抓手推动公立医疗机构体制机制改革。公立医疗机构体制机制改革主要包括 3 项内容，一是以“去行政化”为核心的公立医疗机构管理体制改革，公立医疗机构去行政化的核心是政府放松和破除对公立医院的行政管制；二是以“法人化”为核心的公立医疗机构运行机制改革，公立医疗机构法人化的核心是政府给公立医疗机构下放管理权力；三是以“治理化”为核心的公立医疗机构规约机制改革，公立医疗机构治理化的核心是政府给公立医疗机构营造市场化的规约机制，即以监管机制、竞争机制和选择机制对法人化的公立医疗机构进行规约，以防其陷入“一放就乱”的困境。

四、第四阶段政策及其分析

（一）理念转变：社会管理转变为社会治理

《中共中央关于全面深化改革若干重大问题的决定》提出了“创新

社会治理体制”。在此之前，政府相关政策文件的提法是“社会管理”。从“社会管理”到“社会治理”，仅一字之差，却预示和标志着社会管理理念和方式的重大转变[①]，即构建国家治理体系和推进国家治理能力现代化。那么，究竟什么是治理呢？从学术上讲，治理是“小政府”管理“大社会”的“没有办法的办法”。政府是一个“有限政府”，无论是公共权力还是公共资源都是有限的，却肩负着管理社会和向全民提供公共服务的无限责任。政府资源的有限性和政府责任的无限性，决定了政府管理社会和提供公共服务不能“孤军奋战”，而要借助市场主体和社会主体的力量。因此，治理的本质是在政府与市场、社会之间形成良好的合作关系和良性的互动机制。在医药卫生领域，如果政府举办基本医疗卫生服务使用的是社会管理的理念和方法，那么政府购买基本医疗卫生服务使用的是社会治理的理念和方法。基本医疗卫生服务的提供从政府举办向政府购买转变，完全符合“创新社会治理体制”的根本要求。

（二）方法转变：共建共享升级为共建共治共享

《中华人民共和国国民经济和社会发展第十三个五年规划纲要》提出加强和创新社会治理，并提出要建立共建共享的社会治理格局。党的十八届三中全会提出了社会治理的概念，但是没有明确界定社会治理的内涵，而“十三五”规划将社会治理的内涵界定为“共建共享”。在医疗卫生服务供给领域，“共建共享”是指医疗卫生服务不能由政府办的公立医院垄断供给和独家受益，而应该由政府、市场和社会办的营利性医疗机构和非营利性医疗机构竞争供给和共同受益。党的十九大报告提出加强和创新社会治理，并提出要建立共建共治共享的社会治理格局。2020 年 10 月党的十九届五中全会通过了《中共中央关于制定国民经济和社会发展第十四个五年规划和二〇三五年远景目标的建议》，要求健全基本公共服务体系，完善共建共治共享的社会治理制度。

① 魏礼群. 实现从社会管理到社会治理的新飞跃[N]. 北京日报，2019-03-18（013）。

之所以在“共建共享”的基础上提议“共建共治共享”，主要是因为“共建共享”是一个结构残缺的概念。从过程结构上讲，“共建”主要指社会管理和公共服务提供“主体”构建，“共治”主要指社会管理和公共服务提供“过程”管理，“共享”主要指社会管理和公共服务提供“结果”分配。要创新社会管理体系，提高社会管理效率，主体共建是前提，过程共治是关键，结果共享是目标。我国已经迈入中国特色社会主义新时代，社会主要矛盾是“人民日益增长的美好生活需要和不平衡不充分的发展之间的矛盾”。人民群众不仅对吃穿住用行等物质文化生活提出了更广和更高的要求，而且对医疗卫生服务等社会服务提出了更广和更高的要求。

群众对医疗卫生服务需求的扩大和升级要求提高医疗卫生服务的供给效率、改革医疗卫生服务的供给模式，即将政府举办服务模式转变为政府购买服务模式。按照“共建共治共享”的理念和方法，构建政府购买服务模式的前提是共建，即推动社会力量办医并鼓励社会办医疗机构参与基本医疗卫生服务的提供；构建政府购买服务模式的关键是共治，即构建竞争供给和医保购买联动的医疗卫生服务交易机制，在医疗机构缺乏竞争机制和医保基金缺乏购买能力的情况下基本医疗卫生服务政府购买机制是无法建立的；构建政府购买服务模式的保障是共享，要确保购买服务利益相关方各得其利，即地方政府得民心、广大群众得实惠、医疗机构得发展、医务人员受鼓舞、医保基金得节省。

2018 年 3 月中共中央印发的《深化党和国家机构改革方案》要求：“将人力资源和社会保障部的城镇职工和城镇居民基本医疗保险、生育保险职责，国家卫生和计划生育委员会的新型农村合作医疗职责，国家发展和改革委员会的药品和医疗服务价格管理职责，民政部的医疗救助职责整合，组建国家医疗保障局，作为国务院直属机构。”这为政府购买基本医疗卫生服务机制的构建提供了关键条件[①]。

---

① 顾昕. 从管办分开到大部制：医疗供给侧改革的组织保障[J]. 治理研究，2018，（2）：66，67。

综上分析，人们对政府购买服务的认识和实践不是一步到位的，会经历一个由浅入深的过程。政府购买服务的理念，从社会管理向社会治理转变；政府购买服务的方法，从共建共享升级为共建共治共享；政府购买服务的内容，从公共卫生服务开始，逐步向基本医疗服务拓展；政府购买服务的对象，从向公立医疗机构购买服务起步，逐步扩大到向民营医疗机构购买服务；政府购买服务的形式，从补贴医疗机构起步，逐步向购买医疗服务升级；政府购买服务的环境，从构建购买机制开始，逐步向改革购买体制转变；政府购买服务的作用，从改善医疗服务供给切入，逐步向推动医疗体制改革转变。

（吴　蓉　校）

第三节　医疗保险与政府购买基本医疗卫生服务

如前所述，基本医疗卫生服务供给侧改革包括模式改革、体制改革和结构改革。其中，模式改革是基本医疗卫生服务供给侧改革的基础，其成功与否取决于政府举办服务模式与政府购买服务模式的选择。从医疗公平与效率均衡的角度分析，政府购买服务模式是基本医疗卫生服务供给模式改革的最佳选择①。然而，政府购买服务不是一个简单的体制结构，而是一个复杂的体制结构，应予以分类分析。

一、政府购买基本医疗卫生服务的模式

1992年，经济合作与发展组织（OECD）发表了一份研究七国医疗卫生体制改革的报告，依据筹资模式与支付方式不同划分出8种医疗卫生体制（表1-3-1）。虽然时隔多年，但这种医疗卫生体制的划分依然对我国医药卫生体制改革具有重要的启示意义。

---

① 顾昕. 公共财政转型与政府医疗投入机制的改革[J]. 社会科学研究，2019，(2)：141-149。

表 1-3-1　经济合作与发展组织对医药卫生体制的划分

付费方式	自愿性筹资	强制性筹资
自付	自愿性自付模式（消费者自费）	强制性自付模式（现实不存在）
报销	自愿报销模式 （商业医疗保险为参保人报销医疗费用）	公共报销模式 （社会医疗保险为参保人报销医疗费用）
契约	自愿性契约模式 （商业医疗保险机构与医疗机构签订契约为投保人提供医疗服务）	自愿性契约模式 （政府或社会医疗保险机构与医疗机构签订契约为投保人提供医疗服务）
集成	自愿集成模式 （商业医疗保险机构与医疗机构建立联合体为投保人提供医疗服务）	公共集成模式 （国家建立公共组织同时负责医疗服务筹资和医疗服务提供）

资料来源：OECD. The Reform of Health Care：A Comparative Analysis of Seven OECD Countries.Paris：Organisation for Economic Cooperation and Development，1992：19-27。

按照购买主体划分，政府购买基本医疗卫生服务主要有两种模式，第一种是公共财政购买基本医疗卫生服务模式，第二种是医疗保险购买基本医疗卫生服务模式。从理论上讲，两种模式并无功能优劣之分，只有体制适用之别。公共财政购买基本医疗卫生服务模式，简称集中采购模式，适合全民医疗服务体制，即公共集成型医疗体制（public integrated health care system）。医疗保险购买基本医疗卫生服务模式，简称战略团购模式，主要适合全民医疗保险体制，即公共契约型医疗体制（public contract medical system）。当然，公共财政购买基本医疗卫生服务模式和医疗保险购买基本医疗卫生服务模式也可以并存于一种医疗体制中。以我国为例，公共财政购买基本医疗卫生服务模式主要在公共卫生服务领域应用，医疗保险购买基本医疗卫生服务模式主要在基本医疗卫生服务领域应用。公共卫生服务与基本医疗卫生服务的购买模式存在差异，理由如下：公共卫生服务是一种纯公共产品（pure-public good），所以适宜采取公共财政购买模式；基本医疗卫生服务是一种准公共产品（quasi-public good），所以适宜采取医疗保险购买模式。目前，关于公共财政购买公共卫生服务是一种政府购买服务模式已经达成共识，但关于医疗保险购买基本医疗卫生服务是一种政府购买服务模式仍然存在分歧。分歧理由是，公共财政购买服务是政府“花财政的钱”购买服务，所以应该属于政府购买服务的范畴；而医疗保险购买服务是医疗保险“花大家的钱”购买服务，所以不应属于政府购买服务的范畴。有充分的理由证明，医疗保险购买基本医疗卫生服务不仅是一种政府购买服务模式，而且是一种最重要和最普遍的政府购买服务模式，主要原因如下。

1. 社会医疗保险由国家建立，并且其经办机构由政府相关部门主管 例如，城镇职工基本医疗保险由国家于 1998 年建立，其经办机构归政府社会保障部门主管；新型农村合作医疗由国家于 2003 年建立，其经办机构归政府卫生行政部门主管；城镇居民基本医疗保险由国家于 2007 年建立，其经办机构归政府社会保障部门主管；城乡居民基本医疗保险由国家于 2016 年建立，其经办机构归政府医疗保障部门主管。社会医疗保险由国家建立，所以本质上是一种公立医疗保险，“应该”体现政府的意志并执行政府的政策。同时，社会医疗保险的经办机构归政府相关部门管理，所以本质上是一种准行政化的事业单位，“必须”体现政府的意志并执行政府的政策。

2. 政府财政是社会医疗保险的主要收入来源 从城镇职工基本医疗保险情况看，2011 年城镇职工基本医疗保险的基金收入中，来源于单位、个人、财政和其他的收入分别为 3520.62 亿元、986.99 亿元、167.21 亿元和 146.32 亿元，分别占 73.02%、20.47%、3.47%和 3.04%（图 1-3-1）。可见，在城镇职工基本医疗保险基金收入中单位投入占“大头”（73.02%）。然而，从新型农村合作医疗、城镇居民基本医疗保险、城乡居民基本医疗保险（简称三项居民医保）情况看，2011 年三项居民医保的基金收入中，财政投入、个人缴纳和其他投入分别为 2196.97 亿元、423.53 亿元和 55.75 亿元，分别占 82.09%、15.83%和 2.08%（图 1-3-2）。可见，在三项居民医保基金收入中政府财政投入占“大头”（82.09%）。政府财政投入占我国基本医疗保险基金收入的“大头”，决定了医疗保险购买服务本质上是政府购买服务。

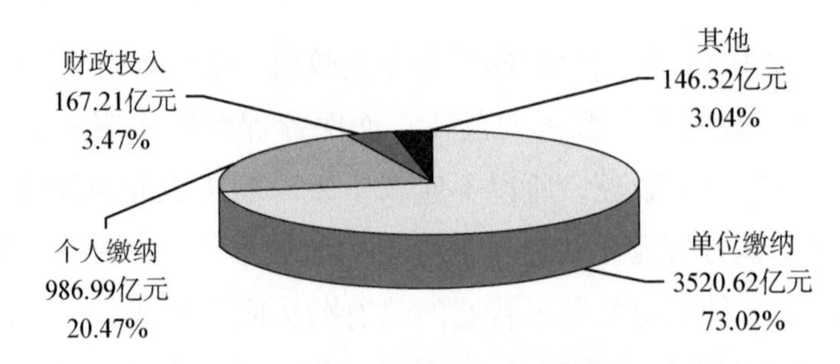

图 1-3-1　2011 年城镇职工基本医疗保险的筹资结构

资料来源：全国社会保障资金审计结果（国家审计署审计结果公告 2012 年第 34 号）

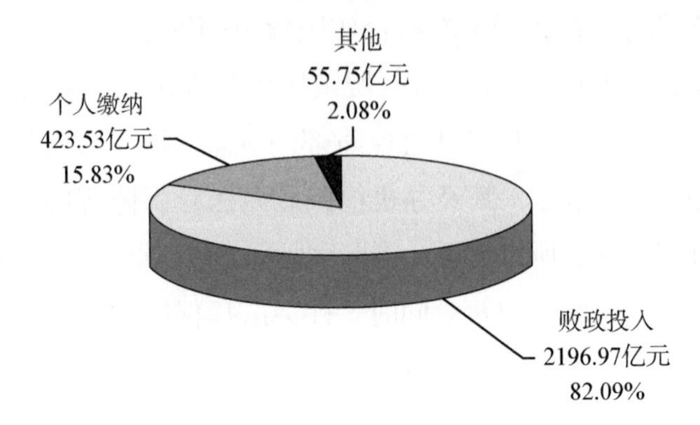

图 1-3-2　2011 年三项居民医疗保险的筹资结构

资料来源：全国社会保障资金审计结果（国家审计署审计结果公告 2012 年第 34 号）

总之，我国的社会医疗保险是由政府举办的，其基金有政府投入，其经办机构归政府主管。社会医疗保险制度实际上是政府委托社会医疗保险机构购买基本医疗卫生服务的机制，所以社会医疗保险购买服务必然属于政府购买服务范畴。目前，各地正在推动医疗保险付费方式改革，实际上就是要确立医疗保险购买医疗服务的角色，要构建政府购买医疗服务的机制。

二、政　　策

2012 年以来国务院出台的医改文件：

1. 2012 年 4 月 14 日《国务院办公厅关于印发深化医药卫生体制改革 2012 年主要工作安排的通知》（国办发〔2012〕20 号）　在第二条

“工作任务”第 3 项“改革医保支付制度”中明确要求：“积极推行按人头付费、按病种付费、按床日付费、总额预付等支付方式改革，逐步覆盖统筹区域内医保定点医疗机构。”“积极推动建立医保经办机构与医疗机构的谈判机制和购买服务的付费机制，通过谈判确定服务范围、支付方式、支付标准和服务质量要求。”

2. 2013 年 7 月 18 日《国务院办公厅关于印发深化医药卫生体制改革 2013 年主要工作安排的通知》（国办发〔2013〕80 号） 在第二条“工作任务”第一项“加快健全全民医保体系”中明确要求：“结合门诊统筹推行按人头付费，结合门诊大病和住院推行按病种付费等支付方式改革。积极推动建立医保经办机构与医疗机构、药品供应商的谈判机制和购买服务的付费机制。建立健全考核评估和质量监督体系，防止简单分解额度指标的做法，防止分解医疗服务、推诿病人、降低服务质量。”

3. 2014 年 5 月 13 日《国务院办公厅关于印发深化医药卫生体制改革 2014 年重点工作任务的通知》（国办发〔2014〕24 号） 在第三条“扎实推进全民医保体系建设”第十四项“改革医保支付制度”中明确要求：“总结地方开展医保支付制度改革的经验，完善医保付费总额控制，加快推进支付方式改革，建立健全医保对医疗服务行为的激励约束机制。重点配合试点县（市）和试点城市的公立医院改革完善支付制度改革。积极推动建立医保经办机构与医疗机构、药品供应商的谈判机制和购买服务的付费机制。”

4. 2015 年 4 月 26 日《国务院办公厅关于印发深化医药卫生体制改革 2014 年工作总结和 2015 年重点工作任务的通知》（国办发〔2015〕34 号） 在“深化医药卫生体制改革 2015 年重点工作任务”第二条“健全全民医保体系”第三项“深化医保支付制度改革”中明确要求：“充分发挥基本医保的基础性作用，强化医保基金收支预算。因地制宜选择与当地医疗保险和卫生管理现状相匹配的付费方式，不断提高医疗保险付费方式的科学性，提高基金绩效和管理效率。推行以按病种付费为主，按人头付费、按服务单元付费等复合型付费方式。支付方式改革要覆盖县域内和试点城市区域内所有公立医院，并逐步覆盖所有医疗服务。建立和完善医保经办机构和定点医疗机构之间的谈判协商机制与风险分担机制。研究完善深化医保支付方式改革的政策措施。出台药品医保支付标准制订的程序、依据、办法等规则。逐步将医保对医疗机构服务监管延伸到对医务人员服务行为的监管。”

5. 2016 年 6 月 29 日《人力资源和社会保障部关于积极推动医疗、医保、医药联动改革的指导意见》（人社部发〔2016〕56 号） 在第三条“积极探索发挥医保在医改中的基础性作用”第七项“加大医保管理机制创新”中要求：“要适应市场经济需要，建立健全市场化的医疗服务购买机制，明确医保代表参保人利益和医疗服务购买者的角色定位，提高基金使用效率，切实维护参保人权益。”

6. 2017 年 6 月 28 日《国务院办公厅关于进一步深化基本医疗保险支付方式改革的指导意见》（国办发〔2017〕55 号） 在第一条“总体要求”的第二项“基本原则”中要求：“发挥医保第三方优势，健全医保对医疗行为的激励约束机制以及对医疗费用的控制机制。建立健全医保经办机构与医疗机构间公开平等的谈判协商机制、‘结余留用、合理超支分担’的激励和风险分担机制，提高医疗机构自我管理的积极性，促进医疗机构从规模扩张向内涵式发展转变。”

三、意　　义

公共财政购买基本医疗卫生服务和医疗保险购买基本医疗卫生服务是政府购买基本医疗卫生服务的两种模式。所谓公共财政购买基本医疗卫生服务模式，是指政府委托财政部门购买基本医疗卫生服务的机制；所谓医疗保险购买基本医疗卫生服务模式，是指政府委托医保部门购买基本医疗卫生服务的机制。两种模式都是打破政府举办医疗服务体制的有效途径。其一，我国的各级政府正从“管制型政府”向“服务型政府”转变，党的十九大以来，党和国家强力推动和深化“放管服”改革，推进政府职能转变、提高政府现代治理能力，这为政府购买基本医疗卫生服务提供了前提；其二，我国的卫生公共财政已从“补供方”为主向“补需方”为主转变，2020 年《中国卫生健康统计年鉴》显示，2010 年是我国政府卫生支出的“分水岭”，在此之前，政府对医疗卫生服务支出超过对医疗保障支出，在此之后，政府对医疗保障支出超过对医疗卫生服务支出（表 1-3-2）；其三，我国医药卫生体制将从“全民医疗服务体制”向“全民医疗保险体制”转变，据 2020 年《全国基本医疗保障事业发展统计公报》，2020 年参加全国基本医疗保险 136 131 万人，参保率稳定在 95%以上，基本实现人员全覆盖。因此，医疗保险购买基本医疗卫生服务是我国政府购买基本医疗卫生服务的主导形式，是基本医疗卫生服务供给体制变革的根本方向。

表 1-3-2　2009～2019 年政府卫生支出

年份	医疗卫生服务支出（亿元）	医疗保障支出（亿元）
2009	2081.09	2001.51
2010	2565.60	2331.12
2011	3125.16	3360.78
2012	3506.70	3789.14
2013	3838.93	4428.82
2014	4288.70	4958.53
2015	5191.25	5822.99
2016	5867.38	6497.2
2017	6550.45	7007.51
2018	6908.05	7795.57
2019	7986.42	8459.16

资料来源：2020 年《中国卫生健康统计年鉴》。

医疗保险购买服务有四重意义：

（一）标志着医疗保险的角色转变

所谓医疗保险的角色转变，是指医疗保险从被动付费者升级为主动购买者。如果医疗保险只是被动付费者，将对医疗机构采取后付费方式，因为后付费方式是一种事后报销制；如果医疗保险成为主动购买者，将对医疗机构采取预付费方式，因为预付费方式是一种事先购买制。

（二）标志着医疗保险的功能转变

所谓医疗保险的功能转变，是指医疗保险功能的五次转变，第一次是从医疗费用的分担机制向医疗费用的控制机制转变，第二次是从医疗费用的控制机制向医疗质量的保障机制转变，第三次是从医疗质量的保障机制向医疗资源的配置机制转变，第四次是从医疗资源的配置机制向医疗服务的治理机制转变，第五次是从医疗服务的治理机制向医疗体制的改革机制转变。

（三）标志着医疗服务的供给体制转变

医疗保险购买服务机制标志着医疗服务的供给体制转变，即政府举办医疗服务体制向政府购买医疗服务体制转变。所谓政府举办医疗服务体制，是指政府举办公立医疗机构向群众提供基本医疗卫生服务的体制。政府举办医疗服务体制有2个特点。一是公立医院垄断医疗服务市场，如在资源、服务、空间上垄断医疗服务市场，简称“公立垄断”；二是政府对公立医院进行行政管制，如人力资源管制、物力资源管制、医疗价格管制、收支结余管制、战略决策管制，简称“行政管制”。公立垄断和行政管制是导致公立医院“公益性有余”的根本原因，也是导致医务人员“积极性不足”的根本原因。因此，基本医疗卫生服务的政府举办体制应转变为政府购买体制。

政府购买医疗服务体制既非“行政化”的医疗服务体制，也非“市场化”的医疗服务体制，而是“伙伴化”的医疗服务体制。政府购买医疗服务体制主要有3个特点。一是政府尽责。政府购买基本医疗卫生服务，不是政府将基本医疗卫生服务的“提供”交给市场，而是将基本医疗卫生服务的“生产”交给市场。因此，政府提供基本医疗卫生服务的主体责任并未丧失，基本医疗卫生服务的公益性质并未异化。二是公立医疗机构法人化。在政府举办医疗服务体制下，公立医疗机构是准行政机构，缺乏自主经营的管理权力和自负盈亏的利益机制，所以医疗服务效率低。但是在政府购买医疗服务体制下，公立医疗机构是独立法人，内有自主的管理权力，外有充分的竞争机制，所以医疗服务效率高。三是医疗服务竞争性。在政府举办医疗服务体制下，公立医疗机构垄断医疗服务市场，缺乏民营医疗机构的竞争压力，所以没有改善医疗服务态度、扩大医疗服务数量、提高医疗服务质量、控制医疗服务价格的动力。但是在政府购买医疗服务体制下，基本医疗卫生服务可以由公立医疗机构负责生产，也可以由民营医疗机构负责生产，最终由谁负责生产取决于谁能提供质优价宜的医疗服务，所以政府购买医疗服务体制将形成医疗服务的竞争供给机制。不同类型的医疗机构在政府购买服务机制下围绕医疗服务态度、数量、质量、价格进行竞争，最终受益的是广大群众。因此，政府购买服务是一种“明智的支出”①。

（四）决定着医疗服务的供求体制关系

所谓医疗服务的供求体制，是指医疗服务体制机制与医疗保险付费方式的组合模式。在不同的医疗服务供给体制下，将形成不同的医疗服务供求体制。

在政府举办医疗服务体制下，医疗服务供求体制应该建成医疗服务行政化体制与医疗保险后付费方式的组合模式。这是因为，医疗服务的行政化体制有利于维护医疗公平，但不利于提升医疗效率，而医疗保险的后付费方式有利于提升医疗效率，但不利于维护医疗公平。因此，医疗服务行政化体制与医疗保险后付费方式的组合可以形成互补之势。医疗服务行政化体制的优势可以弥补医疗保险后付费方式的缺陷，而医疗保险后付费方式的优势反过来也可以弥补医疗服务行政化体制的缺陷。

---

① Preker AS，Langenbr unner JC. 明智的支出——为穷人购买医疗卫生服务[M]. 王小芽，译. 北京：中国财政经济出版社，2006。

按照互补的原理，医疗服务行政化体制与医疗保险后付费方式有三重关系：①医疗服务行政化体制主要承担维护医疗公平的功能，医疗保险后付费方式主要承担提升医疗效率的功能，所以两者的组合可以实现医疗公平与医疗效率的均衡；②医疗服务行政化体制主要承担医疗费用的“始端”控制功能，医疗保险后付费方式主要承担医疗费用的“终端”分担功能，所以两者组合可以合力减轻患者的医疗经济负担；③医疗服务的行政化体制兼有维护医疗公平的优势和降低医疗效率的缺陷，医疗保险后付费方式分担医疗费用的功能可以发挥其维护医疗公平的优势，医疗保险后付费方式提升医疗效率的功能可以弥补其降低医疗效率的缺陷。可见，医疗保险后付费方式适配医疗服务行政化体制（表 1-3-3）。

表 1-3-3　医疗保险付费方式适配医疗服务体制机制的原理

主体	优势	缺陷	互补制度
医疗服务行政化体制	控制医疗费用	抑制医疗效率	医疗保险后付费方式
医疗服务市场化机制	提升医疗效率	推高医疗费用	医疗保险预付费方式

在政府购买医疗服务体制下，医疗服务供求体系应该建成医疗服务市场化机制与医疗保险预付费方式的组合模式。这是因为，医疗服务市场化机制在提升医疗服务质量方面具有优势，但在维护医疗公平方面存在缺陷。医疗保险预付费方式具有控制医疗费用的优势，但也存在诱发医疗风险的缺陷。因此，医疗服务市场化机制与医疗保险预付费方式的组合可以形成互补之势。医疗服务市场化机制的优势可以弥补医疗保险预付费方式的缺陷，而医疗保险预付费方式的优势也可以弥补医疗服务市场化机制的缺陷。按照互补的原理，医疗服务市场化机制与医疗保险预付费方式有两重关系。一是医疗服务市场化机制主要承担提升医疗服务质量的功能，医疗保险预付费方式主要承担控制医疗费用的功能，所以医疗服务市场化机制与医疗保险预付费方式的组合可以实现医疗服务质优价宜的目标；二是医疗保险预付费方式兼有控制医疗费用的优势和诱发医疗风险的缺陷，医疗服务市场化机制的法人化制度可以发挥其控制医疗费用的优势，医疗服务市场化机制的竞争性制度可以弥

补其诱发医疗风险的缺陷。可见，医疗服务市场化机制适配医疗保险预付费方式（表 1-3-4）。

表 1-3-4　医疗服务体制机制适配医疗保险付费方式的原理

主体	优势	缺陷	互补制度
医疗保险后付费方式	提升医疗效率	推高医疗费用	医疗服务行政化体制
医疗保险预付费方式	控制医疗费用	诱发医疗风险	医疗服务市场化机制

因此，医疗保险预付费方式的实施以法人化医疗体制为关键，以竞争性医疗体系为保障。如果在行政化医疗体制和垄断性医疗体系的框架内推行医疗保险预付费方式，那么医疗保险预付费方式难逃失败的命运。

（闫　铮　校）

第二章

价值取向转变：义与利

义利之辨是我国伦理发展的基本议题①，义利之争是我国医疗改革的基本议题。所谓“义”，是指公立医院公益性的维护，主要是关注基本医疗服务的公平分配，以及群众“看病贵”问题的解决；所谓“利”，是指医务人员积极性的调动，主要是关注基本医疗服务的有效供给，以及群众“看病难”问题的解决。如果说“买办之争”是公立医院改革的方向之争，那么“义利之争”则是公立医院改革的价值之争。从历史上看，从新中国成立初期到改革开放，公立医院构建以“义”（维护公益性）为价值取向；改革开放初期到“新医改”政策出台，公立医院改革以“利”（调动积极性）为价值取向。实践证明，无论是“义”的价值取向，还是“利”的价值取向，都是极端主义的，都会使公立医院改革陷入医疗公平和医疗效率难以兼顾的困境，以及“看病难”和“看病贵”的“跷跷板困境”。2009年“新医改”启动以后，义利之争从取舍转向平衡。但是，公立医院改革中的义利平衡之路不是一帆风顺的，也不是一步到位的，其经历了从偏失到兼顾的第一阶段，从兼顾到并重的第二阶段，从并重到均衡的第三阶段。本章先探讨公立医院改革为何要坚持义利均衡的问题，继而探讨公立医院改革如何实现义利均衡的问题。最终结论是公益性与积极性均衡是我国公立医院改革的根本方向，依据“否定之否定”的原理剖析公益性与积极性均衡的形成过程，基于“激励相容”的理论解构公益性与积极性均衡的本质内涵，运用“解剖麻雀”的方法分析公益性与积极性均衡化发展模式的概念内涵。

① 曾誉铭. 义利之辨[M]. 上海：上海辞书出版社，2017。

第一节 医院公益性与人员积极性均衡是社会需求

维护公立医院公益性的本质是促进医疗服务公平，以解决群众“看病贵”的问题；调动医务人员积极性的本质是提升医疗服务效率，以解决群众“看病难”的问题。维护公立医院公益性和调动医务人员积极性是公立医院改革的两大任务，公立医院公益性的强弱和医务人员积极性的高低决定公立医院改革的成败。然而，公立医院公益性的强弱和医务人员积极性的高低不能由医方说了算，因为这会使其陷入“报喜不报忧”或“王婆卖瓜”的困境。对于公立医院公益性的强弱和医务人员积极性的高低，患者的感受是最深也是最准确的。本节依据《第五次国家卫生服务调查分析报告》[①]，介绍我国三大基本医疗保险参保患者对医疗服务不满意状况，从患者角度了解我国公立医院公益性的强弱和医务人员积极性的高低，从而为公立医院改革提供参考。

一、城镇职工基本医疗保险参保患者不满意原因构成

1. 门诊服务不满意原因构成 《第五次国家卫生服务调查分析报告》显示，2013 年我国城镇职工基本医疗保险参保患者对门诊服务不满意的原因主要集中于医疗费用高、水平低、态度差、手续繁琐、收费不合理、等候时间长、药品种类少、不必要服务、设备环境差等方

---

① 2015 年 1 月出版的《第五次国家卫生服务调查分析报告》第十章“医疗保险与医疗服务利用”专题分析了城镇职工基本医疗保险、城镇居民基本医疗保险、新型农村合作医疗参保人群对门诊服务和住院服务的不满意原因，其数据可以从患者角度反映公立医院公益性和医务人员积极性的状态。然而，2021 年 3 月出版的《全国第六次卫生服务统计调查报告》未设章节专门分析不同社会医疗保险参保群众对门诊服务和住院服务的不满意原因。因此，本节主要依据《第五次国家卫生服务调查分析报告》提供的数据进行相关问题分析。参见：国家卫生计生委统计信息中心. 第五次国家卫生服务调查分析报告[M]. 北京：中国协和医科大学出版社，2015；国家卫生健康委统计信息中心. 全国第六次卫生服务统计调查报告[M]. 北京：人民卫生出版社，2021。

面。对门诊服务表示不满意的病例中，37.3%是因为医疗费用高，19.7%是因为水平低，14.1%是因为态度差，7.0%是因为手续繁琐，7.0%是因为收费不合理，3.5%是因为等候时间长，2.1%是因为药品种类少，2.1%是因为不必要服务，0.7%是因为设备环境差，6.3%是因为其他（图 2-1-1）。

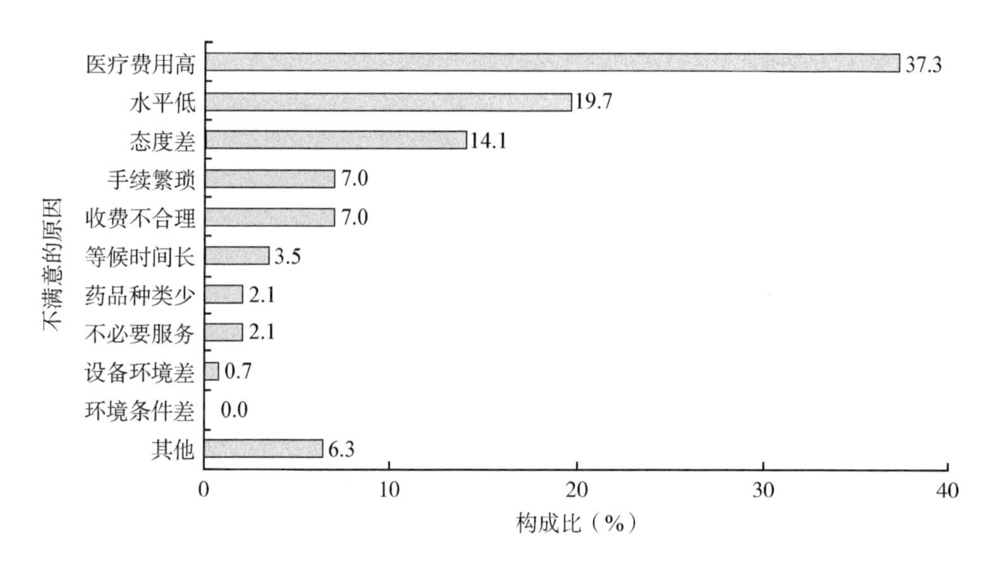

图 2-1-1　2013 年城镇职工基本医疗保险门诊患者不满意原因构成

图片来源：国家卫生计生委统计信息中心. 第五次国家卫生服务调查分析报告[M]. 北京：中国协和医科大学出版社，2015.

2. 住院服务不满意原因构成　《第五次国家卫生服务调查分析报告》显示，2013 年我国城镇职工基本医疗保险参保患者对住院服务不满意的原因主要集中于医疗费用高、水平低、态度差、收费不合理、不必要服务、设备环境差、环境条件差、药品种类少、等候时间长、手续繁琐等方面。对住院服务表示不满意的病例中，42.9%是因为医疗费用高，14.4%是因为水平低，11.5%是因为态度差，8.6%是因为收费不合理，7.1%是因为不必要服务，3.4%是因为设备环境差，2.4%是因为环境条件差，1.6%是因为药品种类少，0.8%是因为等候时间长，0.5%是因为手续繁琐，6.8%是因为其他（图 2-1-2）。

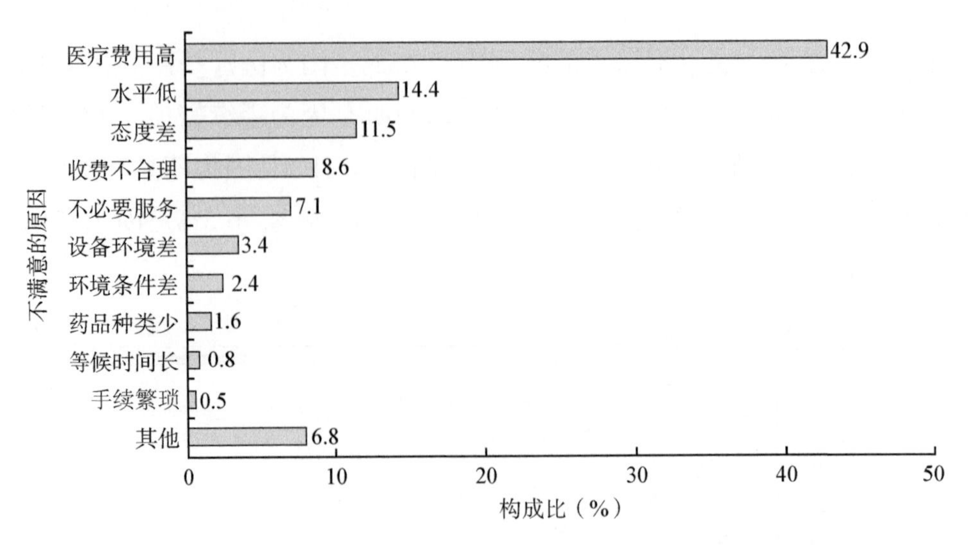

图 2-1-2　2013 年城镇职工基本医疗保险住院患者不满意原因构成

图片来源：国家卫生计生委统计信息中心. 第五次国家卫生服务调查分析报告[M]. 北京：中国协和医科大学出版社，2015.

综上，无论是对门诊服务的不满意，还是对住院服务的不满意，医疗费用高、收费不合理、不必要服务属于"医疗服务公平"范畴，从需方角度看，体现的是参保群众"看病贵"的程度，从供方角度看，体现的是公立医院公益性的状态；水平低、态度差、等候时间长、手续繁琐、药品种类少、设备环境差、环境条件差属于"医疗服务效率"范畴，从需方角度看，体现的是参保群众"看病难"的程度，从供方角度看，体现的是医务人员积极性的状态。可见，城镇职工基本医疗保险参保患者对门诊服务和住院服务的不满意都集中于"医疗服务公平"和"医疗服务效率"两个方面、"看病难"和"看病贵"两个问题、公立医院公益性不足和医务人员积极性不高两种状态。对数据进行统计和比较发现（表 2-1-1），城镇职工基本医疗保险参保患者对门诊服务不满意，46.4%是因为医疗服务欠公平（医疗费用虚高、群众"看病贵"严重、公立医院公益性不足），47.1%是因为医疗服务低效率（医疗资源少、群众"看病难"严重、医务人员积极性不高）；城镇职工基本医疗保险参保患者对住院服务不满意，58.6%是因为医疗服务欠公平（医疗费用虚高、群众"看病贵"严重、公立医院公益性不足），34.6%是因为医疗服务低效率（医疗资源少、群众“看病难”严重、医务人员积极性不高）（表 2-1-1）。

表 2-1-1　2013 年城镇职工基本医疗保险参保患者看病就医不满意原因构成

	医疗服务公平（%）				医疗服务效率（%）							
	合计	医疗费用高	收费不合理	不必要服务	合计	水平低	态度差	等候时间长	手续繁琐	药品种类少	设备环境差	环境条件差
门诊	46.4	37.3	7.0	2.1	47.1	19.7	14.1	3.5	7.0	2.1	0.7	0.0
住院	58.6	42.9	8.6	7.1	34.6	14.4	11.5	0.8	0.5	1.6	3.4	2.4

数据来源：国家卫生计生委统计信息中心. 第五次国家卫生服务调查分析报告[M]. 北京：中国协和医科大学出版社，2015。

因此，在公立医院改革的过程中，既要治理群众“看病贵”的问题，又要治理群众“看病难”的问题；既要维护医疗服务公平，又要提升医疗服务效率；既要维护公立医院公益性，又要调动医务人员积极性。只有两手都要抓，而且两手都要硬，才能满足城镇职工基本医疗保险参保患者日益增长和升级的医疗服务需求。

二、城镇居民基本医疗保险参保患者不满意原因构成

1. 门诊不满意原因构成　《第五次国家卫生服务调查分析报告》显示，2013 年我国城镇居民基本医疗保险参保患者对门诊服务不满意的原因主要集中于医疗费用高、态度差、等候时间长、水平低、收费不合理、环境条件差、不必要服务、手续繁琐、药品种类少、设备环境差等方面。对门诊服务表示不满意的病例中，33.8%是因为医疗费用高，20.0%是因为态度差，12.3%是因为等候时间长，10.8%是因为水平低，6.2%是因为收费不合理，4.6%是因为环境条件差，4.6%是因为不必要服务，3.1%是因为手续繁琐，1.5%是因为药品种类少，3.1%是因为其他（图 2-1-3）。

2. 住院不满意原因构成　《第五次国家卫生服务调查分析报告》显示，2013 年我国城镇居民基本医疗保险参保患者对住院服务不满意的原因主要集中于医疗费用高、态度差、水平低、收费不合理、不必要服务、设备环境差、环境条件差、手续繁琐、等候时间长、药品种类少等方面。

对住院服务表示不满意的病例中，43.0%是因为医疗费用高，19.8%是因为态度差，17.4%是因为水平低，6.8%是因为收费不合理，3.3%是因为不必要服务，2.5%是因为设备环境差，2.5%是因为环境条件差，1.7%是因为手续繁琐，1.7%是因为等候时间长，1.7%是因为其他（图 2-1-4）。

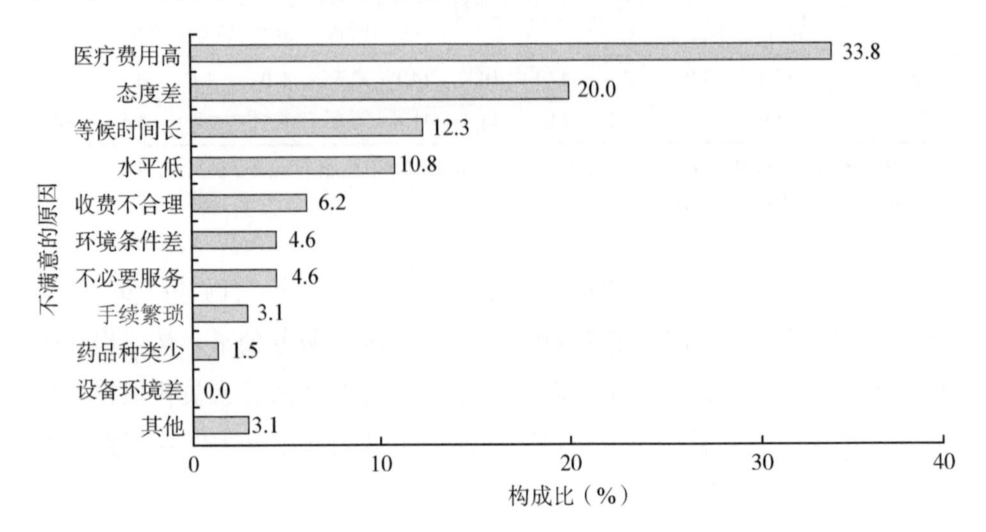

图 2-1-3　2013 年城镇居民基本医疗保险门诊患者不满意原因构成

图片来源：国家卫生计生委统计信息中心. 第五次国家卫生服务调查分析报告[M]. 北京：中国协和医科大学出版社，2015.

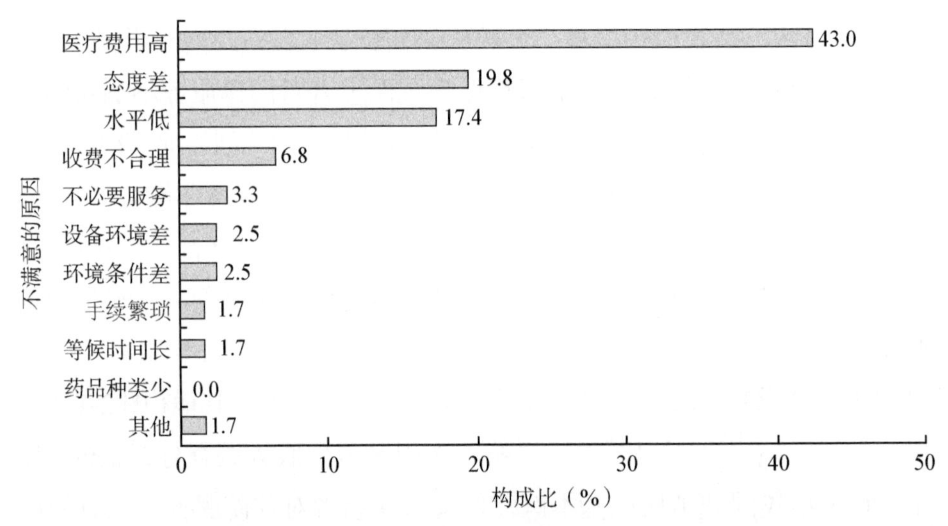

图 2-1-4　2013 年城镇居民基本医疗保险参保患者对住院服务不满意原因构成

图片来源：国家卫生计生委统计信息中心. 第五次国家卫生服务调查分析报告[M]. 北京：中国协和医科大学出版社，2015.

综上，无论是对门诊服务不满意，还是对住院服务不满意，医疗费用高、收费不合理、不必要服务属于“医疗服务公平”范畴，从需方角度看，体现的是参保群众“看病贵”的程度，从供方角度看，体现的是公立医院公益性的状态；水平低、态度差、等候时间长、手续繁琐、药品种类少、设备环境差、环境条件差属于“医疗服务效率”范畴，从需方角度看，体现的是参保群众“看病难”的程度，从供方角度看，体现的是医务人员积极性的状态。可见，城镇居民基本医疗保险参保患者对门诊服务和住院服务的不满意集中于“医疗服务公平”和“医疗服务效率”两个方面、“看病难”和“看病贵”两个问题、公立医院公益性不足和医务人员积极性不高两种状态。对数据进行统计和比较发现（表 2-1-2），城镇居民基本医疗保险参保患者对门诊服务不满意，44.6%是因为医疗服务欠公平（医疗费用虚高、群众“看病贵”严重、公立医院公益性不足），52.3%是因为医疗服务低效率（医疗资源少、群众“看病难”严重、医务人员积极性不高）；城镇居民基本医疗保险参保患者对住院服务不满意，52.9%是因为医疗服务欠公平（医疗费用虚高、群众“看病贵”严重、公立医院公益性不足），45.6%是因为医疗服务低效率（医疗资源少、群众“看病难”严重、医务人员积极性不高）。因此，在公立医院改革的过程中，既要治理群众“看病贵”的问题，又要治理群众“看病难”的问题；既要维护医疗服务公平，又要提升医疗服务效率；既要维护公立医院公益性，又要调动医务人员积极性。只有两手都要抓，而且两手都要硬，才能满足城镇居民基本医疗保险参保患者日益增长和升级的医疗服务需求。当然，相比较而言，在门诊服务中，医疗服务低效率的问题更严重（52.3%＞44.6%），所以在门诊服务中要更加重视调动医务人员积极性，具体办法，可以采取扩大资源和优化绩效考核的措施。而在住院服务中，医疗服务欠公平的问题更严重（52.9%＞45.6%），所以在住院服务中要更加重视维护公立医院公益性，具体办法，可以采取医疗服务价格改革和医疗保险按疾病诊断相关分组（DRG）付费的措施。

表 2-1-2　2013 年城镇居民基本医疗保险参保患者看病就医不满意原因构成

	医疗服务公平（%）				医疗服务效率（%）							
	合计	医疗费用高	收费不合理	不必要服务	合计	水平低	态度差	等候时间长	手续繁琐	药品种类少	设备环境差	环境条件差
门诊	44.6	33.8	6.2	4.6	52.3	10.8	20.0	12.3	3.1	1.5	0.0	4.6
住院	52.9	43.0	6.6	3.3	45.6	17.4	19.8	1.7	1.7	0.0	2.5	2.5

数据来源：国家卫生计生委统计信息中心. 第五次国家卫生服务调查分析报告[M]. 北京：中国协和医科大学出版社，2015。

三、新型农村合作医疗参保患者不满意原因构成

1. 门诊不满意原因构成　《第五次国家卫生服务调查分析报告》显示，2013 年我国新型农村合作医疗参保患者对门诊服务不满意的原因主要集中于医疗费用高、水平低、态度差、收费不合理、等候时间长、药品种类少、手续繁琐、设备环境差、不必要服务、环境条件差等方面。对门诊服务表示不满意的病例中，41.1%是因为医疗费用高，17.8%是因为水平低，12.9%是因为态度差，9.8%是因为收费不合理，4.3%是因为等候时间长，3.7%是因为药品种类少，1.8%是因为手续繁琐，1.8%是因为设备环境差，1.2%是因为不必要服务，0.6%是因为环境条件差，4.9%是因为其他。可见，新型农村合作医疗参保患者对门诊的不满意集中于“看病难”和“看病贵”两个方面（图 2-1-5）。

2. 住院不满意原因构成　《第五次国家卫生服务调查分析报告》显示，2013 年我国新型农村合作医疗参保患者对住院服务不满意的原因主要集中于医疗费用高、水平低、态度差、收费不合理、设备环境差、环境条件差、不必要服务、药品种类少、手续繁琐、等候时间长等方面。对住院服务表示不满意的病例中，35.4%是因为医疗费用高，16.7%是因为水平低，15.5%是因为态度差，6.4%是因为收费不合理，4.8%是因为设备环境差，4.3%是因为环境条件差，3.9%是因为不必要服务，3.9%是因为药品种类少，2.1%是因为手续繁琐，1.4%是因为等候时间长，5.7%是因为其他。可见，新型农村合作医疗参保患者对住院服务的不满意集

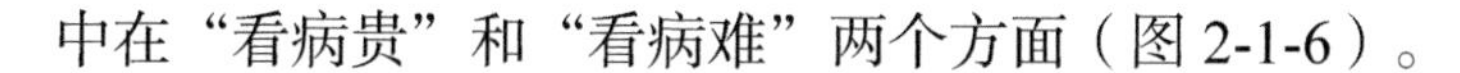
中在“看病贵”和“看病难”两个方面（图 2-1-6）。

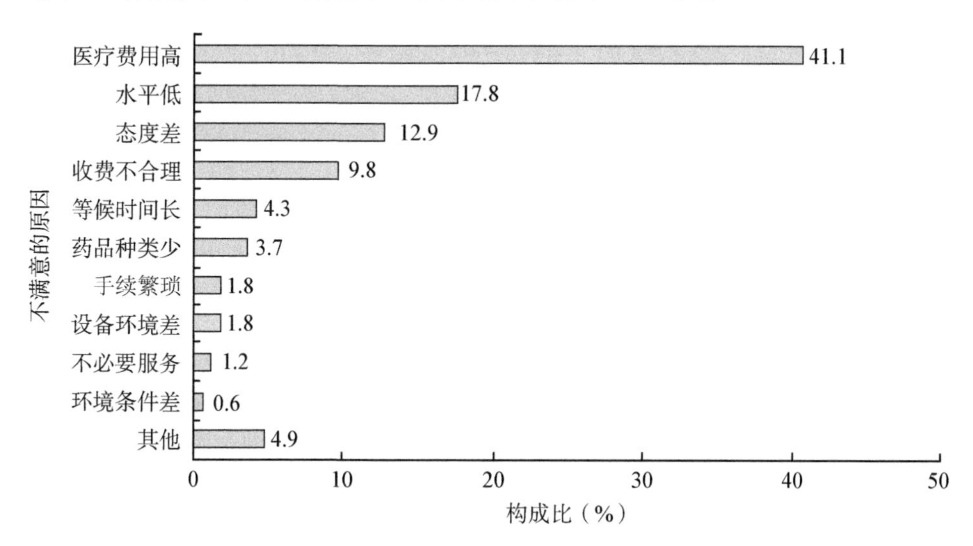

图 2-1-5　2013 年新型农村合作医疗参保患者对门诊服务不满意原因构成

图片来源：国家卫生计生委统计信息中心. 第五次国家卫生服务调查分析报告[M]. 北京：中国协和医科大学出版社，2015.

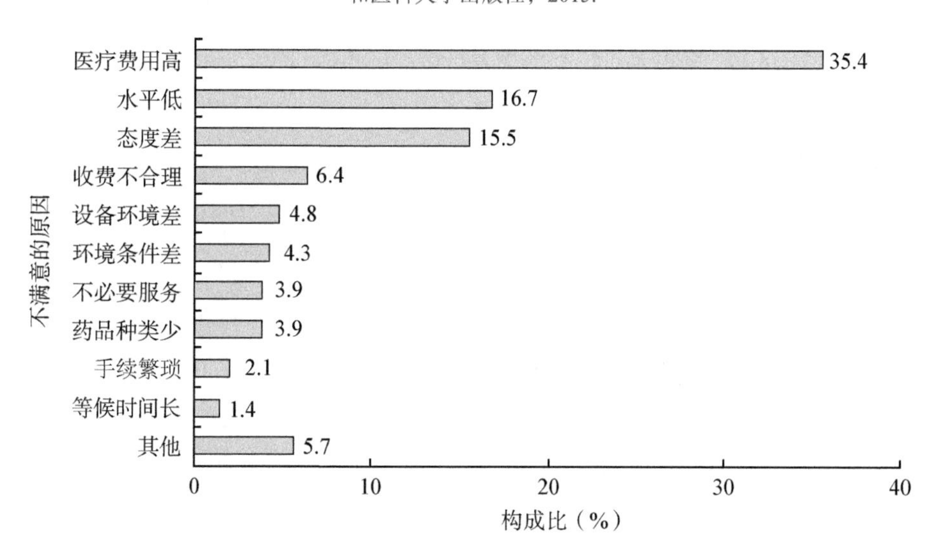

图 2-1-6　2013 年新型农村合作医疗参保患者对住院服务不满意原因构成

图片来源：国家卫生计生委统计信息中心. 第五次国家卫生服务调查分析报告[M]. 北京：中国协和医科大学出版社，2015.

综上，无论是对门诊服务的不满意，还是对住院服务的不满意，医疗费用高、收费不合理、不必要服务属于“医疗服务公平”的范畴，从需方角度看，体现的是参保群众“看病贵”的程度，从供方角度看，体现的是公立医院公益性的状态；水平低、态度差、等候时间长、手续繁琐、药品种类少、设备环境差、环境条件差属于“医疗服务效率”的范畴，从需方角度看，体现的是参保患者“看病难”的程度，从供方角度看，体现的是医务人员积极性的状态。

可见，新型农村合作医疗参保患者对门诊服务和住院服务的不满意集中于“医疗服务公平”和“医疗服务效率”两个方面、“看病难”和“看病贵”两个问题、公立医院公益性不足和医务人员积极性不高两种状态。对数据进行统计和比较发现（表2-1-3），新型农村合作医疗参保患者对门诊服务不满意，52.1%是因为医疗服务欠公平（医疗费用虚高、群众“看病贵”严重、公立医院公益性不足），42.9%是因为医疗服务低效率（医疗资源少、群众“看病难”严重、医务人员积极性不高）；新型农村合作医疗参保患者对住院服务不满意，45.7%是因为医疗服务欠公平（医疗费用虚高、群众“看病贵”严重、公立医院公益性不足），48.7%是因为医疗服务低效率（医疗资源少、群众“看病难”严重、医务人员积极性不高）。

因此，既要治理群众“看病贵”的问题，又要治理群众“看病难”的问题；既要维护医疗服务公平，又要提升医疗服务效率；既要维护公立医院公益性，又要调动医务人员积极性。只有两手都要抓，而且两手都要硬，才能满足新型农村合作医疗参保患者日益增长和升级的医疗服务需求。当然，相比较而言，在门诊服务中，医疗服务欠公平的问题更严重（52.1%>42.9%），所以在门诊服务中要更加重视维护公立医院公益性，以解决参保群众的“看病贵”问题，具体办法，可以采取处方点评制度和门诊共济保障制度的措施；在住院服务中，医疗服务低效率的问题更严重（48.7%>45.7%），所以在住院服务中要更加重视调动医务人员积极性，以解决参保群众的“看病难”问题，具体办法，可以采取增强医疗资源和改革薪酬制度的措施。

表 2-1-3　2013 年新型农村合作医疗参保患者看病就医不满意原因构成

	医疗服务公平（%）				医疗服务效率（%）						
	合计	医疗费用高	收费不合理	不必要服务	合计	水平低	态度差	等候时间长	手续繁琐	药品种类少	设备环境差	环境条件差
门诊	52.1	41.1	9.8	1.2	42.9	17.8	12.9	4.3	1.8	3.7	1.8	0.6
住院	45.7	35.4	6.4	3.9	48.7	16.7	15.5	1.4	2.1	3.9	4.8	4.3

数据来源：国家卫生计生委统计信息中心. 第五次国家卫生服务调查分析报告[M]. 北京：中国协和医科大学出版社，2015。

综上分析，维护公立医院公益性和调动医务人员积极性是我国公立医院改革的两种价值，促进医疗服务公平和提升医疗服务效率是我国公立医院改革的两大任务，解决群众“看病难”和“看病贵”是我国公立医院改革的两大目标。

（莫玉芳　莫章发　校）

第二节　医院公益性与人员积极性均衡是医改形势

公立医院是指政府举办的纳入财政预算管理的非营利性医院。对公立医院的内涵，可以从性质、体制、功能和机制 4 个方面解构。

1. 公立医院的性质是“公”　公立医院的“公”有三层含义：①公立医院由政府举办，为非营利性医疗机构；②公立医院为全体公民提供基本医疗服务，不论地位高低和经济贫富，公民都可以公平地获得公立医院的基本医疗服务；③公立医院主要提供准公共产品属性的基本医疗服务，少提供纯公共产品属性的公共卫生服务，不提供私人产品属性的特需医疗服务。可见，公立医院是由政府举办的为全体公民提供准公共产品属性医疗服务的非营利性医疗机构，故公立医院的“公”包括服务主体的公（政府）、服务对象的公（公民）和服务内容的公（准公共产品）。

2. 公立医院的体制是“立”　公立医院的“立”有两层含义：①公立医院由政府举办，政府是公立医院的所有者，并对公立医院行使所有权；②政府举办公立医院但未必经营公立医院，对公立医院采取“放”（放权）、“管”（监督）、“服”（服务）的办法进行治理。可见，政府与公立医院的关系是所有权和经营权的关系，所有权和经营权分开是公立医院管理体制改革的核心，也是公立医院的“立”的根本内涵（立而未营）。

3. 公立医院的功能是“医” 公立医院是医疗卫生体系的重要组成部分，卫生体系有四种功能，分别由不同的医疗卫生机构承担。①“防”，主要由疾病预防控制中心承担；②“控”，主要由基层医疗卫生机构承担。③“治”，主要由医院承担，包括公立医院和民营医院；④“疗”，主要由康复医疗机构承担。可见，公立医院作为医疗卫生体系的重要组成部分，主要提供“治”的基本医疗服务，不包括“前端”疾病预防控制中心提供的公共卫生，也不包括“下端”基层医疗卫生机构提供的门诊服务，更不包括“后端”康复医疗机构提供的康复服务。目前，我国公立医院在“医”的功能履行上并存着“越位”和“不到位”的问题，“越位”体现在为了扩大收入将服务延伸至公共卫生、门诊服务、康复服务，“不到位”体现在对常见病和多发病诊治能力有余，而对疑难杂症和急危重症诊治能力不足。

4. 公立医院的机制是“院” 公立医院的“院”有两层含义：①各部门和科室相互独立又互为整体，如门诊、住院部和医技科室相互独立又互为整体，为的是切断各部门和科室的利益链条，又确保各部门和科室在业务上团队合作；②公立医院作为个体与政府是既归属又独立的关系，既非集权下的只归属而不独立的状态，也非改制下的只独立而不归属的状态，既归属又独立是为了均衡公立医院公益性与医务人员积极性的关系，兼治广大群众“看病贵”和“看病难”的问题。那么，我国公立医院的资源状况和运行状况如何呢？本节从医疗资源、医疗数量、医疗效率和医药费用 4 个方面进行分析，得出以下 4 个结论。

一、医疗资源占优

从机构数、床位数、卫生技术人员数3个方面评估公立医院的资源状况。从机构数上看，2018年我国共有12 032家公立医院，占总医院数（33 009家）的36.5%，不仅比民营医院（20 977家）少8945家，而且比基层医疗卫生机构（943 639家）少931 607家。然而，从床位上看，2018年我国公立医院共有4 802 171张床位，占医院总床位数（6 519 749张）的73.7%，比民营医院（1 717 578张）多3 084 593张，比基层医疗卫生机构（1 583 587张）多3 218 584张。从卫生技术人员数上看，2018年我国公立医院共有486.8万卫生技术人员，占医院总卫生技术人员数（612.9万人）的79.4%，比民营医院（126.1万人）多360.7万人，比基层医疗卫生机构（268.3万人）多218.5万人（表2-2-1，表2-2-2）。

表2-2-1　2018年我国公立医院医疗资源的基本情况

机构			床位			卫生技术人员数		
公立医院（家）	医院总数（家）	占比（%）	公立医院（张）	医院总数（张）	占比（%）	公立医院（万人）	医院总数（万人）	占比（%）
12 032	33 009	36.5	4 802 171	6 519 749	73.7	486.8	612.9	79.4

注：医院总数为公立医院和民营医院之和，余表同。

数据来源：2018年《我国卫生健康事业发展统计公报》。

表2-2-2　2018年我国公立医院与民营医院、基层医疗卫生机构医疗资源比较

	机构数（家）	床位数（张）	卫生技术人员数（万人）
公立医院	12 032	4 802 171	486.8
民营医院	20 977	1 717 578	126.1
基层医疗卫生机构	943 639	1 583 587	268.3

数据来源：2018年《我国卫生健康事业发展统计公报》。

可见，我国公立医院的床位数和卫生技术人员数均领先于民营医院和基层医疗卫生机构，这符合我国公立医院作为医疗服务“领导者”的角色，也符合我国以公立医院为主导的医疗卫生体系。但也产生了两个严重问题。一是公立医院横向聚集了大部分医疗资源，可能会抑制民营医疗机构的发展，不利于形成多元办医和公平竞争的医疗市场格局；二是公立医院纵向聚集了大部分医疗资源，会限制基层医疗卫生机构的发展，不利于形成分级诊疗和上下联动的有序医疗格局。

二、医疗数量占强

公立医院提供的基本医疗服务无非两类，一是诊治“小病”的门诊服务，二是医治“大病”的住院服务，故可以从门诊和住院两方面评价公立医院的医疗服务状况，以诊疗人次评估公立医院的门诊服务情况，以入院人数评估公立医院的住院服务情况。从诊疗人次角度看，2018 年我国公立医院诊疗人次为 30.5 亿人次，占医院总诊疗人次（35.8 亿人次）的 85.2%，比民营医院诊疗人次（5.3 亿人次）多 25.2 亿人次，比基层医疗卫生机构诊疗人次（44.1 亿人次）少 13.6 亿人次。从入院人数角度看，2018 年我国公立医院入院人数为 16 351 万人，占医院总入院人数（20 017 万人）的 81.7%，比民营医院入院人数（3666 万人）多 12 685 万人，比基层医疗卫生机构入院人数（4375 万人）多 11 976 万人（表 2-2-3，表 2-2-4）。

表 2-2-3　2018 年我国公立医院医疗服务工作量

诊疗人次			入院人数		
公立医院（亿人次）	医院总数（亿人次）	占比（%）	公立医院（万人）	医院总数（万人）	占比（%）
30.5	35.8	85.2	16 351	20 017	81.7

数据来源：2018 年《我国卫生健康事业发展统计公报》。

表 2-2-4　2018 年我国公立医院与民营医院、基层医疗卫生机构医疗服务工作量比较

	门诊人次（亿人次）	入院人数（万人）
公立医院	30.5	16 351
民营医院	5.3	3 666
基层医疗卫生机构	44.1	4 375

数据来源：2018 年《我国卫生健康事业发展统计公报》。

可见，除了诊疗人次少于基层医疗卫生机构，我国公立医院医疗服务工作量领先于民营医院和基层医疗卫生机构，是名副其实的医疗服务“主力军”，在满足广大群众日益增长的医疗服务需求方面发挥了至关重要的作用。然而，公立医院医疗服务工作量领先的背后也隐藏着两个严重的问题：一是门诊服务不尽合理。按照我国医疗机构的功能设计，公立医院主要提供住院医疗服务（还包括少量的急诊服务），而基层医疗卫生机构主要承担门诊医疗服务，但是公立医院仍然提供大量的门诊医疗服务，这不符合医疗机构功能设计，实际上是公立医院的医疗服务功能越位，本质上是公立医院与基层医疗卫生机构抢占门诊服务市场，不利于公立医院发挥急危重症和疑难杂症的诊治功能，也不利于基层医疗卫生机构发挥“健康守门人”的功能。二是住院服务有待商榷。至2019年，“新医改”启动已经十年了，但是广大群众仍未摆脱“看病难”和“看病贵”的困境，其根本原因是医疗服务的供求失衡，即医疗服务需求大于医疗服务供给。因此，要破解“看病难”和“看病贵”问题，须扩大医疗服务，包括增加医疗服务数量、提高医疗服务质量和优化医疗服务结构。而要扩大医疗服务，仅靠向公立医院注入增量资源和盘活公立医院存量资源是远远不够的，须引入社会资本和社会力量举办医疗机构才能增加医疗服务数量、提高医疗服务质量和优化医疗服务结构。为此，国家在医改方面双管齐下，一方面，推进公立医院改革，力图打破公立医院垄断医疗市场的格局，另一方面，出台多项社会办医的政策，力图形成多元办医的医疗服务格局。然而，从2018年《我国卫生健康事业发展统计公报》提供的数据上看，公立医院垄断“打而不破”，社会办医“多而不强”。

三、医疗效率低缓

政府和社会流向公立医院的医疗资源最多，但医疗资源的偏向性投入并未带来医疗效率的绝对优势，也未带来医疗效率的大幅提升。

1. 从横向上看 2018年我国公立医院医师日均担负诊疗人次为7.5人次，高于医院平均值（7.0人次），也高于民营医院（5.2人次），但低于基层医疗卫生机构均值（12.7人次）；公立医院医师日均担负住院床日为2.6日，高于医院平均值（2.5日），也高于基层医疗卫生机构均值（1.1日），但与民营医院（2.6日）持平；公立医院床位使用率为91.1%，高于医院平均值（84.2%），也高于民营医院（63.2%），且高于基层医疗卫生机构均值（55.65%）；公立医院出院者平均住院日为9.3日，与医院平均值（9.3日）持平，高于民营医院（8.9日），高于基层医疗卫生机构均值（8.15日）（表2-2-5）。因此，从横向上比较，公立医院的医疗服务效率总体上略高于医院平均值，也略高于民营医院和基层医疗卫生机构，但差距并不明显（如医师日均担负住院床日），有的持平（如出院者平均住院日），甚至还存在较低情况（如医师日均担负诊疗人次）。

表2-2-5　2018年我国公立医院、民营医院及基层医疗卫生机构医疗效率比较

	医师日均担负诊疗人次（人次）	医师日均担负住院床日（日）	床位使用率（%）	出院者平均住院日（日）
医院均值	7.0	2.5	84.2	9.3
公立医院	7.5	2.6	91.1	9.3
民营医院	5.2	2.6	63.2	8.9
基层医疗卫生机构均值	12.7	1.1	55.65	8.15
乡镇卫生院	9.3	1.6	59.3	6.4
社区卫生服务中心	16.1	0.6	52.0	9.9

数据来源：2018年《我国卫生健康事业发展统计公报》。

2. 从纵向上看 公立医院的医疗服务效率增长缓慢，甚至有些年份不升反降。①医师日均担负诊疗人次方面，2009～2013年公立医院医师日均担负诊疗人次缓慢持续上升，从2009年的6.5人次缓升至2013年的7.6人次；但是，2014～2018年公立医院医师日均担负诊疗人次不升反降，从2014年的7.8人次下降到2018的7.5人次（表2-2-6）。②医师日均担负住院床日方面，2009～2013年公立医院医师日均担负住院床日持续缓慢上升，从2009的2.2日缓升至2013年的2.7日。但是，2014～

2018年，公立医院医师日均担负住院床日基本保持不变，2015～2017年均为2.6日，甚至有不升反降之势，如2014年为2.7日，到2015年降至2.6日（表2-2-6）。③床位使用率方面，2010～2013年公立医院床位使用率缓慢持续上升，从2010年的90.0%缓升至2013年的93.5%；但是，2014～2018年公立医院床位使用率呈现下降态势，从2014年的92.8%降至2015年的90.4%，之后又开始上升，但升速极其缓慢，如2016年的91.0%缓升至2017年的91.3%，但到2018年又降至91.1%（表2-2-7）。④平均住院日方面，2010～2018年公立医院平均住院日缓慢持续下降，从2010年的10.7%下降至2018年的9.3%（表2-2-8），这当然是好的，但并不能说明公立医院的逐利机制破除，也不能说明公立医院的医疗质量提高，更不能说明公立医院在分级诊疗中“下转率”提升。实际上，公立医院平均住院日下降主要是由公立医院扩大医疗收入的动机推动的，毕竟治疗同种同类疾病，接诊一例新住院患者比延治一例已住院患者的医疗收入更高。

表2-2-6　2009～2018年我国医院医师担负工作量统计

年份	医师日均担负诊疗人次（人次）			医师日均担负住院床日（日）		
	合计	公立医院	民营医院	合计	公立医院	民营医院
2018	7.0	7.5	5.0	2.5	2.6	2.3
2017	7.1	7.6	5.3	2.6	2.6	2.3
2016	7.3	7.6	5.5	2.6	2.6	2.2
2015	7.3	7.6	5.5	2.6	2.6	2.2
2014	7.5	7.8	5.8	2.6	2.7	2.1
2013	7.3	7.6	5.6	2.6	2.7	2.0
2012	7.3	7.4	6.1	2.5	2.6	1.9
2011	6.9	7.1	5.5	2.4	2.5	1.8
2010	6.5	6.6	5.1	2.3	2.3	1.6
2009	6.4	6.5	5.2	2.1	2.2	1.5

数据来源：2018年《我国卫生健康事业发展统计公报》、2018年《中国卫生健康统计年鉴》。

表 2-2-7　2010～2018 年我国医疗卫生机构床位使用率统计

	2010 年	2011 年	2012 年	2013 年	2014 年	2015 年	2016 年	2017 年	2018 年
医院合计	86.7%	88.5%	90.1%	89.0%	88.0%	85.4%	85.3%	85.0%	84.2%
公立医院	90.0%	92.0%	93.4%	93.5%	92.8%	90.4%	91.0%	91.3%	91.1%
民营医院	59.0%	62.3%	63.2%	63.4%	63.1%	62.8%	62.8%	63.4%	63.2%
基层医疗卫生机构合计	57.3%	—	—	59.9%	58.1%	57.3%	57.6%	58.1%	55.8%
乡镇卫生院	59.0%	58.1%	62.1%	62.8%	60.5%	59.9%	60.6%	61.3%	59.6%
社区卫生服务中心	55.6%	54.4%	55.5%	57.0%	55.6%	54.7%	54.6%	54.8%	52.0%

数据来源：2018 年《我国卫生健康事业发展统计公报》、2018 年《中国卫生健康统计年鉴》。

表 2-2-8　2010～2018 年我国医疗卫生机构平均住院日统计

	2010 年	2011 年	2012 年	2013 年	2014 年	2015 年	2016 年	2017 年	2018 年
公立医院	10.7%	10.5%	10.2%	10.0%	9.8%	9.8%	9.6%	9.4%	9.3%
民营医院	8.4%	8.5%	8.3%	8.4%	8.4%	8.5%	8.6%	8.7%	8.9%
乡镇卫生院	5.2%	5.6%	5.7%	5.9%	6.3%	6.4%	6.4%	6.3%	6.4%
社区卫生服务中心	10.4%	10.2%	10.1%	9.8%	9.9%	9.8%	9.7%	9.5%	9.9%

数据来源：2018 年《我国卫生健康事业发展统计公报》、2018 年《中国卫生健康统计年鉴》。

可见，我国公立医院的医疗服务效率从横向上看，总体略高于医院平均值，也略高于民营医院和基层医疗卫生机构，但是从纵向上看，其增长缓慢甚至有不升反降的态势，这与我国对公立医院的医疗资源投入完全不相匹配。实际上，我国公立医院医疗服务效率偏低的问题早已存在并日渐凸显，只是被巨大的医疗服务量包括门诊服务量和住院服务量掩盖了。我国公立医院医疗效率低缓，从“小”的方面看，与公立医院收入分配制度尚未转换密切相关，从“中”的方面看，与公立医院管理体制改革不到位密切相关，从“大”的方面看，与公立医院垄断医疗市场密切相关。

因此，要提升公立医院的医疗服务效率，应深化公立医院综合改革：一是转换公立医院的收入分配制度，跳出积极性与公益性的两难困境，建立公益性与积极性均衡的收入分配制度；二是改革公立医院的管理体制，严格按照当前深化改革“放管服”的要求推进公立医院管理体制改革，通过政府与公立医院“政事分开”来“放”（放权），通过政府与公立医院“管办分开”来“管”（监督），通过政府对公立医院优化政策环境来“服”（服务）；三是打破公立医院的垄断格局，在市场中只要提供产品和服务的主体垄断，就会导致服务质量降低和服务费用上涨，医疗服务市场也概莫能外。因此，以医疗服务特殊性为由主张甚至强化公立医院垄断都是错误的，须引入社会力量兴办民营医院，最终形成多元办医和公平竞争的医疗服务市场。可喜的是，2019 年 1 月 30 日国务院办公厅下发了《关于加强三级公立医院绩效考核工作的意见》以提高医疗服务质量和效率；2019 年 6 月 12 日，国家卫生健康委员会等十部委联合出台了《关于促进社会办医持续健康规范发展的意见》以推进社会办医持续健康规范发展。如果执行到位，这些政策可以帮助公立医院摆脱医疗效率低缓的困局。

四、医药费用虚涨

医药费用是评估公立医院运行的重要指标。如果提高医疗效率是调动医务人员的积极性，那么调控医药费用就是维护公立医院的公益性。公立医院的医疗服务包括门诊和住院，所以通常人们用次均门诊费用和人均住院费用两项指标评估公立医院医药费用的高低。评估的方法是对医药费用进行横向和纵向比较。

从横向上看，2018 年我国公立医院次均门诊费用为 272.2 元，略低于医院均值（274.1 元），但高于基层医疗卫生机构均值（101.9 元）；公立医院人均住院费用为 9976.4 元，高于医院均值（9291.9 元），也高于基层医疗卫生机构均值（2514.1 元）（表 2-2-9）。公立医院的次均门诊费用和人均住院费用远超过基层医疗卫生机构，对此，我们无法从中得出公立医院医药费用偏高的结论，因为基层医疗卫生机构主要诊治常见病和多发病，而公立医院主要诊治疑难杂症和急危重症，所以投入的医疗资源及其成本差距较大。然而，公立医院人均住院费用远超过医院均值，我们却可以从中得出医药费用偏高的结论，因为医院均值是民营医院人均住院费用和公立医院人均住院费用的平均值，公立医院人均住院费用远超过医院均值就意味着公立医院人均住院费用远超过民营医院人均住院费用。这显然是令人难以接受的，公立医院是公益性的医疗机构，其人均住院费用竟然比营利性的民营医院还高；公立医院是政府举办的医疗机构，医疗服务收入免征增值税，还有政府的财政补助，但其人均住院费用却比既要纳税又无财政补贴的民营医院还高。这说明我国的公立医院不仅要提高管理效率，而且要回归公益性质。

表 2-2-9　2018 年我国医疗卫生机构医药费用情况

	次均门诊费用（元）	人均住院费用（元）
医院均值	274.1	9291.9
公立医院	272.2	9976.4
基层医疗卫生机构均值	101.9	2514.1
社区卫生服务中心	132.3	3194.0
乡镇卫生院	71.5	1834.2

数据来源：2018 年《我国卫生健康事业发展统计公报》。

从横向上看，我国公立医院医药费用呈上升态势。公立医院次均门诊费用基数较低，但上涨很快，2010 年我国公立医院门诊患者次均医药费为 167.3 元，至 2018 年上涨到 272.2 元，增加了 104.9 元，增长了 0.63 倍。公立医院出院患者人均住院费用基数较高，且上涨飞快，2010 年我国公立医院出院患者人均住院医药费用为 6415.9 元，到 2018 年上涨到 9976.4 元，增加了 3560.5 元，增长了 0.55 倍（表 2-2-10）。因此，我国公立医院的医药费用不仅偏高，而且虚涨（不合理上涨）。公立医院是我国医疗机构的主导力量，应该对其他医疗卫生机构发挥医药费用风向标的作用，所以公立医院医疗费用偏高和虚涨，可能导致其他医疗卫生机构纷纷效仿而抬高医药费用，从而形成医疗费用“蝴蝶效应”[①]。由于公立医院是我国医疗服务的主力军，所以其医药费用虚涨势必会极大增加

① 蝴蝶效应是指在一个动力系统中，初始条件下微小的变化能带动整个系统的长期的巨大的连锁反应。在医疗卫生体系中，医药价格也存在蝴蝶效应，作为医疗服务标杆的公立医院，其医药价格上涨会导致其他医疗卫生机构抬高价格，所以要控制医疗卫生体系的医药价格，应“压缩”公立医院的不合理价格，“刹住”公立医院医药价格的不合理上涨。

广大群众的经济负担，也会极大增加各级政府的财政压力，更会极大增加医疗保险的基金风险。

表 2-2-10　2010～2018 年我国公立医院医药费用上涨情况

年份	门诊患者次均医药费用（元）			住院患者人均医药费用（元）		
	合计	药费	检查费	合计	药费	检查费
2010	167.3	87.4	30.8	6415.9	2784.3	460.8
2011	180.2	90.9	32.4	6909.9	2903.7	518.5
2012	193.4	96.9	35.0	7325.1	3026.7	565.4
2013	207.9	104.4	38.7	7858.9	3116.3	629.8
2014	221.6	109.3	41.8	8290.5	3187.1	685.2
2015	235.2	113.7	44.3	8833.0	3259.6	753.4
2016	246.5	115.1	46.9	9229.7	3195.6	805.2
2017	257.1	113.1	49.6	9563.2	2955.6	864.3
2018	272.2	114.8	53.0	9976.4	2781.9	943.3

数据来源：2015 年《中国卫生和计划生育统计年鉴》、2018 年《我国卫生健康事业发展统计公报》、2018 年《中国卫生健康统计年鉴》。

那么，如何应对我国公立医院医药费用虚涨呢？很多人认为，控制是应对公立医院医药费用虚涨的根本途径。但实际上，对公立医院的医药费用要具体问题具体分析。公立医院的医药费用分为合理和不合理两种，合理的医药费用是指“因病施治”产生的医疗费用，即与疾病状态吻合的必要的检查、诊断、用药、手术所产生的医药费用；不合理的医药费用是指“小病大治”产生的医疗费用，即大于疾病状态的过度检查、过度用药、过度治疗等所产生的医药费用。对于合理的医疗费用不仅不能控制，反而要保障甚至提高，否则医疗服务数量和质量难以保证；对于不合理的医药费用，须予以控制，否则医药费用会形成“井喷效应”（WBC effect）①，成为政府、医保和百姓所

① “井喷”一词，最初来源于石油开采行业。如今，“井喷效应”是指对一种不良发展的事物，组织力图予以控制，但是因控制力度不够或控制角度不对，不仅不能控制事物的不良发展，反而推动了事物的不良发展。在医疗领域，医药费用上涨不仅是由医疗供方的趋利机制推高的，也是控费力度不够或控费角度不对导致的。

不能承担之重。

那么，公立医院医药费用为什么会虚高并不合理上涨呢？其根源在于公立医院的趋利性。例如，由药品加成导致的以药补医就是一个典型的趋利机制，它会诱导医务人员开大处方和贵处方。因此，要控制公立医院医药费用虚高和不合理上涨，应该从趋利性上“开刀”。对此，某些学者和官员认为，只要让公立医院回归公益性就能有效控制医药费用虚高和不合理上涨，并为此设计了财政养医或收支分开或行政管制的制度。笔者认为这是一个理想主义的设想，甚至是一个空想主义的设计。趋利性是人的本性，也是机构的本性，想把趋利本性改为公益本性不仅需要很长的时间，而且需要付出巨大的成本。面对公立医院的趋利性，切实有效且富有智慧的治理办法是将其“主观为自己”的趋利动机转变为“客观为他人”的公益行动，转变的关键为建立和完善医疗服务的市场机制，如购买服务的医保付费机制、充分竞争的医疗服务体系、“放管服”一体化的医院管理体制。因此，公立医院医药费用虚高和不合理上涨反映的是我国医药卫生体制的弊端，“头痛医头、脚痛医脚”是没有用的，应深化医药卫生体制改革，从根本上进行综合治理。

综上所述，我国公立医院有两大优势，一是医疗资源占优，二是医疗数量占强。同时，我国公立医院也有两大缺陷，一是医疗效率低缓，二是医药费用虚涨。医疗效率低缓会导致广大群众“看病难”，医药费用虚涨会导致广大群众“看病贵”。公立医院改革改的是公立医院的缺陷，所以提升医疗服务效率和控制医药费用自然是公立医院改革的两大内容。那么，如何提升医疗服务效率，又如何控制医药费用呢？提升医疗服务效率的关键是充分调动医务人员积极性，控制医药费用的关键是回归公立医院公益性。实际上，我国公立医院改革的政策就是按照“维护公益性和调动积极性”的指导思想进行设计的（表 2-2-11）。

表 2-2-11　“新医改”后公立医院改革政策

颁布时间	颁布单位	文件名称	指导思想
2009 年 3 月	中共中央、国务院	《关于深化医药卫生体制改革的意见》（中发〔2009〕6 号）	维护公益性
2009 年 11 月	国家发展改革委、卫生部、人力资源和社会保障部	《改革药品和医疗服务价格形成机制的意见》（发改价格〔2009〕2844 号）	维护公益性
2010 年 2 月	卫生部等五部委	《关于公立医院改革试点的指导意见》（卫医管发〔2010〕20 号）	维护公益性和调动积极性
2012 年 6 月	国务院办公厅	《关于县级公立医院综合改革试点的意见》（国办发〔2012〕33 号）	维护公益性、调动积极性、保障可持续
2013 年 11 月	中共中央	《关于全面深化改革若干重大问题的决定》（十八届三中全会）	维护公益性、调动积极性、保障可持续
2014 年 3 月	国家卫计委等五部委	《关于推进县级公立医院综合改革的意见》（国卫体改发〔2014〕12 号）	维护公益性、调动积极性、保障可持续
2015 年 5 月	国务院办公厅	《关于全面推开县级公立医院综合改革的实施意见》（国办发〔2015〕33 号）	维护公益性、调动积极性、保障可持续
2015 年 5 月	国务院办公厅	《关于城市公立医院综合改革试点的指导意见》（国办发〔2015〕38 号）	维护公益性、调动积极性、保障可持续
2015 年 10 月	国家卫计委、国家发展改革委、财政部、人力资源和社会保障部、国家中医药管理局	《关于控制公立医院医疗费用不合理增长的若干意见》（国卫体改发〔2015〕89 号）	维护公益性
2015 年 11 月	国家卫计委、国家中医药管理局	《关于同步推进公立中医医院综合改革的实施意见》（国中医药医政发〔2015〕33 号）	维护公益性、调动积极性、保障可持续
2016 年 7 月	国家发展改革委、国家卫计委、人力资源和社会保障部、财政部	《关于印发推进医疗服务价格改革意见的通知》（发改价格〔2016〕1431 号）	维护公益性
2016 年 9 月	国家卫计委办公厅、财政部办公厅	《关于做好 2016 年县级公立医院综合改革工作的通知》（国卫办体改函〔2016〕972 号）	维护公益性、调动积极性、保障可持续

续表

颁布时间	颁布单位	文件名称	指导思想
2017年1月	人力资源和社会保障部、财政部、国家卫计委、国家中医药管理局	《关于开展公立医院薪酬制度改革试点工作的指导意见》（人社部发〔2017〕10号）	调动积极性
2017年4月	国家卫计委等七部委	《关于全面推开公立医院综合改革工作的通知》（国卫体改发〔2017〕22号）	维护公益性、调动积极性、保障可持续
2017年4月	国务院医改办、国家卫计委、财政部	《关于印发2016年度公立医院综合改革效果评价考核工作方案的通知》（国医改办函〔2017〕36号）	维护公益性、调动积极性、保障可持续
2017年7月	国务院办公厅	《关于建立现代医院管理制度的指导意见》（国办发〔2017〕67号）	维护公益性、调动积极性、保障可持续
2017年9月	国家发展改革委、国家卫计委、人力资源和社会保障部	《关于推进按病种收费工作的通知》（发改价格〔2017〕68号）	维护公益性
2018年3月	国家卫计委等六部门	《关于巩固破除以药补医成果持续深化公立医院综合改革的通知》（国卫体改发〔2018〕4号）	维护公益性
2018年6月	中共中央办公厅	《关于加强公立医院党的建设工作的意见》（中办发〔2018〕35号）	维护公益性、调动积极性、保障可持续
2018年11月	国家卫生健康委员会，国家中医药管理局	《关于印发全面提升县级医院综合能力工作方案（2018—2020年）的通知》（国卫医发〔2018〕37号）	调动积极性
2019年1月	国务院办公厅	《关于加强三级公立医院绩效考核工作的意见》（国办发〔2019〕4号）	调动积极性
2019年11月	国家卫生健康委员会办公厅、国家中医药管理局办公室	《关于加强二级公立医院绩效考核工作的通知》（国卫办医发〔2019〕23号）	调动积极性
2020年7月	国家卫生健康委员会办公厅	《关于启动2020年度二级和三级公立医院绩效考核有关工作的通知》（国卫办医函〔2020〕500号）	调动积极性
2021年6月	国务院办公厅	《关于推动公立医院高质量发展的意见》（国办发〔2021〕18号）	调动积极性

然而，要充分调动医务人员积极性，就需引入市场这只“看不见的手”（invisible hand）；要切实维护公立医院公益性，就需加强政府这只“看得见的手”（visible hand）[①]。因此，调动积极性和维护公益性的问题本质上就是如何处理好市场和政府关系的问题。为了解决百姓“看病难”和“看病贵”的问题，我们依据公益性和积极性两个指标及其排序概括公立医院改革模式，并依据政府和市场的关系进行分析和比较，力图为我国公立医院改革的理论研究提供新视角，也为我国公立医院改革的政策实践提供新思路。

（何恩卫　陈颖梅　校）

第三节　医院公益性与人员积极性均衡是历史规律

本节所述公益性是公立医院公益性的简称，积极性是医务人员积极性的简称。本节以“正反合”的历史规律分析公立医院公益性与医务人员积极性均衡的形成过程。

一、正反合的历史规律

“正反合”是指事物发展都要经历的“正”“反”“合”三个阶段，简称事物发展的三段式。三段式最早由古希腊哲学家普罗克洛首先提出，普罗克洛认为万物发展都可分为停留、前进、回复三个阶段。黑格

① “看不见的手”原指市场机制对经济发展的作用，此处指市场机制对医疗服务的功能；“看得见的手”原指国家对经济生活的干预，此处指政府对医疗服务的“放管服”。“看不见的手”出自英国经济学家亚当·斯密的《国富论》，“看得见的手”出自英国另一位经济学家凯恩斯的《就业、利息和货币通论》。无论是经济发展，还是医疗改革，各国的实践均表明，仅靠其中“一只手”发挥作用或片面强调其中“一只手”的作用，都是行不通的，必须“两手抓”。问题的关键是对“两只手”的功能与职责作合理界定，明确各自应该抓什么、怎么抓。参见：Smith A. 国富论（上下卷）[M]. 郭大力、王亚南，译. 北京：商务印书馆，2019；Keynes JM. 就业、利息和货币通论[M]. 徐毓枏，译. 北京：译林出版社，2019。

尔吸收了三段式的思想，认为一切发展过程都可分为三个有机联系着的阶段：①发展的起点，原始的统一（潜藏着它的对立面），即“正题”；②对立面的显化或分化（对立面占据主导），即“反题”；③“正反”两者的统一，即“合题”。正题被反题所否定，反题又被合题所否定。但合题不是简单的否定，而是否定之否定，即“扬弃”。合题把正反两个阶段的某些特点或积极因素在新的或更高的基础上统一起来。“正反合”的“合”是正题与反题的综合，是“自我与非我”的统一[①]。“正”“反”“合”三段式构成事物从低级到高级、从简单到复杂的周期性螺旋式上升和波浪式前进的发展过程。“正”“反”“合”三段式理论完全可以用于分析我国公立医院改革和发展的历史进程。

二、公益性和积极性的关系演进符合“正反合”的历史规律

公益性和积极性是公立医院改革和发展的两大基本价值，公立医院改革和发展中公益性和积极性的关系演变符合并反映了正反合的历史规律。

我国公立医院的发展主要经历了三个阶段：第一阶段，“左腿走路”，即改革开放前的公益性导向型发展模式，即“正”的阶段；第二阶段，“右腿走路”，即改革开放初到20世纪末的积极性导向型发展模式，即“反”的阶段；第三阶段，“两条腿走路”，即21世纪初的公益性和积极性均衡化发展模式，即“合”的阶段。按照正反合的理论，“正”是事物发展的初级阶段，“反”是事物发展的中级阶段，“合”是事物发展的高级阶段。由此可知，公益性导向型发展模式是我国公立医院改革和发展的初级阶段，积极性导向型发展模式是我国公立医院改革和发展的中级阶段，公益性和积极性均衡化发展模式是我国公立医院改革和发展的高级阶段。因此，公益性和积极性均衡化发展模式是我国公立医院

① 罗素. 西方哲学史（上下册）[M]. 何兆武，李约瑟，马元德，译. 北京：商务印书馆，2020。

改革和发展的历史趋势。

由于认识水平和历史条件的限制，事物发展的三段式犹如“卡夫丁峡谷”[①]，一般是难以跨越的，这要求各个历史阶段的改革均要符合三段式的阶段性特征，即初级阶段的改革要符合“正”的特征，中级阶段的改革要符合“反”的特征，高级阶段的改革要符合“合”的特征。由此可知，改革开放前我国公立医院的公益性导向型改革和发展模式符合“正”的历史规律，不能因为其重公益性、轻积极性而对其横加指责；改革开放初到 20 世纪末我国公立医院的积极性导向型改革和发展模式符合“反”的历史规律，不能因为其重积极性、轻公益性而对其全盘否定；21 世纪初我国公立医院应该而且必须坚持公益性和积极性均衡化改革和发展模式，此模式并非公益性导向型改革模式的简单继承(“正”)，也绝非积极性导向型改革模式的简单否定（“反”），而是对两种发展模式的否定之否定（“合”）（图 2-3-1）。因此，当前我国公立医院改革和发展单纯主张回归公益性是“开历史的倒车”，单纯主张调动积极性是对“现实的背叛”，两者皆违背了“否定之否定”的历史规律。因为是对我国公立医院公益性导向型改革和发展模式及积极性导向型改革和发展模式的扬弃，所以公益性和积极性均衡化改革和发展模式是当前公立医院改革和发展的必然选择。

在三段式中，“正”代表公立医院改革和发展“以患为本”的极端状态，“极端”体现在对患者权益的维护而忽视对医生权益的保护；“反”代表公立医院改革和发展“以医为本”的极端状态，“极端”体现在对医方权益的增进而忽视对患者权益的维护。“正”和“反”两个阶段均存在以患为本和以医为本的价值争议和政策选择，只不过在争议和选择中价值和政策偏重一方，并让此方占据主导地位。当然，这种价值偏重

---

① “卡夫丁峡谷”（Caudine Forks）典故出自古罗马史。人们以“卡夫丁峡谷”比喻灾难性的历史经历，并引申为人们在谋求发展时所遇到的极大的困难和挑战，后来比喻难以跨越的历史阶段。本节借用“卡夫丁峡谷”指公立医院改革要经历公益性主导、积极性主导、公益性与积极性均衡三个阶段，这三个阶段是难以跨越的。

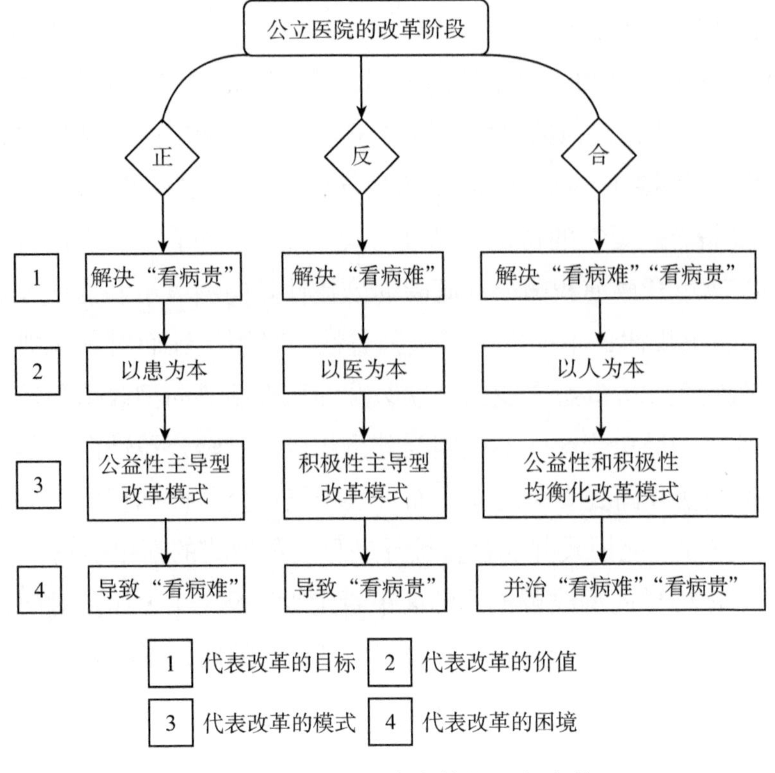

图 2-3-1　公立医院改革的三个阶段

和政策偏向并非一成不变，而是显现出轮流的态势（从“正”走向“反”）。“合”代表公立医院改革和发展“医患兼顾”的状态。“合”具有两层含义，第一层含义是以患为本和以医为本的价值“并重”，以及患者权益保护和医生权益保护政策“并重”，而非偏重一方或顾此失彼；第二层含义是以患为本和以医为本的价值“兼容”，以及患者权益保护和医生权益保护的政策“兼容”，而非相互排斥或你死我活。依据上述分析，“正反合”的三段式是历史发展阶段的粗分，还可以细分。

三、基于“正反合”历史规律的公立医院改革和发展阶段

按照“正”“反”“合”的原理，公立医院的公益性和积极性均衡化发展模式的实现需要经历三大过程和六个阶段。“三大过程”就是公益性和

积极性的偏重、并重、均衡过程；“六个阶段”就是三大过程再细分过程，主要体现为公益性和积极性地位的调整：偏重过程分为“公益性优先、兼顾积极性”的阶段、“积极性优先、兼顾公益性”的阶段；并重过程分为“公益性和积极性并重”的阶段、“积极性和公益性并重”的阶段；均衡过程分为“公益性和积极性并重后矛盾”的阶段、“积极性和公益性并重后兼容”的阶段。

当前，我国公立医院正处于从偏重阶段转向并重阶段的过程，这意味着三层含义：一是我国公立医院仍然处于公益性和积极性的偏重阶段，“积极性优先、兼顾公益性”的格局没有根本性改变；二是我国公立医院开始从公益性和积极性偏重型改革发展模式向并重型改革发展模式过渡，2010年《关于公立医院改革试点的指导意见》（卫医管发〔2010〕20号）启动的公立医院改革试点其实是针对当时公立医院“积极性有余、公益性不足”而开出的政策药方；三是我国公立医院公益性和积极性并重之后很快陷入公益性和积极性的矛盾困境，即“维护公益性就易抑制积极性，调动积极性易稀释公益性”，这是公立医院改革试点出现的主要难题。

因此，均衡公益性和积极性的关系是党的十八届三中全会后我国公立医院改革的主要目标，各级公立医院改革均在探索公益性和积极性的均衡。但是，从成效上看，改革仍然在路上，从制度上推动公益性和积极性的均衡仍然是党的十九大后新时代公立医院改革攻坚战的主要内容。以下列出“新医改”启动后各个时间段公立医院改革的政策取向。

（一）《关于公立医院改革试点的指导意见》的分析

2010年2月11日，卫生部、中央编办、国家发展改革委、人力资源和社会保障部联合出台的《关于公立医院改革试点的指导意见》（卫医管发〔2010〕20号）在“指导思想”中提出：坚持公立医院的公益性质，把维护人民健康权益放在第一位，实行政事分开、管办分开、医药分开、营利性和非营利性分开，推进体制机制创新，调动医务人员积极性，提高公立医院运行效率，努力让群众看好病。按照“适度规模、优化结构、合理布局、提高质量、持续发展”的要求，坚持中西医并重方针，统筹配置城乡之间和区域之间医疗资源，促进公立医院健康发展，满足人民群众基本医疗服务需求，切实缓解群众看病贵、看病难问题。

分析：从政策表述中，可以概括出4个核心概念，一是坚持公立医院公益性，二是调动医务人员积极性，三是缓解“看病贵”和“看病难”，四是满足人民群众基本医疗服务需求。4个概念之间存在逻辑关系，坚持公立医院公益性对应“看病贵”的解决，调动医务人员积极性对应“看病难”的解决，而缓解群众“看病贵”和“看病难”又对应“满足人民群众基本医疗服务需求”。可见，维护公立医院公益性和调动医务人员积极性是公立医院改革的价值取向。至于公益性和积极性是什么关系，政策文件没有明确表述，只是在文字表述中以前后顺序并列出来，这反映了政策制定者以公益性和积极性“并重”推动公立医院改革的战略。

（二）《关于县级公立医院综合改革试点的意见》的分析

2012年6月7日，国务院办公厅印发的《关于县级公立医院综合改革试点的意见》（国办发〔2012〕33号）在“总体要求”中提出：按照保基本、强基层、建机制的要求，遵循上下联动、内增活力、外加推力的原则，围绕政事分开、管办分开、医药分开、营利性和非营利性分开的改革要求，以破除“以药补医”机制为关键环节，以改革补偿机制和落实医院自主经营管理权为切入点，统筹推进管理体制、补偿机制、人事分配、价格机制、医保支付制度、采购机制、监管机制等综合改革，建立起维护公益性、调动积极性、保障可持续的县级医院运行机制。

分析：从政策表述中可以看出4点内容，一是“保基本、强基层、建机制”，其是县级公立医院改革的框架（原文为“要求”）；二是“上下联动、内增活力、外加推力”，其是县级公立医院改革的动力（原文为“原则”）；三是“政事分开、管办分开、医药分开、营利性和非营利性分开”，其是县级公立医院改革的原则（原文为“改革要求”）；四是“以破除‘以药补医’机制为关键环节，以改革补偿机制和落实医院自主经营管理权为切入点，统筹推进管理体制、补偿机制、人事分配、价格机制、医保支付制度、采购机制、监管机制等综合改革”，其是县级公立医院改革的路径；五是“建立起维护公益性、调动积极性、保障可持续的县级医院运行机制”，其是县级公立医院改革的目标。

与《关于公立医院改革试点的指导意见》提法不同，《关于县级公立医院综合改革试点的意见》在维护公益性、调动积极性的基础上提出了保障可持续的概念。何为保障可持续？为何保障可持续呢？大体有两种解释，第一种解释是，维护公益性是维护“患者”的利益，调动积极性是维护“医生”的利益，保障可持续是推动“医院”的发展。第二种解释是，在维护公益性和调动积极性的基础上强调保障可持续，实际上是力图均衡公益性和积极性的关系，有医务人员积极性的支撑，公立医院公益性才能可持续，有公立医院公益性的引导，医务人员积极性才能可持续。笔者认为第二种解释更有道理。因此，可以说，县级公立医院改革试点开始探索公益性和积极性均衡。其基本路径是以基本药物零差率政策为支点、以破除“以药补医”机制为关键环节、以改革补偿机制和落实医院自主经营管理权为切入点推动县级公立医院综合改革。

（三）《关于推进县级公立医院综合改革的意见》的分析

2014 年 3 月 26 日，经国务院批准，国家卫计委、财政部、中央编办、国家发展改革委及人力资源和社会保障部联合印发的《关于推进县级公立医院综合改革的意见》（国卫体改发〔2014〕12 号）在“总体要求”中提出：贯彻落实党的十八大和十八届三中全会精神，深入推动实施《中共中央 国务院关于深化医药卫生体制改革的意见》（中发〔2009〕6 号）和《国务院关于印发“十二五”期间深化医药卫生体制改革规划暨实施方案的通知》（国发〔2012〕11 号），按照政事分开、管办分开、医药分开、营利性和非营利性分开的要求，坚持保基本、强基层、建机制的基本原则，坚持公立医院公益性质，以破除以药补医机制为关键环节，更加注重改革的系统性、整体性和协同性，更加注重体制机制创新和治理体系与能力建设，更加注重治本与治标、整体推进与重点突破的统一，全面深化县级公立医院管理体制、补偿机制、价格机制、药品采购、人事编制、收入分配、医保制度、监管机制等综合改革，建立起维护公益性、调动积极性、保障可持续的运行新机制。

分析：与《关于县级公立医院综合改革试点的意见》一样，《关于推进县级公立医院综合改革的意见》推进县级公立医院的目标仍然是建立起维护公益性、调动积极性、保障可持续的运行新机制，而且县级公立医院改革的要求、原则、路径也未改变。唯一不同的是《关于推进县级公立医院综合改革的意见》的指导思想发生变化，即以十八届三中全会精神为指导思想。十八届三中全会的主题是全面深化改革，基本精神是市场决定资源配置和更好发挥政府作用，主要目标是构建国家治理体系和治理能力现代化。

十八届三中全会对县级公立医院改革的指导主要体现在三个方面：一是要求全面深化县级公立医院改革，以前的提法是县级公立医院改革，现在的提法是县级公立医院综合改革，在“改革”的基础上加入“综合”二字，说明县级公立医院改革既要横向扩面，又要纵向深入。二是县级公立医院改革的精神变化，以前县级公立医院改革的精神是政府主导和发挥市场的作用，现在县级公立医院改革的精神是市场决定资源配置和更好发挥政府作用。三是县级公立医院改革的特点变化，以前县级公立医院改革主要特点是单兵突进，现在要求系统改革和协同改革；以前县级公立医院改革主要特点是为解决问题而改革，现在是为体制机制创新和治理体系与能力建设而改革。可见，依然以维护公益性、调动积极性、保障可持续的运行新机制为目标，但是其指导精神和实现路径发生了变化。

（四）《关于全面推开县级公立医院综合改革的实施意见》的分析

2015 年 5 月 8 日，国务院办公厅印发的《关于全面推开县级公立医院综合改革的实施意见》（国办发〔2015〕33 号）在“主要目标”中提出：坚持公立医院公益性的基本定位，落实政府的领导责任、保障责任、管理责任、监督责任，充分发挥市场机制作用，建立维护公益性、调动积极性、保障可持续的运行新机制。又在“总体要求”中提出：深入贯彻落实党的十八大和十八届二中、三中、四中全会精神，按照党中央、国务院决策部署，把深化公立医院改革作为保障和改善民生的重要举措，全面推开县级公立医院综合改革。将公平可及、群众受益作为改革出发点和立足点，坚持保基本、强基层、建机制，更加注重改革的系统性、整体性和协同性，统筹推进医疗、医保、医药改革，着力解决群众看病就医问题。国家和省级相关部门加强分类指导，下放相关权限，给予政策支持。鼓励地方因地制宜，探索创新，力争尽快取得实质性突破。

分析：《关于全面推开县级公立医院综合改革的实施意见》与《关于推进县级公立医院综合改革的意见》一样，依然是以建立维护公益性、调动积极性、保障可持续的运行新机制为目标，而且其指导思想也基本一致。主要区别在于《关于全面推开县级公立医院综合改革的实施意见》提出了公益性和积极性均衡的基本路径和政府责任，基本路径是统筹推进医疗、医保、医药改革，即“三医联动”；政府责任是领导责任、保障责任、管理责任、监督责任，这四大责任是在市场决定医疗卫生资源配置下更好发挥政府作用的主要形式。

（五）《关于城市公立医院综合改革试点的指导意见》的分析

2015 年 5 月 17 日，国务院办公厅印发的《关于城市公立医院综合改革试点的指导意见》（国办发〔2015〕38 号）在“基本目标”中提出：破除公立医院逐利机制，落实政府的领导责任、保障责任、管理责任、监督责任，充分发挥市场机制作用，建立起维护公益性、调动积极性、保障可持续的运行新机制；构建起布局合理、分工协作的医疗服务体系和分级诊疗就医格局，有效缓解群众看病难、看病贵问题。又在“基本路径”中指出：建立公立医院科学补偿机制，以破除以药补医机制为关键环节，通过降低药品耗材费用、取消药品加成、深化医保支付方式改革、规范药品使用和医疗行为等措施，留出空间，同步理顺公立医院医疗服务价格，建立符合医疗行业特点的薪酬制度。

分析：从内容上看，《关于城市公立医院综合改革试点的指导意见》

对城市公立医院改革的目标定位与《关于全面推开县级公立医院综合改革的实施意见》对县级公立医院改革目标定位基本相同，都以建立起维护公益性、调动积极性、保障可持续的运行新机制为目标，而且其实现路径也基本一致，即“三医联动”。只是“三医联动”被换了一种表述，即“腾空间、调结构、保衔接”。何为“腾空间、调结构、保衔接”呢？2019 年 6 月 14 日在国家卫生健康委员会举行的新闻发布会上，国家卫生健康委员会体制改革司巡视员朱洪彪予以详细分析。

（1）“腾空间”是指取消药品加成，通过实行药品集中采购、分类采购降低药品虚高价格。例如，通过 17 种抗癌药进入国家医保目录谈判降价 56%、通过国家组织药品集中采购和使用试点 25 种药品降价 52%、上海 42 种药品集中采购降价 60%等集中采购、分类采购的经验，把药品的虚高价格降下来，把这块空间腾出来用于调整医疗服务价格，体现医务人员的劳务价值，逐步向合理的价格过渡。

（2）“调结构”是指调整医疗服务价格的结构，如提高技术劳务价格、降低药品耗材价格。调整了技术劳务价格，医院的收入结构就发生了改变，过去药品耗材收入占大头，现在将药品耗材价格降下去、技术劳务价格提上去以后，技术劳务服务收入占大头，逐步破除了以药补医机制。福建省三明市就是一个很好的典型，三明市先后 6 次调整 4318 项医疗服务价格，公立医院医疗服务收入（不含药品、耗材、检查、化验收入）占医疗收入的比重提高到 42%，最高的医院达到 68.6%，医院收入结构得到优化。

（3）“保衔接”是指医疗服务价格调整应有两个衔接，一是和医保衔接，调整价格后的医疗服务项目按规定纳入医保报销，总体上不增加群众负担。二是和薪酬制度改革衔接，改革公立医院薪酬制度，逐步提高医务人员的薪酬待遇，使他们的收入和劳动付出相匹配，使他们的收入能更加阳光、体面、有尊严。

（六）《关于全面推开公立医院综合改革工作的通知》的分析

2017 年 4 月 19 日，国家卫计委、财政部、中央编办、国家发展改革委、人力资源和社会保障部、国家中医药管理局、国务院医改办联合出台的《关于全面推开公立医院综合改革工作的通知》（国卫体改发〔2017〕22 号）在“全面推开公立医院综合改革的重点任务”中提出：贯彻落实《中共中央办公厅 国务院办公厅转发〈国务院深化医药卫生体制改革领导小组关于进一步推广深化医药卫生体制改革经验的若干意见〉的通知》（厅字〔2016〕36 号），学习先进经验，结合地方实际大胆探索创新，推动公立医院综合改革向纵深发展。

分析：所谓全面推开公立医院综合改革，有两层含义。第一层含义是全面推开所有公立医院改革，包括县级公立医院改革和城市公立医院改革，但县级公立医院改革已经于 2015 年全面推开，所以《关于全面推开公立医院综合改革工作的通知》所讲的全面推开公立医院重点指全面推开城市公立医院改革。第二层含义是指全面推开公立医院改革综合改革，如管理体制改革、补偿机制改革、医疗价格改革、人事制度改革、分配制度改革、收费方式改革、监督制度改革。因此，全面推开公立医院改革既包括主体方面的全面推开，又包括内容方面的全面推开。

与县级公立医院改革政策和城市公立医院改革政策基本一致，《关于全面推开公立医院综合改革工作的通知》对公立医院改革的目标定位是建立维护公益性、调动积极性、保障可持续的运行新机制，基本途径还是“三医联动”。不同的是，“三医联动”有了典型的经验可以借鉴，即“三明医改”。“三明医改”的基本理念是“三个回归”，即医院回归公益性质、医生回归看病角色、药品回归治病功能；“三明医改”的领导体制是双组长医改领导小组，针对“九龙治水”的卫生管理体制，由三明市书记和市长亲自挂帅，成立双组长医改领导小组，理顺管理体制，打破多头管理局面；“三明医改”的管理体制是一个市领导、分管和统筹医改相关部门，医保基金管理中心扩大职能，承担了三医联动的实施平台角色，统筹推进公立医院分配机制、补偿机制、考核机制、药品采购、医院管理、医保基金管理等方面的综合改革，这是我国中央到地方医疗保障局的雏形，也是我国医药卫生体制改革的制度创新；“三明医改”的运行机制是“腾笼换鸟”，即改革医药腾空间，改革医疗堵浪费，改革价格调结构，改革医保增效益，改革管理保目标[①]。

以上均为实现公益性与积极性均衡的公立医院改革综合政策。实际上，自“新医改”启动以来，国家不仅出台了综合性的公立医院改革政策以实现公益性与积极性均衡，而且还出台了专门性的公立医院改革政策以维护公益性或调动积极性。在维护公益性方面，国家先后出台了《改革药品和医疗服务价格形成机制的意见》（发改价格〔2009〕2844号）、《关于控制公立医院医疗费用不合理增长的若干意见》（国卫体改发〔2015〕89号）、《关于印发推进医疗服务价格改革意见的通知》（发改价格〔2016〕1431号）、《关于推进按病种收费工作的通知》（发改价格〔2017〕68号）、《关于巩固破除以药补医成果持续深化公立医院综合改革的通知》（国卫体改发〔2018〕4号）；在调动积极性方面，国家先后出台了《关于开展公立医院薪酬制度改革试点工作的指导意见》（人社部发〔2017〕10号）、《关于印发全面提升县级医院综合能力工作方案（2018—2020年）的通知》（国卫医发〔2018〕37号）、《关于加强三级公立医院绩效考核工作的意见》（国办发〔2019〕4号）、《关于加强二级公立医院绩效考核工作的通知》（国卫办医发〔2019〕23号）、《关于启动2020年度二级和三级公立医院绩效考核有关工作的通知》（国卫办医函〔2020〕500号）、《国务院办公厅关于推动公立医院高质量发展的意见》（国办发〔2021〕18号）。

综上分析，随着公立医院改革的全面深入推进，公立医院改革的目标定位更加合理，实现路径也更加清晰。如果用一句话概括，即通过“腾笼换鸟”的三医联动改革为公立医院建立维护公益性、调动积极性、保障可持续的运行新机制。无论是作为改革理念，还是作为改革模式，“腾笼换鸟”都不是福建省三明市的独创。实际上，习近平同志在浙江工作期间就提出了“腾笼换鸟”“凤凰涅槃”概念，以生动形象的比喻阐明

① 王春晓. 三明医改：政策试验与卫生治理[M]. 北京：社会科学文献出版社，2018。

了中国经济“转方式、调结构”的重要意义和方向路径[①]，对于推动中国经济转型升级具有十分重要的指导意义，同样对我国公立医院改革发展具有十分重要的指导意义。那么，什么是“凤凰涅槃”？什么又是“腾笼换鸟”呢？“凤凰涅槃”是指凤凰为了获得重生必须经受火的煎熬和洗礼，比喻为了国家发展而敢于牺牲的精神和意志。“腾笼换鸟”是指把笼子里的鸟放出来，腾出空笼放入新鸟，用来比喻产业结构、运行制度和发展模式的根本性置换。因此，“凤凰涅槃”是一种改革的气概和决心，“腾笼换鸟”是一种改革的战略和路径。“凤凰涅槃”是“腾笼换鸟”的途径，“腾笼换鸟”是“凤凰涅槃”的目标；前者是利益格局的调整，后者是发展模式的转变。要切实推动我国公立医院改革并取得成功，改革者既要有“凤凰涅槃”的“胆”，也要有“腾笼换鸟”的“识”。

（唐宁锋　莫琪琪　校）

第四节　医院公益性与人员积极性均衡是最佳状态

第二章第三节中，笔者提出公益性与积极性均衡是我国公立医院改革的历史趋势。在本节中，笔者提出公益性与积极性均衡是我国公立医院改革的最佳状态：以公益性为横坐标、以积极性为纵坐标概括公立医院发展的四种状态，以历史的视角揭示公立医院发展状态的演变，从政府和市场的关系角度分析公立医院发展状态的成因。

一、公立医院的四种发展状态

正如公平和效率是衡量我国卫生事业发展状态的两大核心指标

① 20世纪70年代末，中国经济在市场经济岸边徘徊。在众说纷纭、踌躇不前之际，邓小平以“猫论”，冲出重围。如今，中国特色社会主义进入新时代，我国经济已由高速增长阶段转向高质量发展阶段，经济进入增长速度换挡、发展方式转变、经济结构调整、增长动力转换的关键时期。习近平总书记也以“两只鸟论”，即“腾笼换鸟”“凤凰涅槃”，形象准确地说明“转方式、调结构”的重大意义和方向路径。

一样，公益性和积极性是衡量公立医院发展状态的两大核心指标。公益性和积极性两大指标可以检验公立医院的发展状态和健康程度。

（一）公立医院四种发展状态的概述

如果以公益性为横坐标，以积极性为纵坐标，那么就会形成表示公立医院不同发展状态的坐标图（图 2-4-1）。坐标图中第一象限表示公立医院“公益性高、积极性高”的发展状态，第二象限表示公立医院“公益性低、积极性高”的发展状态，第三象限表示公立医院“公益性低、积极性低”的发展状态，第四象限表示公立医院“公益性高、积极性低”的发展状态。

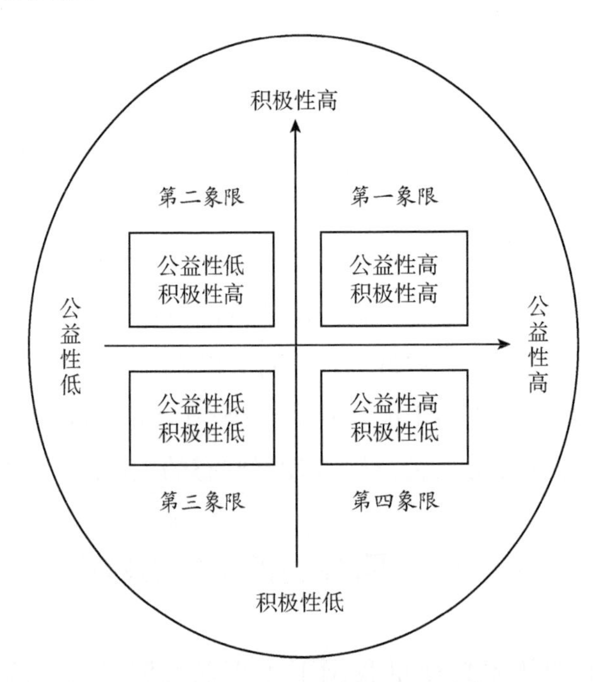

图 2-4-1　公立医院四种发展状态

第一象限为公立医院发展的最优状态；第三象限为公立医院发展的最差状态；第二象限和第四象限为公立医院发展的中等状态

（二）公立医院四种发展状态的评价

坐标图的四个象限代表公立医院四种发展状态。发展状态的排序主要依据对群众“看病难”和“看病贵”的治理绩效。第一，“公益性高、积极性高”是公立医院发展的最优状态，因为公益性和积极性两大指标“双高”可以一举两得地解决群众“看病难”和“看病贵”两大问题。第二，“公益性低、积极性低”是公立医院发展的最差状态，因为公益性和积极性两大指标“双低”会产生、加重群众“看病难”和“看病贵”两大问题。第三，“公益性低、积极性高”和“公益性高、积极性低”是公立医院发展的中等状态（不好不坏），在这种情况下，正负影响相互抵消，其社会效果可以用零来表示。第一象限因为两个衡量指标均为正数，正向叠加，社会效果大于零；第三象限因为两个衡量指标均为负数，负向叠加，社会效果小于零；第二象限和第四象限因为两个衡量指标一正一负，正负相加，社会效果等于零。

（三）公立医院四种发展状态的本质

“公益性高、积极性高”代表公立医院公益性和积极性均衡的状态。因为公益性和积极性的关系本质上是医疗服务的供求关系，所以公立医院公益性和积极性的均衡其实是医疗服务供求关系的均衡。医疗服务供求关系的均衡包括两层含义：一是供求双方地位并重，这是实现公益性和积极性均衡的前提；二是供求双方利益兼容，这是实现公益性和积极性均衡的关键。由此可见，“公益性低、积极性低”本质上是医疗服务供求双方地位并轻和利益矛盾；“公益性高、积极性低”和“公益性低、积极性高”本质上是医疗服务供求双方地位偏重和利益失衡。

（四）公立医院四种发展状态的原因

通过公立医院四种发展状态的坐标系分析，我们可以获得以下三条结论。

1. 公益性和积极性的相互关系主要经历否定之否定的历史过程 根据福利经济学（economics of welfare）理论[①]，医疗卫生资源的稀缺性决定了它的分配要在积极性（供方）和公益性（需方）之间选择。按照帕累托效率（Pareto efficiency）进行卫生资源分配时，积极性与公益性的关系大体可以分为双高、一高一低、一低一高、双低4种类型。对国内外公立医院的发展历程分析可知，公立医院的发展通常始于公益性低、积极性低的“双低”状态，达于公益性高、积极性高的“双高”状态，中间要经历公益性高、积极性低和公益性低、积极性高两个阶段。公益性与积极性的“双高”是对公益性和积极性“双低”、“一高一低”、“一低一高”的否定之否定，是更高层次的科学的价值标准和发展状态。

2. 公立医院改革模式决定公立医院的发展状态 新中国成立至今，我国公立医院改革经历4个阶段，即以维护公益性为导向的改革阶段、以调动积极性为导向的改革阶段、以公益性和积极性并重为导向的改革阶段、以公益性和积极性均衡为导向的改革阶段。我国公立医院改革的4个阶段形成了公立医院改革的4种模式，即公益性导向型改革模式、积极性导向型改革模式、公益性和积极性并重式改革模式、公益性和积极性均衡化改革模式。公立医院的4种改革模式又形成了公立医院的4种发展状态，即“公益性高和积极性低”的发展状态、“公益性低和积极性高”的发展状态、“公益性低和积极性低”的发展状态、“公益性高和积极性高”的发展状态（图 2-4-2）。进入中国特色社会主义新时代，我国公立医院要实现高质量发展，应采取公益性和积极性均衡化改革模式，形成“公益性高和积极性高”的发展状态。

3. 政府和市场的组合形式决定公立医院的发展状态 政府是实现公益性的有效手段，市场是调动积极性的有效手段，公立医院“公益性高、积极性低”的发展状态一般是过度“行政化”的必然结果，公立医院“公益性低、积极性高”的发展状态一般是过度“市场化”的必然结果。因此，公立医院“公益性高、积极性高”的发展状态应该是政府和

---

① Pigou AC. 福利经济学[M]. 朱泱，张胜纪，吴良健，译. 北京：商务印书馆，2020。

市场有机结合的必然结果。要实现公益性和积极性均衡化发展，就要正确运用和合理搭配政府和市场两种手段。

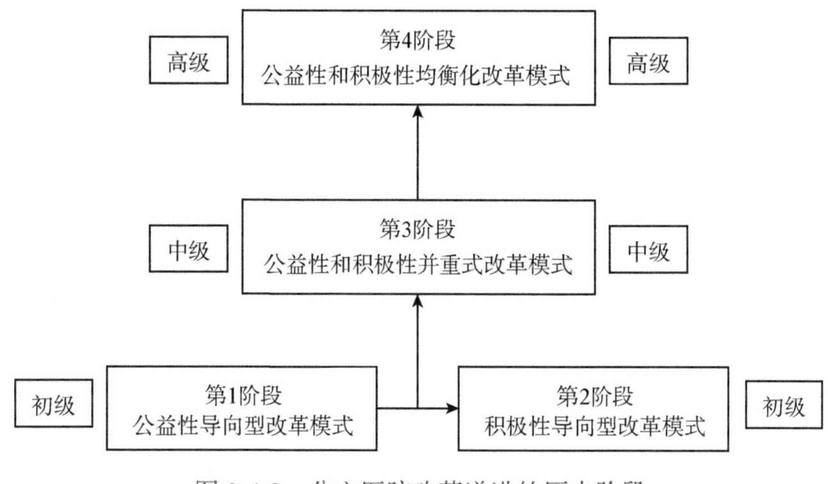

图 2-4-2　公立医院改革递进的历史阶段

二、从国外历史看公益性和积极性的均衡趋势

国外公立医院改革主要有两种形式，即行政化改革和市场化改革。

1. 行政化改革（government-oriented reform）下的公立医院　一般以“公益性有余、积极性不足”为特征，广大民众看病就医往往“难而不贵”。由于行政化改革模式下医务人员积极性不高，基本医疗卫生服务供给严重短缺，所以这些国家主要通过引入市场和改善管理的方式提高医疗服务供给效率。此类改革以英国为典型。

2. 市场化改革（market-oriented reform）下的公立医院　一般以“积极性有余、公益性不足”为特征，广大民众看病就医往往“贵而不难”，这些国家主要通过加强政府责任来纠正公立医院公益性的异化。此类改革以美国为典型。

加强政府责任主要有两种形式：①政府直接提供基本医疗卫生服务，通过构建全民医疗服务模式并提供价廉的基本医疗卫生服务来体现公立医院的公益性；②政府间接提供基本医疗卫生服务，通过构建全民医疗保险模式，并以保险分摊患者疾病经济负担的机制来体现公立医院公益性。

可见，国内外公立医院在发展中均面临公益性和积极性偏重和失衡的困境，均力图通过设计医患双方激励相容体制机制来构建公益性和积极性均衡发展模式。然而，由于公益性和积极性两者关系的复杂性（多个层面对立统一的矛盾体），公益性和积极性的均衡是个重大的理论课题和现实难题。从世界各国历史经验看，至今未见有国家完全实现公益性和积极性的均衡，所以各国在治理公立医院公益性和积极性失衡的过程中大多采取“头痛医头、脚痛医脚”的“打补丁”式改革模式，结果导致了改革效果的“跷跷板效应”：行政化改革“提”了公益性，又“压”了积极性；市场化改革“兴”了积极性，又“灭”了公益性。因此，攻克公立医院的公益性和积极性失衡难题，应突破现有的思维局限和体制框架，全方位、系统化地分析问题和解决问题。

三、思考与结论

1. 社会主义初级阶段 为解放医疗生产力，公立医院要以改革为本，采取公益性和积极性均衡化改革模式，这是由社会主义初级阶段我国医疗卫生服务供需矛盾决定的[①]。医疗卫生服务供需矛盾会产生两大结果，一是医疗卫生服务“供不应需”导致需求难以满足，进而导致群众“看病难”；二是医疗卫生服务“供不应求”导致医疗价格虚高，进而导致群众“看病贵”。公立医院改革的价值取向和主要任务要依据医疗卫生供求矛盾确定：当医疗服务供给不足而导致“看病难”时，公立医院改革应坚持调动积极性的价值导向，以扩大医疗服务数量和提高医疗服务质量为中心任务；当医疗服务需求不足而导致“看病贵”时，公

① 社会主义初级阶段的主要矛盾是人民日益增长的物质文化需要同落后的社会生产之间的矛盾，在医疗卫生领域体现为人民日益增长的医疗卫生服务需要同落后的医疗卫生服务供给之间的矛盾。因此，社会主义初级阶段，我国公立医院应该以改革为中心任务，改革是为了解放公立医院医疗生产力。

立医院改革应坚持体现公益性的价值导向，以控制医疗服务价格和减轻疾病经济负担为中心任务；当医疗服务供给不足，且需求受到抑制，从而导致“看病难”和“看病贵”并存时，公立医院改革应坚持体现公益性与积极性均衡化的价值导向，以扩大医疗服务供给和分摊疾病经济负担为双重任务。

2. 进入中国特色社会主义新时代　为发展健康生产力，公立医院以发展为本，采取公益性和积极性均衡化发展模式，这是由新时代我国医疗卫生服务主要矛盾转化决定的。进入中国特色社会主义新时代，我国社会主要矛盾转化为人民日益增长的美好生活需要和不平衡不充分的发展之间的矛盾，这在医疗卫生领域体现为人民日益增长的健康服务需要和卫生健康事业不平衡不充分的发展之间的矛盾，简称健康服务供需矛盾。健康服务供需矛盾会产生两大结果：一是健康服务供给不足导致需求难以满足，进而导致群众“健康难”；二是健康服务供不应求导致健康服务价格虚高，进而导致群众“健康贵”。新时代公立医院发展的价值取向和主要任务要依据健康服务供需矛盾决定：当健康服务供给不足而产生“健康难”时，公立医院发展应坚持调动积极性的价值导向，以扩大健康服务数量和提高健康服务质量为中心任务；当健康服务需求不足而产生“健康贵”时，公立医院发展应坚持体现公益性的价值导向，以控制健康服务价格和减轻健康经济负担为中心任务；当健康服务供给不足，且需求受到抑制，从而导致“健康难”和“健康贵”并存时，公立医院发展应坚持体现公益性与积极性均衡化的价值导向，以扩大健康服务供给和分摊健康服务经济负担为双重任务。

（潘铭兰　韦　璇　校）

第五节　医院公益性与人员积极性均衡的本质内涵

如前所述，公益性与积极性均衡是公立医院改革的历史趋势，是公立医院发展的最佳状态。那么，究竟什么是公益性与积极性均衡呢？本节以激励相容理论解构公益性与积极性均衡的本质内涵。

一、激励相容理论及主要内容

1996 年诺贝尔经济学奖获得者，英国剑桥大学的詹姆斯·米尔利斯（James Mirrlees）和美国哥伦比亚大学的威廉·维克里（William Vickrey）为了治理信息不对称条件下委托代理关系中的代理风险（agency risk），提出了著名的激励相容理论（incentive compatibility theory）。

代理风险是指在资产所有权和经营权分离的状态下，由于委托人与代理人在目标、动机、利益、权利、责任等方面存在着差异，委托人具有因将资产的支配权和使用权转让给代理人后可能遭受利益损失的风险，主要体现为代理人利用资产的支配权和使用权谋取个人利益而损害委托人的利益。在医疗卫生领域，广大群众是公立医院的医疗委托人，公立医院是广大群众的医疗代理人，广大群众给公立医院让渡医疗权和管理权，公立医院本应利用医疗权和管理权全心全意为广大群众服务，但是由于医院的逐利性、医患信息不对称和医疗需求低价格弹性，公立医院及其医务人员可能利用广大群众赋予的权力谋取个人利益并做出损害广大群众利益的医疗行为，如诱导需求和过度医疗，这就是公立医院及其医务人员的代理风险，激励相容理论可帮助化解这一风险。

激励相容的体制环境是委托代理关系，逻辑起点是代理人风险。由于代理人和委托人的目标函数不一致和信息不对称，代理人的行为有可能偏离委托人的目标函数，而委托人又难以觉察到这种偏离，无法进行有效监管和约束，从而可能会出现代理人损害委托人利益的现象。此为代理风险，主要包括逆向选择和道德风险。

激励相容的主要目标是治理代理风险，主要路径是委托方和代理方的利益兼容：通过代理人的效用最大化行为实现委托人利益最大化的目标，对委托人与代理人的利益进行“捆绑”和“交换”。激励相容应包括激励和约束两方面的内涵，激励可以使监管对象在努力实现自身利益的同时，更加努力地实现监管主体的目标；而约束可以防范监管对象在追求目标的过程中，发生逆向选择和道德风险。

二、供求激励相容是公益性与积极性均衡的本质内涵

按照激励相容理论，医患关系本质上是一种委托代理关系，公益性和积极性淡化和异化本质上是代理人风险的表现形式；而公益性和积极性偏重和失衡是委托代理关系矛盾的表现形式。维护公益性的本质是以患为本的价值取向和以维护患者权益为中心的政策选择，调动积极性的本质是以医为本的价值取向和以增进医生权益为中心的政策选择，所以公益性和积极性均衡的本质是树立“以医为主、以患为本”的价值理念，并以此构建医患双方激励相容的公共政策和制度安排。供求双方的激励相容并非与生俱来的自然状态，而是供求双方在特定制度安排下进行的双赢博弈（win-win game）。因此，医疗服务供求双方利益格局是衡量公立医院改革成败的主要标志。

（1）从博弈论角度看[①]，医疗服务供求双方利益可以分为“双输”、“零和”和“双赢”3种博弈状态（图2-5-1）。双输博弈是指公立医院改革过程中医疗服务供求双方利益均受到损害，即公益性和积极性的“双低”状态。零和博弈是指公立医院改革过程中医疗服务供求双方利益一方受损，而另一方受害。零和博弈主要分为“公益性有余、积极性不足”和“积极性有余、公益性不足”两种形态，前者的本质是医疗服务需方受益而供方受害，后者的本质是医疗服务供方受益而需方受害。双赢博弈是指公立医院改革过程中医疗服务供求双方利益均得到维护和增进，而且双方利益的维护和增进互为条件，即公益性与积极性均衡化改革和发展模式。

① 博弈论提出博弈的3种结局。一是“负和”博弈，即博弈各方都输；二是“零和”博弈，即博弈各方都有赢有输，且输赢相加为零；三是“正和”博弈，即博弈各方都赢。如果博弈是两方，“负和”博弈常被称为双输博弈，“正和”博弈常被称为双赢博弈。

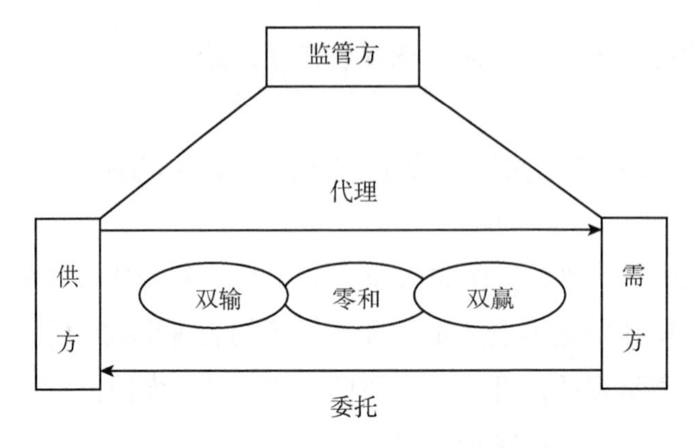

图 2-5-1　医疗服务供求双方博弈示意图

（2）按照帕累托最优的优劣排序，医疗服务供求双方的“双输”是公立医院改革的“不优”状态，因为供求双方利益均受损，而且处于“两败俱伤”的状态；医疗服务供求双方的“零和”是公立医院改革的“次优”状态，“优”在医疗服务供求双方一方获益，“次”在医疗服务供求双方另一方受损；医疗服务供求双方的“双赢”是公立医院改革的“最优”状态，因为医疗服务供求双方均获益，而且双方获益互为条件。

（3）医疗服务供求双方的三种博弈及三个评价层次说明，我国公立医院正处于医疗服务供求双方“零和”状态，相对“双输”状态“比下有余”，相对“双赢”状态“比上不足”，所以公立医院改革的主要目标是实现医疗服务供求双方“双赢”状态。

三、公益性与积极性均衡本质上是公立医院发展模式

不仅要依据公益性和积极性是否均衡分析我国公立医院改革和发展的现实困境，更要依据公益性和积极性是否均衡做出我国公立医院改革和发展的战略选择。均衡化发展模式是指为了实现医疗服务供求双方激励相容而构建的价值、战略、制度、技术、方法等综合体系。均衡化发展模式以单个问题的攻克为突破口，以解决问题向治理问题升级为关键点，以普遍问题的治理为归宿点。对公益性和积极性均衡化发展模式全面、深入理解，应把握以下 3 个概念的确切内涵。

（一）“均衡”的内涵

均衡（equilibrium）原本是物理学中的概念[①]，现将其引入公立医院改革作为分析工具。对均衡的理解要把握两点：一是公益性和积极性均衡的实质是医疗服务供求双方的利益兼容和双赢，所以公益性和积极性的关系是均衡的“形”，医疗服务供求双方的关系才是均衡的“神”；二是公益性和积极性均衡包括供求双方的地位并重和利益兼容两方面，供求双方地位并重是公益性和积极性均衡的第一要义，供求双方利益兼容是公益性和积极性均衡的本质要求。以此类推，供求地位偏重是公益性和积极性失衡化发展困局的“导火索”，供求利益矛盾是公益性和积极性失衡化发展困局的“火药桶”。

（二）“发展”的内涵

从哲学角度看，发展指事物由小到大、由简单到复杂、由低级到高级的变化过程。任何事物发展均要经历“从肯定到否定再到否定之否定”的螺旋式上升过程，肯定是事物发展的初级状态，否定是事物发展的中级状态，否定之否定是事物发展的高级状态。由于实现了否定之否定，公益性和积极性均衡化发展模式成为我国公立医院改革发展的高级状态。当然，此高级状态的形成并非“性”（均衡性），而是“化”（均衡化）。“性”和“化”是表示事物发展状态的两个哲学概念，“性”代表一种结果状态，“化”代表一种过程状态。因此，公益性和积极性均衡化发展模式有两层含义：一是模式形成前要经历“正”“反”“合”的螺旋式上升过程；二是模式形成后还要继续进行“正”“反”“合”的螺旋式演进过程。换言之，公益性和积极性“均衡化”以实现公益性和积极性“均衡性”为终极目标，两者由此构成路径和目标的关系，但是此路径

① 均衡是从物理学中引进的概念：是同一物体同时受到几个方向不同的外力作用而合力为零时，该物体所处的静止或匀速运动的状态。英国经济学家阿尔弗雷德·马歇尔（Alfred Marshall）把这一概念引入经济学中，用来分析经济中各种变量的制衡性和协同性。本书中“均衡”指在医疗服务交易市场，医患双方基于力量对等而形成的公平博弈，以及由医患公平博弈形成的医患激励相容。

和目标的关系是无限递进的，即上一阶段的目标是下一阶段的路径，下一阶段的路径是上一阶段的目标，可见，均衡化意味着公益性和积极性的均衡是一个永无止境的发展过程。

（三）“模式”的内涵

从学术角度看，模式是指解决某一类问题的方法论，将解决某类问题的最佳方法总结归纳到理论高度即为模式。模式至少包含三层含义，第一层含义是模式以解决“大问题”为目标。一般意义上，解决政治经济社会中根本性、全局性的大问题的办法称为模式，解决政治经济社会中非根本性、全局性的小问题的办法称为方式。第二层含义是模式以“系统化”为特征，模式是解决大问题的最佳方案，不是治标的对策，而是治本的战略，包括价值、体制、方法、技术在内的系统工程。第三层含义是模式以“传递性”为价值，模式作为解决大问题的系统工程，对不同地区、不同时期同类问题的解决具有普遍性的启示意义和普适性的借鉴价值。

模式的传递性价值对我们有两点启示，一是对公立医院改革要大胆尝试，探索出一个模式，尝试各种形式和性质的路径，要允许“试错”①，切忌对其“扣帽子+打棍子”。二是对公立医院改革的成功模式要谨慎借鉴。谨慎借鉴分两个阶段。第一个阶段是总结经验。模式由成功经验而来，但绝非成功经验的简单移植。一般做法是先对成功经验进行理论升华（“由实变虚”），即经验向模式转型，后将理论模式转化为公共政策（“由虚转实”），即模式向政策转型。第二阶段是先行局部试点，再行全面推广。任何成功经验都是有条件限制的，脱离了这些条件支撑，再好的模式都可能出现“水土不服”的情况，甚至陷入“南橘北枳”的困境。对此，一定要精心设计公共政策，在实施公共政策之前要先行试点，通过

① 2015年，中央全面深化改革领导小组第十七次会议指出，基层改革创新，既鼓励创新、表扬先进，也允许试错、宽容失败，营造想改革、谋改革、善改革的浓郁氛围。医改是一个世界性难题，更要允许试错，在试错中积累改革经验，闯出一条医改新路。

试点对公共政策进行修正、补缺、提高，然后再全面推广，如此可以大大减少公共政策的执行成本，并规避公共政策的失败风险。

（吴春凤　熊　幸　校）

第六节　医院公益性与人员积极性均衡的实现路径

公益性与积极性均衡不是公立医院发展脱困的权宜之计，而是公立医院科学发展的根本模式。那么，如何在公立医院改革中实现公益性与积极性均衡？本节提出的基本观点是：在准确分析医疗卫生服务供求状况的基础上，按照激励相容的根本原则，构建政府主导下的管、供、求三方联动机制。

一、一个根本原则

（一）供求激励相容是实现公益性和积极性均衡的根本原则

我国公立医院管理体制可以形象地概括为：以政府为顶点，以医方和患者为底角的“铁三角”。公立医院改革其实就是从政府的角度构建医方（供给主体）和患者（需求主体）的良性互动机制（激励相容）。构建公立医院公益性和积极性均衡化发展模式是为了实现医疗服务供求双方的激励相容。供求双方的激励相容本质上是指供求双方在实现各自利益过程中出现的双赢状态。从博弈论的角度看，供求双方的博弈主要有 3 种结果，即零和、双输、双赢[①]。

1. “零和博弈”　指供给主体利益的实现以需求主体利益的牺牲为条件，而需求主体利益的实现以供给主体利益的牺牲为前提，两者在利益博弈中呈现“一方赢一方输”的结局。例如，诱导需求就是以医生赢而患者输为结果的典型的零和博弈。

① von Neumann J. 博弈论[M]. 刘霞，译. 沈阳：沈阳出版社，2020。

2. “双输博弈” 指供给主体和需求主体在实现利益的过程中两败俱伤，供给主体未实现自身利益，需求主体也未实现自身利益，两者在利益博弈中呈现“供方输、需方也输”的结局。例如，医患矛盾就是以医生输和患者也输为结果的典型的双输博弈。

3. “双赢博弈” 指供给主体利益的实现以需求主体利益的实现为前提，而需求主体利益的实现以供给主体利益的实现为条件，两者在利益博弈中出现“供方赢、需方也赢”的结局。例如，医患和谐就是一种典型的双赢博弈，医生的价值在为患者服务中得到体现，而患者的健康也在尊重医生中得到维护。

从3种状态的效果来看，双赢博弈的效果最好，双输博弈的效果最差，零和博弈的效果居中。按照3种博弈的效果，如果公立医院改革以供需双方的利益“兼顾”为价值取向，并以供需双方的利益双赢为最终结果，则公立医院改革将会成功；如果公立医院改革以供需双方的利益“不顾”为价值取向，并以供需双方的利益双输为最终结果，则医疗改革将会失败；如果公立医院改革以供需双方的利益“偏顾”为价值取向，并以实现供需双方的利益零和为最终结果，则医疗改革将会“基本不成功”①。

（二）供求双方激励相容的主要实现机制

改革开放前后，我国公立医院的医疗服务供求双方呈现零和博弈的状态。医疗服务供给主体利益的实现是以需求主体利益的牺牲为前提（主要出现在改革开放后），主要体现在公立医院向患者提供价格虚高的医疗卫生服务，结果是医生受益而患者受损；医疗服务需求主体利益的实现是以供给主体利益的牺牲为前提（主要出现在改革开放前），主要体现在公立医院提供低价甚至免费的医疗服务，结果是患者受益而医生受损。供求双方陷入零和博弈困境的原因主要是欠缺实现供需双方双

① 2003年初，国务院发展研究中心社会发展研究部与世界卫生组织合作成立“中国医疗卫生体制改革”合作课题组，该课题组的研究报告《中国医疗卫生体制改革》提出：“改革开放以来，中国的医疗卫生体制改革取得了一些进展，但暴露的问题更为严重。从总体上讲，改革基本上是不成功的。”

赢博弈的运行机制。在经济学理论中，实现供求双方双赢博弈主要有两种机制，即政府和市场，两种机制均为实现供求双方双赢博弈的有效方式。在国外体制中，以英国为代表的全民免费医疗模式，力图通过行政体制实现供求双方双赢博弈①；以德国为代表的全民医疗保险模式，力图通过市场机制实现供求双方双赢博弈②。

1. 从政府方面看 要实现供求双方双赢博弈应坚持按劳分配的原则，建立绩效管理制度，从而实现医疗服务供求双方的多劳多得和优劳优得。其中，“劳”是针对医疗服务需求方来说的，其本质就是为了实现患者的健康权益；“得”是针对医疗服务供给方来说的，其本质是为了实现医生的物质利益。因此，绩效管理制度下多劳多得和优劳优得其实是将医务人员的利益和广大群众的利益有机结合起来。新医改启动前，绩效管理制度就已经在部分公立医院先行先试了，但大多都被以药养医机制和创收分成机制扭曲了。公立医院的以药养医机制和创收分成机制，割裂了医疗服务供给主体和需求主体的良性互动，并最终导致医患双方的零和博弈。例如，在创收分成机制中，医生为了获得更多收入，可能会给患者开“大处方”和进行重复检查，这必然损害患者利益。

2. 从市场方面看 要实现供求双方的双赢博弈主要有 3 种方式。第 1 种方式是需求方以谈判协商和支付方式为内容的激励约束机制，即医疗保险通过谈判机制和支付手段对医疗服务供给方进行激励约束，以促进供给主体提供质优价宜的医疗服务。第 2 种方式是供给方以充分竞争为内容的激励约束机制，即打破医疗服务供给的垄断局面，构建医疗服务多元竞争的市场格局，在充分的市场竞争中实现医疗服务的质优价宜。第 3 种方式是供需双方以公平交易为内容的激励约束机制。市场机制的前两种方式都可以达到均衡医疗服务供求双方利益的效果。具体体现：在供给方竞争的机制中，医疗服务供给主体为了在竞争中获胜应以

---

① Pencheon D. Developing a sustainable health care system：the United Kingdom experience[J]. Medical Journal of Australia，2018，208（7）：284-285。

② Göpffarth D，Henke KD. The German Central Health Fund—Recent developments in health care financing in Germany[J]. Health Policy，2013，109（3）：246-252。

控价、提质、加量为交易代价，这其实就是维护医疗服务需求主体利益的过程；在需求方制约的机制中，要达成供求契约，医疗服务供求双方需做到利益妥协，而妥协可以避免供求双方的零和博弈。

然而，第 3 种方式很难达到医疗服务供求双方激励相容的效果，因为医疗服务具有显著的特殊性，即医疗需求刚性及供求双方地位的不对等和信息的不对称。在此情况下，医疗服务供需双方之间的“交易”无法达到公平的要求，而不公平交易会导致供给方受益而需求方受损的零和博弈。从医药卫生体制改革的角度看，解决医疗服务特殊性导致的供求失衡难题主要有两种路径：一是全民免费医疗，即通过政府力量控制“强势”的医疗服务供给方以实现供求平衡；二是全民医疗保险，即通过医疗保险机制保护“弱势”的医疗服务需求方以实现供求平衡。全民免费医疗主要在政府主导型医疗体制中应用，全民医疗保险主要在社会主导型医疗体制中应用。

二、两个核心机制

激励约束和供求平衡是保障公立医院实现公益性和积极性均衡化发展的两大核心机制。供求平衡机制是保障公立医院实现公益性和积极性均衡化发展的前提条件，激励约束机制是保障公立医院实现公益性和积极性均衡化发展的关键条件。

（一）供求平衡机制是实现公益性和积极性均衡的前提

1. 医疗服务供求平衡影响医疗服务供求双方的医疗均衡　在医疗服务供过于求的条件下，医务人员积极性很难调动，因为供过于求导致医疗服务价格下降，而价格下降意味着医务人员的收入减少；在医疗服务供不应求的条件下，公立医院公益性很难维护，因为供不应求导致医疗服务价格上升，而价格上升意味着广大群众疾病经济负担加重；只有在医疗服务供求平衡的条件下，公立医院的公益性和积极性均衡化发展模式才能实现。可见，医疗服务的供求平衡是实现公立医院公益性和医务人员积极性均衡的前提。

实现医疗服务供求平衡主要有 3 种路径。第 1 种路径是在医疗服务需求保持不变的条件下，通过扩大医疗服务供给实现医疗服务供求平衡。要扩大医疗服务供给，一是要通过解放生产力的方式盘活医疗资源存量，如医生的多点执业制度、医院的全员聘任制度和绩效考核制度；二是要通过发展生产力的方式扩大增量，如培养更多的医学人才、生产更好的药品药械、建立更多的医疗机构。第 2 种路径是在医疗服务供给保持不变的条件下，通过调控医疗服务需求实现医疗服务供求平衡。要调控医疗服务需求，一是要通过“控制”医疗服务需求的方式实现医疗服务供求平衡，如公共卫生就属于控制医疗服务需求的最有效方式，因为无病则无医疗服务需求；二是要通过“调节”需求的方式实现供求平衡，如分级医疗机制和预约挂号机制就属于调节医疗服务需求的有效方式，因为其在层级和时间上分流医疗服务需求。第 3 种路径是通过扩大医疗服务供给和调控医疗服务需求实现医疗服务供求平衡。2010 年出台的《关于公立医院改革试点的指导意见》（卫医管发〔2010〕20 号）及 2012 年出台的《关于县级公立医院综合改革试点的意见》（国办发〔2012〕33 号）、2014 年出台的《关于推进县级公立医院综合改革的意见》（国卫体改发〔2014〕12 号）、2015 年出台的《关于全面推开县级公立医院综合改革的实施意见》（国办发〔2015〕33 号）、2015 年出台的《关于城市公立医院综合改革试点的指导意见》（国办发〔2015〕38 号）、2017 年出台的《关于全面推开公立医院综合改革工作的通知》（国卫体改发〔2017〕22 号）其实就是医疗服务供求双调的制度探索。

2. 公益性与积极性的关系模式是由医疗卫生服务供求矛盾决定的

在社会主义初级阶段，医疗卫生服务供求矛盾主要体现为人民日益增长的医疗卫生服务需要同落后的卫生服务供给之间的矛盾。这个供求矛盾在现实中体现为“看病难”和“看病贵”两个问题，“看病难”的根源为医疗服务供给短缺，“看病贵”的根源为医疗服务需求不足。从哲学角度看，意识是对客观世界的主观反映，公立医院改革和发展的价值取向其实是医疗卫生服务供求矛盾在决策者意识中的集中体现。当医疗卫生服务供求矛盾主要体现为群众“看病难”时，公立医院的改革和发展会以效率为价值导向，以调动医务人员积极性为政策目标；当医疗卫生服务供求矛盾主要体现为群众“看病贵”时，公立医院的改革和发展会以公平为价值导向，以捍卫公立医院公益性为政策目标；当医疗卫生服务供求矛盾主要体现为“看病贵”和“看病难”并存时，公立医院的改革和发展会以公平和效率并重为价值导向，以公益性和积极性均衡为政策目标。

如今，我国迈入社会主义新时代，医疗卫生服务供求矛盾转化为健康服务供求矛盾，广大群众的“看病难”升级为“健康难”，广大群众的“看病贵”升级为“健康贵”。要治理广大群众的“健康难”问题，不仅要医疗服务者转型为健康守护者，而且要切实提高健康守护者的积极性；要治理广大群众的“健康贵”问题，不仅要医疗机构转型为健康组织，而且要切实维护健康组织的公益性；要兼治广大群众的“健康难”和“健康贵”，应建立以公益性与积极性均衡为目标的医疗体系和制度安排。

（二）激励约束机制是实现公益性和积极性均衡的关键

1. 从经济学角度看 坚持公益性的根本目的是维护广大群众的公共利益；调动积极性的根本目的是捍卫医务人员的个人利益。医务人员的个人利益和广大群众的公共利益互为条件：如果医务人员的个人利益没有得到维护，那么广大群众的公共利益就无法实现，这以改革开放前公立医院公益性无法持续为证；如果广大群众的公共利益没有得到维护，那么医务人员的个人利益就无法实现，这以改革开放后公立医院医患矛盾为证。

2. 从管理学角度看 激励机制是调动积极性的主要手段，约束机制是维护公益性的主要手段。激励的主要内容是论功行赏，主要包括大功大赏、小功小赏、无功不赏，其目标是让正效应的行为获得对等的奖励；约束的主要内容是论过行罚，主要包括大过大罚、小过小罚、无过不罚，其目标是让负效应的行为获得对等的惩罚。当前，我国公立医院公益性淡化与约束机制不能论过行罚有密切关系，而我国医务人员积极性异化与激励机制不能论功行赏有密切关系。激励机制和约束机制都包括 3 种形式：①政府对公立医院的激励约束机制；②公立医院对医务人员的激励约束机制；③医务人员自我的激励约束机制[①]。

激励和约束的不同组合形成公立医院的不同运行模式，“高激励、低约束”的组合导致公立医院“高积极性、低公益性”的运行模式；“低激励、高约束”的组合导致公立医院“低积极性、高公益性”的运行模式；“低激励、低约束”的组合导致公立医院“低积极性、低公益性”的运行模式；“无激励、无约束”的组合导致公立医院“无积极性、无公益性”的运行模式；“高激励、高约束”的组合才能构建公立医院“高积极性、高公益性”的运行模式。从历史角度看，改革开放前我国的公立医院主要呈现“低激励、高约束”的组合，医疗服务陷入“一收就死”的困境；改革开放后我国的大型公立医院主要呈现“高激励、低约束”的组合，医疗服务陷入“一放就乱”的窘境。从机构角度看，当前我国公立医院主要呈现“高激励、低约束”的组合，导致诱导需求的医疗行为；而基层医疗卫生机构则主要呈现“高约束、低激励”的状态，诱发推诿患者的医疗行为。由此可见，激励和约束的失衡已经成为我国公立医院的一种病态，结果难免陷入公益性和积极性失衡的困境。在“新医改”的形势下，我国公立医院应采取激励和约束兼顾的机制，以实现公益性和积极性均衡。

三、三个主体联动制度

公益性与积极性均衡的制度安排，须放在医疗卫生体制中进行统筹思考。供给、需求、监管三方联动机制是保障公立医院实现公益性和积

---

① 政府对公立医院的激励约束机制是“由外而内”的，公立医院对医务人员的激励约束机制是“由上而下”的，医务人员的自我激励约束机制是“由他而己”的。所谓“由他而己”是指由他律转换为自律。自律是内因起到关键性作用，他律是外因起到辅助性作用。目前，我国医改政策对公立医院及其医务人员依然是一种他律，即“要我做”，而不是“我要做”。如何把政策的他律功能升级为自律功能，即把“要我做”升级为“我要做”，是新时代我国深化医改的必然要求。

极性均衡化发展的基本制度。供给竞争机制是公立医院实现公益性和积极性均衡化发展的前提性制度安排，需求约束机制是公立医院实现公益性和积极性均衡化发展的关键性制度安排，政府主导机制是公立医院实现公益性和积极性均衡化发展的保障性制度安排。

（一）供给竞争机制是前提性制度安排

充分竞争是实现基本医疗服务质优价宜的有效手段。医疗服务质优是调动医务人员积极性的结果，医疗服务价宜是维护公立医院公益性的结果，所以竞争机制是保障公立医院实现公益性和积极性并重和均衡的前提性制度安排。垄断市场和寡头市场均难以形成公平竞争，并最终会阻滞公立医院构建公益性和积极性均衡化发展模式。医疗服务供给主体的充分竞争主要取决于形势、条件和体制 3 个因素。

所谓形势，主要指医疗服务供求矛盾的程度。一般情况下，供求矛盾越大，兴办民营医院对公立医院形成“鲶鱼效应”[①](catfish effect)的呼声越高；供求矛盾越小，兴办民营医院对公立医院形成“鲶鱼效应”的呼声越弱。

所谓条件，主要指民营医院的发展程度。一般情况下，民营医院的发展程度越高，医疗服务市场充分竞争的可能性越大；民营医院的发展程度越低，医疗服务市场充分竞争的可能性越小。

所谓体制，主要指医疗服务的供给体制。一般情况下，医疗服务如果主要采取政府“举办”体制，则民营医院和公立医院的公平竞争难以形成；如果主要采取政府“购买”体制，则民营医院和公立医院的公平竞争可以形成。当前我国医疗服务供求矛盾日益突出，迫切要求构建多元化办医格局以促进公私竞争，这有利于帮助公立医院实现公益性和积极性均衡化发展，但是由于民营医院发展时间短和发育程

---

① 被对手激活的现象在经济学上被称作“鲶鱼效应”。我国医疗卫生体系服务效率不高与公立医院垄断医疗服务市场密切相关，可以用民营医院这条“鲶鱼”刺激公立医院这条“沙丁鱼”，从而盘活我国医疗服务市场，为群众提供质优价宜的医疗服务。

度低，民营医院无法对公立医院形成充分竞争，再加上我国基本医疗卫生服务的政府“举办”体制尚未完全转变为政府“购买”体制，民营医院即使在发展成熟的条件下也难以发挥“鲶鱼效应”，因而难以帮助公立医院实现公益性和积极性均衡化发展。

（二）需求约束机制是关键性制度安排

三个主体联动制度的关键是需求方的有效约束机制。由于医疗服务具有特殊性，所以对供给方的约束不仅是患者的约束，更主要的是代表患者的筹资方的约束。筹资方对医疗服务供给方的约束主要体现为医疗保险对公立医院的约束。医疗保险约束公立医院的主要方式是以实现医疗服务质优价宜为目标的谈判机制和支付方式。要形成需求方对供给方的有效约束，首先是将医疗服务需求方和供给方的关系转化为医疗服务筹资方和供给方的关系，即构建覆盖城乡居民的全民医疗保险体系，然后转换医疗保险的角色定位，从而发挥其对医疗服务机构的团购谈判功能和支付方式约束功能。供给方的充分竞争和需求方的有效制约是实现医疗服务充分市场化的两大砝码。由于医疗服务的特殊性，仅仅依靠供给方的竞争机制就可以实现调动医务人员积极性的目的（数量和质量在竞争中提高），但难以实现维护公立医院公益性的目的（即价格和成本也在竞争中提高），而且还容易导致医务人员积极性异化（诱导需求和过度医疗）。因此，应在医疗服务供给方充分竞争的基础上引入医疗服务需求方制约的机制，构建公立医院“有管理的市场化机制”①，这样才能在调动医务人员积极性的基础上实现维护公立医院公益性的目的。

---

① 公立医院改革有两种思路：一是基于医疗服务市场失灵假设的行政化，二是基于医疗服务政府失灵假设的市场化。由于医疗服务兼备普通产品的共性和特殊产品的特性，无论是行政化还是市场都难以获得成功。“有管理的市场化”是介于行政化和市场化的第三条道路，力图实现政府和市场的精诚合作。在医疗服务领域，“有管理的市场化”就是医保购买服务机制下的医疗服务竞争。在医改研究领域，较早引入“有管理的市场化”的是时任北京师范大学教授的顾昕。参见：顾昕. 走向有管理的市场化：中国医疗体制改革的战略性选择[J]. 经济社会体制比较，2005，（6）：19-30。

改革开放以前，我国医疗卫生体制是一种典型“有管理无市场”的医疗卫生体制。“有管理”主要体现在传统的全民医保制度（公费医疗、劳保医疗、合作医疗），“无市场”主要体现在医疗服务供给体制的“一大二公”（公立医院垄断市场），所以“有管理无市场”最终导致公立医院形成“公益性有余、积极性不足”的运行模式。

改革开放以后，我国医疗卫生领域一直处于“无管理的伪市场”状态。“无管理”是指除了行政事业单位的干部以外，大部分居民陷入自费医疗困境，医疗服务的需求方和供给方成为直接博弈的双方；“伪市场”主要体现在民营医院的兴起冲击了公立医院的垄断，但是“私弱公强”的力量对比无法打破公立医院的垄断格局，只是将公立医院从垄断市场（monopoly market）转变为寡头市场（oligopoly market），所以“无管理的伪市场”最终导致公立医院形成“公益性淡化、积极性异化”的运行模式。

进入 21 世纪以来，我国医疗卫生领域开始构建“有管理的市场化”机制，推动公立医院实现公益性和积极性均衡化发展，主要体现在两个方面：一是打破公立医院的垄断格局，从而构建医疗服务供给竞争机制，如构建多元办医格局；二是打破自费医疗的筹资体制，从而构建全民医疗保险体制，如在农村建立新型农村合作医疗制度，在城镇建立城镇居民基本医疗保险。当然，构建有管理的市场化体制是个系统工程，其体系、制度、机制尚未完成，如竞争性供给机制尚未建立、治理式监管体系正在探索、预付制支付方式刚刚开始。

（三）政府主导机制是保障性制度安排

从卫生经济学角度分析：供给方、需求方和政府是医疗卫生体制的“铁三角”，除了供给方的公平竞争机制、需求方的有效约束机制以外，政府的科学主导机制是实现公益性和积极性的保障。

从“铁三角”医疗卫生体制角度看，政府是医疗服务供求双方公平博弈的“裁判员”，其地位的中立程度和价值的公正程度决定着公益性和积极性的均衡程度。一般情况下，如果政府偏向医疗服务的供给方，则公立医院就会出现“积极性有余、公益性不足”的格局；如果政府偏向医疗服务的需求方，则公立医院就会出现“公益性有余、积极性不足”的格局；如果政府公平和公正地处理好医疗服务供求双方的利益，则公立医院就会迎来公益性和积极性均衡化发展的格局（图 2-6-1）。

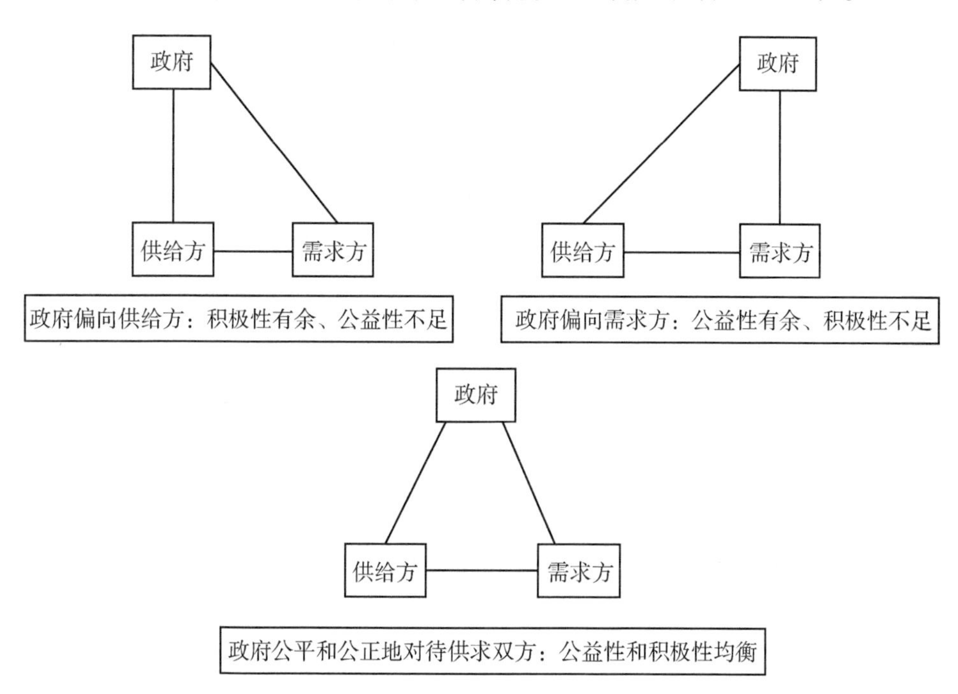

图 2-6-1　公立医院公益性和积极性三种格局

政府主导对公立医院实现公益性与积极性均衡化发展具有以下两方面的意义。

1. 平衡供需关系　防止供需矛盾对公立医院实现公益性与积极性均衡化发展的伤害。在当前我国医疗服务供不应求的形势下，医疗服务供给方的主要任务是增加医疗服务数量、提高医疗服务质量、优化医疗服务结构、维护医疗服务性质，即为群众提供数量多、质量高、结构优、性质公的基本医疗服务；需求方的主要任务是激发合理需求和调控不合理需求。激发合理需求主要是指减少广大群众因医疗服务价格虚高和医疗保险补偿水平虚低而出现的“该就诊而未就诊”和“该住院而未住院”的情况，调控不合理需求主要是指通过分级诊疗体系的建设和医疗保险免赔率的设计减少广大群众“无病也看”和“小病大看”的不合理医疗需求。

2. 投入和监管 人们通常认为，政府投入是调动医务人员积极性的有效手段，政府监管是维护公立医院公益性的有效手段。理由是，扩大政府投入有利于矫正公立医院的以药养医机制，从而产生维护公立医院公益性的作用；优化政府投入方式如采取依据考核结果投入的方式，可以提高医务人员的积极性。实际上，政府监管也是保障公立医院实现公益性和积极性均衡化发展的有效手段，因为政府管办分开的监管体制不仅可以形成公立医院的法人治理，而且可以形成医疗机构的竞争机制，公立医院内在的法人治理和外在的竞争机制是保障公立医院实现公益性和积极性均衡化发展的有效途径。

综上分析，维护公益性和调动积极性是公立医院改革的根本方向。公立医院改革坚持公益性和积极性均衡化发展模式具有必然性，应按照一个根本原则（供求激励相容）、两个核心机制（供求平衡机制+激励约束机制）、三个主体联动制度（供给竞争机制+需求约束机制+政府主导机制）构建公立医院公益性和积极性均衡化发展的方向和路径。

（符钰莹　韦小燕　校）

第三章

补偿机制改革：养与补

之所以要进行公立医院改革，是因为公立医院“患了”低效率和欠公平的“急危重症”。治疗这种“急危重症”，“保守治疗”肯定是不行的，需进行“手术治疗”。公立医院改革的过程本质上是给公立医院“施外科手术”的过程。要确保“手术”成功，除了“医生的高超技艺”和“手术刀的锋利无比”外，找准“下刀的切入点”至关重要。补偿机制如人的“饭”和车的“油”，是公立医院运行的能量之源，是公立医院发展的动力之源。因此，补偿机制就是公立医院改革的切入点。

公立医院补偿机制改革有两种思路：一是“养”的思路，即采取提高财政投入比重和优化财政投入方式的思路推动公立医院补偿机制改革，简称公立医院的公共财政绩效补偿机制；二是“补”的思路，即采取医疗保险补偿机制优化和医疗保险付费方式改革的思路推动公立医院补偿机制改革，简称公立医院的医疗保险购买补偿机制。第一种改革思路本质上是“养人办事”，虽然可以维护公立医院公益性，但是难以调动医务人员积极性；第二种改革思路本质上是“办事养人”，不仅可以维护公立医院公益性，而且可以调动医务人员积极性。

目前，我国公立医院补偿机制改革既不完全采取“养”的思路，也不完全采取“补”的思路，而主要是采取“既养又补”的思路，即“腾笼换鸟”。因此，我国公立医院补偿机制改革具有明显的过渡性质。这个过渡期是曲折的，要经历以“养”为主和以“补”为辅的第一阶段、“养”和“补”并重的第二阶段及以“补”为主和以“养”为辅的第三阶段。目前，我国正在迈入公立医院补偿机制改革的第三阶段，即建立以医疗保险购买补偿机制为主导的公共财政和医疗保险双向分类补偿机制。

第一节　我国公立医院补偿机制改革的趋势与路线

我国的公立医疗改革是从基层医疗卫生体制机制改革起步的，然后进行县级公立医院改革，最后进行城市公立医院改革。县级公立医院改革是我国公立医院改革的突破口，本节以县级公立医院为例探讨公立医院补偿机制改革的路径选择。县级公立医院是城乡医疗卫生体系的枢纽，也是县域医疗卫生体系的龙头。县级公立医院主要包括县属医院和县级市医院。截至2019年底，我国县级医院有11 007家，共1 897 108张床位、1 839 669名工作人员，为居民提供802 598 660人次诊疗服务、62 260 013人次入院服务；县级市医院有5168家，共958 797张床位、1 023 214名工作人员，为居民提供475 407 390人次诊疗服务、29 089 504人次住院服务（表3-1-1）。

2010年卫生部在陕西省子长市召开全国县级医院改革发展现场会，表明了我国公立医院改革将转战县级公立医院的政策意图，并彰显了以陕西省子长市县级医院改革为样板推进全国县级公立医院改革的政策思路。2011年2月28日，国务院办公厅印发的《2011年公立医院改革试点工作安排》（国办发〔2011〕10号）提出了“优先发展县级医院”的战略思想。2012年6月14日国务院办公厅印发《关于县级公立医院综合改革试点意见的通知》（国办发〔2012〕33号），启动县级公立医院综合改革试点。2014年3月26日，国家卫计委、财政部、中央编办、国家发展改革委、人力资源和社会保障部五部委联合出台《关于推进县级公立医院综合改革的意见》（国卫体改发〔2014〕12号），以推进县级公立医院综合改革试点工作。2015年5月8日，国务院办公厅印发《关于全面推开县级公立医院综合改革的实施意见》（国办发〔2015〕33号），全面推开县级公立医院综合改革。2016年4月26日，国务院办公厅印发《关于深化医药卫生体制改革2016年重点工作任务的通知》（国办发〔2016〕26号），提出“加强分类指导和示范引领，选择江苏省启东市、安徽省天长市、福建省尤溪县、青海省互助土族自治县，开展县级公立医院综合改革示范工作，带动面上改革完善”。2017年

表 3-1-1　我国县级医院及县级市医院工作情况统计

年份	县级医院					县级市医院				
	机构数（个）	床位数（张）	工作人员数（人）	诊疗人次	入院人次	机构数（个）	床位数（张）	工作人员数（人）	诊疗人次	入院人次
2005	5 536	572 746	760 617	283 542 951	14 273 181	2 961	371 682	479 095	187 370 646	8 556 131
2010	6 400	845 737	976 030	421 371 135	29 450 186	3 221	483 284	590 804	263 983 433	14 513 846
2011	6 973	946 973	1 059 365	465 888 834	33 610 236	3 364	537 858	637 844	293 584 397	16 342 682
2012	7 399	1 099 856	1 163 260	534 068 582	40 700 554	3 541	608 219	695 163	332 881 273	19 227 813
2013	7 907	1 238 500	1 271 389	573 877 563	44 565 675	3 815	667 200	755 546	356 280 041	20 970 004
2014	8 411	1 364 075	1 375 768	626 004 112	48 654 626	3 954	705 269	789 132	383 333 619	22 487 152
2015	8 919	1 462 234	1 455 619	644 862 576	49 989 782	4 155	741 710	816 226	386 039 266	22 953 907
2016	9 298	1 546 867	1 541 409	678 180 999	53 880 686	4 342	786 509	858 497	406 285 731	24 613 476
2017	9 828	1 669 441	1 634 777	714 653 301	57 575 376	4 654	841 746	906 372	426 450 839	26 066 923
2018	10 516	1 773 940	1 723 831	745 235 603	59 938 545	4 958	910 854	962 162	441 514 104	27 507 689
2019	11 007	1 897 108	1 839 669	802 598 660	62 260 013	5 168	958 797	1 023 214	475 407 390	29 089 504

数据来源：2010 年《中国卫生统计年鉴》、2020 年《中国卫生健康统计年鉴》。

4月19日，国家卫计委、财政部、中央编办、国家发展改革委、人力资源和社会保障部、国家中医药管理局、国务院医改办七部委联合出台《关于全面推开公立医院综合改革工作的通知》（国卫体改发〔2017〕22号），拓展深化县级公立医院综合改革。可见，在优先发展县级医院的战略下，我国县级公立医院改革经历了启动试点、推进试点、全面推开、示范推进、拓展深化五个阶段。

一、国外公立医院补偿机制的现状和发展趋势

对国外公立医院补偿机制改革现状的梳理和发展趋势的分析，有助于我们理解我国县级公立医院补偿机制改革的本质，也有助于我们把握我国县级公立医院补偿机制改革的方向。

（一）国外公立医院补偿机制改革的现状

从国际上看，无论何种医疗卫生体制，公立医院都是医疗体系的重要组成部分（表3-1-2）。例如，政府主导型医疗体制的典型代表英国，其公立医院占所有医疗机构的95%；社会主导型医疗体制的典型代表德国，其公立医院占所有医疗机构的42%；市场主导型医疗体制的典型代表美国，其公立医院占所有医疗机构的27%。公立医院补偿机制不仅是公立医院医疗卫生成本的弥补机制，也是广大群众医疗卫生费用的分担机制。因此，公立医院补偿机制的合理性和完善度，不仅关系到医务人员积极性的调动，也关系到公立医院公益性的维护。各国均通过构建合理而有效的公立医院补偿机制实现医患双方的激励相容。

表3-1-2　国内外公立医院医疗资源状况

国别	公立医院所占比重（%）	公立医院床位所占比重（%）	公立医院医生所占比重（%）
中国	82.0	87.5	46.9
美国	27.0	22.2	22.0
法国	65.0	66.0	60.0
德国	42.0	52.0	49.0

续表

国别	公立医院所占比重（%）	公立医院床位所占比重（%）	公立医院医生所占比重（%）
加拿大	43.0	40.0	42.0
英国	95.0	90.0	90.8
匈牙利	90.0	—	—
新加坡	80.0	81.0	80.0
日本	19.4	30.6	20.0
古巴	100.0	100.0	100.0
泰国	88.0	88.0	79.0
南非	51.1	38.0	30.0

数据来源：2012 年《中国卫生统计年鉴》，*World Health Statistics 2013*。

公立医院补偿机制主要包括补偿主体、补偿内容、补偿结构、补偿方式、补偿功能 5 个方面。补偿主体改革主要是解决“谁补偿”的问题，如是医保补偿，还是财政补偿的问题？补偿内容改革主要是解决“补什么”的问题，如是补日常运营，还是补资本投入的问题？补偿结构主要是解决“补多少”的问题，如财政补贴、医疗保险收入、患者自付的比例如何确定？补偿方式改革主要是解决“如何补”的问题，如是采取收费式补偿，还是购买式补偿？补偿功能改革主要是解决“为何补”的问题，如是为了弥补医疗成本而补偿，还是为了优化激励而补偿？

从国际经验来看，各国公立医院的补偿机制因医疗卫生体制的不同而具有显著差异（表3-1-3）。在全民医疗服务体制下，公立医院通常采用政府财政补偿为主的补偿机制，如英国、意大利、澳大利亚、加拿大、芬兰、挪威等；在全民医疗保险体制下，公立医院通常采用医疗保险筹资为主的补偿机制，如德国、法国、日本、奥地利等；在商业医疗保险体制下，有些公立医院主要采用政府财政投入为主的补偿机制，有些公立医院则主要采用保险筹资为主的补偿机制。

尽管公立医院补偿机制因医疗卫生体制差别而异，但是随着公立医院补偿机制改革的深入，不同医疗卫生体制下的公立医院补偿机制改革开始呈现趋同态势①。一方面，全民免费医疗体制国家（以英国为例）在“内部市场制”（internal market）改革驱动下，公立医院的补偿机制从政府直接投入的单重补偿机制逐渐向政府直接投资和政府购买服务的双重补偿机制转变。政府购买服务主要针对公立医院的日常运营，如以直接成本形式存在的医疗卫生服务。政府直接投资主要针对公立医院资本投入，如以间接成本形式存在的基本建设、设备购置等，具有外部性特征的公共卫生、人才培养、科学研究等。另一方面，全民医疗保险体制国家（以德国为例）在继续增强和优化公立医院日常运营的保险补偿机制同时，开始加大对公立医院资本投资的财政补偿力度。于是，公立医院的补偿机制从医疗保险补偿机制向财政和医疗保险双重补偿机制转变。

（二）国外公立医院补偿机制的发展趋势

如上所述，无论是全民医疗保险国家，还是全民医疗服务国家，公立医院均从供方补偿或需方补偿的单向补偿机制向供需双重补偿机制转型，体现了不同医疗体制下公立医院补偿机制改革方向的趋同性。简言之，供需双补已经成为国际公立医院补偿机制的主流模式。

当然，国外公立医院补偿机制改革不仅包括补偿主体和补偿内容的转变，还包括补偿结构的调整、补偿方式的变革及补偿功能的扩展。在补偿结构方面，无论哪种医疗卫生体制国家，公立医院收入中来自政府的直接投入越来越少，来自患者的自费支付也越来越少，而来自医疗保险的购买补偿（包括英国的公立付费者、德国的社会医疗保险、美国的商业医疗保险）越来越多。在补偿方式方面，无论哪种医疗卫生体制国家，无论何种补偿主体和补偿内容，公立医院的补偿方式均从“后付制”向“预付制”转型。稍有不同的是，有些国家公立医院主要采用按总额预付方式（如加拿大），有些则主要采用按病种预付方式（如德国和美

---

① 李亚青，万燕，李迪. 公立医院补偿机制的相关国际经验与启示[J]. 卫生经济研究，2014（5）：22-24。

国）（表3-1-3）。在补偿功能方面，无论哪种医疗卫生体制国家，都在扩展补偿机制对公立医院的功能，如将补偿机制的功能从原先对医院的医疗成本补偿和对患者的医疗费用分担向医疗费用控制、医疗服务治理、医疗资源配置扩展。

表 3-1-3　OECD 国家不同筹资类型医院支付方式（2000 年之后）

卫生筹资类型	公立医院补偿类型	支付方式	主要国家
医疗保险	双重补偿	DRG	德国、卢森堡、荷兰、波兰
		DRG＋其他	法国、日本、土耳其
		DRG＋按项目付费方式	奥地利
		按项目付费方式	比利时、韩国
		按总额预算方式	捷克、斯洛伐克
		按床日付费方式	希腊、瑞士
		按类目预算方式	墨西哥
税收	财政补偿	按总额预算方式	澳大利亚、加拿大、丹麦
		—	冰岛、爱尔兰、新西兰、葡萄牙
		按总额预算方式＋其他	瑞典
		按总额预算方式＋DRG	英国
		DRG	意大利、挪威、新西兰
		按项目付费方式	芬兰

注：DRG 是“Diagnosis-Related Group”（诊断相关分组）的缩写，产生于 20 世纪 60 年代末的美国，20 世纪 80 年代应用于美国“老人医疗保险”的支付制度改革，此后传入欧洲、澳洲及亚洲部分地区，在世界范围内广泛应用。在 DRG 被世界各国引进并应用的过程中，产生了多个本土化的 DRG 版本，如澳洲的 AR-DRG、芬兰等北欧国家的 Nord DRG、英国的 HRG、法国的 GHM、德国的 G-DRG、日本的 DPC/PPS 等。再加上美国本土的 DRG 不断发展，产生了 CMS-DRG、AP-DRG、APR-DRG 等多个版本。

资料来源：陈瑶，代涛. 公立医院补偿机制改革的国际经验与启示[J]. 中国医院，2011，15（7）：16-19。

总之，尽管公立医院的补偿机制因体制而异，但是随着改革的深入，不同体制的公立医院补偿机制开始出现趋同性。在补偿结构上，单向补偿机制向双重补偿机制转变；在补偿对象上，政府财政主要负责公立医院资本投资的补偿，医疗保险（包括公立付费者）主要负责公立医院日常运营的补偿；在补偿数量上，医疗保险（包括公立付费者）替代政府直接投入成为公立医院收入的主要来源；在补偿方式上，公立医院的补偿方式均从后付制方式向预付制方式升级；在补偿功能上，公立医院补偿机制的功能设计均从传统的费用防控功能向现代的医疗管理功能转型。总之，由于各国公立医院存在共性特点，所以国外公立医院补偿机制的变革趋势对我国公立医院补偿机制改革具有重要的启示意义和借鉴价值。

二、我国公立医院补偿机制改革路线

（一）我国公立医院补偿机制改革的理论路线

改革开放后，随着政府对公立医院财政补贴比重的持续降低及公立医院“以药养医”机制的逐渐形成，广大群众“看病难”和“看病贵”的问题日渐突出，于是公立医院补偿机制改革开始成为学界和政府关注的焦点。目前，有关专家学者对我国公立医院补偿机制改革有 3 种思路：一是以政府财政投入为主的补偿机制；二是以医疗保险购买为主的补偿机制；三是政府财政投入和医疗保险购买的双重补偿机制。

实际上，“新医改”政策启动以来，我国公立医院补偿机制改革一直存在政府主导、市场主导、公共管理、社会主导 4 种观点和 4 条道路。按政府主导的观点，医疗卫生领域市场失灵，因此应采取以“养”（养供方）为核心的补偿机制；按市场主导的观点，医疗卫生领域政府失灵，因此应采取以“补”（补需方）为核心的补偿机制；按公共管理的观点，医疗卫生领域政府失灵和市场失灵并存，因此应采取“该养就养，该补就补”（如疾控养和医院补）的分类补偿机制；按社会主导的观点，医疗卫生领域政府失灵和市场失灵交替，因此应采取“既养又补，补养结合”的综合补偿机制。

从实践角度看，各方对我国公立医院补偿机制的设计均以治理公立医院以药养医机制为对象，但是基本假设、理论基础及逻辑推导存在较大差异，因此对公立医院补偿机制的制度设计泾渭分明。例如，持政府主导观点的专家认为，公立医院补偿机制改革的关键在于取消药品加成政策，并调整医疗服务价格和增大政府财政投入。而持市场主导观点的专家认为，公立医院补偿机制改革的关键不在于取消“药品加成政策”，而在于取消“药品加成管制”，同时加大政府对医疗保险的财政投入，并通过医疗保险对公立医院进行“购买服务”式补偿。另外，同样是双重补偿机制的主张者，持社会主导观点和公共管理观点的专家对公立医院补偿机制的认识大相径庭。持公共管理观点的专家认为对公立医院应该采取“政府财政投入和医疗保险补偿并重的双重补偿机制”，而持社会主导观点的专家则认为对公立医院应该采取“以医疗保险补偿为主的双重补偿机制”。同时，两者对医疗保险补偿的作用认识也存在较大差异，前者仅从医疗成本补偿、医疗费用分担、医疗运行保障的角度界定医疗保险的功能，而后者则从费用控制、医疗治理和资源配置的角度界定医疗保险的功能。

（二）我国县级公立医院补偿机制改革的政策路线

公立医院改革是我国医药卫生体制改革的重点和难点。在城市大型公立医院改革受阻的形势下，作为城乡医疗体系枢纽和县域医疗体系龙头的县级公立医院，其改革会成为我国公立医院改革的突破口。县级公立医院改革是包括管理体制、运行机制、补偿机制、服务体系和多元办医在内的综合改革，而补偿机制则是公立医院改革的切入点。自新中国成立至今，关于公立医院补偿机制的理论研究及政策实践从未间断，只是在不同的历史时期人们对公立医院补偿机制的结构、对象、途径、数量、方式和功能的认识和主张不同而已。例如，1949～1955 年，主张对公立医院进行“统收统支”；1955～1960 年，主张对公立医院进行“差额补助”；1960～1978 年，主张对公立医院进行“定额补助”。

与学界主张相似的是，政府对县级公立医院补偿机制改革的政策实践也呈现 3 种模式：①以“补供方”的途径直接补偿公立医院；②以“补需方”的途径间接补偿公立医院；③以“供需双补”的途径补偿公立医院。仅在陕西省就建立了 3 种县级公立医院补偿模式，子长市采取第 1 种模式构建公立医院补偿机制，神木市采取第 2 种模式构建公立医院补偿机制，府谷县采取第3种模式构建公立医院补偿机制。面对县级公立医院补偿机制的3种改革模式，医改分管部门的认识分歧严重，其选择也呈现摇摆不定之势。例如，主管医疗服务供给方的卫生行政部门主张以政府财政投入为主的公立医院补偿机制，主管医疗服务筹资的人社部门却主张以医疗保险筹资为主的公立医院补偿机制，而发展改革部门则偏向于财政投入和医疗保险的双重补偿机制。《关于公立医院改革试点指导意见》（卫医管发〔2010〕20号）针对公立医院以药养医机制提出公立医院补偿机制的3种改革措施：①调整公立医院补偿途径；②推进医疗保险支付制度改革；③采取药品差别加价措施。在对公立医院补偿机制的选择存在认识分歧和摇摆不定的情况下，医改主管部门应该在对不同补偿机制进行充分讨论的基础上，设计三套改革方案进行改革试点，然后依据试点评估的结果选择某个适宜方案或整合多个方案（图3-1-1）。

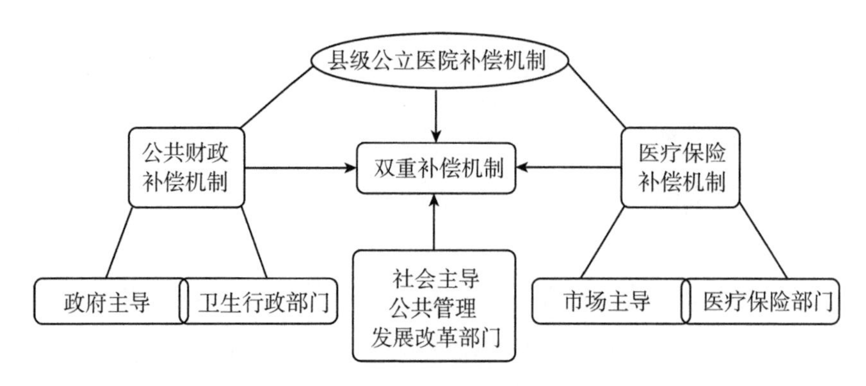

图3-1-1　县级公立医院补偿机制的三大改革路径

三、县级公立医院补偿机制改革的理论思考

从试点、推进和推开政策看，政府对县级公立医院补偿机制改革主要采取“补偿渠道减少+医药价格调整+收费方式改革”的措施。补偿渠道减少是指在取消药品加成的基础上，将公立医院补偿渠道由3个转变为2个。医药价格调整是指优化医药价格结构，即降低药物价格、提高医疗价格、增设医师价格。收费方式改革是指将公立医院按项目收费方式转变为按病种收费方式。这种改革的基本理由：在县级公立医院收入

结构中，医疗收入过低、药物收入过高、政府投入过少，可能导致医生为了弥补损失对患者诱导需求和过度医疗，推动医疗费用不合理上涨。例如，2009 年县属医院医疗收入为 437.7 亿元，仅占总收入的 48.0%；药品收入为 368.3 亿元，占总收入的 40.4%；政府投入 92.9 亿元，仅占总收入的 10.2%（表 3-1-4）。这种收入结构会使医疗费用上涨，使医疗费用成为县域居民难以承受之重，如 2009 年县属医院人均住院费用高达 2978.6 元，占农村居民纯收入的 57.80%（表 3-1-5）。从补偿理论看，补偿渠道减少其实是对公立医院补偿主体的变革，旨在解决“谁补偿”的问题；医药价格调整其实是对公立医院补偿结构的调整，旨在解决“补多少”的问题；收费方式改革其实是对公立医院补偿方式的改革，旨在解决“怎么补”的问题。作为公立医院补偿机制的核心内容，补偿主体、补偿结构和补偿方式的变化意味着公立医院补偿机制的全面深化改革。

表 3-1-4　“新医改”前县属医院的收入结构

年份	收入总额（亿元）	医疗收入		药品收入		政府投入		其他	
		金额（亿元）	占比（%）	金额（亿元）	占比（%）	金额（亿元）	占比（%）	金额（亿元）	占比（%）
2007	595.6	297.1	49.9	240.4	40.4	47.6	8.0	10.5	1.8
2008	716.4	353.0	49.3	292.5	40.8	59.7	8.3	11.2	1.6
2009	912.0	437.7	48.0	368.3	40.4	92.9	10.2	13.1	1.4

资料来源：2006～2009 年《中国卫生统计年鉴》。

表 3-1-5　“新医改”前县属医院人均住院费用负担

年份	人均住院费用（元）	住院费用占农村居民纯收入比例	
		农村居民纯收入（元）	住院费用占比（%）
2007	2491.9	4140.4	60.19
2008	2712.0	4760.6	56.97
2009	2978.6	5153.2	57.80

数据来源：相关门诊和住院费用的数据来自 2007 年《我国卫生事业发展统计公报》和 2009 年《中国卫生统计年鉴》。相关农村居民纯收入的数据来自 2007～2010 年《中国统计年鉴》。

然而，2011 年 2 月 28 日国务院办公厅印发的《2011 年公立医院改革试点工作安排》（国办发〔2011〕10 号）确定的公立医院补偿机制改革路径存在难以克服的缺陷。这种缺陷主要体现在4个方面：①角度上错位，该公立医院补偿机制从供给方角度设计，而非从需求方角度设计，所以最终只能维护医疗服务供给方的利益，而不能维护医疗服务需求方的利益。②价值上缺陷，该公立医院补偿机制或为维护医疗服务需求方的利益而牺牲供给方的利益，或为维护医疗服务需求方的利益而牺牲供给方的利益，难以实现医疗服务供求双方的激励相容。③制度上冲突，补偿渠道减少和医药价格调整走的是公立医院补偿机制改革的行政化路径，收费方式改革走的是公立医院补偿机制改革的市场化路径。这两种路径相互冲突，结果是行政化改革措施的公平优势被市场化改革扭曲了，市场化改革措施的效率优势被行政化改革抵消了。④功能上局限，该公立医院补偿机制只能起到控制医疗卫生费用的单向作用，不能发挥补偿机制在医疗卫生服务管理、医疗卫生资源配置、医疗卫生事业发展的全方位功能。总之，该公立医院补偿机制本质上是从医疗服务供给方角度设计的政策性亏损弥补机制和医药服务价格管制方案，难以实现医疗卫生服务供求双方的激励相容，也难以发挥公立医院补偿机制在医药费用控制、医疗服务治理、医疗资源配置、卫生事业发展的全方面功能，也难以承担撬动县级公立医院综合改革的杠杆性作用。

另外，该公立医院补偿机制并未立足于县域经济状况，以调整补偿结构或提高补偿水平为公立医院补偿机制改革的主要内容，错置了公立医院补偿机制改革的方向，偏离了公立医院补偿机制改革的本质。众所周知，县域经济的最大特点是政府财政实力较弱、保险筹资水平较低和群众支付能力较低，所以取消药品加成后形成的巨大缺口，无论由政府财政弥补，还是通过医疗价格调整补偿或由保险基金支付、群众自费承担，均面临较大挑战。依据国家卫计委公布的《县级公立医院综合改革试点评估报告》，截至2013年6月，试点县级医院因取消药品加成而减少的收入共计45.09亿元，其中通过医疗服务价格调整补偿24.22亿元，占53.70%；通过加大财政投入补偿8.92亿元，占19.78%；尚有缺口11.96亿，占26.52%，这部分完全由医院自行消化，医院压力较大。

在此形势下，有必要寻求一种补偿机制，在不增加支出或少增加支出的情况下，通过改变花钱的方式促使公立医院以最低的医疗服务成本提供最优的医疗服务，这才是县级公立医院补偿机制改革的方向及本质。国际经验启示我们，公立医院补偿机制改革绝不仅仅是补偿结构的调整或补偿水平的提高，而是在不增加投入或改变投入方向的情况下，通过补偿方式的变革使公立医院由收入导向型经营模式转变为成本导向型经营模式，并引导医务人员关注医疗卫生服务的“性价比”。2011年5月30日人力资源和社会保障部出台了《关于进一步推进医疗保险付费方式改革的意见》（人社部发〔2011〕63号），要求医疗保险承担医疗服务购买者角色，并将后付费方式转变为预付费方式，这为探索中的县级公立医院补偿机制改革指明了正确的方向：从医疗保险付费方式角度探讨公立医院补偿机制改革。为此，我们主张从医疗服务需求方角度设计以供求双方激励相容为根本价值，以不增加投入而是改变花钱方式为基本思路，以医药费用控制、医疗服务治理、医疗资源配置和卫生事业发展为主要功能，以撬动公立医院综合改革和推动公立医院科学发展为根本作用的县级公立医院长效补偿机制。

（龚钰雯　黄炜杰　校）

第二节　我国公立医院补偿机制改革的指向与价值

补偿机制是我国公立医院改革的切入点。在混合型医疗卫生体制下，我国公立医院补偿机制存在哪些类型？它们各自有什么样的理论逻辑？适合什么样的体制机制？我们应该选择哪种补偿机制破解公立医院的难题？这些都是公立医院补偿机制改革迫切需要解决的重要问题。

一、公立医院补偿机制改革的指向

正如公平和效率是医疗卫生体制的基本价值[①]，公益性和积极性也

---

① 林相森. 我国医疗服务领域的效率与公平研究[M]. 北京：经济科学出版社，2019。

是公立医院的基本价值。维护公立医院的公益性，以公平分配医疗卫生服务为内容，以解决群众“看病贵”问题为目的；调动医务人员的积极性，以有效扩大医疗卫生服务为内容，以解决群众“看病难”问题为目的。对此，国家卫生服务调查报告已经从患者就医不满意原因的调查分析予以充分论证。

（一）就诊患者对就诊总体情况不满意原因分析

就诊患者对就诊总体情况不满意的原因主要集中于医疗费用高、技术水平低、服务态度差、等候时间过长、看病手续繁琐、药品种类少、提供不必要服务、设备条件差、环境条件差等方面。根据《第五次国家卫生服务调查分析报告》，2013 年就诊患者对就诊服务不满意原因中，40.0%是因为医疗费用高，16.1%是因为技术水平低，13.8%是因为服务态度差，5.7%是因为提供不必要服务，3.4%是因为环境条件差，2.3%是因为药品种类少，1.4%是因为等候时间过长，3.9%是因为设备条件差，1.4%是因为看病手续繁琐，12.0%是因为其他原因；根据《全国第六次卫生服务统计调查报告》，2018 年就诊患者对就诊服务不满意原因中，39.5%是因为医疗费用高，24.6%是因为技术水平低，12.6%是因为服务态度差，3.9%是因为提供不必要服务，3.6%是因为环境条件差，2.2%是因为药品种类少，1.9%是因为等候时间过长，1.5%是因为设备条件差，0.8%是因为看病手续繁琐，9.4%是因为其他原因（表 3-2-1）。

表 3-2-1　2013 年、2018 年调查就诊患者对就诊总体情况不满意的原因构成

年份	医疗费用高（%）	技术水平低（%）	服务态度差（%）	提供不必要服务（%）	环境条件差（%）	药品种类少（%）	等候时间过长（%）	设备条件差（%）	看病手续繁琐（%）	其他（%）
2013	40.0	16.1	13.8	5.7	3.4	2.3	1.4	3.9	1.4	12.0
2018	39.5	24.6	12.6	3.9	3.6	2.2	1.9	1.5	0.8	9.4

数据来源：《第五次国家卫生服务调查分析报告》《全国第六次卫生服务统计调查报告》。

如果将患者对就诊总体情况不满意的原因进行归类，那么医疗费用高、提供不必要服务可归入“看病贵”的范畴，技术水平低、服务态度差、等候时间过长、看病手续繁琐、药品种类少、设备条件差、环境条件差可归入“看病难”的范畴。因此，患者对就诊总体情况不满意的原因主要集中在“看病贵”和“看病难”两个方面。

（二）住院患者对住院总体情况不满意原因分析

住院患者对住院总体情况不满意的原因也主要集中于医疗费用高、技术水平低、服务态度差、提供不必要服务、设备条件差、环境条件差、看病手续繁琐、药品种类少、等候时间过长等方面。根据《第五次国家卫生服务调查分析报告》，2013 年住院患者对住院服务不满意原因中，40.2%是因为医疗费用高，16.1%是因为技术水平低，14.8%是因为服务态度差，4.9%是因为提供不必要服务，3.5%是因为设备条件差，3.2%是因为环境条件差，2.3%是因为药品种类少，1.1%是因为等候时间过长，1.3%是因为看病手续繁琐，12.5%是因为其他原因；根据《全国第六次卫生服务统计调查报告》，2018 年住院患者对住院服务不满意原因中，33.2%是因为医疗费用高，28.5%是因为技术水平低，18.3%是因为服务态度差，4.4%是因为提供不必要服务，3.4%是因为环境条件差，1.6%是因为药品种类少，1.6%是因为等候时间过长，1.2%是因为设备环境差，1.1%是因为看病手续繁琐，6.7%是因为其他原因（表 3-2-2）。

表 3-2-2　2013 年、2018 年调查住院患者对住院总体情况不满意的原因构成

年份	医疗费用高（%）	技术水平低（%）	服务态度差（%）	提供不必要服务（%）	环境条件差（%）	药品种类少（%）	等候时间过长（%）	设备条件差（%）	看病手续繁琐（%）	其他（%）
2013	40.2	16.1	14.8	4.9	3.2	2.3	1.1	3.5	1.3	12.5
2018	33.2	28.5	18.3	4.4	3.4	1.6	1.6	1.2	1.1	6.7

数据来源：《第五次国家卫生服务调查分析报告》《全国第六次卫生服务统计调查报告》。

如果将住院患者对住院总体情况不满意的原因进行归类，那么医疗费用高、提供不必要服务可归入“看病贵”的范畴，技术水平低、服务态度差、等候时间过长、看病手续繁琐、药品种类少、设备条件差、环境条件差可归入“看病难”的范畴。因此，住院患者对住院总体情况不满意的原因主要也集中在“看病贵”和“看病难”两个方面。

可见，城乡居民对门诊和住院的不满意，均集中于医疗费用高、技术水平低、服务态度差、等候时间过长、看病手续繁琐、药品种类少、提供不必要服务、设备条件差、环境条件差等方面。医疗费用高、提供不必要服务代表着广大群众“看病贵”，也会导致广大群众“看病贵”；技术水平低、服务态度差、等候时间过长、看病手续繁琐、药品种类少、设备条件差、环境条件差代表着广大群众“看病难”，也会导致广大群众“看病难”。前面已经分析，广大群众“看病贵”是由公立医院公益性异化导致的，所以要破解群众“看病贵”问题，关键在于切实回归公立医院公益性；广大群众“看病难”是由医务人员积极性弱化导致的，所以要破解群众“看病难”问题，关键在于充分调动医务人员积极性。

二、公立医院补偿机制改革的价值

（一）从公益性和积极性的权重看公立医院改革的目标

公立医院改革以维护公益性为目标，是因为公立医院面临医疗卫生服务需求不足的形势，所以应以解决群众“看病贵”问题为目的；公立医院改革以调动积极性为目标，是因为公立医院面临医疗卫生服务供给不足的形势，所以应以解决群众“看病难”问题为目的；公立医院改革以维护公益性和调动积极性为双重目标，是因为不仅面临群众“看病贵”的问题，还面临群众“看病难”的问题，而且“看病贵”比“看病难”更为严重；公立医院改革以调动积极性和维护公益性为双重目标，是因为不仅面临“看病难”的问题，还面临“看病贵”的问题，而且“看病难”比“看病贵”更加严重。可见，我们可以依据公益性与积极性的权重看公立医院改革的目标，公益性与积极性的权重是判断公立医院改革目标的“风向标”。

（二）从公益性和积极性的关系看公立医院运行的状态

我们在第二章第四节的图 2-4-1 中构建了以公益性为横坐标、以积极性为纵坐标的坐标图。该坐标图可用于评估公立医院的运行状态："高公益性和高积极性"的第一象限，代表公立医院的高级运行状态，此状态表示群众看病既不难又不贵；"低公益性和低积极性"的第三象限，代表公立医院的低级运行状态，此状态表示群众看病既难又贵。"低公益性和高积极性"的第二象限与"高公益性和低积极性"的第四象限，均代表公立医院的中级运行状态，此状态表示群众看病或难或贵。可见，公益性和积极性均衡是公立医院运行的最佳状态，也是公立医院改革的行动指针，更是公立医院改革的根本目标。因此，我们可以依据公益性与积极性的关系看公立医院运行的状态，公益性与积极性的关系是衡量公立医院运行状态的"温度计"。

（三）从公益性和积极性的排序看公立医院的体制机制

在公立医院改革中，以维护公益性为切入点，以调动积极性为落脚点，会形成公立医院"绩效型行政化"①体制机制。所谓绩效型行政化，实际上是指行政管制与绩效管理的制度组合。行政管制以维护公益性为宗旨，绩效管理以调动积极性为宗旨。在公立医院改革中，以调动积极性为切入点，以维护公益性为落脚点，会形成公立医院"治理型市场化"②体制机制。所谓治理型市场化，实际上是指市场机制与治理机制的制度组合。市场机制的本质是政府对公立医院的放权让利（"搞活"），以充分调动医务人员积极性为目的；治理机制的本质是社会对公立医院的协同治理（"防乱"），以切实维护公立医院公益性为目的。因此，我们可以依据公益性与积极性的排序看公立医院的体制机制，公益性与积极性的排序是公立医院体制机制改革的切入点。

---

① 赵云. 县级公立医院的绩效型行政化改革模式评价[J]. 中国医院管理，2013，33（2）：1-3。

② 赵云. 县级公立医院的治理型市场化改革模式创构[J]. 中国医院管理，2013，33（7）：4-7。

综上分析，依据公益性和积极性的权重（轻重）、关系（高低）和排序（前后），我们可以看出公立医院的改革目标、运行状态和体制机制。

三、公立医院补偿机制改革价值取向的“悖论”

从公益性和积极性的坐标图得知，公益性与积极性均衡是公立医院运行的最佳状态，也是公立医院综合改革的根本目标。然而，由于体制的障碍和机制的矛盾，公益性与积极性均衡的理想状态通常难以实现，反而极易陷入公益性与积极性悖论的困境。公益性与积极性的悖论，在不同的医疗体制下有不同的表现形式：在公共集成模式下，通常体现为公益性与积极性的悖论；在公共契约模式下，通常体现为积极性与公益性的悖论。所谓公共集成模式，是指全民医疗服务体制，即由政府举办医疗机构和提供医疗服务的体制；所谓公共契约模式，是指全民医疗保险体制，即由社会举办医疗保险，并由医保机构购买医疗服务的体制[①]。当前，我国的公立医院“夹”在公共集成和公共契约的混合医疗体制中，一方面，公立医院的业务收入大部分来自医疗保险，所以具有公共契约模式的特征；另一方面，公立医院的资源配置受政府的行政管制，所以具有公共集成模式的特征。然而，从总体上看，我国的医疗卫生体制偏重公共集成模式，强调政府对基本医疗的生产责任，主张政府对公立医院的行政管制。因此，公益性与积极性的悖论是我国公立医院科学发展的主要困境，也是公立医院综合改革的主要对象。

在公立医院改革中，要走出公益性和积极性的悖论，要实现公益性和积极性的均衡，应构建精妙的体制架构、精巧的运行机制和精细的制度安排予以保障。①针对群众“看病贵”的问题，公立医院改革应以维

---

① 这种由政府集医疗筹资、购买与服务提供功能于一身的制度架构，在国际卫生政策文献中称为“公共集成模式”；与之相对，医疗筹资主要由政府负责，服务购买主要由医疗保险机构负责，服务提供体系则由公立医院与民营医院组成，服务购买者与服务提供者建立契约关系，在国际卫生政策文献中称为“公共契约模式”。

护公益性为中心任务。而维护公益性应以控制医疗服务价格为主要途径，但是控制医疗服务价格通常以牺牲医方的合法权益为代价，所以维护公立医院公益性极易导致医务人员积极性淡化。可见，公益性与积极性的悖论是治理“看病贵”过程中公立医院极易陷入的困境。②针对群众“看病难”的问题，公立医院改革应以调动积极性为中心任务。而调动积极性应以提高医疗服务价格为主要途径，但是提高医疗服务价格通常以牺牲患者的公共利益为代价，所以调动医务人员积极性极易导致公立医院公益性异化。可见，积极性与公益性的悖论是治理“看病难”过程中公立医院极易陷入的困境。因此，在公共集成型医疗体制下，公立医院改革中的公益性和积极性好比“鱼和熊掌”，难以兼得。我国的公立医院也尚未摆脱公益性和积极性的悖论：改革开放前 30 年，行政化体制机制导致公立医院陷入“公益性有余、积极性不足”的困境；改革开放后 30 年，市场化改革模式导致我国公立医院又陷入“积极性有余、公益性不足”的困境。目前，我国各地推开的县级公立医院综合改革和城市公立医院改革，本质上是为寻求公益性与积极性均衡的制度安排。

（韦正涌　黄成彦　校）

第三节　我国公立医院补偿机制改革的模式与选择

补偿机制是我国公立医院改革的切入点。在混合型医疗卫生体制下，我国公立医院补偿机制存在哪些类型？它们各自有什么样的理论逻辑？适合什么样的体制机制？我们应该选择哪种补偿机制破解公立医院的难题？这些都是公立医院补偿机制改革迫切需要解决的重要问题。

一、公立医院补偿机制改革的模式

走出公益性和积极性悖论的关键在于构建一种长效补偿机制。从目前情况看，公立医院的补偿机制改革有两条路径。第一条路径是公共财政绩效补偿。该路径的基本逻辑："始端"控制医疗价格是维护公立医院公益性的根本途径，由此导致的政策性亏损和医疗效率损失，可以由加大公共财政补偿力度和优化公共财政补偿方式予以解决。可见，公共财政绩效补偿机制本质上是控制医疗价格但不降低医疗绩效的制度安排，故其为"维护公益性而不降低积极性"的改革路径。第二条路径是医疗保险购买补偿。该路径的基本逻辑："末端"分担医疗费用是维护公立医院公益性的根本途径，医疗费用上涨而导致的公立医院公益性淡化，可以由提高医疗保险补偿水平和优化医疗保险付费方式予以解决。可见，医疗保险购买补偿机制本质上是提高医疗效率但不增加医疗负担的制度安排，故其为"调动积极性而不降低公益性"的改革路径。

在国外[①]，以英国为代表的公共集成型医疗体制国家，主要探索公共财政绩效补偿机制，以期实现公益性与积极性均衡；以德国为代表的公共契约型医疗体制国家，主要探索医疗保险购买补偿机制，以期实现积极性与公益性均衡。在我国，"政府主导派"推崇公共财政绩效补偿机制；"市场主导派"力推医疗保险购买补偿机制。那么，哪条路径可以保障公立医院更快、更好地走出公益性与积极性的悖论，并实现公益性和积极性均衡呢？笔者不赞成公共财政绩效补偿路径，这既不是因为学术偏执，也不是为了部门利益，而是对公共财政绩效补偿机制下公立医院的制度安排深感担忧。在公共财政绩效补偿机制下，公立医院的体制结构和制度安排存在四大隐患：从管方角度看，政府和公立医院的政事分开和管办分开将无法如期实现；从供方角度看，医药服务市场的公立医院垄断格局将无法根本打破；从需方角度看，医疗保险支付方式改革将无法深入推

---

① Kruse FM，Stadhouders NW，Adang EM，et al. Do private hospitals outperform public hospitals regarding efficiency，accessibility，and quality of care in the European Union? A literature review[J]. The International Journal of Health Planning and Management，2018，33(2)：e434，e453。

进；从医院自身看，公立医院的法人治理和自主管理权将无法完全落实。因此，公共财政绩效补偿机制对公益性与积极性均衡的效果暂且不论，仅从该补偿机制引发的连带性制度就可以做出正确的结论和合理的决断。

二、对公共财政绩效补偿机制的评价

（一）公共财政绩效补偿机制的缺陷

公共财政绩效补偿机制是公益性与积极性均衡的偏失路径，这主要与以下几点有关：

1. 由公立医院改革的中心任务决定　公立医院改革属于医疗服务供给体制改革，所以应以调动医务人员积极性为中心任务。维护公立医院公益性是医疗服务筹资体制改革的中心任务，而不是医疗服务供给体制改革的中心任务。

2. 由我国医疗改革的主要方向决定　“新医改”政策指出，我国医药卫生体制改革的主要目标是建立覆盖城乡居民的医疗保障制度。所谓覆盖城乡居民的医疗保障制度，是指全民医疗保险体制，而非全民医疗服务体制。全民医疗保险体制的根本特征是医疗服务供给和筹资主体的分立制衡，所以我国现阶段公立医院的补偿机制宜选择医疗保险购买补偿机制。当然，在全民医疗服务模式下，因为供给和筹资主体相互融合，宜选择公共财政绩效补偿机制。

3. 由公益性与积极性的均衡化程度决定　公立医院的公共财政绩效补偿机制，在维护公益性上具有优势，但是在调动积极性上存在劣势。公共财政绩效补偿机制的医疗效率存在缺陷，根源在于该补偿机制容易连生收支两条线和行政管制等计划性制度安排。行政管制本质上是政府对公立医院的“集权夺利”，会损害公立医院的医疗服务效率，导致医务人员“不能”也“不愿”提供医疗服务；收支两条线在切断医疗收入和医疗收费利益链条的同时，也抑制了提供医疗服务的积极性、主动性和创造性。当然，为了减轻收支两条线和行政管制对医疗效率造成的损害，政府采取绩效管理制度和技术予以弥补，但是生长于市场化体制的绩效管理制度和技术镶入行政化体制后不久便陷入“水土不服”的窘境，结果难免功能失效、扭曲和异化。因此，公立医院的公共财政绩效补偿机制短期可以遏制积极性下滑的态势，但长期将引发积极性疲软和公益性难续的双重困境。

（二）公共财政绩效补偿机制的易行

从上述分析可以看出，公立医院公共财政绩效补偿机制既不符合公立医院的角色定位，也不符合医疗改革的根本方向，更不符合制度安排的兼容原则，所以很难实现公益性和积极性均衡。然而，这种补偿机制在我国各级各类公立医院大行其道。这究竟是为什么呢？根本原因在于公共财政绩效补偿机制符合现行医疗体制的利益格局。从监管方角度看，它有利于维护行政部门对公立医院的管制权利，所以受到行政部门推崇并不遗余力地推行；从供给方角度看，它有利于维护公立医院对医疗服务的垄断权益，所以受到公立医院欢迎并积极主动地配合；从筹资方角度看，它有利于减轻医疗保险机构对公立医院的付费责任和监管压力，所以受到医疗保险部门默认并采取听之任之的态度。

当然，公共财政绩效补偿机制的盛行还得益于基本药物制度全面推开的客观形势。基本药物制度的启动根源在于公立医院的以药补医机制。所谓以药补医机制，原本是指公立医院在财政投入不足和医疗价格管制下不得不以药品收入补偿医疗收入损失的运行机制。后来，药品收入逐渐从补偿医疗收入损失的合理渠道演变为“多开药”“开贵药”的驱动力量，甚至异化为破坏医院公益性质的逐利机制。公立医院以药养医机制集中体现在 3 个方面：财政投入少、医疗收入低、药品收入高。以“新医改”启动的 2009 年为例，政府财政投入占公立医院收入比为 8.8%，医疗收入占公立医院收入比为 47.5%，而药品收入占公立医院收入则为 42.1%（表 3-3-1）[①]。

集中招标采购和零差率销售是基本药物制度的两大支柱：政府集中招标采购基本药物制度意味着采取公共财政补偿机制的合理性，因为行政管制与财政补偿匹配；基本药物零差率销售政策决定了政府采取公共财政补偿机制的必然性，因为价格管制造成的亏损由公共财政弥补。实际上，基本药物制度零差率销售政策已经成为公共财政绩效补偿机制的有力撬杠。基本药物制度零差率销售政策撬动公共财政补偿机制有一个连环逻辑：首先是基本药物的零差率销售政策，导致公立医院的政策性亏损；其次是公立医院的政策性亏损，应由公共财政予以补偿；再次是公共财政补偿机制本质上是一种养人办事的机制，所以容易导致平均主义的"大锅饭"分配制度，也容易导致医院虚报亏空套取财政的道德风险；最后是以绩效管理制度弥补公共财政补偿机制的缺陷，让公共财政由预算直接拨付或依据亏空拨付转型为依据医疗绩效进行拨付。可见，公共财政绩效补偿机制尽管是一个"偏失"（不尽合理）的均衡路径，但也是一个"易行"（但具可行性）的均衡路径。

表 3-3-1　"新医改"启动前公立医院的各项收入占比（2006～2009 年）

年份	政府投入（%）	医疗收入（%）	药品收入（%）	其他收入（%）
2006	8.4	48.4	41.3	1.9
2007	8.5	48.5	41.3	1.7
2008	8.4	47.9	42.1	1.6
2009	8.8	47.5	42.1	1.6

注：根据 2009 年《中国卫生统计年鉴》数据进行整理。

① 药占比=药品收入/（药品收入＋医疗收入＋其他收入）。"新医改"以来，降低药占比成为破除公立医院以药补医机制的主要途径，按政策要求药占比须下降到 30%以下。药占比指标虽然在控制医院的药品使用方面发挥了一定作用，但却因为忽略了不同类型、不同特点和不同层级医院之间的差异，干预了正常的医疗服务行为。2021 年 1 月，在国务院政策例行吹风会上，国家卫生健康委员会医政医管局局长张宗久表示将以合理用药的相关指标取代单一使用药占比进行考核。

三、对医疗保险购买补偿机制的评价

（一）医疗保险购买补偿机制是促进积极性与公益性均衡的宜选路径

医疗保险购买补偿机制的适宜性在于其契合体制、符合形势和达成目标。

1. 从体制角度看 医疗保险购买补偿机制符合公立医院的角色定位，因为公立医院是基本医疗服务的提供者，而非基本医疗服务的分配者。同时，医疗保险购买补偿机制也符合医疗体制改革的基本方向。我国医疗体制改革的基本方向是全民医疗保险，而不是全民医疗服务。在全民医疗保险体制下，公立医院和医疗保险机构是一种分立制衡关系；而在全民医疗服务体制下，公立医院与医疗保险机构是一种分工合作关系。

2. 从形势上看 我国已经构建全民医疗保险体系，正在推进医疗保险付费方式改革。在全民医疗保险体制下，医疗保险付费方式改革本质上是公立医院补偿机制改革。因此，医疗保险的付费方式从后付费方式向预付费方式转型，意味着公立医院的补偿机制从公共财政补偿机制向医疗保险补偿机制转型。

3. 从财政补助看 政府对公立医院的财政补助始终占公立医院收入的“小头”（<10%）。尽管 2009 年国家启动“新医改”政策以来，政府对公立医院的财政补助不断提高，但财政补助占公立医院收入的比重仍然较小，至今维持在 10%左右（表 3-3-2）。依靠这么“低”的财政投入，政府无法实施公共财政绩效补偿机制。

表 3-3-2 2010～2019 年财政补助占公立医院总收入的比重

年份	财政补助（亿元）	公立医院总收入（亿元）	财政补助占公立医院总收入的比重（%）
2010	586.9	7 179.3	8.17
2011	766.7	8 832.1	8.68
2012	892.8	10 950.5	8.15
2013	1 006.3	12 666.8	7.94

续表

年份	财政补助（亿元）	公立医院总收入（亿元）	财政补助占公立医院总收入的比重（%）
2014	1 125.9	1 4610.2	7.71
2015	1 480.1	1 6498.5	8.97
2016	1 727.0	1 8915.7	9.13
2017	1 982.2	2 1452.8	9.24
2018	2 306.1	2 4182.9	9.54
2019	2 670.0	2 7552.1	9.69

资料来源：2011 年《中国卫生统计年鉴》、2012～2017 年《中国卫生和计划生育统计年鉴》、2018～2020 年《中国卫生健康统计年鉴》。

4. 从医保支出看　自“新医改”启动以来，基本医疗保险基金支出逐年大幅提升，已经从 2010 年的 4725.9 亿元提高到 2019 年的 20854.00 亿元，其占公立医院医疗收入的比重从 73.38%上升至 86.32%（表 3-3-3）。因此，对于公立医院补偿机制，政府完全可以实施医疗保险购买补偿机制。

表 3-3-3　2010～2019 年基本医疗保险基金支出占公立医院医疗收入的比重

年份	基本医疗保险基金支出（亿元）	公立医院医疗收入（亿元）	医疗保险基金支出占公立医院医疗收入的比重（%）
2010	4 725.90	6 440.1	73.38
2011	6 141.20	7 878.8	77.94
2012	7 952.00	9 795.7	81.17
2013	9 710.20	11 361.5	85.47
2014	11 024.40	13 149.0	83.84
2015	12 245.41	14 612.4	83.80
2016	12 130.64	16 721.5	72.55
2017	15 176.12	18 909.0	80.26
2018	17 822.00	21 200.8	84.06
2019	20 854.00	24 159.9	86.32

资料来源：《2011 年中国卫生统计年鉴》，2012～2013 年《中国卫生和计划生育统计年鉴》，2012～2018 年《我国人力资源和社会保障事业发展统计公报》，2019～2020 年《全国医疗保障事业发展统计公报》。

5. 从效果上看 医疗保险购买补偿机制不仅在维护公立医院公益性方面彰显优势，而且在调动医务人员积极性方面也凸显优势。医疗保险购买补偿机制维护公益性的功效得益于医疗保险的付费方式；医疗保险购买补偿机制调动积极性的功效得益于医疗保险的分担机制。因此，医疗保险购买补偿机制是公立医院走出积极性和公益性悖论的适宜路径。

（二）医疗保险购买补偿机制是促进积极性与公益性均衡的合理路径

医疗保险购买补偿机制的合理性在于其催生的公立医院体制机制。无论是公共财政补偿机制，还是医疗保险补偿机制，不仅是医疗成本的弥补机制，更是医疗资源的配置机制。医疗资源配置机制实际上是医疗体制改革的“推进器”。

公共财政绩效补偿机制可以促成公立医院绩效型行政化体制。所谓绩效型行政化体制，实际上是行政管制与绩效管理的制度组合。行政管制和绩效管理是功能分工的：政府对公立医院行政管制是为了维护公立医院公益性，政府对公立医院的绩效管理是为了调动医务人员积极性。因此，公立医院绩效型行政化是公益性与积极性均衡的制度安排，逻辑起点是维护公立医院公益性，主要矛盾是广大群众“看病贵”。

医疗保险购买补偿机制可以促成公立医院治理型市场化机制。所谓治理型市场化机制，实际上是市场机制和治理机制的制度组合。市场机制和治理机制从功能上讲是分工的：市场机制是为了调动医务人员积极性，治理机制是为了维护公立医院公益性。因此，公立医院治理型市场化是积极性与公益性均衡的制度安排，逻辑起点是调动医务人员积极性，主要矛盾是广大群众“看病难”。

要比较两种补偿机制的优劣，首先比较其催生制度的优劣。公立医院的治理型市场化机制比绩效型行政化机制优越，主要体现在两方面。一是效果的优势。公立医院治理型市场化机制可以解决“一放就乱”的问题，从而实现“活”和“序”的均衡，这是因为放权让利与治理机制在制度上协同。相反，公立医院绩效型市场化机制难以解决“一收就死”的问题，从而难以实现“序”和“活”的均衡，这是因为行政管制与绩效管理在制度上难以兼容[①]。二是功能的优势。如前所述，在公立医院绩效型行政化机制中，行政管制以维护公立医院公益性为目标，绩效管理以调动医务人员积极性为目标。在公立医院治理型市场化机制中，市场机制以调动医务人员积极性为目标，治理机制以维护公立医院公益性为目标。然而，比较两类体制机制可知，放权让利较绩效管理“更能”调动医务人员积极性；治理机制较行政管制“更好”维护公立医院公益性。可见，公立医院治理型市场化机制比绩效型行政化机制更具优势。因此，医疗保险购买补偿机制比公共财政直接补偿机制更显优越。

（三）医疗保险购买补偿机制是促进积极性与公益性均衡的艰难路径

尽管医疗保险购买补偿机制是积极性与公益性均衡的宜选路径，也是积极性与公益性均衡的合理路径，但是医疗保险购买补偿机制也是积极性与公益性均衡的艰难路径。医疗保险购买补偿机制难以推行主要有以下 4 种原因。

1. 公立医院改革的价值错位 所谓价值错位，是指将解决群众“看病贵”问题作为公立医院改革的主要目标，将维护公益性作为公立医院改革的价值取向。这种目标定位和价值取向会催生公立医院的公共财政补偿机制。实际上，医疗卫生体系是有明确分工的，解决群众“看病贵”

---

① 活力和秩序的均衡是政府管理社会的目标。“一收就死”是指为秩序而无活力的状态，“一放就乱”是指为活力而无秩序的状态，“一收就死”和“一放就乱”是指在政府管理社会中活力和秩序难以兼得的尴尬处境。本节讲的“一收就死”和“一放就乱”是指政府在管理公立医院中的两难困境：政府如加强对公立医院的行政管制，形成管办合一的管理体制，公立医院就会陷入“一收就死”的困境，公益性有余而积极性不足；政府如放松对公立医院的行政管制，形成管办分开的管理体制，公立医院就会陷入“一放就乱”的困境，积极性有余而公益性不足。若公益性有余而积极性不足，就要在公立医院引入绩效管理，以提升医务人员的积极性；若积极性有余而公益性不足，就要对公立医院引入治理机制，以维护公立医院公益性。

问题是医疗保险机构的主要功能，维护公立医院公益性是医疗保险机构的主要目标。而公立医院是医疗服务的提供方，其改革应该以解决群众“看病难”问题为目标，以调动积极性为价值。总之，公立医院改革的价值错位是导致医疗保险购买补偿机制难以推行的观念原因。

2. 医疗卫生体制的障碍　我国现行医疗卫生体制既不是全民医疗服务体制，也不是全民医疗保险体制，而是全民医疗服务和全民医疗保险的混合体制。混合型医疗卫生体制意味着，我国公立医院的补偿机制既不是纯粹的公共财政补偿机制，也不是纯粹的医疗保险补偿机制，而是公共财政补偿机制与医疗保险补偿机制的交叉机制。总之，医疗卫生体制障碍是导致医疗保险购买补偿机制难以推行的制度原因。

3. 既得利益格局的阻滞　从监管方的角度看，医疗保险购买补偿机制的实施以破除行政管制为前提，所以受到行政部门的抵制；从供给方的角度看，医疗保险购买补偿机制的实施以打破公立医院垄断为关键，所以受到公立医院的反制；从筹资方的角度看，医疗保险购买补偿机制会增大医疗保险机构的工作责任，所以受到医疗保险部门的扭曲。总之，医疗服务三方的利益阻滞是导致医疗保险购买补偿机制难以推行的经济原因。

4. 对医改形势的误判　目前国内许多学者，特别是“政府主导派”的学者，对国外公立医院补偿机制改革的基本判断是单向补偿机制向双向补偿机制的转变[①]。所谓单向补偿机制，是指公立医院采取公共财政补偿机制或采取医疗保险补偿机制。公共集成型医疗卫生体制下的公立医院主要采取公共财政补偿机制，公共契约型医疗卫生体制下的公立医院主要采取医疗保险补偿机制。

所谓双向补偿机制，是指无论是以公共财政为主导的补偿机制，还是以医疗保险为主导的补偿机制，均采取双向补偿机制，即公立医院既受到公共财政补偿，又受到医疗保险补偿。因此，他们主张对我国公立

① 陈瑶，代涛. 公立医院补偿机制改革的国际经验与启示[J]. 中国医院，2011，15（7）：16-19。

医院采取双向补偿机制。然而笔者经研究认为，国外的公立医院补偿机制确实从单向补偿机制转向双向补偿机制，但是这种双向补偿机制，并非混合补偿机制，而是分类补偿机制。

所谓分类补偿机制，是指由公共财政负责补偿公立医院的基本投资，由医疗保险负责补偿公立医院的日常运营，即建设靠财政、运行靠医疗保险。而在混合补偿机制中，公共财政既补偿公立医院的日常运营，又补偿公立医院的资本投资，而医疗保险也既补偿公立医院的日常运营，又补偿公立医院的资本投资。我国公立医院补偿机制改革的最大认识误区是将“双向分类补偿机制”误读和扭曲为“双向混合补偿机制”。另外，在公立医院的双向补偿机制中，公共财政绩效补偿和医疗保险购买补偿的数量和地位是不对等的。国外公立医院改革的趋势是采取以医疗保险为主的双向补偿机制，而不是以公共财政为主的双向补偿机制，这是为了充分发挥医疗保险对医疗资源的配置功能和对医疗服务的管理功能。总之，国际医疗改革的形势误判是导致医疗保险购买补偿机制难以推行的认知原因。

四、主要观点

以公益性与积极性均衡为价值取向的公共财政绩效补偿机制，尽管是一个容易推行的公立医院补偿机制，但也是一个功能偏失的公立医院补偿机制。在公立医院改革中，绝对不能因为容易推行而推行一个功能偏失的公立医院补偿机制，因为容易推行的本质是该补偿机制符合既得利益，而功能偏失的本质是该补偿机制背离群众利益。相反，以积极性与公益性均衡为价值取向的医疗保险购买补偿机制，尽管是一个科学合理的公立医院补偿机制，但也是一个很难推行的公立医院补偿机制。在公立医院改革中，绝对不能因为很难推行就不推行一个合理的公立医院补偿机制，因为补偿机制改革的根本目标不是维护既得利益，而是维护群众利益。因此，要构建公立医院的长效补偿机制，不仅要秉承执政为民的理念，更要具备壮士断腕的勇气（表 3-3-4）。

表 3-3-4　公立医院补偿机制改革模式比较

机制	悖论	内容	目标	结果	实施
财政绩效补偿机制	公益性与积极性悖论	财政补偿＋绩效管理	公益性与积极性均衡	公益性有余＋积极性不足	次优，但易行
医疗保险补偿机制	积极性与公益性悖论	分担机制＋打包付费	积极性与公益性均衡	高公益性＋强积极性	较优，但难行

（韦　景　农朝宇　校）

第四节　我国公立医院双向分类补偿机制设计构建

构建长效补偿机制是公立医院补偿机制改革的主要目标。公共财政和医疗保险的双重混合补偿机制转换为双向分类补偿机制是公立医院长效补偿机制构建的根本路径。

一、公立医院试点双重混合补偿机制

（一）双重混合补偿机制的提出

公立医院补偿机制有两种设计思路。第一种思路是从供给角度设计公立医院的补偿机制，即从“收费”角度设计公立医院的补偿机制，如将公立医院的收入分为药物收入、医疗收费和财政投入；第二种思路是从筹资角度设计公立医院的补偿机制，即从“付费”角度设计公立医院的补偿机制，如将医疗保险作为公立医院的补偿主体，并将医疗保险的付费方式定义为公立医院的补偿方式。这两种思路在我国公立医院改革过程中一直处于交锋和摇摆状态，卫生行政部门和政府主导派极力主张依据第一种思路构建公立医院的补偿机制，即构建公立医院的收费补偿机制，此点可以从 2011 年 3 月 30 日国家发展改革委和卫生部出台的《关于开展按病种收费方式改革试点有关问题的通知》（发改价格〔2011〕674 号）得出结论。社会保障部门和市场主导派极力主张依据第二种思路构建公立医院的补偿机制，即构建公立医院的付费补偿机制，此点可以从 2011 年 5 月 31 日人力资源和社会保障部出台的《关于进一步推进医疗保险付费方式改革的意见》（人社部发〔2011〕63 号）得出结论。然而，我国公立医院的补偿机制不是在真空中设计的，而是在政府举办医疗机构和全民医疗保险的交叉混合体制下创建的，所以受到体制的约束和权力的制约。决策者为了平衡医疗机构主管部门和医疗保险主管部门的利益关系，会对公立医院采取收费和付费双重补偿机制。我们将公立医院采取的收费和付费双重补偿机制，称为以公共财政为主导的公共财政和医疗保险双重混合补偿机制。双重混合补偿机制的制度设计在公立医院改革的试点政策、推进政策和推开政策中都依稀可见。

（二）双重混合补偿机制的矛盾

2011～2012 年，我国几乎同步分类推进公立医院补偿机制改革和医疗保险付费方式改革，代表供给方利益的卫生部门设计的公立医院补偿机制改革措施，同代表需求方利益的社会保障部门设计的医疗保险付费方式改革措施相互矛盾，大大抵消了各自改革的效果。

1. 公共财政补偿和医疗保险补偿相互矛盾 如前所述，任何医疗卫生体制下的公立医院，均采取公共财政和医疗保险双重补偿机制，但是这种双重补偿机制是分类补偿机制，即公共财政主要负责补偿公立医院的资本投资，而医疗保险主要负责公立医院的日常运营，两者不能相互交叉或统一方向。然而，我国很多地方政府不仅对公立医院加大资本投资的投入，还加大对公立医院日常运营的投入。这种双重补偿机制本质上是一种混合补偿机制，显然错置了投入方向，会阻碍医疗保险付费方式功能的发挥。

2. 医疗保险付费方式和公立医院收费方式相互矛盾 2011 年 3 月 30 日，国家发展改革委等部门出台的《关于开展按病种收费方式改革试点有关问题的通知》（发改价格〔2011〕674 号），提出了收费方式改革“新概念”，通过公立医院收费方式改革控制医药卫生费用不合理上涨。2011 年 5 月 31 日，人力资源和社会保障部出台《关于进一步推进医疗保险付费方式改革的意见》（人社部发〔2011〕63号），启动了医疗保险付费方式改革，以此控制公立医院的医药卫生费用不合理上涨。2017年1月10日，国家发展改革委、国家卫计委、人力资源和社会保障部联合出台了《关于推进按病种收费工作的通知》（发改价格〔2017〕68号），要求推进公立医院按病种收费方式。2017年6月28日，国务院办公厅印发了《关于进一步深化基本医疗保险支付方式改革的指导意见》（国办发〔2017〕55号），要求推进医疗保险按病种付费方式。

那么，公立医院收费方式缘何被提出？与医疗保险付费方式有何关系？是否矛盾？卫生部之所以提出收费方式的概念而不提付费方式的概念，是因为我国卫生行政部门既管理公立医院，又管理新型农村合作医疗，即卫生行政部门统管医疗卫生服务供给主体和筹资主体，而且认为供给主体和筹资主体“制约不如合作”，所以提出公立医院收费方式改革替代传统的医疗保险付费方式改革。笔者经研究认为，医疗服务供给主体和筹资主体“制约不如合作”的观点是偏颇的，以公立医院收费方式改革替代医疗保险付费方式改革的举措具有危害性。无论是公立医院的收费方式改革，还是医疗保险的付费方式改革，本质上均是医疗卫生服务价格的形成机制改革。但是，两类改革是截然相反的医疗卫生服务价格形成机制。公立医院收费方式实际上是由医疗卫生服务供给方决定医疗卫生服务价格的机制，由于供给方希望价格“越高越好”，所以由供给方决定医疗卫生服务价格的机制只能导致医疗卫生服务价格“越来越高”。尽管政府监管部门会对医疗卫生服务价格进行行政管制，但是这种行政管制不能有效制约公立医院抬高医疗卫生费用的动机和行为，因为在管办不分和政事不分的监管体制下，两者利益的一致性极易导致地方政府对公立医院抬高医疗卫生费用的行为“视而不见”，甚至在财政投入不足的情况下与公立医院“合谋”抬高医疗卫生费用。当然，公立医院管办不分的监管体制未必都会导致医疗卫生服务价格虚高。实际上，政府对医疗卫生服务价格的管制可能导致医疗卫生服务的实际价格低于均衡价格，最终导致供给方对医疗卫生服务的供给不足和需求方对医疗卫生服务的过度需求。

可见，政府对医疗卫生服务价格的行政管制可能导致医疗卫生服务价格或高或低，无论医疗卫生服务价格虚高还是虚低，均是医疗卫生服务价格的扭曲，会破坏医药卫生资源的合理配置。恰恰相反，医疗保险付费方式改革可以形成医疗卫生服务的合理价格，因为医疗保险付费方式确定的医疗卫生服务价格不是供给方（公立医院）单边决定的“高价”，也不是需求方（医疗保险）单边决定的“低价”，而是医疗卫生服务供求双方基于成本核算的谈判协商价格，此价格既有利于维护医疗卫生服务供给方的利益，自然可以达到调动医务人员积极性的效果，也有利于维护医疗卫生服务需求方的利益，自然可以达到维护公立医院公益性的目的。

3. 医疗保险付费方式和监管机构行政管制相互矛盾　后付费方式向预付费方式转型是医疗保险付费方式改革的主要内容。医疗保险预付费方式本质上是医疗卫生服务价格的市场化形成机制，要发挥医疗保险预付费方式对公立医院和医务人员的激励约束作用，应具备四大条件，即公私竞争型供给体制、购买服务型筹资体制、管办分离型监管体制、法人治理型管理制度。然而，我国公立医院改革的诸多举措恰恰在打造公立医院垄断型供给体制、被动报销型筹资体制、管办不分型监管体制，结果会阻碍医疗保险预付费方式的实施和生效。其中，管办不分型监管体制下政府对公立医院的行政管制是阻碍医疗保险预付费方式生成的主要原因。一般情况下，医疗保险后付费方式应搭配监管机构的行政管制，因为医疗保险后付费方式只能承担医疗卫生费用的分担功能，而不能承担医疗卫生费用的控制功能，所以应通过价格的行政管制控制医疗卫生费用，否则医疗保险对医疗卫生费用的分担功能将被日益高涨的医疗卫生费用抵消。

可见，如果医疗保险仍然采取后付费方式，那么政府对公立医院的财政补偿和价格管制是合理的，而且是必需的。相反，医疗保险预付费方式的实施和生效应以破除监管机构的行政管制为前提，因为医疗保险预付费方式不仅可以承担医疗卫生费用的分担功能，而且可以承担医疗卫生费用的控制功能，所以只要推行医疗保险预付费方式，就不需要政府对公立医院进行财政补偿和价格管制；只要政府对公立医院进行财政补偿和价格管制，就不需要推行医疗保险预付费方式。如果将医疗保险预付费方式同财政补偿和价格管制"拉郎配"，就会导致两者的价值矛盾和功能抵消，最终结果是医疗保险后付费方式难以发挥预设功能，而政府对公立医院的财政补偿和价格管制也难以发挥预设功能。

二、公立医院应推行双向分类补偿机制

（一）双重混合补偿机制向双向分类补偿机制的转换

以公共财政补偿为主导的公共财政和医疗保险的双重混合补偿机制，以破除公立医院以药养医机制为目标，以取消药品加成政策为手段，以扩大政府对公立医院财政投入并优化其监管制度为路径，以医疗卫生费用的源头控制与终端分担为原理，即通过加大财政投入来控制医疗卫生费用，通过提高医疗保险补偿水平来分担医疗卫生费用，力图构建公立医院以政府财政与保险筹资为两翼的双重补偿机制。该补偿模式存在目标定位偏差、功能界定狭窄、体制设计冲突等缺陷，所以提议构建公立医院新型补偿机制，即以保险筹资补偿为主导的公共财政和医疗保险双向分类补偿机制（double-hybrid compensation mechanism）。

（1）双向分类补偿机制以"筹集资金、控制费用、分担风险、管理服务与资源配置"为目标，而不仅是以"控制费用、分担风险"为目标。

（2）双向分类补偿机制以"取消医疗卫生服务价格管制"为手段，而不是以"取消药品加成政策、增设药事服务费用、调整技术劳务价格"为手段。

（3）双向分类补偿机制以"扩大政府对医疗保险的财政投入并打造保险代表患者向公立医院购买服务的机制"为路径，而不是以"扩大政府对公立医院的财政投入"为路径。

（4）双向分类补偿机制以"支付制度控制和分担医疗卫生费用进而

实现医疗卫生服务有效治理与医疗卫生资源合理配置”为原则，而不仅仅是以“以财政投入的增加来控制医疗卫生费用、以医疗保险补偿范围的扩大来分担医疗卫生费用”为原则。

（5）双向分类补偿机制既不是财政投入型补偿模式，也不是医疗保险付费型补偿模式，而是以医疗保险付费为主导的双重分类补偿模式。其一，以医疗保险付费为主导意味着这种补偿机制不仅具有补偿成本的功能，而且具有购买服务的功能。购买服务的功能决定了这种补偿机制不仅要控制医疗费用，而且要保障医疗质量，更重要的是在控制医疗费用和保障医疗质量之间保持平衡。其二，双重分类补偿模式意味着公共财政和医疗保险有明确分工，公共财政负责对医院“建设”的补偿，医疗保险负责对医院“服务”的补偿。

（二）双向分类补偿机制与双重混合补偿机制的比较

1. 以医疗保险付费为主导 纵观世界，大多数国家公立医院都实行双向补偿机制[①]，但是公共财政和保险筹资对公立医院的补偿从来都不是并重的，或者采取以公共财政为主导的双重补偿机制，或采取以保险筹资为主导的补偿机制。那么，我国公立医院到底是应该选择公共财政主导型补偿机制，还是应该选择保险筹资主导型补偿机制呢？这不能一概而论，要依据改革目标而定。如果公立医院补偿机制改革的目标仅仅是实现医药分开和破除以药养医，从而化解群众“看病贵”问题，那么公共财政补偿机制是公立医院补偿机制的首选机制。但是，如果公立医院补偿机制改革的目标是在化解群众“看病贵”问题的同时提高公立医院服务能力，并撬动医疗卫生服务体制改革，那么医疗保险补偿机制则是公立医院补偿机制的首选机制。

总体而言，公共财政补偿机制可以维护公立医院公益性，但是难以调动医务人员积极性，即可以解决群众“看病贵”问题，但同时也可能

---

① 伍洁洁，谷颖，杜敬毅，等. 德、法两国公立医院财政补偿机制及其对中国的启示——基于财政预算管理视角[J]. 中国医院管理，2020，40（11）：93-96。

引发“看病难”问题，所以对其选择应该慎重。而保险筹资补偿机制既可以维护公立医院公益性，又可以调动医务人员积极性；既可以缓解群众“看病贵”问题，又可以缓解群众“看病难”问题，所以“对其选择可以大胆”。选择保险筹资补偿机制就意味着需要重新审视基本药物制度两大支柱性政策（集中招标采购和零差率销售），地方政府需要外移对公立医院的举办权和下放对公立医院的管理权，公立医院将面临来自政府的公正监管、来自民营医院的激烈竞争和来自医疗保险的付费制约，公立医疗保险机构要将医疗费用被动报销功能转变为医药费用主动控制，并升级为医疗管理和资源配置功能。以上配套改革均需要政府权力和医院利益的重大调整，公立医疗保险机构工作数量和难度也会增大，所以保险筹资补偿机制改革的难度是可想而知的。然而，改革可以因受阻而缓慢，但方向一定要正确，为摆脱现实困境或实施政绩工程而采取的权宜化改革举措，往往在短期的辉煌之后要推倒重来。

2. 以分类管理为主要特征

（1）分类管理体现在公共财政和保险筹资的分类补偿方面。国际通行做法是，将公立医院的财务结构分为运营收入（operating revenue）与资本投资（capital investment）[①]，公立医院的日常运营主要通过保险付费机制予以补偿，公立医院的资本投资主要通过财政投入方式予以补偿。对日常运营进行投入主要是为了弥补公立医院的医疗卫生服务成本，对资本投资进行投入主要是为了提升公立医院的医疗卫生服务能力。换而言之，日常运营一般不通过政府投入方式予以补偿，而资本投资一般不通过保险付费方式予以补偿。而当前公立医院双重补偿机制中的公共财政，既负责对公立医院日常运营进行补偿，又负责对公立医院资本投资进行补偿，结果是公共财政“撒胡椒面”，不仅对医疗卫生服务供给方投入不足，对医疗卫生服务需求方也投入不足。国外经验启

① 叶锋，刘来生，张鹭鹭. 公立医院补偿机制改革国际比较研究[J]. 中国医院，2014，18（4）：15-18。

示我们，公立医院补偿机制或主要采取公共财政补偿机制，或主要采取保险筹资补偿机制，但是公共财政和保险筹资双重、并重和混合补偿机制是不可取的，因为公共财政补偿公立医院本质上是“养供给方”的机制，属于政府举办医疗卫生服务体制下公立医院的适宜补偿机制；保险筹资补偿公立医院本质上是“补需求方”的机制，属于政府购买医疗卫生服务体制下公立医院的适宜补偿机制，两类机制相互杂糅形成“拉郎配”，导致在价值上相互矛盾、在制度上相互冲突、在功效上相互抵消。

（2）分类管理体现在公共财政对“基本建设、设备购置、科学研究、人才培养、公共卫生”的投入方式方面。公共财政“补供给方”是双向补偿机制的重要内容，但补偿范围是严格受限的，须是市场失灵的领域。①基本建设、设备购置是公立医院的间接成本，公共财政不能予以补偿及以补偿的形式加以控制，公立医院就可能基于供给创造需求的动力任意扩大其投资，投资以间接成本的形式分摊到医疗卫生服务等直接成本中，会抬高医疗卫生服务价格，所以地方政府公共财政对公立医院基本建设和设备购置的投入是必需的，也是合理的。一般而言，政府对其投入通常采取定项补贴的形式。②科学研究和人才培养因其具有正外部性，即成本归个人承担，而受益归大家享受，会导致科学研究和人才培养等公益性的社会服务供给短缺，所以政府对公立医院提供的科学研究和人才培养等社会服务进行补贴是重要的。但是，对科学研究、人才培养的财政投入理应采取政府购买服务的方式，即公立医院可以承担科学研究和人才培养的功能，民办医院也可以承担科学研究和人才培养的功能，但最终由谁承担要通过竞争的方式决定。③公共卫生是公共产品，理应由公共财政以购买或以生产的方式提供。公共卫生可以分为突发性公共卫生和常态性公共卫生，按照国际惯例，常态性公共卫生服务适宜采取政府购买服务的形式予以提供（因为可预见性），突发性公共卫生服务适宜采取公共财政补贴的形式予以提供（因为不可预见性）。我国公立医院承担的主要是突发性公共卫生服务。

三、主 要 结 论

目前，我国公立医院补偿机制采取公共财政和医疗保险双重混合补偿机制。这种双重混合补偿机制极易导致公共财政和医疗保险的角色不清、机制矛盾和功能抵消，因此建议将公共财政和医疗保险的双重混合补偿机制转变为双向分类补偿机制。当然，公共财政和医疗保险双向分类补偿机制应以医疗保险为主导，而不能以公共财政为主导。这是因为，以医疗保险为主导可以确保双向分类补偿机制在政府购买服务的框架下运行，既能提升医疗服务效率，又能促进医疗服务公平。在全面深化改革的形势下，医药卫生治理体系和治理能力现代化是我国医药卫生体制改革和发展的必然选择。医药卫生治理体系和治理能力现代化的关键，是将医疗服务的提供体制从政府举办医疗服务体制转变为政府购买医疗服务体制，并将医疗服务的支付方式从医疗保险后付费方式转变为医疗保险预付费方式。我们应该顺应全面深化改革的形势，在医药卫生治理体系和治理能力现代化过程中，通过政府购买服务和医保预付费方式，建设以医疗保险补偿为主导的公共财政和医疗保险双向分类补偿机制。

（周欣学　陈丽萍　校）

第四章

体制机制改革：收与放

公立医院管理体制改革本质上是管理权和监督权的结构调整。管理权和监督权的不同配置会形成不同的公立医院管理体制。如果政府既掌握公立医院的管理权，又掌握公立医院的监督权，即政府既充当公立医院的“教练”，又充当公立医院的“裁判”，那么这种管理体制可以称为融合型管理体制。如果政府给公立医院下放管理权，而对公立医院上收监督权，即政府只充当公立医院的“裁判”，不充当公立医院的“教练”，那么这种管理体制可以称为分立型管理体制。那么，公立医院管理体制改革是应该选择融合型管理体制，还是应该选择分立型管理体制呢?

责、权、利的均衡是公立医院监管体制创新的根本原则。实现责、权、利均衡主要有两条途径。第一条途径是将分散化权力横向集中于监管部门，让公立医院“无权无利也无责”，从而形成监管主体的责权利均衡模式；第二条途径是将分散化权力纵向下放给公立医院，让公立医院“有权有利也有责”，从而形成监管对象的责权利均衡模式。那么，公立医院监管体制改革是应该选择监管主体的责权利均衡模式，还是应该选择监管对象的责权利均衡模式呢？本章将针对以上这些问题一一为您作答。

医疗保险付费方式不仅是一种医疗卫生费用的分担和控制机制，而且是一种医疗服务行为的激励和约束机制，更是一种医疗服务体制的改革和再造机制。笔者主张，以医疗保险后付费方式改革为契机和医疗保险预付费方式实施为支点撬动公立医院以治理为核心的运行机制建设。公立医院以治理为核心的运行机制本质上是医疗保险预付费方式下公立医院为防范医疗质量风险而采取的制度安排，其构建应以破除政府对医疗服务的价格管制、医疗收支的分配管制和医务人员的人事管制为前提，并以赋予公立医院对医药服务的定价权、医疗收支的分配权和人力资源的管理权为根本，且以为公立医院构建多元监管机制、公平竞争机制和医疗保险购买机制为保障。

第一节　管理权和监督权平衡与公立医院管理体制改革

如果补偿机制是公立医院改革的切入点，那么管理体制改革是公立医院改革的关键点。根据马克斯·韦伯（Max Weber）的官僚组织理论[①]及哈耶克（Hayek）的柔性组织理论[②]，我们可以将公立医院的管理体制划分为分立型管理体制和融合型管理体制。无论是分立型管理体制，还是融合型管理体制，均是政府对公立医院管理权和监督权进行结构调整的形式。管理权，即政治学上的“命令权”或管理学上的激励机制，以确保人“做好事”为主要目的；监督权，即政治学上的“控制权”或管理学上的约束机制，以防范人“做坏事”为主要目的。本节分别针对公立医院分立型管理体制和融合型管理体制的特点和逻辑进行分析。

一、公立医院分立型管理体制的特点和逻辑

管理权和监督权的差异配置决定公立医院管理体制改革的路径选择。如果政府给公立医院下放管理权，又对公立医院上收监督权，从而实现医院管理权与政府监督权的分立制衡（纵向平衡），那么这种公立医院管理体制可以称为分立型管理体制。

（一）公立医院分立型管理体制的特点

选择合适的逻辑起点对公立医院管理体制改革至关重要，因为其可以规约公立医院管理体制改革的方向。依据公立医院管理体制改革的两个导向，即优化管制和破除管制，公立医院管理体制改革有两个逻辑起点，即控制医疗服务价格和提高医疗服务能力。提高医疗服务能力是公

① Weber M. 经济与社会[M]. 阎克文，译. 上海：上海人民出版社，2020。
② 邓正来. 哈耶克的社会理论[J]. 上海：复旦大学出版社，2020。

立医院分立型管理体制改革的逻辑起点，公立医院分立型管理体制改革的后续制度都建立在提高医疗服务能力的逻辑起点上。对于提高医疗服务能力，治本策略不在于优化政府对公立医院的行政管制，而在于取消政府对公立医院的行政管制。取消政府对公立医院的行政管制，实际上是政府对公立医院的放权让利，但绝对不是政府对公立医院的放权弃责，因为这会使公立医院陷入无政府状态。因此，取消行政管制的本质是下放管理权和上收监督权的双向变动过程。从本质上讲，政府对公立医院下放管理权是为了解放公立医院的医疗生产力；政府对公立医院上收监督权是为了优化公立医院的医疗生产关系。从政策上讲，政府对公立医院下放管理权是为了充分调动医务人员积极性；政府对公立医院上收监督权是为了切实维护公立医院公益性。

可见，取消行政管制，绝不仅仅是下放权力的过程。如果将取消行政管制片面地理解为下放管理权，那么就会在解放公立医院生产力的同时导致公立医院陷入“一放就乱”的困局。例如，取消政府对公立医院的价格管制，有利于医疗价格体现医疗价值，让医疗价格发挥配置医疗资源和增强医疗绩效的正向功能，但也可能导致医疗价格不合理上涨，让医疗价格产生异化医疗本质和增加医疗负担的负面功能。目前，卫生行政部门和主张政府举办服务的专家，有的以放权容易致乱为由，有的因为对取消行政管制的片面认识，有的出于维护管制权力的本质诉求，反对取消行政管制。

（二）公立医院分立型管理体制的逻辑

1. 医疗卫生服务的供需矛盾　其是建立公立医院分立型管理体制的背景。供需矛盾与供求矛盾是医疗卫生事业发展主要矛盾的两种形式。供需矛盾的本质是医疗服务需求和供给的矛盾，即医疗服务需求不断扩大与医疗服务供给难以匹配导致的矛盾。因此，解决供需矛盾的关键是有效扩大医疗服务供给。要有效扩大医疗服务供给，应从公立医院管理体制改革上下功夫。

2. 行政管制的失灵　其是公立医院管理体制改革的根本原因。有效扩大医疗服务供给主要有两个办法，即扩大医疗资源增量和盘活医疗资源存量。扩大医疗资源增量的关键不在于加大政府的人、财、物投入，而在于引入社会资本兴办医疗机构；盘活医疗资源存量的关键不在于优化政府的分配制度，而在于公立医院内生激励机制和外生竞争机制。然而，政府对公立医院的行政管制不仅阻滞了社会力量的流入，也阻滞了内生激励机制和外生竞争机制的建立。

3. 政府对公立医院下放管理权 其是建立公立医院分立型管理体制的关键。只有下放管理权，才能确保公立医院责、权、利均衡：公立医院有“权”才“能”提供人民群众需要的医疗卫生服务，公立医院有“利”才“愿”提供人民群众需要的医疗卫生服务，公立医院有“责”才“必”提供人民群众需要的医疗卫生服务。政府下放的管理权，主要包括医疗服务的定价权、收支结余的分配权、人力资源的管理权和经营管理的决策权。目前，这些权利仍然掌握在行政部门手中，如物价部门控制医疗服务的定价权，人事部门控制人力资源的管理权。

4. 政府对公立医院上收监督权 其是建立公立医院分立型管理体制的保障。管理权和监督权是两个概念，管理权是一种激励机制，目的是让人“做好事”；而监督权是一种约束机制，目的是防人“做坏事”。公立医院管理体制改革，不仅是一个下放管理权的过程，也是一个上收监督权的过程。下放管理权是一把“双刃剑”，尽管有利于“搞活”公立医院，将公立医院从僵化的体制机制中解放出来，形成充满活力的体制机制，但是也可能“搞乱”公立医院，将公立医院的公益性异化为营利性，将医务人员从救死扶伤的道德人异化为治病挣钱的经济人。因此，下放管理权将伴生上收监督权，下放权力以“搞活”为主要目的，上收监督权以“治乱”为主要目的，两者共同致力于公立医院实现“活力”和“秩序”的均衡。所谓活力和秩序的均衡，本质上是医疗服务效率与公平的均衡。

总之，公立医院分立型管理体制本质上是以供需矛盾为背景、以管制失灵为假设、以下放管理权为关键、以上收监督权为保障、以活序均衡为目的、以义利兼得为结果的制度安排（图 4-1-1）。

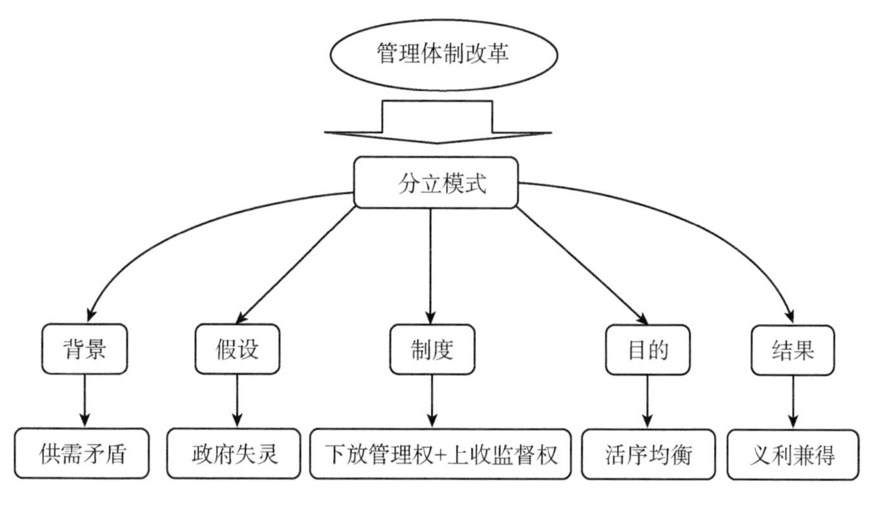

图 4-1-1 公立医院分立型管理体制的特点和逻辑

二、公立医院融合型管理体制的特点和逻辑

如前所述，管理权和监督权的差异配置决定公立医院管理体制改革的路径选择。如果政府既掌握公立医院的管理权，又掌握公立医院的监督权，并让管理权与监督权处于分工合作状态（横向平衡），那么这种公立医院管理体制可以称为融合型管理体制。

（一）公立医院融合型管理体制的特点

1. 建立公立医院融合型管理体制的主要目标是控制价格 是控制医疗服务价格，还是提高医疗服务能力，这是公立医院分立型管理体制与公立医院融合型管理体制在改革目标上的根本区别。公立医院分立型管理体制以有效提高医疗服务能力为主要目标，公立医院融合型管理体制以有效控制医疗服务价格为主要目标。

2. 建立公立医院融合型管理体制的主要途径是优化管制 是破除政府对公立医院的行政管制，还是优化政府对公立医院的行政管制，是公立医院分立型管理体制与公立医院融合型管理体制在改革内容上的根本区别。建立公立医院分立型管理体制，以破除政府对公立医院的行政管制为主要内容；建立公立医院融合型管理体制，以优化政府对公立医院的行政管制为主要内容。

3. 建立公立医院融合型管理体制的基本逻辑是“收而不死” 是“放而不乱”，还是“收而不死”，是公立医院分立型管理体制与公立医院融合型管理体制在改革逻辑上的根本区别。公立医院分立型管理体制的建立，以确保公立医院“放而不乱”为基本逻辑：“放”是逻辑起点，以调动医务人员积极性为主要内涵；“序”是逻辑终点，以维护公立医院公益性为主要内涵。公立医院融合型管理体制的建立，以确保公立医院“收而不死”为基本逻辑：“收”是逻辑起点，以维护公立医院公益性为主要内涵；“活”是逻辑终点，以调动医务人员积极性为主要内涵。可见，公立医院分立型管理体制与公立医院融合型管理体制在逻辑起点和逻辑终点上均不同。

4. 建立公立医院融合型管理体制实际上是强化行政管制和引入绩效管理的连续过程 强化行政管制是为了有效控制医疗服务价格；引入绩效管理是为了矫正价格管制的负面效应（医疗效率损失）。相反，公立医院分立型管理体制改革实际上是下放管理权和上收监督权的双向过程。下放管理权是为了有效提高医疗服务能力，上收监督权是为了弥补下放管理权的负面效应。可见，无论是公立医院分立型管理体制，还是公立医院融合型管理体制，均为实现医疗效率和医疗公平均衡的互补型制度组合。

（二）公立医院融合型管理体制的逻辑

1. 医疗卫生服务的供求矛盾 是建立公立医院融合型管理体制的客观背景。供需矛盾与供求矛盾是我国医疗卫生服务供求关系的两种形式。供求矛盾的本质是医疗服务价格与医疗支付能力的矛盾，即医疗服务价格超过医疗支付能力所导致的矛盾。所以，解决供求矛盾的关键是控制医疗服务价格。要有效控制医疗服务价格，应从公立医院管理体制优化上下功夫。

2. 医疗卫生市场机制失灵 是建立公立医院融合型管理体制的根本原因。医疗服务价格过度上涨主要有两个原因，即医疗服务市场化和行政管制残缺化。医疗服务市场化好比医疗服务价格上涨的“火”，行政管制残缺化好比医疗服务价格上涨的“油”。以药养医机制是医疗服务市场化和行政管制残缺化的制度组合，会产生“火上浇油”的效应，从而无限推高不合理医疗服务价格上涨。那么，为什么医疗服务领域会产生市场失灵呢？①因为医疗服务供求双方的信息不对称，医疗服务供给方极易以“欺骗”的方式谋求需求方的钱财；②因为医疗服务需求的价格弹性低，医疗服务供给方极易以“敲诈”的方式谋求需求方的钱财；③公立医院提供的基本医疗服务具有公共产品属性和外部属性，由市场提供将陷入低效或异化的状态。因此，要有效控制医疗服务价格，关键在于以行政管制替代市场机制。

3. 强化政府对公立医院的行政管制 是建立公立医院融合型管理体制的关键。强化行政管制主要体现为价格管制的制度配套过程。政府有效控制医疗服务价格，至少要具备3种权力：①医疗服务的定价权，即价格管制权；②收支结余的监督权，即结余管制权；③医务人员的管理权，即人事管制权。按常理，政府只要具备医疗服务的定价权，就可以控制医疗服务价格上涨。但实际上，政府仅靠价格管制权，难以有效控制医疗服务价格上涨，因为公立医院的趋利性质尚未根除和信息优势仍然存在。换言之，政府的价格管制对医疗服务价格上涨只能起到“扬汤止沸”的作用。因此，政府可能会采取两个“釜底抽薪”的办法，即结余管制和人事管制。结余管制的意义在于让公立医院“不愿”任意抬高医疗服务价格，因为收入上缴政府和支出由政府下拨的制度安排打断了医疗收入与医疗收费的利益链条。人事管制的意义在于让公立医院“不敢”任意抬高医疗服务价格。

4. 引入政府对公立医院的绩效管理 是建立公立医院融合型管理体制的保障。引入绩效管理主要体现为价格管制的缺陷弥补过程。政府控制医疗服务价格可以减轻患者的经济负担，但也会减少医方的经济收入，所以虽然有利于维护公立医院公益性，但不利于调动医务人员积极性。改革开放前的历史经验告诉我们，公立医院仅有公益性而缺乏积极性的危害是巨大的，广大人民群众会陷入“看病难”的困境。那么，如何才能弥补价格管制的制度缺陷呢？目前主要有两个办法：一是财政补偿，二是绩效管理。财政补偿机制实际上是以“疏”的途径控制医疗服务价格上涨，而价格管制制度实际上是以“堵”的途径控制医疗服务价格上涨，所以财政补偿机制和价格管制制度组合可以控制医疗服务价格上涨。然而，财政补偿机制极易使公立医院陷入“养人办事”的体制机制，也极易使医务人员陷入“旱涝保收”的分配制度。因此，应在财政补偿机制的基础上引入绩效管理，以弥补价格管制和财政补偿在医疗效率上的制度缺陷。绩效管理本质上是医疗收入与医疗绩效挂钩的制度安排，主要包括两种形式：一是政府对公立医院的绩效财政补偿机制，二是公立医院对员工的绩效工资分配制度。

总之，公立医院融合型管理体制本质上是以供求矛盾为背景、以市场失灵为假设、以强化行政管制为关键、以引入绩效管理为保障、以序活均衡为目的、以利义兼得为结果的制度安排（图 4-1-2）。

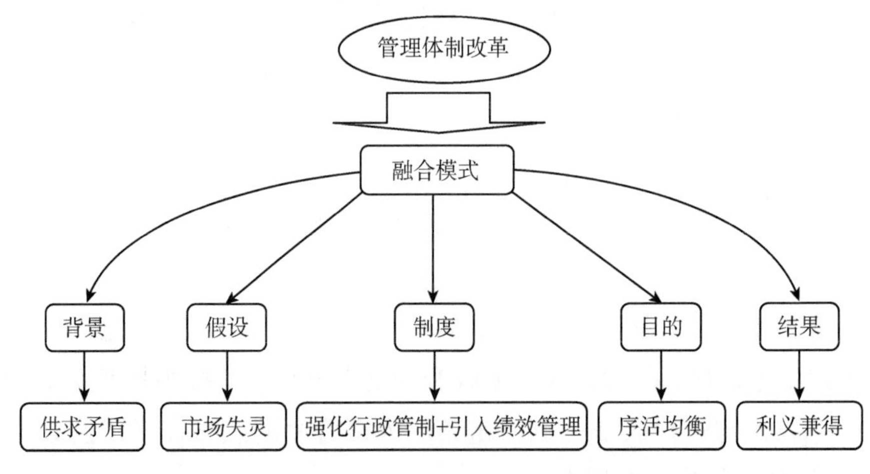

图 4-1-2　公立医院融合型管理体制的特点和逻辑

三、公立医院管理体制改革模式比较和选择

通过以上分析，我们发现公立医院的分立型管理体制和融合型管理体制在背景判断、基本假设、关键制度和保障机制上截然相反（表 4-1-1）。如果用一句话概括分立型改革模式的本质内涵，那就是“强化医院的管

理权利”；如果用一句话概括融合型改革模式的本质内涵，那就是“优化政府的管制权力”。

表 4-1-1　公立医院分立型管理体制和融合型管理体制比较

类型	背景判断	基本假设	逻辑	制度	目标	评价
融合型管理体制	供求矛盾	市场失灵	收而不死	行政管制+绩效管理	利义兼得	次优
分立型管理体制	供需矛盾	政府失灵	放而不乱	下放管理权+上收监督权	利义均衡	最优

那么，我国公立医院管理体制改革应该选择分立型改革模式，还是融合型改革模式呢？要做出合理选择，应考虑 4 个因素。①要对医药卫生体制改革的形势做出准确判断。如果不能准确判断我国医药卫生体制改革的形势是供需矛盾还是供求矛盾，将无法对公立医院管理体制的改革模式做出合理选择。②要对医药卫生体制改革的方向做出准确判断。如果不能准确判断我国医药卫生体制改革的方向是全民医疗服务模式还是全民医疗保险模式，那么将无法对公立医院管理体制改革模式做出合理选择。③要对政府职能转变的政策做出准确解读。政府职能转变有“收”和“放”两个方向，收的本质是政事分开和管办分开，放的本质是政事合一和管办合一[①]。如果政府职能转变以“收”为核心，那么公立医院管理体制改革应采取融合型改革模式；如果政府职能转变以“放”为核心，那么公立医院管理体制改革应采取分立型改革模式。④要对公立医院管理体制改革的效果做出准确评价。评价公立医院管理体制改革主要有两个标准，即公益性与积极性的均衡性、公益性与积极性均衡的可持续性。公立医院管理体制改革不论是采取融合型模式还是采取分立

① 政府和公立医院“政事合一”主要指政府在监管公立医院的过程中既当“教练员”又当“运动员”。政事不分会导致政府在监管公立医院中缺乏“权威性”。政府和公立医院“管办合一”主要指政府在监管公立医院的过程中既当“教练员”又当“裁判员”。管办不分会导致政府在监管公立医院中缺乏“公正性”。“新医改”方案提出按照政事分开和管办分开的原则推动政府职能转变和公立医院改革。所谓政事分开和管办分开，实际上是指政府对公立医院“下放”管理权和“上收”监督权的过程。下放管理权是为了“搞活”公立医院，上收监督权为了“维序”公立医院，从而实现积极性与公益性均衡、“看病难”和“看病贵”兼治的最终目标。

型模式，只要有利于实现公益性与积极性均衡，并可以确保公益性与积极性均衡可持续，那么其选择都是合理的。

基于上述4个角度，笔者主张公立医院管理体制的分立型改革模式。

（彭俊博　曾玉莲　校）

第二节　责、权、利三维均衡与公立医院监管体制创新

监管体制是一个混合概念，应予以分类解构。监管体制由监管和体制两个大概念构成，其中，监管由监督和管理两个小概念构成，体制由体系和制度两个小概念构成。对监管体制的概念解构和本质分析有助于公立医院监管体制创新的路径选择。

一、公立医院监管体制的两种类型

责、权、利是公立医院监管体制运行的三大要素，责、权、利的均衡是公立医院监管体制创新的根本原则①。按照责、权、利均衡定理，要下放权力，应下放责任和利益；要上收权力，应上收责任和利益。责、权、利的不同均衡模式决定着公立医院的不同监管体制。

（一）监管对象的责、权、利均衡模式

政府主导模式下，公立医院监管体制是指政府对公立医院管理和监督的体系设计和制度安排。无论是管理体制还是监督体制，本质上均是对责、权、利等管理资源的配置。因此，我们可以借助责、权、利的平衡程度衡量公立医院监管体制的完善性。如果公立医院监管体制“有责无权少利”，那么公立医院会出现“无为”的问题，不予以矫正会引发

① 赵云. 公立医院监管体制创新的路径选择[J]. 医学与社会，2014，27（11）：9-12。

公立医院及其医务人员尽管因“有责”提供基本医疗卫生服务，但因“无权”不能提供社会需要的基本医疗卫生服务，也因“无利”不愿提供社会需要的基本医疗卫生服务的情况发生，由此导致医疗卫生服务供给不足及人民群众“看病难”的问题。改革开放前，我国公立医院监管体制的缺陷在于责、权、利失衡，体现为“有责无权少利”。因此，公立医院监管体制改革的核心是政府对公立医院“放权让利”。如果公立医院监管体制“无责少权有利”，那么公立医院会存在“乱为”的问题，不予以矫正会引发公立医院及其医务人员尽管因“有利”愿意提供可回报的基本医疗卫生服务，但因“无权”不能充分提供高性价比的基本医疗卫生服务，也因“无责”肆意提供低性价比的基本医疗卫生服务的情况发生，由此会导致基本医疗卫生服务需求不足（看病贵）的问题。改革开放后，我国公立医院监管体制的缺陷在于责、权、利失衡，体现为“无责少权有利”。因此，公立医院监管体制改革的核心任务是政府对公立医院“放权让利予责”。改革开放前后我国公立医院监管体制的运行状况足以说明，政府唯有让公立医院责、权、利均衡，才能确保其在提供基本医疗卫生服务中做到能为、愿为和不乱为。

（二）监管主体的责权利均衡模式

在公立医院监管体制中，责、权、利的均衡不仅包括监管对象的责、权、利均衡，也包括监管主体的责、权、利均衡。政府举办医疗服务体制下，人们从供给角度并以管制为手段解构医疗卫生体制的本质内涵，所以通常将责、权、利均衡定义为公立医院监管主体的责、权、利均衡，力图优化政府对公立医院的行政管制以提高公立医院服务效率。政府购买医疗服务体制下，人们从筹资角度并以治理为手段解构医疗卫生体制的本质内涵，所以通常将责、权、利均衡定义为公立医院的责、权、利均衡，力图破除政府对公立医院的行政管制并赋予公立医院自主经营权。在我国，政府下设的卫生行政部门是公立医院的监管机关。然而，在我国分散型行政管理体制下，卫生行政部门尽管负有管理公立医院及监督医疗卫生服务的完全责任，却不掌握管理公立医院及监督医疗卫生服务的充分权力，也不享受管理公立医院及监督医疗卫生服务的基本收益。我国分散型行政管理体制是指我国公立医院“九龙治水”的体制安排，公立医院人、财、物、价的管理权分散在不同政府部门中。例如，编制部门掌握着公立医院的机构设置权，组织部门掌握着公立医院的领导任命权，人事部门掌握着公立医院的人事管理权，财政部门掌握着公立医院的财政补偿权，物价部门掌握着公立医院的服务定价权等。

“九龙治水”的体制安排受到专家学者的批判，但是应该明确，“九龙治水”的体制安排是公立医院垄断医疗市场的必然产物：政府管制和医院垄断是连生制度，以政府行政管制防范公立医院垄断引发的道德风险是公立医院监管体制安排的必然选择。但是，由一个部门负责对公立医院进行行政管制本质上是一种公共权力专制，缺乏权力制衡会导致公共权力寻租和医院服务效率损失，于是政府不得不将公立医院的管理权进行分散以寻求权力制衡，即将医疗卫生服务质量的监管权交给卫生行政部门，将医疗卫生资源（人、财、物）的监管权交给人事、财政、物价等部门。然而，这种权力制衡的体制安排，对卫生行政部门监管公立医院的监管绩效造成了极其不良的影响：卫生行政部门对医疗卫生服务质量负有监管责任，但是缺乏优质医疗资源的配置权和医疗行为的奖惩权。更为严重的是，“九龙治水”的体制安排导致医疗卫生服务质量和群众医疗权益缺乏责任主体，以致当“看病难”和“看病贵”蔓延时，不知道向谁问责。因此，应推进公立医院监管体制改革以破解卫生行政部门责权利失衡的局面。

二、公立医院监管体制创新的路径选择

公立医院监管体制创新和公立医院监管体制改革是两个不同的概念，公立医院监管体制创新重“立”，而公立医院监管体制改革重“破”；公立医院监管体制创新立“新”，而公立医院监管体制改革破“旧”。笔者认为，我国公立医院需要监管体制改革，更需要监管体制创新。

（一）公立医院监管体制创新的两大思路

从目前情况看，公立医院监管体制创新主要有两种思路可以实现责、权、利均衡，第一种思路是将分散性权力横向集中，即将分散在不同部门的权力集中于卫生行政部门，以确保卫生行政部门既负有监管公立医院的责任，也具有监管公立医院的权力。第二种思路是将分散性权力纵向下放，即将分散在不同部门的权力下放给公立医院，以确保公立医院既能提供符合社会需要的基本医疗卫生服务，也愿提供符合社会需要的基本医疗卫生服务。目前，两种思路仍存分歧并处于交锋之中，推崇政府主导的专家和卫生行政部门主要推崇第一种思路，推崇市场主导的专家和医疗保障部门主要推崇第二种思路。对责、权、利均衡思路的差异选择，反映了学术偏见和部门利益对路径选择的重大影响。其实，公立医院监管体制改革中责、权、利均衡路径的选择应依靠严密的理论推导和实证分析，而不是部门利益和学派理念。那么，我们到底应该选择权力横向集中的思路，还是应该选择权力纵向下放的思路来实现公立医院责、权、利均衡呢？

（二）公立医院监管体制创新思路的比较选择

笔者主张第二种思路，因为第二种思路本质上是政府购买服务体制下公立医院监管体制改革的最佳选择，其管理权下放和监督权上收的制度安排，不仅有利于维护公立医院公益性，也有利于调动医务人员积极性；既有利于解决群众的“看病贵”问题，也有利于解决群众的“看病难”问题。恰恰相反，第一种思路本质上是政府举办医疗卫生服务体制下公立医院监管改革的必然选择，该制度安排以管理权和监督合二为一为制度特质，会导致政府与公立医院政事不分和管办不分。政事不分会导致公立医院缺乏独立法人的地位和自主经营的权力，从而使医务人员在提供基本医疗卫生服务过程中缺乏积极性、主动性和创造性；管办不分会导致卫生行政部门在公立医院监管过程中丧失中立性和权威性，从而使其难以有效防范公立医院及医务人员的消极行为和道德风险。

总之，第一种思路虽然有利于维护公立医院公益性，但是不利于调动医务人员积极性。目前，卫生行政部门推崇并实践第一种思路，其理由主要是卫生行政部门管理公立医院具有专业优势，如果再赋予其掌控公立医院“官帽子”（人事权和干部任命权）和“钱袋子”的权力（财政补偿权和保险管理权），卫生行政部门便可以最大限度地改善对公立医院的管理绩效。这个观点的错误之处有二，一是高估管理权的作用。其实，管理能（权）力对提升绩效的作用受制于管理体制。在政府举办医疗服务体制下，医务人员积极性下降是无法避免，政府管理能（权）力的提升只能放缓或减弱医务人员积极性下降的态势，而不能改变或扭转医务人员积极性下降的趋势。二是忽视监督权的问题。在管办不分的体制下，卫生行政部门掌握公立医院管理的权力，但是其“教练员”与“裁判员”的角色冲突不仅会稀释卫生行政部门的监管效能，而且会阻碍公立医院的运行绩效。

三、公立医院监管体制创新的关键环节

一直以来，推崇政府主导的官员和学者对公立医院监管体制改革的认识存在两大误区，即放权必然弃责、放权必然致乱。为此，我们申明，政府对公立医院放权不等于弃责，因为政府对公立医院的管理权下放可能伴随着监管责任上收；政府对公立医院放权不会致乱，因为政府对公立医院的管理权下放可能伴随着治理机制建立。

对于政府对公立医院的纵向放权，有两个有争议的问题需要澄清。

（一）第一个问题：放权但不弃责

我们主张权力下放，不是主张政府对公立医院“放权让利弃责”，而是要求政府对公立医院“放权让利负责”。为了放权让利负责，必先处理好政府和公立医院的权责关系：管理权下放和监督权上收。国内外公立医院改革的历程启示我们，政府对公立医院同时上收管理权和监督

权，可能导致公立医院陷入“公益性有余、积极性不足”的境地，广大群众的“看病难”问题无法避免；政府对公立医院同时下放管理权和监督权，可能导致公立医院陷入“积极性有余、公益性不足”的境地，广大群众的“看病贵”问题无法避免。因此，公立医院监管体制创新应该是管理权和监督权相互分立和反向变动的过程，而不是一个相互融合和同向变动的过程，这是处理政府和公立医院责、权、利关系的根本原则。目前，推崇政府主导的学者和卫生行政部门有一个认识误区：政府对公立医院的管理权和监督权不能分开，因为管理权的核心是激励，监督权的核心是约束，两者合二为一才能最大程度发挥政府对公立医院监管绩效。这个观点从“管理”角度看，确实有些道理，但是从“体制”角度看，错误十分明显。因为政府对公立医院的管理权和监督权合二为一，从“大”方面看可能导致医疗卫生体制重回计划经济体制；从“中”方面看可能导致政府对公立医院的职能错位；从“小”方面看可能导致公立医院陷入财政养医的运行机制及医务人员陷入“二锅饭”[①]的分配制度。而相较于三个“大错误”而言，管理绩效一个“小成绩”也就无足轻重了。管理权下放和监督权上收的实现，应矫正政府和公立医院政事不分和管办不分的体制缺陷，以政事分开的制度安排实现政府对公立医院的管理权下放，以管办分开的制度安排实现政府对公立医院的监督权上收。

在政事不分和管办不分的体制下，政府对公立医院的监管会形成“强管理和弱监督”的局面。由于管理以最大程度激励公立医院积极性生产力为中心任务，监督以最大限度约束公立医院消极性生产力为根本目标，所以政府对公立医院的强管理和弱监督会导致激励约束机制的扭曲和错位：强管理（过度管制）会约束公立医院的积极性生产力，弱监督（失公监督）会放纵公立医院的消极性生产力。而在政事分开和管办

① “二锅饭”是一种比“大锅饭”好但又比绩效管理差的分配制度，其反映的是公立机构虽打破了平均主义分配制度但未建立按绩效分配制度的过渡状态或夹生状态。“二锅饭”分配制度是20世纪90年代国有企业改制时的流行语，但在学术文献中仅见于：刘道银. 破了“大锅饭”还有“二锅饭”——关于乡镇企业劳动分配问题的思考[J]. 湖北社会科学，1993，（4）：35-36。

分开的体制下，政府对公立医院的监管会形成“弱管理和强监督”的局面。弱管理不会降低政府对公立医院积极性生产力的激励效能，反而会强化其激励效能，因为弱管理的本质是放松或解除政府对公立医院的行政管制，是解放公立医院生产力的核心举措；强监管不仅会提升政府对公立医院消极性生产力的约束效能，而且对消极性生产力的约束不会以积极性生产力的降低为代价，因为这种监督不是“父亲”对“儿子”的监督，而是中立方基于公正的方式实施的监督。因此，政府对公立医院放权的过程，不是政府对公立医院放弃责任的过程，而是政府对公立医院强化责任的过程；政府对公立医院的“放权收责”不仅会降低公立医院的消极性生产力，而且会提升公立医院的积极性生产力。

当然，政府对公立医院的监管与其说是一种权力，不如说是一种责任，所以让政府（主要指卫生行政部门）承担责任而不掌握权力，从制度经济学的交易成本理论看，这种改革的难度自然是巨大的。另外，让卫生行政部门全权负责对公立医院的行业监督也并非易事。从目前情况看，我国对公立医院的管理权和监督权均处于“九龙治水”的分散状态。之所以如此，是因为我国的医疗卫生机构隶属关系复杂，如有隶属教育主管部门的大学附属医院、有隶属军队组织的部队医院及隶属企事业单位的职工医院。分散化隶属体制会导致医疗机构出现监管的真空地带，从而侵蚀卫生行政部门的监管绩效。在产权制度不易国有化的情况下，新医改开启了不同性质医疗机构属地化管理的实践探索。属地化管理实际上就是卫生行政部门对监管权的集中化。当然，属地化管理本质上是属地化监督，而不是属地化管制。因此，在保障卫生行政部门对不同性质医疗机构进行依法监管的同时，避免其对不同性质医疗机构实施行政管制，是一个亟需理论研究和实践探索的课题。

（二）第二个问题：放权而不致乱

政府放权让利是否会导致公立医院陷入“一放就乱”的困境而不可收拾呢？如前所述，政府对公立医院“收权”会导致公立医院陷入“一收就死”的困境，所以政府对公立医院的“收权”不是一收了之，收权的过程应配套管理制度和管理技术的优化，以避免医务人员积极性淡化。同样，政府对公立医院“放权”会导致公立医院陷入“一放就乱”的困境，所以政府对公立医院的放权不是一放了之，放权的过程应配套治理结构的优化、监管体制的重构和运行机制的再造，以避免公立医院公益性异化。因此，无论是政府对公立医院的收权还是放权，都需要相关配套制度。两者根本区别在于，政府基于收权的副作用（抑制积极性）而采取的配套制度（调动积极性）因为力量过小且容易异化，所以很难实现公立医院公益性和医务人员积极性的均衡；而政府基于放权的副作用（异化公益性）而采取的补充机制（维护公益性）因为力量够大且多元制衡，所以可以实现公立医院公益性和医务人员积极性的均衡。政府为避免放权的负效应而采取的配套机制主要是“一个结构三大机制”，即公立医院的法人治理结构及医疗服务的公私竞争机制、医疗保险的付费制约机制、政府主导的多元监管机制。我们可以从以下两个角度解构“一个结构三大机制”的基本原理。

1. 从公立医院的角度解构“一个结构三大机制”的基本原理 公立医院的法人治理，虽然有利于调动医务人员积极性，但是不利于维护公立医院公益性，为了充分调动医务人员积极性的同时防止公立医院公益性的淡化，应从三个角度予以激励和约束：①从供给角度以竞争机制为手段确保医务人员积极性强化并防范公立医院公益性淡化；②从筹资角度以付费方式为路径确保医务人员积极性强化并防范公立医院公益性淡化；③从监管角度以包容监管为价值确保医务人员积极性强化并防范公立医院公益性淡化。三大机制不仅具有力量强大、方向相同的特质，完全可以实现维护公立医院公益性的目的，而且具有调动积极性和维护公益性的双重功效，在维护公立医院公益性的同时不至于牺牲医务人员积极性。

2. 从医疗保险的角度解构“一个结构三大机制”的基本原理 医疗保险以付费方式对公立医院发挥作用。在医疗保险后付费方式下公立医院提供医疗卫生服务是“花别人（医疗保险）的钱为别人（患者）服务”，所以可能既不关注成本也不关注质量，结果是公立医院公益性淡化（抬高医疗费用）和医务人员积极性异化（难保服务质量）。在此情况下，医疗保险的后付费方式应转型为预付费方式。在医疗保险预付费方式下，公立医院提供医疗卫生服务是“花自己（医院）的钱为别人（患者）服务”，所以可能虽关注成本但忽视质量，结果是尽管公立医院公益性强化了（降低医疗费用），但是医务人员积极性却走向了异化（降低服务质量）。为了在维护公益性的同时防范积极性淡化和异化，我们应该建构三大机制予以克服。

通过比较发现，两个角度对“一个结构三大机制”的基本假设和功能定位存在诸多差异。从基本假设看，两者均是克服公立医院“一放就乱”的路径探索，而且对“放”的认识基本一致（解除政府管制），但是对“乱”的理解完全相反。从公立医院的角度主要将“乱”界定为公立医院公益性淡化或异化，而从医疗保险角度主要将“乱”界定为医务人员积极性淡化或异化。从功能定位看，从公立医院角度主要将“乱”界定为公立医院公益性淡化或异化，所以其会将医疗服务公私竞争机制、医疗保险付费制约机制和政府主导多元监管机制的功能作用定位为调动医务人员积极性的路径；相反，从医疗保险角度主要将“乱”界定为医务人员积极性淡化或异化，所以其会将医疗服务公私竞争机制、医疗保险付费制约机制和政府主导多元监管机制的功能作用定位为维护公立医院公益性的路径。当然，两种角度对“治乱”的机制设计均可达到殊途同归的功效。

四、结　　论

责、权、利是公立医院监管体制的三大要素，责、权、利的均衡是公立医院监管体制创新的根本原则。责、权、利的不同均衡模式决定着公立医院监管体制创新的路径选择。责、权、利的均衡模式可以分为监管主体的均衡模式和监管对象的均衡模式，监管主体和监管对象的责、权、利失衡是当前我国公立医院公益性和积极性失衡的重要原因。在公立医院监管体制改革中，实现责权利均衡主要有两条途径：①将分散化权力横向集中于监管部门；②将分散化权力纵向下放给公立医院。第一条路径难以克服公立医院“一收就死”的困局，第二条路径可以实现公立医院“一放有序”的目标。

（陈星文 廖秀亮 校）

第三节 以医保预付费方式撬动医院运行机制改革

医保付费方式不仅是一种医疗卫生费用的分担和控制机制，也是一种医疗服务行为的激励和约束机制，更是一种医疗服务体制的改革和再造机制。2016 年 6 月 29 日，《人力资源和社会保障部关于积极推动医疗、医保、医药联动改革的指导意见》（人社部发〔2016〕56 号）提出“医保在医改中的基础性作用”。2017 年 6 月 28 日，《国务院办公厅关于进一步深化基本医疗保险支付方式改革的指导意见》（国办发〔2017〕55 号）要求“充分发挥医保在医改中的基础性作用”。那么，什么是医保在医改中的基础性作用呢？我们的回答是：医保是一种医疗费用的分担和控制机制、医疗资源的盘活和分配机制、医疗行为的激励和约束机制、医疗体制的改革和再造机制。目前，我国对医保分控医疗费用的功能和效果已经研究很多，对医保配置医疗资源的功能和效果已经研究很深，对医保激励医疗行为的功能和效果已经研究很全，但是对医保改革医疗体制功能和效果的研究既少又浅还缺。在全面推开县级公立医院改革和城市公立医院改革之际，研究如何以医保付费方式为支点撬动公立医院运行机制改革，显得格外重要。

一、医保后付费方式与公立医院运行机制改革

医保的付费方式主要包括后付费方式和预付费方式，后付费方式是指医保对医疗服务的按项目后付费方式（fee-for-service，FFS），预付

费方式是指医保对医疗服务的按人头、病种和总额预付费方式。从功能角度看，医保的后付费方式是一种医疗费用的分担机制。因为只能承担医疗费用的分担功能，而不能承担医疗费用的控制功能，所以医保后付费方式须搭配政府举办型医疗体系（医疗机构主要由政府举办，并接受政府的行政管制）。政府举办医疗服务并管制公立医院，旨在控制不合理的医疗费用，但是由于医疗成本的存在及趋高态势，即使是合理的医疗费用，群众也难以承担，所以应设置医保的后付费制度予以分担。可见，医保后付费方式与公立医院行政管制是一对完美搭配的制度组合：公立医院的行政管制以“控制”不合理医疗费用为职能，医保的后付费方式以“分担”合理医疗费用为职能，前者“做小分子”，后者“做大分母”，两者共同发挥减轻群众直接疾病经济负担的功能。因此，以医保后付费方式为杠杆可以撬动政府举办型医疗服务供给体制及公立医院管制型监管体制的构建。

当前，由于医疗费用过度上涨，医保后付费方式饱受诟病并被要求进行改革，其实这是对医疗费用过快上涨的误判和错治。我国医疗费用过快上涨主要是因为不合理医疗费用过快上涨，而不合理医疗费用过快上涨主要不是因为医保后付费方式，而是因为医疗服务垄断供给体制和政府对医疗机构失当管制。改革开放以前，我国医疗服务供给体制主要是政府举办型供给体制；改革开放以后，我国医疗服务供给体制发生了重要变革（“行政型市场化”[①]）。但是这种变革不彻底，结果导致我国的医疗服务供给体制演变为政府举办和政府购买的混合型体制。从医疗服务筹资角度看，全民医疗保险标志着我国已经形成医疗服务的政府购买体制；但从医疗服务监管的角度看，全面行政管制又标志着我国仍然处于医疗服务的政府举办体制。这种医疗服务混合型供给体制不仅导致政府举办型医疗服务体制下行政管制的控费功能难以发挥到位，也导致政府购买型医疗服务体制下预付费方式的控费功能发挥严重受限。因此，在医疗服务混合型供给体制下，只能采取医保的后付费方式，而不

① 顾昕. 公立医院行政型市场化走不通[N]. 社会科学报，2014-08-28（004）。

能采取医保的预付费方式；只能发挥医疗费用的分担功能，而不能发挥医疗费用的控制功能。可见，医保后付费方式是我国医疗服务混合型供给体制的必然产物。

那么，为什么医疗服务混合型供给体制下的行政管制难以发挥控费功能呢？道理很简单。如果说政府举办型医疗服务体制下的行政管制是一种完全型行政管制，那么混合型医疗服务供给体制下的行政管制就是一种残缺型行政管制。这种残缺型行政管制的主要特征是行政管制和市场机制的错搭，这种错搭我们称为管制型市场化：一方面公立医院主要通过收费获得补偿（“市场化”的含义），另一方面公立医院又要接受政府的人、财、物管制（“管制型”的含义）。公立医院的管制型市场化存在管制和市场的价值冲突及制度矛盾，而价值冲突和制度矛盾最终会稀释甚至扭曲行政管制的控费功能，具体体现在行政管制不仅不能发挥不合理医疗费用的控制功能，而且还推动不合理医疗费用的过度上涨。药品加成管制是政府对公立医院残缺型行政管制的典型代表，药品加成管制原本是政府控制医疗费用并补偿医疗成本的制度安排，但是在市场化的结构和机制中，药品加成管制不仅没有有效控制不合理的医疗费用，反而无限抬高不合理的医疗费用，以致公立医院形成积重难返的以药养医机制。可见，我国公立医院不合理医疗费用上涨，原因不仅在于医保后付费方式，更在于对公立医院行政管制。同样，医保难以从后付费方式向预付费方式转变，也是医疗服务混合型供给体制造成的，而不是医保部门错误选择付费方式造成的，因为医保预付费方式本质上是一种医保机构向医疗机构购买医疗服务的方式，所以应搭配政府购买型医疗服务体制，并以放松或破除政府行政管制为前提条件。因此，要将医保后付费方式转变为预付费方式，应将医疗服务的混合供给体制升级为政府购买服务体制。可见，在混合型医疗服务供给体制下，医保的按项目后付费方式和公立医院的残缺型行政管制相互撮合，合力形成不合理医疗费用并推动其过度上涨。

那么，要控制不合理医疗费用上涨，我们是应该回归政府举办型医疗服务供给体制，并优化政府对公立医院的行政管制，如政府价格管制负责对不合理医疗费用的控制，而医保后付费方式负责分担合理医疗费用？还是应该构建政府购买型医疗服务供给体制，并破除政府对公立医院的行政管制，如多元监管机制负责医疗质量监管，而医保预付费方式负责控制医疗费用呢？可以肯定，后者是解决医疗服务混合型供给体制和公立医院残缺型行政管制弊端的正确选择，因为购买服务体制和多元监管机制可以形成公立医院的治理型市场化结构和机制。公立医院的治理型市场化比管制型市场化优越，因为“治理和市场可以兼容”[①]，而“管制和市场难以兼容”[②]。公立医院的治理型市场化也比完全行政化先进，因为完全行政化极易导致控费制度（行政降价方式）和补偿机制（财政补偿机制）的矛盾，虽然其有利于维护公立医院公益性，但不利于调动医务人员积极性。而公立医院治理型市场化可以解决控费制度（医保预付费方式）和补偿机制（医保补偿机制）的矛盾，既可以切实维护公立医院公益性，也可以充分调动医务人员积极性。因此，我们主张构建政府购买型医疗服务供给体制，破除政府对公立医院的行政管制，并在此基础上水到渠成地实施医保预付费方式（图 4-3-1）。

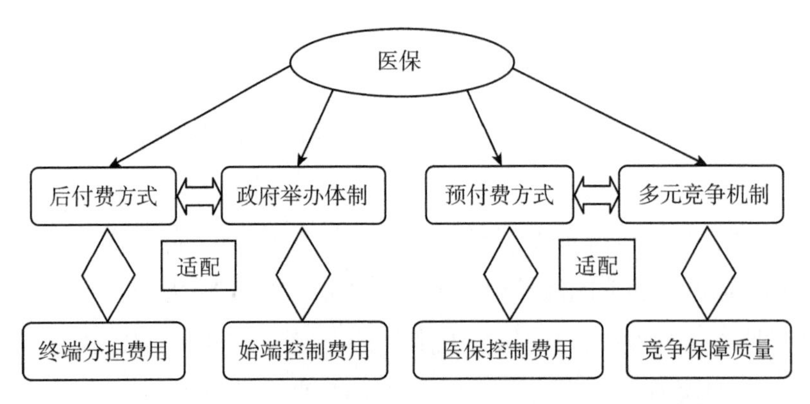

图 4-3-1　医保付费方式适配的医疗服务体制及其原理

① Osbornesp. 新公共治理？——公共治理理论和实践方面的新观点[M]. 包国宪，赵晓军译. 北京：科学出版社，2020。

② Spulber DF. 管制与市场[M]. 余晖，何帆，钱家骏，等译. 上海：格致出版社，2017。

二、医保预付费方式与公立医院运行机制创新

医保预付费方式是一种定额打包付费的方式，这意味着公立医疗机构提供一定单位（人头或病种）医药服务的收入受到封顶限制。在此情况下，公立医疗机构要追求利益最大化，已经不能通过“收入最大化”的途径，而只能通过“成本最小化”的途径。公立医疗机构要实现成本最小化，应从降低药物成本和提高医疗质量方面下功夫。药物成本的降低主要取决于公立医疗机构是否具有药物的自主采购权，医疗质量的提高主要取决于公立医疗机构是否具有收支结余的分配权和人力资源的管理权。

（一）降低药物成本以破除行政管制为前提条件

在医保预付费方式下，降低药物成本是公立医疗机构实现利益最大化的必然选择。这是因为，公立医疗机构将改变后付费方式下“高价买药”的采购模式，而采取“低价买药”的采购模式。医保预付费方式下的公立医院自主采购模式要比医保后付费方式下的行政机构集中招标采购制度优越得多，主要是因为机制的优越性。医保预付费方式下的公立医院自主采购模式实际上是“医疗机构花自己的钱为自己采购机制”，药物采购者、付费者和使用者三位一体，医院既是药物的使用者，又是药物的采购者和付费者。因此，如果采取公立医院自主采购模式，公立医院则既关注药物价格，又关注药物品质。相反，行政机构集中招标采购制度实际上是“招采机构花别人的钱为别人采购的机制”，药物的使用者、付费者和采购者一分为三，医院是使用者和付费者，但不是采购者，招标机构是采购者，但不是使用者和付费者。因此，如果行政机构负责集中招标采购，其可能既不关注药物价格，也不关注药物品质。行政化的招标采购机构对药物性价比的关心主要取决于外部的监管力量，而不是内在的自觉力量，所以药品集中招标采购的结果如下：外部监管力量弱时，药物价格高，群众难以承受；外部监管力量强时，药物价格低，质

量难以保证，因而很难做到价格和质量的最优组合（高性价比）[①]。

综上，在医保预付费方式下，降低医疗成本以降低药物成本为首要选择，而降低药物成本以公立医疗机构的自主采购模式为主要依托，而公立医疗机构的自主采购模式以破除或放松政府对公立医疗机构的药物价格管制为前提条件。因此，医保预付费方式可以撬动公立医疗机构药物价格管理制度变革。需要强调的是，破除药物价格管制不会导致药物价格陷入"一放就乱"的困局，而只会引导药物价格步入"放而有序"的良局，因为破除药物价格管制是在医保预付费方式下实施的，而不是在医保后付费方式下实施的，即"有治理的市场化"机制会让破除管制后的药物价格处于"活"和"序"的平衡状态。

（二）提高医疗质量以破除行政管制为前提条件

降低成本应以放松或破除行政管制为前提条件，提高医疗质量也应以放松或破除行政管制为根本条件。降低药物成本应放松或破除的是药物的价格管制，而提高医疗质量应放松或破除的是收支管制和人事管制。提高医疗质量的过程本质上是提高医疗效率的过程。理论和实践均已证明，政府这只"看得见的手"在扩大医疗公平方面具有优势，但是在提高医疗效率方面存在劣势；市场这只"看不见的手"在提高医疗效率方面具有优势，但是在扩大医疗公平方面存在劣势，所以提高医疗质量（效率）应主要依靠市场机制，而不是政府管制。美国医疗技术领先世界，而英国医疗

① 继冠状动脉支架联合采购进入"千元时代"后，山东、重庆等六省市在药品集中采购有"大动作"。2020年11月，山东省首批药品省级集中带量采购结果现场揭晓，39个药品，平均降价达67.3%，最大降幅为98.6%；而重庆、贵州、云南、湖南、广西五省区市实行联合带量采购，在重庆市开展第一批常用药品联合带量采购，共中选15个品种、187个品规，药品平均降价达54.2%，最大降幅达83.54%。集中带量采购是治理药品和高值医用耗材价格虚高、流通乱象的重要举措，是全面深化医药领域集中采购改革的关键一环。药品采购价格大幅降低，将显著减轻老百姓医药费用负担，但作为研究者必须冷静思考。一是药品招标采购是一个供求双方的公平谈判，不是不对称博弈；二是医保机构作为药品的购买方，不仅要降低药品的价格，而且要保障药品的质量，避免出现以价格最低为目标而致质量降低的结果；三是即使招采成功的药品价格最低且质量有保障，但由于医院是药品的使用方，其可能少用和不用招采药品，导致招采药品"进得了医保却进不去医院"，老百姓最终还是不能完全享受到低价药品的好处。

技术不复荣光，足以证明市场机制在提高医疗质量（效率）方面的高效和政府管制在提高医疗质量（效率）方面的失灵。当然，我们在提高医疗质量（效率）方面主张的是“市场化”，并不是“去行政化”。相反，应在破除政府对公立医疗机构行政管制的同时，强化政府对公立医疗机构的依法监管，因为政府监管是“治理型市场化”的重要部分，也是防范医疗质量风险的重要力量。那么，如何发挥市场机制提高医疗质量的作用呢？根本之道在于放松或破除政府对公立医疗机构的价格管制、收支管制和人事管制。放松或破除政府对公立医疗机构的价格管制和收支管制，实际上是赋予公立医疗机构医疗服务的定价权和医疗收支的分配权；放松或破除政府对公立医疗机构的人事管制，实际上是赋予公立医疗机构对人力资源招录、升降和奖惩的管理权。

1. 医疗服务的定价权是保障公立医疗机构提高医疗质量的前提条件　掌握医疗服务的定价权意味着公立医疗机构可以依据医疗风险和医疗质量的高低确定医疗服务价格。医疗服务的定价权，一方面具有激励医务人员提供高风险和高质量医疗服务的功能；另一方面可以防范医务人员为回避医疗风险而推诿重症患者的行为及因医疗价格过低而不愿提供高质量医疗服务的倾向。可见，医疗服务的定价权本质上是一种以价格为手段激励医务人员提供高质量医疗服务并约束医务人员策略性医疗行为的市场机制。相反，在医疗服务的价格管制下，公立医院的医疗服务价格很难反映医疗风险和医疗质量的高低，高风险、高质量的医疗服务未必形成高价格（高收益），低风险、低质量的医疗服务未必形成低价格（低收益），这会导致医疗服务“劣币驱逐良币”[①]（bad money

---

① 劣币驱逐良币由16世纪英国财政大臣格雷欣提出，也称“格雷欣法则”（Gresham’s law）。在医疗服务领域，劣币驱逐良币主要体现在：由于医疗价格不能体现医疗服务质量，提供高质量的医疗服务未必获得高回报甚至可能获得低回报，而提供低质量的医疗服务未必获得低回报甚至可能获得高回报，所以医疗机构和医务人员愿意提供低质量的医疗服务而不愿提供高质量的医疗服务，结果是低质量的医疗服务（劣币）在市场竞争中战胜了高质量的医疗服务（良币）。医疗服务领域的劣币驱逐良币本质上是医疗服务价格不能反映医疗服务质量时必然产生的逆向选择。因此，解决医疗服务领域劣币驱逐良币的关键是建立一种科学合理的准确反映医疗服务质量的医疗服务价格形成机制。

drives out good）的不良后果。这不是杞人忧天，也非贩卖焦虑，诱导轻症患者和推诿重症患者已经成为医疗服务价格管制的必然产物和常态行为。当然，也有学者质疑：如果政府赋予公立医院医疗服务的定价权，那么公立医院为了追求自身利益最大化会任意抬高医疗服务价格，最终增加群众的医疗经济负担。其实，这些学者混同或偷换了“放任型市场化”和“治理型市场化”的概念。公立医疗机构借助信息优势为谋求利益任意抬高医疗服务价格，是放任型市场化下的行为，而不是治理型市场化下的行为。在治理型市场化机制下，医疗服务的定价要受到医保预付费方式的制约，医疗服务的质量要受到竞争者、付费者和监管者的制约，所以竭尽全力提升医疗服务的性价比是公立医疗机构的必然选择。相反，公立医疗机构任意抬高医疗服务价格或降低医疗服务质量则要付出被患者“弃选”、被医保机构“弃付”和被监管主体“弃任”的经济性风险和制度性风险。

2. 医疗收支的分配权是保障公立医疗机构提高医疗质量的关键条件 收支分配权本质上是“剩余索取权”[①]（residual claim），它是防范产品或服务提供方代理风险的有效途径，也是推动其积极提供产品或服务的强激励机制。医疗服务的定价权和医疗收支的分配权密切相关：定价权是分配权的前提，分配权是定价权的保障。公立医院只有具备医疗收支结余的分配权，才能将医疗收支的结余依据医疗风险和医疗质量的高低公平、公正、公开地分配给医务人员，激励他们勇于承担医疗风险和积极提高医疗质量，约束他们故意回避医疗风险和消极减少医疗服务。目前，我国中部省份（如安徽）的一些基层医疗卫生机构和西北省

---

① 剩余是指收益减去成本后的利润，索取是指对利润的分配权和享受权，剩余索取权是指所有者赋予经营者分享利润的权利。在实践中，剩余索取权是所有者防范经营者代理风险的策略选择，其基本原理是使经营者与所有者形成利益共同体，从而推动经营者全心全意为所有者服务。在医疗服务领域，公立医院应该在政府监管下为公民提供质优价宜的医疗服务，但是由于医患双方信息不对称和医疗需求价格弹性低等原因，公立医院未必为公民提供质优价宜的医疗服务，从而引发“代理风险”。按照剩余索取权的原理，治理公立医院代理风险的根本办法不是政府加大对公立医院的收支管制，而是政府代表公民赋予公立医院收支分配权，从而让公立医院与广大公民形成利益共同体。

份（如陕西）的一些县级公立医院，在基本药物零差率政策的基础上采取收支两条线的制度，其结果是医疗机构的服务效率极大降低和服务能力无限削弱，医务人员为了回避医疗风险并应对政府的监管和考核，极力诱导轻症患者并推诿重症患者，从而导致公立医疗机构公益性上升和基本医疗服务公益性下降并存的怪相。因此，取消医疗价格管制并赋予公立医疗机构收支结余的分配权，是公立医疗机构提高医疗质量的根本途径。当然，会有学者置疑[①]：赋予公立医疗机构收支结余的分配权不是将公立医疗机构异化为营利性医疗机构吗？实际上，这是政府举办医疗服务体制下人们对医疗机构分类管理的思维范式。政府对医疗机构分类管理，本质上也是政府对医疗机构的行政管制。按照分类管理的思路，政府应该对公立医院实行"收支两条线"的管理，对民办非营利性医院实行"结余禁止分配"的管理，对民办营利性医院实行"允许结余分配"的管理。这种思路在我国根本行不通，而且不利于引入社会力量兴办非营利性医疗机构。相反，在政府购买医疗服务体制下，法人化的公立医院和公司化的民营医院都是提供基本医疗服务的机构，均具有医疗服务的定价权和收支结余的分配权，均以"竞"医疗服务性价比的方式"争"医保机构的付费。这也启示我们，要推行医保付费方式改革，应破除政府对医疗机构的分类管理制度，代之以统一规范的依法管理制度。

3. 人力资源的管理权是保障公立医疗机构提高医疗质量的保障条件　在人力资源管理模式下，医务人员的招聘、辞退、奖惩和升迁完全由公立医疗机构自主负责。医疗机构依据业务需要对人力资源进行招聘和辞退，以实现医疗机构人力资源的人岗匹配；依据医疗绩效对人力资源进行奖惩和升迁，以发挥医疗机构人力资源的最优效能。可见，人力资源管理是降低医疗成本和提高医疗质量的重要途径。一方面，医务人员数量与医疗服务业务保持平衡，可以避免不必要医疗成本增加；另一方面，医务人员收入与医疗绩效保持平衡，可以避免医疗效率损失。

---

① 杨中浩. 基于医疗服务相对价值的公立医院薪酬规制研究[D]. 上海：上海财经大学，2020。

然而，目前我国大部分公立医疗机构仍然实行人事管理，而不是人力资源管理[1]。人事管理本质上是政府对公立医疗机构的人事管制，公立医疗机构医务人员的招聘、辞退、奖惩和升迁权力掌握在政府手中。例如，医学生要进入公立医院工作，应参加并通过由地方人事部门组织的“事业单位录用考试”，否则难以获得财政编制的身份和技术职称评定的资格。再如，公立医疗机构的领导干部提拔转调应由地方政府组织部门决定。这种人事管制的负效非常严重，主要体现在3个方面：①由于地方政府缺乏医疗服务的专业知识或医疗业务的运行信息，所以其实施的人事管理极易导致“外行指导内行”的瞎指挥和乱管理；②地方政府掌握公立医院的人事权，极易导致公立医院“以患为本”向“以上为本”的价值扭曲，也极易导致地方政府在人事管理和干部升迁上的权力寻租；③公立医院由于缺乏人力资源的管理权，想进的人进不来、想辞的人辞不掉、能者得不到奖励、庸者得不到惩罚，这不仅会增加医疗成本，而且会降低医疗质量。

人力资源管理制度之所以比人事管理制度优越，主要有以下2种原因：①人力资源管理实现了人员管理和业务管理的合二为一。而人事管理实行“人员管理由政府负责、业务管理由医院负责”的管理制度，人员管理和业务管理被人为撕裂。②人力资源管理实现了医疗绩效和医疗收入的平衡，既避免掉入“以医为本”的单边价值陷阱，也避免掉入“以患为本”的单边价值陷阱，步入了“医患共赢”的良性价值轨道。而人事管理仍然坚持“以患为本”的基本价值，其在完备的行政管制（如价格管制和收支管制）下通常演化为“公益性有余和积极性不足”的制度安排（如“大锅饭”分配制度），而在残缺的行政管制（如药品加成管

---

① 人力资源管理和人事管理都是管人的制度，但是两种制度的发展层次、价值取向和权力归属有很大的不同。从发展层次上看，人事管理是管人的初级模式，人力资源管理是管人的高级模式，人力资源管理是人事管理的变革版和升级版。从价值取向上看，人事管理的价值取向是以事为本，把人当作做事的工具和附属；人力资源管理的价值取向是以人为本，把人当作做事的目的和主体。从权力归属上看，人事管理权主要集中在所有者手中，而人力资源管理权主要集中在经营者手中。

制）下通常演化为“公益性淡化和积极性异化”的制度安排（如以药养医机制）。因此，为了降低医疗成本和提高医疗质量，应将公立医院的人事管理制度转型为人力资源管理制度。转型能否成功主要取决于能否破除政府对公立医院的人事管制。

当然，公立医院人力资源管理制度的构建是一个系统工程，不是破除管制一项改革就可以完成的。如果缺乏配套的制度安排，政府对公立医院下放人事管理权极易导致公立医院的人力资源管理陷入“一放就乱”的局面。例如，公立医院领导依据“喜恶”招聘、辞退医务人员，依据“利益关系”奖惩、升降医务人员。因此，政府对公立医院下放人事管理权的过程，也是政府为公立医院构建新型管理体制和营造新型运行机制的过程。这种新型管理体制和运行机制本质上就是公立医院的法人治理和医保的预付费方式。在法人治理和预付费方式下，公立医院人力资源管理的道德风险将自动消除，因为人力资源管理道德风险的害处由自己承担，而好处由竞争者享受（简称“成本个人化、收益社会化”）。相反，在垄断供给、行政管制和后付费方式下，公立医院人力资源管理的道德风险难以自动消除，而且大行其道，因为人力资源管理道德风险的好处由管理者享受，而坏处由被管理者承担（简称“收益自己化、成本他人化”）。目前，我国部分地方政府对公立医院积极下放人事管理权并帮助公立医院建立人力资源管理制度，但是由于缺乏医保预付制度和公立医院法人化的配套制度，结果是公立医院的人力资源管理出现腐败现象，因此遭到推崇政府主导的专家的抨击，也因此成为政府部门上收人事管理权的主要理由。笔者认为，破除人事管制后公立医院人力资源管理制度建设中出现的问题，应该用配套制度和机制予以治理，而不是通过恢复人事管制予以解决（图 4-3-2）。

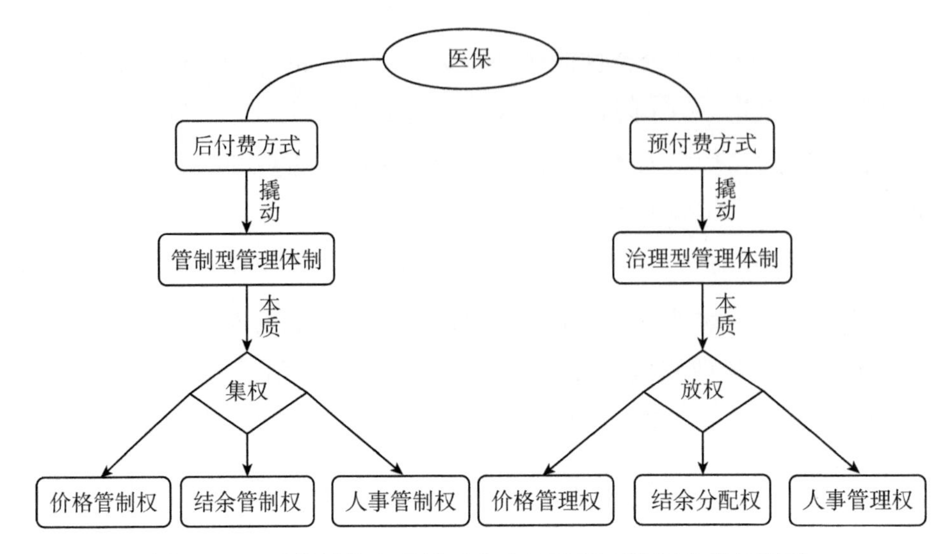

图 4-3-2 医保付费方式撬动公立医院管理体制改革的逻辑

三、主要结论

本节主要有以下 3 个结论。

1. 医保付费方式须与医疗服务提供体制适配 医保后付费方式适配政府举办型医疗服务供给体制，并要求优化政府对公立医院的行政管制，具体体现为医疗价格管制负责不合理医疗费用的控制，医保后付费方式负责合理医疗费用的分担。医保预付费方式适配多元竞争型医疗服务供给体制，并要求破除政府对公立医院的行政管制，具体体现为医保预付费方式负责控制医疗费用，竞争机制负责防范医疗质量风险。

2. 医保付费方式可以撬动公立医院管理体制改革 从权力配置角度看，公立医院运行机制可以分为以管制为核心的运行机制和以治理为核心的运行机制。公立医院以管制为核心的运行机制以医疗卫生领域市场失灵为基本假设，在认识上肯定政府对公立医院行政管制的功能，所以其建设以优化政府对公立医院的行政管制为逻辑起点；公立医院以治理为核心的运行机制以医疗卫生领域政府失灵为基本假设，在认识上否定政府对公立医院行政管制的功能，所以其建设以破除政府的行政管制为逻辑起点。不同的医保付费方式可以撬动不同的公立医院运行机制改革：医保后付费方式可以推动政府强化对公立医院的行政管制，最终建立公立医院以管制为核心的运行机制；医保预付费方式可以推动政府放松对公立医院的行政管制，最终建立公立医院以治理为核心的运行机制。

3. 以医保后付费方式改革为契机和医保预付费方式实施为支点撬动公立医院以治理为核心的运行机制建设　公立医院以治理为核心的运行机制本质上是医保预付费方式下公立医院为防范医疗质量风险而采取的制度安排，其构建应以破除政府对医疗服务的价格管制、医疗收支的分配管制和医务人员的人事管制为前提，并以赋予公立医院对医药服务的定价权、医疗收支的分配权和人力资源的管理权为根本，且以为公立医院营造监管机制、公平的竞争机制和医保购买机制为保障。

（李晓丹　梁雅琦　校）

第四节　以医保预付费方式撬动公立医院治理机制重构

医保付费方式改革是医疗服务需求体制改革，公立医院改革是医疗服务供给体制改革。在医疗服务行政化体制下，医疗服务供给体制决定医疗服务需求体制，医疗服务供给体制为主，医疗服务需求体制为辅，所以医保付费方式应与公立医院体制机制匹配。在医疗服务市场化体制下，医疗服务需求体制决定医疗服务供给体制，医疗服务需求体制为主，医疗服务供给体制为辅，所以公立医院体制机制应与医保付费方式匹配。党的十八届三中全会通过的《中共中央关于全面深化改革若干重大问题的决定》指出：经济体制改革是全面深化改革的重点，核心问题是处理好政府和市场的关系，使市场在资源配置中起决定性作用和更好发挥政府作用。医药卫生体制改革是全面深化改革的重要组成部分，那么如何在医药卫生体制改革中发挥市场在资源配置中的决定性作用和更好发挥政府作用呢？经过长期研究，笔者认为在医改中发挥市场在资源配置中的决定性作用和更好发挥政府作用的关键在于医保的角色定位和功能发挥：角色定位上，应将医保的被动付费者角色转变为主动购买者；功能发挥上，不仅要发挥医保在分担和控制医疗费用上的功能，而且要扩大其在资源配置、医院治理和体制改革上的功能。本节参考制度经济学理论，深入分析医保付费方式撬动公立医院治理机制变革的原理和逻辑[①]。

一、医保付费方式的功能及匹配体制机制

众所周知，医保的付费方式分为预付费方式和后付费方式。医保后付费方式主要指医保对医疗机构的按项目付费方式，具有后付费和项目制两个特征；医保预付费方式主要指医保对医疗机构的按人头、病种和总额付费方式，具有预付费和打包制两个特征。医保的后付费方式和预付费方式具有不同的功能，为充分发挥功能，两种方式应匹配不同的医疗服务供给体制和医疗机构治理机制。

（一）医保后付费方式的功能及匹配体制机制

医保后付费方式是一种事后性不确定付费方式，难以控制具有信息优势的医疗服务供给方，因而难以控制不合理医疗费用上涨。相反，医保预付费方式是一种事前性定额付费方式，可以控制信息优势的医疗服务供给方，因而可以控制不合理医疗费用上涨。可见，医保后付费方式缺乏医疗费用的控制功能，但是具有医疗费用的分担功能。为取长补短，即充分发挥医保分担医疗费用的优势，并矫正医保推高医疗费用的缺

① 本节涉及两个概念，即公立医院治理和公立医院管制。管制和治理是政府解决社会问题的两种手段。管制是公共行政时期政府解决社会问题的主要手段，其主要特点是“有为而治”，其本质内涵是政府独治社会问题；治理是公共管理时期政府解决社会问题的主要手段，其主要特点是“无为而治”，其本质内涵是社会共治社会问题。在党的十八届三中全会和党的十九大提出“资源配置市场化”和“治理能力现代化”的语境下，地方政府应该多用和善用治理的手段解决社会问题。

陷，医保后付费方式应匹配基本医疗服务的政府举办体制和公立医院的行政管制结构。政府举办医疗服务体制下的公立医院由于实行收支分开、价格管制和分配管制，医疗服务和医药收费的利益链条被打断，所以可防范医务人员通过诱导需求和过度医疗的方式推动不合理医疗费用上涨。

然而，由于医疗成本的存在及趋高态势，即使是合理和必要的医疗费用，对群众而言也是难以承担的直接疾病经济负担（indirect disease burden），所以应设置保险机制予以分担，这个分担机制就是医保的后付费方式。因此，医保后付费方式匹配基本医疗服务的政府举办体制和公立医院的行政管制结构。当前，很多人将我国医疗费用不合理上涨归咎于医保后付费方式，实为不妥，因为这是人为赋予医保后付费方式以控费功能。实际上，我国医疗费用不合理上涨，不仅是因为医保后付费制度“落后”，而且是因为医疗服务政府举办体制及公立医院行政管制结构“缺陷”。

（二）医保预付费方式的功能及匹配体制机制

医保预付费方式不仅具有医疗费用的分担功能，而且具有医疗费用的控制功能。为充分发挥这两项功能，医保预付费方式应配套基本医疗服务的政府购买体制及公立医院的法人治理结构。医保对医疗机构预付费的过程，本质上是医保机构向医疗机构“精挑细选”和“讨价还价”的购买服务过程，所以基本医疗卫生服务的政府购买服务体制及公立医院的法人治理结构是医保预付费方式发挥控费功能的前提条件。总之，医保的预付费方式如错配基本医疗服务的政府举办体制及公立医院的行政管制结构，则这种制度组合将以失败告终。

当前，我国公立医院体制机制改革和医保付费方式改革难以协调，也是因为医疗服务的政府举办体制和医保的预付费方式难以兼容：政府举办体制要求对公立医院“行政化”；而医保的预付费方式要求对公立医院“市场化”。要实现医保付费方式和公立医院体制机制匹配，可以采取两种办法：①单向改革，即维持医保后付费方式不变，强化基本医疗服务的政府举办责任并优化公立医院的行政管制；②双向改革，一手将医保的后付费方式转变为预付费方式，另一手将基本医疗服务的政府举办体制转变为政府购买体制，并将公立医院的行政管制结构转变为市场治理结构。

那么，我们应该选择哪种配对形式呢？笔者经研究认为，要依据公益性和积极性的均衡性做出选择。医保后付费方式配对基本医疗服务的举办体制及公立医院的行政管制，可以维护公立医院公益性，但是难以调动医务人员积极性，所以可以排除；医保预付费方式配对基本医疗服务的购买体制及公立医院的市场治理，不仅可以维护公立医院公益性，而且可以调动医务人员积极性，所以应该选择。

二、医保付费方式对公立医院的激励功能及体制构造

医保付费方式本质上是医疗机构的激励机制，不同的付费方式对医疗机构形成不同的激励机制。为充分发挥医保付费方式的激励功能，医疗服务体制机制应与医保付费方式匹配。

（一）医保后付费方式对医院激励机制的负面性

医保预付费方式对医疗服务的激励功能，可以撬动以治理型市场化为导向的公立医院体制机制构建。不同的医保付费方式对医疗服务形成不同的激励机制，不同的激励机制可以导出不同的行为模式，不同的行为模式可以引发不同的制度安排。诺贝尔经济学奖获得者米尔顿·弗里德曼（Milton Friedman）的“花钱办事”理论是解析医保付费方式激励效果的一把钥匙。按照“花钱办事”坐标图（图 4-4-1），花谁的钱和为谁服务是决定市场主体激励机制的两个关键要素。“为谁服务”决定着市场主体关注质量的程度，如果市场主体是为自己服务，则将关注所提供产品或服务的质量；如果市场主体是为别人服务，可能忽视所提供产品或服务的质量。“花谁的钱”决定着市场主体关注成本的程度，如果市场主体是花自己的钱提供产品或服务，则将关注所提供产品或服务

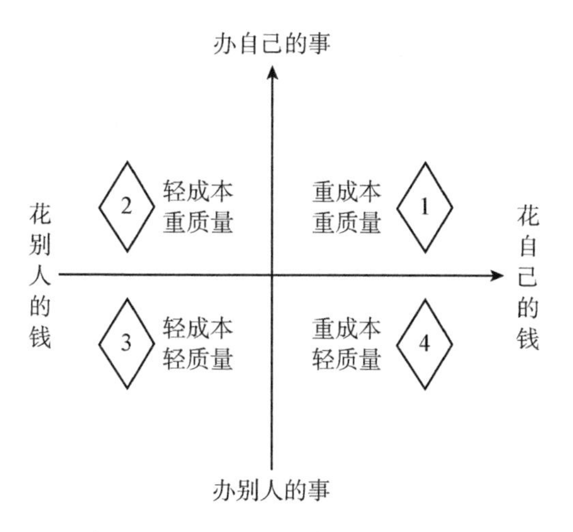

图 4-4-1　“花钱办事”理论坐标图

第一象限：花自己的钱+办自己的事，则“重成本重质量”；第二象限：花别人的钱+办自己的事，则“轻成本重质量”；第三象限：花别人的钱+办别人的事，则“轻成本轻质量”；第四象限：花自己的钱+办别人的事，则“重成本轻质量”

的成本；如果市场主体花别人的钱提供产品或服务，则将忽视所提供产品或服务的成本。不同付费方式对医疗服务行为的作用，本质上是形成医疗机构及医务人员“花谁的钱为谁服务”的激励机制。

在医保后付费方式下，对公立医院的激励机制是“医院花医保的钱为患者服务”。这种激励机制的本质是医院“花别人的钱为别人服务”，所以结果是公立医院及医务人员既不关注医疗服务质量的提高，也不关注医疗服务成本的控制。不关注和提高医疗服务质量本质上是医务人员的积极性异化，将导致群众“看病难”的问题；不关注和控制医疗服务成本是公立医院的公益性淡化，将导致群众“看病贵”的问题。可见，医保后付费方式对公立医院的激励机制存在隐患，所以应将医保的后付费方式转型为预付费方式。

（二）医保预付费方式对医院激励机制的双面性

实际上，医保预付费方式也不是完美的，只有设置相应的制度安排才能避免其制度劣势并发挥其制度优势。医保预付费方式对公立医院形成的激励机制是“花自己的钱为别人服务”，所以结果是公立医院及医务人员虽多关注医疗服务成本控制，但少关注医疗服务质量提高。值得注意的是，“少”关注医疗服务质量并非“不”关注医疗服务质量。实际上，医保预付费方式下的公立医院及医务人员仍会提高医疗服务质量，因为提高医疗服务质量是降低医疗成本的重要途径。但是在降低医疗成本的过程中，公立医院及医务人员通常面临减少医疗服务和提高医疗服务质量的“两难选择”。那么，降低医疗成本到底是应该选择减少医疗服务的路径，还是应该选择提高医疗质量的路径呢？关键看医保预付费方式是否配套弥补性的制度安排和矫正性的公共政策。这些弥补性的制度和矫正性的政策主要包括以下两项。

1. 破除政府对公立医院的行政管制，让公立医院具有自主经营管理的权力 如前文所述，公立医院要提升医疗技术、改善服务能力和提高医疗质量，应具有医疗服务定价权、收支结余分配权和人力资源管理权，因为只有具备这些，公立医院才能将提高医疗质量和扩大医疗收入紧密关联，并以医疗收入的扩大带动医疗质量的提高。相反，一方面以硬性手段要求医务人员提高医疗质量，另一方面却不允许医务人员享受提高医疗质量的收益，产生劣币驱逐良币效应：降低医疗质量的人没有受到损失，提高医疗质量的人付出代价，结果可能是降低医疗质量的人越来越多，而提高医疗质量的人越来越少。因此，只有破除政府对公立医院的价格管制、分配管制和人事管制，并赋予公立医院医疗服务定价权、收支结余分配权和人力资源管理权，才能确保公立医院有能力及医务人员有意愿在医保预付费方式制约下努力提高医疗质量。

当然，公立医院的自主经营管理权是提高医疗质量的必要条件，但不是提高医疗质量的充分条件。如果缺乏配套制度安排，政府对公立医院下放医疗服务定价权、收支结余分配权和人力资源管理权，很可能造成“一放就乱”的后果，即管理权力的扩大和服务收入的增长未必带来医疗技术的进步和医疗质量的提高，反而可能会带来以权谋私和唯利是图的后果。公立医院的放任型市场化是一个强权力、高收入并未带来优质量的典型案例。这个配套制度安排，不是优化政府对公立医院的行政管制，而是破除政府对公立医院的行政管制，并在赋予公立医院自主经营管理权的基础上构建公立医院的治理型市场化体制机制。治理型市场化体制机制可以确保政府对公立医院放权让利后“放”和“活”的有效衔接及“活”和“序”的有机平衡，也可以确保公立医院和医务人员“权为民所用、情为民所系、利为民所谋”[①]。

2. 改革医疗服务的政府举办体制，为公立医院构建多元治理的机制　公立医院治理型市场化体制机制主要由供给竞争机制、医保选择机制和多元监管机制组合而成。供给竞争机制、医保选择机制和多元监管机制是公立医院治理型市场化体制机制的“铁三角”，三者共同防范医保预付费方式下的医疗质量风险：“左角”的竞争机制从供给角度防范医保预付费方式下的医疗质量风险；“右角”的医保选择机制从筹资角度防范医保预付费方式下的医疗质量风险；“顶点”的监管机制从管理角度防范医保预付费方式下的医疗质量风险。医保选择机制是防范医疗质量风险的前提性制度，供给竞争机制是防范医疗质量风险的关键性制度，多元监管机制是防范医疗质量风险的保障性制度。

实际上，公立医院体制机制改革就是为了实现公益性与积极性均衡及“看病贵”和“看病难”兼治。公益性与积极性均衡是公立医院体制机制改革的价值取向，“看病贵”和“看病难”兼治是公立医院体制机制改革的目标取向。公立医院行政化体制机制不可取，就在于这种体制可以维护公立医院公益性并解决广大群众的“看病贵”问题，但难以调动医务人员积极性并解决广大群众的“看病难”问题。公立医院市场化体制机制不可取，就在于这种体制可以调动医务人员积极性并解决广大群众“看病难”问题，但难以维护公立医院公益性并解决广大群众“看病贵”问题。相反，公立医院的绩效型行政化和治理型市场化都是实现

---

① “权为民所用、情为民所系、利为民所谋”出自胡锦涛同志在党的十六届三中全会上的讲话。这三句话适用于党员干部，也适用于医务人员。在医疗卫生领域，权为民所用是指医务人员要有正确的权力观，医务人员的医疗权源自广大患者的授权，所以要接受广大患者的监督并为其服务；情为民所系是指医务人员要有正确的情感观，即把患者当作亲人，与其同呼吸、共命运；利为民所谋是指医务人员要有正确的利益观，与广大患者形成利益共同体，以最低的费用和最高的质量切实维护广大患者的健康。

公益性与积极性均衡及“看病贵”和“看病难”兼治的体制机制。

不同的是，两种体制机制的价值排序和目标排序不同。公立医院绩效型行政化体制机制主要由行政管制和绩效管理组合而成：行政管制以集中权力为核心理念，以维护公立医院公益性为中心任务，以化解群众“看病贵”为主要目标；绩效管理以提升效率为核心理念，以调动医务人员积极性为中心任务，以化解群众“看病难”为主要目标。可见，公立医院绩效型行政化体制机制是防范公立医院“一收就死”并在价值上实现公立医院“义利兼顾”、在运行中实现公立医院“序活均衡”的制度设计。公立医院的治理型市场化体制机制主要由市场机制和治理机制组合而成：市场机制以下放权力为核心理念，以调动医务人员积极性为中心任务，以化解群众“看病难”为主要目标；治理机制以维护秩序为核心理念，以维护公立医院公益性为中心任务，以化解群众“看病贵”为主要目标。因此，治理型市场化是防范公立医院“一放就乱”并在价值上实现公立医院“利义兼顾”、在运行中实现公立医院“活序均衡”的制度设计（图 4-4-2）。

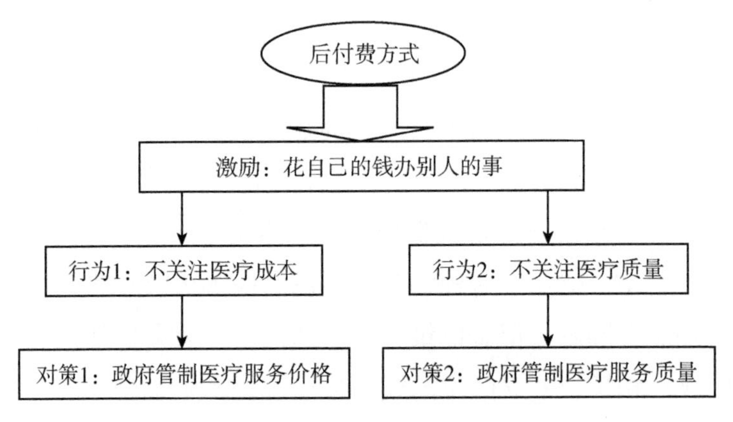

图 4-4-2　医保后付费方式撬动公立医院管制体制

三、医保预付费方式构建公立医院治理机制

公立医院的治理机制是指在医保预付费方式下为了防范医疗质量风险及提高医疗技术水平而设置的制度安排。医保预付费方式是构建公立医

院治理机制的原因，防范医疗质量风险是构建公立医院治理机制的途径，提高医疗技术水平是构建公立医院治理机制的目标（图 4-4-3）。

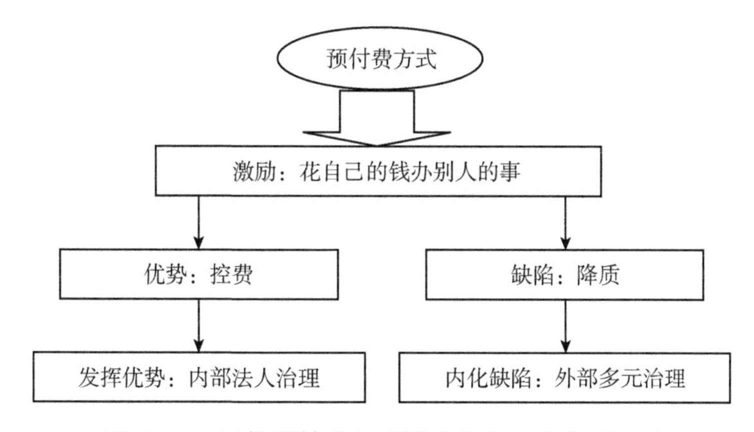

图 4-4-3 医保预付费方式撬动公立医院治理机制

（一）预付费方式重构预付费制度

预付费制度是医保预付费方式下防范医疗质量风险的前提性制度。预付费制度和付费方式是两个不同的概念，医保预付费制度由控费制度和保质制度构成，控费制度主要指以控制医疗费用为主要功能的预付费方式，如按病种预付方式、按人头预付方式、按总额预付方式等不同的预付费方式；保质制度主要指以防范医疗质量风险为主要功能的选择机制，如参保者对医疗机构的选择机制，医保机构对医疗机构的定点机制。当然，在预付方式和选择机制之间还存在一种既可以控制医疗费用又可以防范医疗质量风险的制度安排，即精算制度和谈判机制。精算制度（actuarial system）是指医保机构对医疗机构及医疗服务的成本核算制度，它是确定人头、病种和总额预付标准的首要环节；谈判机制（negotiation mechanism）是指医保机构和医疗机构依据各自成本核算围绕人头、病种和总额预付标准进行讨价还价的机制，它是确定人头、病种和总额预付标准的终端环节。

精算制度和谈判机制具有控费和保质的双重功效，根本原因是两者都是均衡医疗质量和医疗价格的制度安排。缺乏科学的精算制度和对等的谈判机制，将导致医保预付标准可能过高也可能过低，即付费标准偏离医疗成本和医疗价值。付费标准实际上是一种医疗价格。如果预付标准过高，那么医疗质量可以保障，但是医疗费用难以控制；如果预付标准过低，那么医疗费用可以控制，但是医疗质量难以保障。可见，医保预付费制度本质上是“降费”和“提质”并重和均衡的制度安排：由于选择机制的弥补，控制医疗费用不会导致医疗质量降低；由于预付费方式的约束，提高医疗质量不会导致医疗费用的上涨；由于精算制度和谈判机制的运行，医疗费用的降低和医疗质量的提高将保持在平衡状态。因此，要在控制医疗费用的同时防范医疗质量风险，应将医保的预付费方式升格为医保的预付费制度。

（二）预付费方式构建供给竞争机制

医疗服务的供给竞争机制是医保预付费方式下防范医疗质量风险的关键性制度。首先，信息不对称（asymmetric information）不仅存在于医生和患者之间，而且存在于医疗机构和医保机构之间，所以仅以医保机构的力量防范医疗质量风险通常力不从心，这就要求在医保之外寻求支撑力量以共同防范预付费方式下的医疗质量风险。其次，选择机制功能发挥应依靠医疗服务的供给竞争机制。选择机制可以分为参保者的自由就医机制和医保机构的绩效定点机制。参保者的自由就医机制应以医疗服务的供给竞争机制为前提，垄断型医疗体制会剥夺参保者对医疗服务的自由选择权，寡头型医疗体制会限制参保者对医疗服务的自由选择权。医保机构的绩效定点机制也应以医疗服务的供给竞争机制为保障，在公立医疗机构垄断医疗市场或者在医疗市场中占据寡头地位的体制下，医保机构很难依据医疗绩效的高低对医疗机构授予或取消医疗保险定点资格，而只能将医保定点资格授予具有垄断地位和寡头地位的公立医疗机构，这种医保的定点机制会丧失对医疗质量风险的防范功能。

由此可见，医疗服务的供给竞争机制是医保预付费制度生效和持续的前提条件，两者相互配套和互相配合才能有效防范医保预付费方式下的医疗质量风险，并切实提高医保预付费方式下的医疗技术水平。当然，医疗服务的竞争机制主要发挥医疗质量的保障功能和医疗风险的防范功能，不能寄予其降低医疗价格及控制医疗费用的厚望。在一般服务市场，竞争机制可以发挥提高产品服务质量和降低产品服务价格的双重功效，但是在医疗服务领域，由于医疗服务的特殊性，包括医疗服务供求双方的信息不对称和医疗服务需求的低价格弹性（price elasticity），竞争机制只能发挥提高医疗质量的作用，而不能发挥控制医疗费用的作用[①]。一直以来，很多学者和部门以竞争机制抬高医疗价格为由，并以美国医疗竞争体制下医疗费用飞涨为例，质疑和反对医疗服务的竞争机制。这种观点是对医疗竞争机制和医保预付方式功能的误认和错置，本质上是维护公立医疗机构的垄断地位和捍卫卫生行政部门的管制权。在我国，要构建医疗服务的供给竞争机制，应坚持“一个中心，两个基本点”的路线：供给竞争机制的构建应以破除政府的行政管制为中心，以引入社会力量办医和打破公立医院垄断为两个基本点。

其中，引入社会力量办医是构建医疗服务竞争机制的基础。实际上，党中央、国务院历来重视社会办医，将社会办医疗机构作为满足不同人群、不同层次医疗卫生服务需求，并为全社会提供更多更好医疗服务的重要力量，自我国改革开放以来就出台了一系列政策允许、鼓励、支持和规范社会办医。例如，1985 年 4 月出台了《关于卫生工作改革若干政策问题的报告》支持个体开业和在职人员应聘，随后出台了价格、税收和分类管理等措施规范社会办医。2009 年“新医改”以后，国家密集出台了一系列政策鼓励、支持、加快社会办医健康发展。例如，2010 年 12 月出台《关于进一步鼓励和引导社会资本举办医疗机构的意见》（国办发〔2010〕58 号），2015 年 6 月国务院办公厅颁布《关于促进社会办医加快发展若干政策措施的通知》（国办发〔2015〕45 号），2017 年 5 月国务院办公

① 医疗服务需求的低价格弹性是指患者在购买医疗服务的过程中对医疗服务价格不敏感，不因医疗服务价格提高而降低医疗服务的需求。医疗服务需求的价格弹性低，使有些医疗机构和医务人员常常利用信息优势对患者诱导需求并提供不必要和不合理的医疗服务，而具有信息劣势的患者很难对其进行监督和制约。医疗服务需求价格弹性低是医疗服务市场失灵的重要体现，也是医疗服务市场失灵的主要原因。

厅颁布《关于支持社会力量提供多层次多样化医疗服务的意见》（国办发〔2017〕44号）（表4-4-1），2019年6月出台《关于促进社会办医持续健康规范发展的意见》（国卫医发〔2019〕42号）。可见，从改革开放至今，我国政府对社会办医的政策经历了“允许”→“鼓励和引导”→“推动和扶持”→“加快发展”→“发挥功能”→“持续规范发展”6个阶段。

表4-4-1　我国民办医疗机构发展的主要政策

颁布单位	颁布时间	文件名称	主要内容
国务院	1985年4月	国务院批转卫生部门《关于卫生工作改革若干政策问题的报告》（国发〔1985〕62号）的通知	支持个体开业和在职人员应聘
国家物价局和财政部	1992年6月	《关于卫生系统行政事业性收费项目及标准》（价费字〔1992〕314号）	提出民办医疗机构管理收费标准等问题
国家税务总局	1997年11月	《关于个人从事医疗服务活动征收个人所得税问题的通知》	个人以诊所、医院等形式从事医疗服务必须缴纳个人所得税
卫生部、国家中医药管理局等	2000年7月	《关于城镇医疗机构分类管理的实施意见》（卫医发〔2000〕233号）	营利性和非营利性医疗机构的界定、核定程序、完善相关制度
财政部和国家税务总局	2000年7月	《关于医疗卫生机构有关税收政策通知》（财税〔2000〕42号）	非营利性医疗机构免税和营利性医疗机构收税
中共中央、国务院	2009年4月	《关于深化医药卫生体制改革的意见》（中发〔2009〕6号）	给市场准入、医保定点、专科建设、职称评定、学术地位、等级评审、技术准入、购买服务方面的支持
国务院办公厅	2010年12月	《关于进一步鼓励和引导社会资本举办医疗机构的意见》（国办发〔2010〕58号）	放宽准入范围、改善执业环境、促进健康发展，以打破民办医院发展的“防火墙”“玻璃门”“弹簧门”
国务院办公厅	2013年9月	《关于政府向社会力量购买服务的指导意见》（国办发〔2013〕96号）	基本医疗服务作为公共产品，政府可以采取向民办医疗机构购买的形式向民众提供

续表

颁布单位	颁布时间	文件名称	主要内容
国务院	2013 年 10 月	《关于促进健康服务业发展的若干意见》(国发〔2013〕40 号)	让民办医疗机构在健康产业链的前端和后端发挥“主角”作用
中共中央	2013 年 11 月	《关于全面深化改革若干重大问题的决定》（十八届三中全会）	市场决定医疗资源配置为社会举办医疗机构提供平台和环境
国务院办公厅	2015 年 6 月	《关于促进社会办医加快发展若干政策措施的通知》（国办发〔2015〕45 号）	进一步放宽准入、拓宽投融资渠道、资源流动与共享、优化发展环境
国务院办公厅	2017 年 5 月	《关于支持社会力量提供多层次多样化医疗服务的意见》（国办发〔2017〕44 号）	全科服务、专业服务、中医药服务、前沿服务、个性化就医服务、多业态融合服务
国家卫健委等五部委	2019 年 6 月	《关于开展促进诊所发展试点的指导意见》（国卫医发〔2019〕 39 号）	充分发挥政府和市场作用，改革完善诊所政策，提升诊所医疗服务质量，形成多元办医格局，推动建立优质高效的医疗卫生服务体系
国家卫健委等十部委	2019 年 6 月	《关于印发促进社会办医持续健康规范发展的意见的通知》（国卫医发〔2019〕42 号）	深化“放管服”改革，推动“非禁即入”、审批应减尽减和清理妨碍公平竞争各种规定做法的落实，解决重点难点问题，进一步促进社会办医持续健康规范发展

在政策的持续和强力推动下，社会办医迅速发展。一是医疗资源迅速增长，机构数方面，2013 年我国民营医院仅有 11 313 家，2020 年已达 23 524 家，增长了 12 211 家，增幅达 107.94%；床位数方面，2013 年我国民营医院的床位数仅有 713 216 张，2020 年已达 2 040 628 张，增长了 1 327 412 张，增幅达 186.12%；技术人员数方面，2013 年我国民营医院的技术人员数仅为 58.6 万人，到 2020 年已达 148.2 万人，增长了 89.6 万人，增幅达 152.90%（表 4-4-2）。

表 4-4-2　2013～2020 年我国民营医院的医疗资源状况

	2013 年	2014 年	2015 年	2016 年	2017 年	2018 年	2019 年	2020 年
机构数（家）	11 313	12 546	14 518	16 432	18 759	20 977	22 424	23 524
床位数（张）	713 216	835 446	1 034 179	1 233 637	1 489 338	1 717 578	1 890 913	2 040 628
技术人员数（万人）	58.6	66.1	79.4	92.4	110.0	126.1	138.9	148.2

数据来源：2012～2016 年《我国卫生和计划生育事业发展统计公报》，2017～2020 年《我国卫生健康事业发展统计公报》。

二是医疗服务数量不断扩大，门诊人次方面，2013 年我国民营医院的门诊人次仅为 2.1 亿人次，到 2020 年已达 5.3 亿人次，增长了 3.2 亿人次，增幅达 152.38%；入院人数方面，2013 年我国民营医院的入院人数仅为 1047.3 万人，到 2020 年已达 3517.0 万人，增长了 2469.7 万次，增幅达 235.82%（表 4-4-3）。

表 4-4-3　2013～2020 年我国民营医院的医疗服务状况

	2013 年	2014 年	2015 年	2016 年	2017 年	2018 年	2019 年	2020 年
门诊人次（亿人次）	2.1	2.5	2.9	3.2	3.7	5.3	5.7	5.3
入院人数（万人）	1047.3	1396.3	1692.3	1960.3	2365.4	3666.0	3696.0	3517.0

数据来源：2012～2016 年《我国卫生和计划生育事业发展统计公报》，2017～2020 年《我国卫生健康事业发展统计公报》。

三是医疗费用也基本低于公立医院。民营医院的运营成本比公立医院高，不仅很难获得政府的财政补贴，还要缴纳各种税费，但是其医疗费用持续低于公立医院。从次均门诊费用上看，2013～2020 年除了 2018 年次均门诊费用（276 元）高于公立医院（272.2 元），其他年份民营医院的次均门诊费用均低于公立医院；从人均住院费用上看，2013～2020 年民营医院的人均住院费用均低于公立医院，两者的差距比较大并有扩大之势（表 4-4-4）。

表 4-4-4　2013～2020 我国民营医院与公立医院的医药费用比较

		2013 年	2014 年	2015 年	2016 年	2017 年	2018 年	2019 年	2020 年
次均门诊费用（元）	医院	206.4	220.0	233.9	245.5	257.0	274.1	290.8	324.4
	公立医院	207.9	221.6	235.2	246.5	257.1	272.2	287.6	320.2
	民营医院	204.9	218.4	232.6	244.5	256.9	276.0	294.0	328.6
人均住院费用（元）	医院	7442.3	7832.3	8268.1	8604.7	8890.7	9291.9	9848.4	10619.2
	公立医院	7858.9	8290.5	8833	9229.7	9563.2	9976.4	10484.3	11364.3
	民营医院	7025.7	7374.1	7703.2	7979.7	8218.2	8607.4	9212.5	9874.1

说明：医院次均门诊费用=（公立医院次均门诊费用+民营医院次均门诊费用）/2；医院人均住院费用=（公立医院人均住院费用+民营医院人均住院费用）/2。

数据来源：2012～2016 年《我国卫生和计划生育事业发展统计公报》，2017～2020 年《我国卫生健康事业发展统计公报》。

尽管社会办医快速发展，但是远未达到政策所要求的目标。按政策设计，鼓励和支持社会办医的主要目标是形成多元竞争的医疗服务市场，并对公立医院形成“鲶鱼效应”，从而提升医疗服务整体效率。然而，实际情况是社会办医只是扩大了医疗资源、优化了医疗结构、丰富了医疗服务，并未形成多元竞争的医疗服务市场，更谈不上对公立医院形成“鲶鱼效应”。主要体现在以下 3 个方面。

（1）民营医院所拥有的医疗资源远少于公立医院。尽管机构数多于公立医院，但是民营医院的核心医疗资源如床位数、人员数、卫生技术人员数均少于公立医院，而且差距很大。以床位数为例，2020 年我国民营医院的床位数为 2 040 628 张，而公立医院的床位数达 5 090 558 张，民营医院的床位数仅为公立医院的 40%；以卫生技术人员数为例，2020 年我国民营医院的卫生技术人员为 148.2 万人，而公立医院的卫生技术人员数达 520.2 万人，民营医院的卫生技术人员数仅为公立医院的 28%（表 4-4-5）。

表 4-4-5　2018～2020 年公立医院与民营医院的医疗资源比较

	机构数（个）			床位数（张）			卫生技术人员（万人）		
	2018 年	2019 年	2020 年	2018 年	2019 年	2020 年	2018 年	2019 年	2020 年
公立医院	12 032	11 930	11 870	4 802 171	4 975 633	5 090 558	486.8	509.8	520.2
民营医院	200 977	22 424	23 524	1 717 578	18 900 913	2 040 628	126.1	138.9	148.2

数据来源：2018～2020 年《我国卫生健康事业发展统计公报》。

（2）民营医院所提供的医疗服务数量也远少于公立医院。以诊疗人次为例，2020 年我国民营医院的诊疗人次为 5.3 亿人次，而公立医院的诊疗人次达 27.9 亿人次，民营医院的诊疗人次仅为公立医院的 19%；以入院人数为例，2020 年我国民营医院的入院人数为 3517 万人，而公立医院的入院人数达 14 835 万人，民营医院的入院人数仅为公立医院的 24%（表 4-4-6）。

表 4-4-6　2017～2020 年公立医院与民营医院的医疗服务数量比较

	诊疗人次（亿人次）				入院人数（万人）			
	2017 年	2018 年	2019 年	2020 年	2017 年	2018 年	2019 年	2020 年
公立医院	29.5	30.5	32.7	27.9	15 595	16 351	17 487	14 835
民营医院	4.9	5.3	5.7	5.3	3321	3666	3696	3517

数据来源：2018～2020 年《我国卫生健康事业发展统计公报》。

（3）民营医院的医疗服务效率远低于公立医院。以医师日均担负门诊人次为例，2020 年我国民营医院的医师日均担负门诊人次为 4.3 人次，低于公立医院的 6.3 人次；以床位使用率为例，2020 年我国民营医院的床位使用率为 57.3%，低于公立医院的 77.2%（表 4-4-7）。

表 4-4-7　公立医院与民营医院的医疗服务效率比较

	医师日均担负门诊人次（人次）		医师日均担负住院床日（日）		床位使用率（%）		平均住院日（日）	
	2019 年	2020 年	2019 年	2020 年	2019 年	2020 年	2019 年	2020 年
公立医院	7.6	6.3	2.6	2.2	91.2	77.2	9.1	8.4
民营医院	5.0	4.3	2.2	2.1	61.4	57.3	9.4	8.9

数据来源：《2020 年我国卫生健康事业发展统计公报》。

可见，社会办医的发展与自身纵向比确实年年进步，但与公立医院横向比差距甚大。我国社会办医陷入政策“雷声大”和发展“雨点小”的悖论：在社会办医政策方面，鼓励和扶持社会办医的政策迭出，力度不断加强；在社会办医发展方面，社会办医所拥有的医疗资源很难与公立医院比肩，所提供的医疗服务很难与公立医院匹敌，所产出的医疗服务效率也很难与公立医院竞争。社会办医的政策并未充分转化为社会办医的发展，主要是因为各地政府对医疗卫生体系“重公轻私”的观念仍然根深蒂固，“重公轻私”的制度仍然大行其道。在地方政府“重公轻私”的观念和制度下，社会办医会遭遇人才短缺、筹资困难和发展空间狭窄的“三座大山”。以人才为例，社会办医之所以人才短缺，是因为人才多流入公立医院，人才流入公立医院主要是因为公立医院比民营医院有更好的发展空间。以资金为例，社会办医之所以筹资困难，是因为资金多流入公立医院，资金多流入公立医院主要是因为公立医院比民营医院有更好的盈利空间。以发展空间为例，社会办医之所以发展空间狭窄，是因为地方政府将核心化的发展空间和优质化的发展空间多配置给了公立医院，而社会办医只能“在夹缝中生存”和“边缘中行走”。

那么，地方政府为什么要“重公轻私”，在观念上对公立医院和社会办医厚此薄彼，在制度上对公立医院和社会办医顾此失彼呢？原因很复杂，但其根本原因是地方政府与公立医院政事不分和管办不分的管理体制“改而不革”，甚至是以改革之名达成强化之实。在政事不分和管办不分的管理体制下，公立医院和社会办医不可能享受同等待遇。正是在这种“重公轻私”的医疗卫生体制下，公立医院会垄断医疗资源市场，挤压社会办医的医疗资源空间；垄断医疗服务市场，挤压社会办医的医疗服务空间。

总之，社会办医政策下的社会办医发展仍然困难重重，根本原因为政府与公立医院政事不分和管办不分的管理体制仍然没有从根本上改变，从而导致甚至固化和强化了公立医院垄断医疗市场的格局。因此，要切实发展社会办医，构建医疗服务的多元竞争机制，必先改革地方政府与公立医院的关系，进而打破公立医院对医疗市场的垄断。

（三）预付费方式构建多元监管机制

医疗服务的多元监管机制是医保预付费方式下防范医疗质量风险的保障性制度。付费制度、竞争机制和监管机制都是医保预付费方式下防范医疗质量风险和提高医疗技术的制度安排，但是三者的作用形式是不同的。付费制度和竞争机制主要以经济杠杆的“软约束”防范医疗质量风险和提高医疗技术，而监管机制主要以制度规范的“硬约束”防范医疗质量风险和提高医疗技术。只有“软硬结合”和“刚柔并济”，才能切实防范医疗质量风险和有效提高医疗技术水平。当前，各界在研讨和构建医疗机构监管制度时，通常混淆监管机制和监管体制的概念。其实，监管机制和监管体制是两个不同的概念，监管体制（supervision system）的全称是公立医院的政府监管体制，监管机制（regulatory mechanism）的全称是医疗机构的多元监管机制。监管体制与监管机制在监管主体、对象、方式和环境方面存在明显差异。监管体制以政府为监管主体、以公立医院为监管对象、以行政管制为监管方式、以举办服务为体制环境；监管机制以多元为监管主体、以医疗机构为监管对象、以市场治理为监管方式、以购买服务为体制环境。随着全民医疗保险体系的建立健全，举办服务体制下的监管体制向购买服务体制下的监管机制转型势在必行。要实现监管体制向监管机制转型，政府的职能转变至关重要。医疗卫生领域的政府职能转变主要体现在以下 3 个方面。

1. 政府要从“划桨者”转变为“掌舵者”[①] 在医疗机构的监管机制中，政府是医疗机构的重要监管主体，但不是唯一监管主体。除了政府以外，监管主体也包括医务人员的医生协会、医疗机构的医院协会、医疗技术的药学会和医学会，还包括第三方的律师事务所和会计师事务所。由这些构成的多元监管主体，在医疗保险的预付费方式下共同监管医疗质量，稍微区别在于政府对医疗质量的监管突出“管”（制定制度）的特征，而学会、协会和事务所突出“监”（执行制度）的特征。管理的本质是“掌舵”，监督的本质是“划桨”。

2. 政府要“收”医疗质量监管权和“放”医疗价格管制权 在政府购买医疗服务体制及医保预付费方式下，政府作为监管主体只负责医疗

---

① 政府的角色是不断深化和与时俱进的，主要出现 4 条脉络，一是“拐杖型”和“守夜者”，二是“划桨者”与“掌舵者”，三是“管理者”和“监督者”，四是“监管者”和“服务者”。其中，拐杖型、划桨者、管理者、监管者主张缩小政府的职能、控制政府的权力；守夜者、掌舵者、监督者、服务者主张强化政府的职能、扩大政府的权力。

质量的监管，而不负责医疗价格的监管，因为政府对医疗价格的监管往往异化为政府对医疗价格的管制。价格管制不仅同医保预付费方式的功能相互冲突，而且极易导致医疗价格的扭曲及医疗质量的降低。那么，在医疗服务供求双方信息失衡及市场失灵的情况下，政府是如何发挥调控不合理医疗价格和控制不合理医疗费用作用的呢？主要依靠社会医疗保险制度，如加大对社会医疗保险的财政投入，变革社会医疗保险对医疗服务的付费方式。可见，在政府购买医疗体制下，政府对医疗价格的制度安排不是以行政管制替代市场机制，而是以医保完善市场机制。

3. 政府要优化与其他监管主体的关系 为防止多元监管主体的功能重叠和功能抵消，政府通常扮演三个角色以提高医疗质量监管效率：第一个角色是制定医疗质量规范，简称医疗质量的规制者，即政府主要承担医疗质量管理制度的决策，而不承担医疗质量管理制度的执行；第二个角色是协调多元监管主体，简称医疗质量的主办者，即政府是医疗质量监管的主办者，而不是医疗质量监管的承办者（承办是相关协会和学会等的功能），也不是医疗质量监管的协办者（协办是相关事务所的功能）；第三个角色是裁决质量监管纠纷者，简称医疗质量的仲裁者，即医疗质量监管中难免产生监管主体与被监管主体的认知分歧和处理争议，政府负责对这些认知分歧和处理争议进行裁决，以避免监管主体的侵权渎职和监管对象的违规反制。

政府之所以要扮演规制者、主办者和仲裁者的角色，主要有以下 3 个原因：①政府对医疗质量监管，按弗里德曼的观点是“花别人的钱对别人监管”的激励机制，所以难以摆脱医疗质量的行政监管失灵。为此，还监督权于市场机制和社会主体是监管体制改革的必然趋势。②医疗质量的社会监管主体具有专业优势，所以其对医疗质量的监管实际上是一种专业监管；医疗质量的社会监管主体具有中立身份，所以其对医疗质量的监管实际上是一种公正监管。专业监管和公正监管可以减少行政监管因专业缺乏和角色矛盾而导致的监管低效。③医疗质量的市场监管主体具有机制优势，行政监管难以兼容市场机制，所以行政监管很难均衡医疗质量与医疗价格的关系，通常为了保障医疗质量而抬高医疗价格。

相反，医疗保险监管可以均衡医疗质量与医疗价格的关系，不会为了保障医疗质量而提高医疗价格。目前，我国的医疗服务监管制度仍然是政府监管体制而不是多元监管机制，在全民医疗保险体系健全和医保付费方式改革下，政府监管体制向多元监管机制升级势在必行。

四、主要结论

医保付费方式不仅是一种医疗费用的控制和分担机制，而且是医疗行为的激励和约束机制，更是医疗服务机构的改革和再造机制。

1. 从功能角度看 医保的后付费方式和预付费方式具有不同的功能，所以匹配不同的医疗服务供给体制和不同的医疗机构治理机制。医保后付费方式分担医疗费用的功能，会要求配备基本医疗的政府举办体制和公立医院的行政管制结构；医保预付费方式控制医疗费用的功能，会要求配备基本医疗的政府购买体制和公立医院的市场治理结构。

2. 从激励角度看 医保的付费方式是医疗机构的激励机制，不同的医保付费方式对医疗机构形成不同的激励机制，不同的激励机制要求配套不同的医疗机构治理机制。医保后付费方式对医疗机构产生负激励效应，所以应将后付费方式转变为预付费方式。但是医保预付费方式对医疗机构的激励机制也具有两面性，所以应配套选择机制、竞争机制和监管机制以发挥其激励正效应并避免其激励负效应。

3. 公立医院制度设计 公立医院的治理机制分为行政化机制和市场化机制两种类型，公立医院的行政化治理机制适配医疗保险的后付费方式，公立医院的市场化治理机制适配医疗保险的预付费方式。公立医院的行政化治理机制本质上是在医保后付费方式下，为了控制过高医疗费用和过度医疗行为而设置的制度安排；公立医院的市场化治理机制本质上是在医保预付费方式下，为了防范医疗质量风险和提高医疗技术水平而设置的制度安排。

4. 公立医院改革方向 全民医疗保险已经成为我国医药卫生体制

改革的主导方向（全民医疗服务不是我国医药卫生体制改革的主导方向），医保付费方式改革已经成为我国控制医疗费用的主要路径（医疗服务价格的行政管制不是控制我国医疗费用的主要路径）。因此，构建以多元监管、供给竞争、需方选择和付费约束为主要内容的治理型市场化机制是我国公立医院治理机制改革的根本选择。

综上分析，笔者主张以医保预付费方式为支点撬动公立医院的行政化治理机制改革和市场化治理机制构建，以实现医疗服务效率与公平均衡、群众“看病难”和“看病贵”兼治的目标。

（蓝韦峰　李　波　甘旭萍　校）

第五章

医疗价格改革：收与付

公立医院按项目收费方式是导致不合理医疗费用上涨的主要原因。无论是按项目收费方式，还是按病种收费方式，本质上均为医疗服务价格的行政管制，所以将按项目收费方式转变为按病种收费方式，无非是医疗服务的一种价格管制转换为另一种价格管制。医疗服务的价格管制存在信息不对称、利益不相关等缺陷，会导致公立医院按病种收费方式极易走向失灵，按病种收费方式实施也会演变为“换汤不换药”的制度改良。摆脱公立医院按项目收费方式的困境及治理公立医院按病种收费方式的失灵，根本办法是将公立医院的按病种收费方式转型为医疗保险的按病种付费方式。公立医院按病种收费方式向医疗保险按病种付费方式的转型，不仅是将医疗费用的监管方控制机制转型为需求方控制机制，更重要的是将医疗服务的行政化定价机制转型为市场化议价机制。

改革可从增量改革和存量改革两方面予以分类，并从合理性和可行性两个角度予以评估。公立医院按病种收费方式改革是一种增量改革，主要是技术方面的调整和管理方面的优化；医疗保险按病种付费方式改革是一种既有增量改革又有存量改革的综合改革，不仅涉及技术方面的调整，也涉及体制机制的转换。公立医院按病种收费方式并非合理的控费机制，但其是具备可行性的控费机制。医疗保险按病种付费方式具有高合理性和低可行性的特征，公立医院按病种收费方式具有高可行性和低合理性的特征。

那么，我们应该选择“较优而难行”的医疗保险按病种付费方式，还是“易行但不优”的公立医院按病种收费方式呢？这实际上是“削足适履”还是“削履适足”的选择问题。“足”是指收付费方式，“履”指医疗卫生体制。公立医院按病种收费方式的推行本质上是采取“削足适履”的办法，改革成本较低，但是无法根治我国医疗卫生体制的“顽疾”；医疗保险按病种付费方式的推行本质上是采取“削履适足”的办法，改革成本较高，但是可以根治我国医疗卫生体制的“顽疾”。

第一节　公立医院按病种收费与按项目收费方式比较

收费方式改革是公立医院改革的重要内容。从“小”的方面看，收费方式改革可以控制医疗费用上涨；从“大”的方面看，收费方式改革可以重构医疗服务价格。2011 年 3 月 30 日，国家发展改革委和卫生部《关于开展按病种收费方式改革试点有关问题的通知》（发改价格〔2011〕674 号）要求各省市“结合公立医院试点改革，研究设计按病种收费的改革方案”。2016 年 7 月 1 日，国家发展改革委、国家卫计委、人力资源和社会保障部、财政部《关于印发推进医疗服务价格改革意见的通知》（发改价格〔2016〕1431 号）要求“扩大按病种收费范围”。2017 年 1 月 10 日，国家发展改革委、国家卫计委、人力资源和社会保障部《关于推进按病种收费工作的通知》（发改价格〔2017〕68 号）要求“推进按病种收费工作”。从试点到扩大再到推进，估计今后还要全面推开，说明国家对推进公立医院按病种收费方式改革的高度重视，也说明按病种收费方式对公立医院的重要性。那么，为什么要实施公立医院按病种收费方式改革呢？

一、公立医院收费方式改革的主要原因

所谓公立医院收费方式改革，是指将公立医院的按项目收费方式转变为打包收费方式。那么，为什么要转变公立医院的收费方式呢？按项目收费方式是一种传统的收费方式，医务人员先向患者提供医疗服务，然后依据医疗服务的数量和质量向患者收取医疗费用或向医疗保险部门报销医疗费用。由于按项目收费方式为医务人员提供了自由发挥的空间，也给了医务人员追逐利益的机会，按项目收费方式广受医务人员青睐。长期以来，我国公立医院都采取按项目收费方式，住院采取按项目收费方式，门诊也采取按项目收费方式。实践和理论均证明，按项目收费方式是公立医院医疗费用上涨的重要原因，甚至可以说是公立医院医

疗费用上涨的主要原因。在按项目收费方式下，我国公立医院的医疗费用呈现上升态势。以门诊费用为例，2005 年我国公立医院门诊次均医药费用为 126.9 元，到 2020 年已升至 320.2 元，增幅达 152.32%；以住院费用为例，2005 年我国公立医院住院人均医药费用为 4661.5 元，到 2020 年已升至 11 364.3 元，增幅达 143.77%（表 5-1-1）。

表 5-1-1　2005～2020 年我国公立医院收支及其变化情况

年份	门诊次均医药费用（元）	住院人均医药费用（元）
2005	126.9	4 661.5
2006	128.7	4 668.9
2007	125	4 834.5
2008	138.8	5 363.3
2009	152.5	5 856.2
2010	167.3	6 415.9
2011	180.2	6 909.9
2012	193.4	7 325.1
2013	207.9	7 858.9
2014	221.6	8 290.5
2015	235.2	8 833
2016	246.5	9 229.7
2017	257.1	9 563.2
2018	272.2	9 976.4
2019	287.6	10 484.3
2020	320.2	11 364.3

数据来源：2006～2011 年《中国卫生统计年鉴》，2012～2017 年《中国卫生和计划生育统计年鉴》，2018～2020 年《中国卫生健康统计年鉴》。

因此，要有效控制医疗费用上涨，应将按项目收费方式转变为打包收费方式。那么，为什么按项目收费方式会推动医疗费用上涨，而打包收费方式却能抑制医疗费用上涨呢？这是因为，在按项目收费方式下，由于没有“天花板”，医务人员提供的医疗服务越多、越贵，则收入越多，所以医务人员倾向提供更多、更贵的医疗服务。而在按病种收费方式下，由于有“天花板”限制，医务人员提供的医疗服务越多、越贵，则收入越少，所以医务人员倾向于提供适量适价的医疗服务。当然，从根源上看，医务人员行为模式的转变是因为不同收费方式使医疗机构形成不同的经营模式。在按项目收费方式下，公立医院会形成以“收入”为中心的经营模式，并形成以“过度医疗”为核心的行为模式，所以医疗费用上涨是必然的；但是在打包收费方式下，公立医院会形成以“成本”为中心的经营模式，并形成以“健康管理”为核心的行为模式，所以医疗费用降低是必然的。

可见，公立医院收费方式改革的基本方向是将按项目收费方式转变为打包收费方式。打包收费方式主要有两种类型，即按人头收费方式、按病种收费方式。按人头收费方式主要适配于以提供门诊医疗服务为主的基层医疗卫生机构，而按病种收费方式主要适配于以提供住院医疗服务为主的综合医疗机构（公立医院）。因此，公立医院收费方式改革的具体路径是将按项目收费方式转变为按病种收费方式。按病种收费方式对广大群众而言，是一个能减负的利好政策；但对医疗机构而言，是一个会亏损的利空政策。换言之，基于自身利益的考量，公立医院不会主动采取按病种收费方式，所以按病种收费方式应由政府相关部门强制实施。政府对公立医院强制实施按病种收费方式，有助于控制公立医院的乱收费行为，解决广大群众的“看病贵”问题。从一般意义上讲，公立医院不会产生乱收费行为，也不会制造“看病贵”问题。这是因为，政府对公立医院采取财政养医体制和收支两条线制度：财政养医体制让公立医院“不必”乱收费，收支两条线让公立医院“不愿”乱收费。

那么，为什么我国政府还要推进按病种收费方式以控制公立医院的乱收费行为呢？这是因为，我国的公立医院不是完全的公立医院，而是相对的公立医院。所谓完全的公立医院，是指由政府举办且主要依靠财政维持生存和发展的公立医院。因此，这种公立医院的运行体制是“财政养医”[①]。所谓相对的公立医院，是指由政府举办但主要依靠收费

---

① 最早提出“财政养医”概念的是中国社会科学院的朱恒鹏研究员，这一术语原本用于描述和分析基层医疗卫生机构破除“以药养医”后“财政全额投入+收支两条线+绩效考核”的运行模式。参见：朱恒鹏. 财政养医 VS 强激励[N]. 医药经济报，2012-04-16（011 版）。本节借此概念表达公立医院靠财政投入维持生存和发展的运行模式。

维持生存和发展的公立医院。目前，我国的公立医院运行基本靠收费，财政拨款和其他公共收入只占很少的比例。以 2019 年为例，平均每所医院总收入 27 552.1 万元，其医疗收入（包括门诊收入和住院收入）为 24 159.9 万元，约占 87.69%；而财政拨款收入为 2670.0 万元，约占 9.7%；科教收入 106.4 万元，约占 0.39%；上级补助收入 33.3 万元，约占 0.12%；其他收入 388.6 元，约占 1.4%（表 5-1-2）。可见，我国的公立医院运行机制是典型"收费养医"。这里讲的收费养医是一个广义的概念，包括公立医院的"以药养医""以医养医""以检养医"等诸多形态。公立医院是收费养医机制，民营医院也是收费养医机制，那么两类医疗机构有何异同呢？两者的"同"在于，公立医院与民办医院都具有趋利逐利的本质特征；两者的"异"在于，公立医院比民办医院多了政府的行政管制，包括价格管制、人事管制等。可见，在我国，公立医院与民办医院的根本区别，不在于公益和趋利之别，而在于管制和放任之别。换句话说，如果不深化改革，我国的公立医院只剩下公立医院的形式特征（行政管制），已经基本丧失公立医院的本质特征（公益性质）了。正是因为我国的公立医院是一种相对的公立医院，所以才会产生乱收费的医疗行为，政府才需要对其进行收费方式改革（营利性的必然要求），政府才能够对其进行收费方式改革（管制性的必然要求）。

表 5-1-2　2019 年我国公立医院收入统计

	公立医院			
	平均	三级医院	二级医院	一级医院
机构数（个）	11 465	2 372	5 838	2 171
平均每所医院总收入（万元）	27 552.1	96 092.7	14 073.2	1 486.6
财政拨款收入（万元）	2 670.0	7 753.4	1 853.5	356.2
医疗收入（万元）	24 159.9	85 714.1	11 907.4	1 063.8
门急诊收入（万元）	8 205.5	28 175.5	4 305.4	564.1
住院收入（万元）	15 950.8	57 535.4	7 597.3	499.2

续表

	公立医院			
	平均	三级医院	二级医院	一级医院
科教收入（万元）	106.4	538.0	8.9	1.4
上级补助收入（万元）	33.3	59.7	31.5	17.6
其他收入（万元）	388.6	1 334.6	198.3	36.1

数据来源：2020 年《中国卫生健康统计年鉴》。

二、按项目收费方式与按病种收费方式比较

（一）收费的单位不同

按项目收费方式以“项目”为收费单位。所谓项目，在门诊服务中是指挂号、检查、治疗、手术、材料、药品等医疗服务项目，在住院服务中是指床位、检查、治疗、手术、护理、材料、药品等医疗服务项目。以 2019 年为例，我国每所公立医院平均门急诊收入 8205.5 万元，其中挂号收入 46.5 万元，检查收入 1600.3 万元，治疗收入 942.8 万元，手术收入 206.9 万元，卫生材料收入 289.5 万元，药品收入 3450.8 万元；我国每所公立医院平均住院收入 15950.8 万元，其中床位收入 578.3 万元，检查收入 1553.5 万元，治疗收入 2273.7 万元，手术收入 1175.0 万元，护理收入 496.3 万元，卫生材料收入 3080.3 万元，药品收入 4342.7 万元（表 5-1-3）。

表 5-1-3　2019 年我国三级公立医院医疗收入构成

	公立医院			
	平均	三级医院	二级医院	一级医院
平均医疗收入（万元）	24 159.9	85 714.1	11 907.4	1 063.8
门急诊收入（万元）	8 205.5	28 175.9	4 305.4	564.1
挂号收入	46.5	166.9	20.5	3.2
检查收入	1 600.3	5 452.5	884.3	69.0
治疗收入	942.8	3 131.1	516.4	84.7

续表

	公立医院			
	平均	三级医院	二级医院	一级医院
手术收入	206.9	759.9	88.1	10.7
卫生材料收入	289.5	1 025.7	141.0	13.5
药品收入	3 450.8	11 791.4	1 814.7	287.2
住院收入（万元）	15 950.8	57 535.4	7 597.3	499.2
床位收入	578.3	1 880.8	345.9	35.8
检查收入	1 553.5	5 563.3	760.8	43.4
治疗收入	2 273.7	7 701.4	1 261.5	104.6
手术收入	1 175.0	4 465.4	475.7	26.0
护理收入	496.3	1 563.1	317.4	30.5
卫生材料收入	3 080.3	12 472.1	965.8	28.0
药品收入	4 342.7	15 572.3	2 105.1	144.0

数据来源：2020 年《中国卫生健康统计年鉴》。

在按项目收费方式下，医疗服务项目本质上是一种收入：项目越多则收入越多，项目越贵则收入越多，所以医疗机构为了实现自身利益最大化，通常产生扩大医疗服务项目数量和提升医疗服务项目价格的道德风险，如在检查方面重复检查、在诊断方面诱导需求、在治疗方面小病大治。以医师人均年业务收入为例，2010 年为 78.3 万元，之后持续上升，到 2019 年上升至 164.5 万元，增长了约 1.1 倍；以人均住院费用的检查收入为例，2010 年为 460.8 元，之后持续上升，到 2019 年上升至 1021.1 元，增长了约 1.2 倍（表 5-1-4）。这些政府公布的权威数据都是在各医院自报的基础上统计出的，可能是保守的。按病种收费方式以“病种”为收费单位，所谓病种不仅指病因比较明确、治疗手段比较成熟、治疗效果比较稳定的疾病分类，更重要的含意是“一种病一种价”。相反，在按病种收费方式下，医疗服务项目本质上是一种成本，医疗机构提供的医疗服务项目越多则越亏、提供的医疗服务项目越贵则越亏，所以医疗机构会采取减少医疗服务项目和降低医疗服务成本的路径实现自身利益最大化。

表 5-1-4 2010～2019 年我国公立医院收支及其变化情况

年份	医师人均年业务收入（万元）	门诊次均医药费中药费（元）	门诊次均医药费中检查费（元）	住院人均医药费中药费（元）	住院人均医药费中检查费（元）
2010	78.3	87.4	30.8	2784.3	460.8
2011	91.4	92.8	33.4	2903.7	518.5
2012	106.0	99.3	36.2	3026.7	565.4
2013	115.9	104.4	38.7	3116.3	629.8
2014	127.5	109.3	41.8	3187.1	685.2
2015	132.7	113.7	44.3	3259.6	753.4
2016	141.1	115.1	46.9	3195.6	805.2
2017	147.1	113.1	49.6	2955.6	864.3
2018	154.8	114.8	53.0	2781.9	943.3
2019	164.5	120.9	56.1	2854.4	1021.1

数据来源：2006～2011 年《中国卫生统计年鉴》，2012～2017 年《中国卫生和计划生育统计年鉴》，2018～2020 年《中国卫生健康统计年鉴》。

（二）收费标准的形成时间不同

在按项目收费方式下，公立医院向患者收多少钱是在医疗服务后才确定的，所以医院对患者的收费是一种“后收费”；在按病种收费方式下，公立医院向患者收多少钱在医疗服务前已确定，所以医院对患者的收费是一种“预收费”。

1. 医院对患者的后收费：对应概念是患者对医院的后付费 医疗服务的后付费本质上是一种医疗质量的监控机制，之所以后付费机制可以监控医疗质量，是因为患者的后付费实际上是一种依据医疗质量高低进行付费的机制。如果患者认为医疗质量较高，则对医院采取“全付费”的激励措施；如果患者认为医疗质量较低，则对医院采取“差付费”的惩罚措施。那么，为什么需要后付费机制承担医疗质量的监控功能呢？理由是，项目制收费方式兼备提升医疗效率的优势和诱发医疗风险的缺陷，所以需要后付费机制弥补项目制收费方式的缺陷。当然，由于存在信息不对称和需求的低价格弹性，患者有效利用后付费的保质功能是非常困难的。

2. 医院对患者的预收费　对应概念是患者对医院的预付费。医疗服务的预付费本质上是一种医疗费用的控制机制。患者对医院的预付费与医院对患者的打包收费是一组对应概念，患者对医院的后付费与医院对患者的项目收费也是一组对应概念，两组概念的区别在于后付费与项目制是一个功能互补的制度组合，而预付费与打包制是一个功能趋同的制度组合。所谓功能趋同，是指预付费与打包制均发挥医疗费用的控制功能，所以这个制度组合难以承担医疗质量的保障功能。因此，公立医院按病种收费方式具有控制医疗费用的优势，也存在诱发医疗风险的缺陷。这决定了，公立医院按病种收费方式应配备医疗质量的监控制度。

（三）收费方式的激励机制不同

公立医院收费方式本质上是一种激励机制，因为收费不仅是对医疗服务成本的补偿机制，而且是医疗服务行为的奖惩机制。因此，公立医院的收费方式改革本质上是公立医院的激励机制改革。

1. 按项目收费方式对公立医院的激励机制是“量收挂钩”和“价收挂钩”　所谓“量收挂钩”，是指公立医院向患者提供的医疗服务项目越“多”，则医疗服务收入越多；所谓“价收挂钩”，是指公立医院向患者提供的医疗服务项目越“贵”，则医疗服务收入越多。按项目收费方式的量收挂钩机制会激励公立医院扩大医疗服务数量，以实现自身利益最大化；按项目收费方式的价收挂钩机制会激励公立医院提高医疗服务价格，以实现自身利益最大化。可见，按项目收费方式可以扩大医疗服务，但难以控制医疗费用，所以有利于解决群众的“看病难”问题，但不利于解决群众的“看病贵”问题。另外，医疗服务分为合理的医疗服务和不合理的医疗服务，合理的医疗服务有利于患者健康，但不合理的医疗服务有害于患者健康，所以按项目收费方式有利于解决数量方面的“看病难”问题，但未必有利于解决质量方面的“看病难”问题。

2. 按病种收费方式对公立医院的激励机制是“超支自负”和“结余留用”　所谓超支自负，通俗讲是指若公立医院治疗疾病时所产生的实际医疗费用超过病种收费标准，则医疗机构应依据病种收费标准收费，而不能依据实际医疗费用收费。设置超支自负制度，是为了让医疗机构从抬高医疗费用中付出代价，从而让其产生控制医疗费用的压力。可见，超支自负制度实际上是一种控费的压力机制。所谓结余留用，通俗讲是指若公立医院治病所产生的实际医疗费用低于病种收费标准，则医疗机构应依据病种收费标准收费，而不能按照实际医疗费用收费。设置结余归己制度，是为了让医疗机构从控制医疗费用中获得好处，从而让其产生控制医疗费用的动力。因此，结余归己制度实际上是一种控费的动力机制。

【例】 以河北省为例[①]，如果一位农村居民因患结节性甲状腺肿在县级医院住院接受甲状腺全切术，医疗费用为 6000 元，但是按照河北省按病种收费标准，他只要支付 5670 元就可以出院，医疗费用超支 330 元（6000 元–5670 元）由医院承担，这就是“超支自负”。超支自负让县级公立医院“亏本”，实际上是对其抬高医疗费用的惩戒。如果一位城市居民因患急性单纯性阑尾炎在省级医院住院接受阑尾切除术，所花医疗费用为 4000 元，但是按照河北省按病种收费标准，他需要支付 4300 元才能出院，医疗费用结余 300 元（4300 元–4000 元）由医院留用，这就是“结余留用”（表 5-1-5）。结余留用让省级医院“盈余”，实际上是对其控制医疗费用的奖励。

表 5-1-5　河北省按病种收费病种名称及收费标准一览表

序号	病种名称	主操作	收费价格（元）			结算机制
			省级医院	市级医院	县级医院	
1	结节性甲状腺肿（全麻）	甲状腺全切术	7000	6300	5670	超支自负结余留用
2	结节性甲状腺肿（全麻）	甲状腺次切术	6600	5940	5346	超支自负结余留用

① 河北省物价局，河北省卫生厅. 河北省物价局 河北省卫生厅关于印发部分病种收费标准及有关问题的通知. [EB/OL](2012-12-24)[2019-06-8]. http：//info. hebei. gov. cn/hbszfxxgk/329975/330009/330851/3465920/index. html）。

续表

序号	病种名称	主操作	收费价格（元）			结算机制
			省级医院	市级医院	县级医院	
3	结节性甲状腺肿（全麻）	甲状腺部分切除术	6600	5940	5346	超支自负结余留用
4	急性单纯性阑尾炎	阑尾切除术	4300	3870	3483	超支自负结余留用
5	急性单纯性阑尾炎	经腹腔镜阑尾切除术	5300	4770	4293	超支自负结余留用
6	胆石症	胆囊切除术	6400	5760	5184	超支自负结余留用
7	胆石症	经腹腔镜胆囊切除术	6900	6210	5589	超支自负结余留用
8	老年性白内障（单眼）	白内障超声乳化摘除术	2900	2610	2349	超支自负结余留用
9	老年性白内障（单眼）	人工晶体植入术	3200	2880	2592	超支自负结余留用
10	老年性白内障（单眼）	小瞳孔白内障超声乳化吸除	3400	3060	2754	超支自负结余留用
11	自然临产阴道分娩	单胎顺产接生	1800	1620	1458	超支自负结余留用
12	计划性剖宫产	子宫下段剖宫产术	4400	3960	3564	超支自负结余留用
13	子宫平滑肌瘤	经腹全子宫切除术	5800	5220	4698	超支自负结余留用
14	子宫平滑肌瘤	经腹腔镜全子宫切除术	6600	5940	5346	超支自负结余留用
15	子宫平滑肌瘤	经阴道全子宫切除术	5800	5220	4698	超支自负结余留用
16	子宫平滑肌瘤	经腹子宫次全切除术	5800	5220	4698	超支自负结余留用
17	子宫平滑肌瘤	腹腔镜联合阴道式全子宫切除术	6800	6120	5508	超支自负结余留用
18	子宫平滑肌瘤	经宫腔镜黏膜下肌瘤切除术	5000	4500	4050	超支自负结余留用

续表

序号	病种名称	主操作	收费价格（元）			结算机制
			省级医院	市级医院	县级医院	
19	胆总管结石	胆总管内镜下取石术	11000	9900	8910	超支自负结余留用
20	输尿管结石	经输尿管镜碎石取石术	6000	5400	4860	超支自负结余留用

数据来源：《河北省物价局 河北省卫生厅关于印发部分病种收费标准及有关问题的通知》（冀价管〔2012〕72号）。

总之，无论是从预付制和打包制的主要特征，还是从超支自负和结余归己的激励机制方面看，公立医院按病种收费方式都是一种医疗费用的控制机制。相反，无论是从后付制和项目制的主要特征，还是从量收挂钩和价收挂钩的激励机制方面看，公立医院按项目收费方式都是一种医疗费用的抬升机制。

三、公立医院收费方式改革的逆向思考

（一）客观看待公立医院按项目收费方式

对公立医院的按项目收费方式要客观看待，不能全盘否定而忽视其优点。公立医院按项目收费方式的缺点是推高医疗费用，而推高医疗费用会导致群众“看病贵”；优点是激励医疗供给方扩大医疗服务，但公立医院为了提高医疗收入可能在提供合理的医疗服务的同时也提供不合理的医疗服务。提供合理的医疗服务有利于解决群众的“看病难”问题，而提供不合理的医疗服务不仅不能解决群众的“看病难”问题，还会加重群众的“看病贵”问题。因此，若让公立医院继续采取按项目收费方式，政府应构建完备的配套制度。配套制度应满足两个条件，一是发挥按项目收费方式扩大医疗服务的优势，二是抑制按项目收费方式抬高医疗费用的缺陷。具体办法：政府对公立医院提供合理医疗服务的行为予以激励，并对公立医院提供不合理医疗服务的行为予以惩戒。然而，由于疾

病的复杂性和治疗的权变性，以及信息的不对称和角色的代理性，政府区分医疗服务的合理性和不合理性是相当困难的。实际上，只有作为“局内人”的医疗机构和“当事人”的医务人员才能准确区分医疗服务是否合理。因此，要激励合理医疗服务并约束不合理医疗服务的根本途径，是让公立医院“内控”医务人员和医务人员“自律”医疗行为，而不是政府“外控”公立医院的管理制度和“遥控”医务人员的医疗行为。

那么，如何才能让公立医院积极主动“内控”医务人员，并让医务人员自觉主动“自律”医疗行为呢？根本办法是为公立医院构建法人治理机制。法人治理机制由“法人权力”和“治理机制”两部分构成。所谓法人权力，是指公立医院具备资源管理的权力和利益分配的权力。公立医院要具备法人权力，政府应对其放权让利。政府对公立医院放权让利的关键是政府与公立医院政事分开和管办分开。所谓治理机制，是指法人化公立医院的外部治理机制，主要包括医疗保险的付费方式、供给方的竞争机制、需求方的选择机制、社会的监管机制。法人权力与治理机制的关系：治理机制是法人权力缺陷的矫正制度。资源管理权和利益分配权是一把“双刃剑”，资源管理权既可以赋予公立医院为患者服务的能力，也可以授予公立医院为自己谋利的条件；利益分配权既可以让公立医院产生为患者服务的动力，也可以让公立医院产生为自己谋利的动机。治理机制的根本意义在于发挥法人权力的正面效应，并矫正法人权力的负面效应。换句话说，只有构建治理机制，具有资源管理权的公立医院才能“权为民所用”，具有利益分配权的公立医院才能“利为民所谋”。总之，政府给公立医院下放法人权力是为了激励其提供合理医疗服务，政府为公立医院构建治理机制是为了约束其提供不合理的医疗服务。

综上，“按项目收费+行政管制”是一个“乌托邦”[①]（Utopia）式

① 乌托邦的概念来自莫尔的《乌托邦》，“乌”是没有，“托”是寄托，“邦”是国家，“乌托邦”三个字合起来的意思即为“空想的国家”，本意是幻想出的好地方，不可能完成的好事情。本节借用这个概念表达“看上去很美”的制度设计。参见：More T. 乌托邦[M]. 张卜天，译. 北京：商务印书馆，2020。

的医疗体制，难以解决群众的“看病难”和“看病贵”问题；而“按项目收费+法人治理”是一个“理想国”[①]（Republic）式的医疗体制，可以解决群众的“看病难”和“看病贵”问题。

（二）全面看待公立医院按病种收费方式

对公立医院的按病种收费方式要全面看待，不能全盘接受而忽略其缺点。公立医院按病种收费方式的优点是控制医疗费用，而控制医疗费用可以解决群众的“看病贵”问题。公立医院按病种收费方式的缺点是可能诱发医疗质量风险，即公立医院为了降低医疗成本而减少必要医疗服务，减少必要医疗服务会导致或加重群众的“看病难”问题。可见，政府为了控制医疗费用将公立医院的按项目收费转变为按病种收费方式，很可能在解决群众“看病贵”问题的同时引发群众“看病难”问题。那么，政府如何才能让按病种收费方式既能解决群众“看病贵”问题，又不会引发群众“看病难”问题呢？“大禹治水”[②]的典故给我们提供了两种方法：

1. “疏”的方法 所谓“疏”是指让公立医院“不想”减少必要医疗服务的办法。那么，如何才能让公立医院不想减少必要医疗服务呢？财政养医和收支管制是一个办法，但是这两种办法只适配医疗服务的按项目收费方式，不适配医疗服务的按病种收费方式。与按病种收费方式适配的制度是按病种收费标准。按病种收费标准不仅是一种医疗服务的打包制价格，更是一种医疗成本的补偿机制和医疗行为的激励机制。如果按病种收费标准合理（如反映医疗价值），则可以激励医务人员提供必要的医疗服务；如果按病种收费标准不合理（如背离医疗价值），

---

① “理想国”的概念来自柏拉图的《理想国》。《理想国》是古希腊哲学家柏拉图创作的哲学对话体著作，论述了柏拉图心中的理想国，即正义的社会和国家。本节借用这个概念表达科学合理的制度设计。参见：Plato. 理想国[M]. 郭斌和，张竹明，译. 北京：商务印书馆，2020。

② 大禹治水，原称鲧禹治水，是中国古代的神话传说。大禹从鲧治水的失败中汲取教训，改变了“堵”的办法，对洪水进行疏导，大禹为了治理洪水，长年在外与民众一起奋战，“三过家门而不入”。因此，大禹治水既是一种智慧，也是一种精神。我国公立医院改革本质上是利益的调整，既需要疏导的智慧，也需要牺牲的精神。

则会推动医务人员提供不必要的医疗服务，或者减少必要的医疗服务。因此，按病种收费标准的合理性对规范医务人员的行为有着至关重要的作用。

2. “堵”的方法　所谓堵是指让公立医院“不敢”减少必要医疗服务的方法。那么，如何才能让公立医院不敢减少必要医疗服务呢？临床路径是重要路径，质量监管是根本途径。如前所述，我国公立医院不是完全的公立医院，而是相对的公立医院，趋利避害是相对的公立医院的本质特征。在公立医院按病种收费方式下，同样是降低医疗成本的途径，减少医疗服务的难度要比提高医疗质量的难度低，减少医疗服务的动力要比提高医疗质量的动力强，所以公立医院极易选择减少医疗服务的办法而舍弃提高医疗质量的办法。因此，政府应在优化按病种付费标准的同时改革医疗质量的监管制度。

当然，政府对医疗质量的行政监管并非完美制度。原因在于：①政府监管医疗服务质量是政府“为别人”监管医疗服务质量，而不是“为自己”监管医疗服务质量。这种“代理人”的监管角色，决定了监管医疗服务质量的动力可能不足。②政府监管医疗服务质量实际上是“局外人”对“局内人”的监管，从而产生难以克服的信息不对称。这种“局外人”的监管角色，决定了监管医疗服务质量的条件可能不充分。③政府监管医疗服务质量容易演变为“父亲”对“儿子”的监管，从而产生难以克服的监管不公正。这种“父亲式”的监管角色，决定了监管医疗服务质量的真心可能不切实。④政府监管医疗服务质量实际上是“多头监管”，而不是“一头监管”，从而易产生难以克服的监管低效率。这种“多头性”的监管角色，决定了监管医疗服务质量的能力可能不够。

解决政府监管医疗服务质量缺陷的有效办法是政府将行政监管转变为治理机制。具体操作可以考虑 4 个方面：①加快政府与公立医院的政事分开和管办分开，让公立医院成为独立的法人主体，让主管部门成为中立的监管主体。②加快政府与各监管主体的职能和权力分工。医疗质量的监管主体可以分为行政监管主体和社会监管主体两类。行政监管主体应该主要负责医疗质量的监管，而将具体监管事务和权力交给社会监管主体。社会医疗保险经办机构是最为重要的社会监管主体，该主体作为广大参保人的经纪人，有责任监管医疗服务质量；该主体作为医疗保险基金的管理者，有能力监管医疗服务质量；该主体作为医疗服务的购买者，有条件监管医疗服务质量。③为了让社会医疗保险经办机构具有监管医疗质量的动力和能力，应推进社会医疗保险经办管理改革：将管办合一的医疗保险经办体制转变为管办分开的医疗保险经办体制，将碎片化的医疗保险经办机构转变为一体化的医疗保险经办机构，将半专业化的医疗保险经办人员转变为专业化的医疗保险经办人员，将行政化的医疗保险经办机制转变为法人化的医疗保险经办机制，将垄断性的医疗保险经办体系转变为竞争性的医疗保险经办体系。④通过打破公立医院垄断和引入社会力量办医的途径构建竞争性医疗服务体系，让医疗服务的竞争机制成为医疗质量的监管机制；同时以医疗服务的竞争机制强化参保患者的选择机制，让医疗服务的选择机制成为医疗质量的监管机制。

综上分析，只有将行政监管转变为治理监管，才能发挥按病种收费方式控制医疗费用的优势，并弥补按病种收费方式诱发医疗质量风险的缺陷。换句话说，在治理监管机制的激励和约束下，公立医院会积极“内控”引发医疗质量风险的行为，医务人员会主动“自律”引发医疗质量风险的行为。

（许华鸿　黄小丽　马金慧　校）

第二节　公立医院按病种收费方式改革的大逻辑

“看病难”“看病贵”是我国目前亟待解决的社会问题。推进按病种收费方式本质上是一种定价方式改革，对合理控制医药费用、减轻群众看病负担和规范医疗机构行为发挥了积极作用。为确保按病种收费方式改革有的放矢，国家发展改革委、国家卫计委、人力资源和社会保障部出台了《关于推进按病种收费工作的通知》（发改价格〔2017〕68号），结合各地开展的按病种收费改革和临床路径管理等试点工作情况，遴选了320个病种供各地开展按病种收费方式改革试点时选择。现通过对公立医院按病种收费方式的本质内涵、改革动因和基本逻辑等进行分析，力图揭示按病种收费方式改革的利弊得失，以期完善医疗收费政策，减轻群众看病负担。

一、公立医院按病种收费方式的内涵解析

公立医院按病种收费方式是指公立医院在提供医疗服务过程中，以病种为计价单位向医疗保险机构及患者收取费用的医疗服务价格管理制度。按病种收费方式和按病种付费方式，仅一字之差，但两者概念在内涵和外延上有所不同。按病种收费方式的全称是公立医院按病种收费方式，按病种付费方式的全称是医疗保险按病种付费方式，两者均为解决群众“看病贵”问题的制度安排，在最终目标上两者完全一致，只是两者对“看病贵”问题的原因认识和路径选择不尽相同。

公立医院按病种收费方式将群众“看病贵”的原因归结为医疗服务价格虚高，因此力图以降低或控制不合理医疗服务价格来解决群众“看病贵”问题。而医疗保险按病种付费方式将群众“看病贵”的原因归结为医疗费用负担过重，因此力图通过控制和分担不合理医疗费用的途径解决群众“看病贵”问题。

公立医院按病种收费方式和医疗保险按病种付费方式对“看病贵”问题的解决路径不尽相同。公立医院按病种收费方式以医疗卫生体制“行政化”的理念思索和治理群众“看病贵”问题，而医疗保险按病种付费方式以医疗卫生体制“市场化”的理念思索和治理群众“看病贵”问题。在医疗卫生领域，医改路径一直存在市场化和行政化的交锋。市场化路径和行政化路径均以医疗服务供需双方的信息不对称为基本假设，行政化路径主张以控制医疗服务供给方收费的制度实现医疗服务供需平衡，因此行政化路径的本质是政府对医疗机构的行政管制；市场化路径主张以提高医疗服务需求方补偿的制度实现医疗服务供需平衡，因

此市场化路径的本质是医疗保险对医疗机构的市场治理。

二、公立医院按病种收费方式改革的动因

（一）传统价格管制难以控制医疗服务费用

公立医院按病种收费方式改革不仅是医疗机构收费方式的改革，更是政府对医疗机构医疗服务价格管理方式的改革。在按病种收费方式改革以前，我国公立医疗机构主要采取按项目收费方式，同时配备政府对公立医疗机构医疗服务价格的分类管制，即对药物价格的加成管制和对医疗技术劳务价格的低价管制。在医疗卫生领域，由于政府投入不足及医疗服务供需双方的地位不对等和信息不对称，加之公立医疗机构的垄断地位，公立医疗机构的按项目收费方式会引导医务人员为了趋利凭借信息优势对患者诱导需求和过度医疗，从而推高了不合理的医疗服务费用。医疗服务费用的提高有利于充分调动医务人员的积极性，因为其扩大医院和医生的收益；但是不利于切实维护公立医院的公益性，因为其增加患者看病的经济负担。按照医疗卫生体制行政化的思路，克服公立医疗机构凭借垄断地位及医务人员凭借信息优势以提供治病救人为名谋取自身利益的主要路径是行政管制。行政管制本质上是防范垄断服务危害和信息优势风险的制度安排。

然而，各级政府对公立医疗机构的行政管制并未有效控制住医疗服务费用，反而成为推高医疗服务费用的有力推手。原因是政府对公立医疗机构的行政管制不是一种适当的行政管制，这种行政管制的初衷是均衡供需双方的合法利益，但最终异化为协助医疗服务供给方趋利、侵害医疗服务需求方权益的工具[①]。例如，政府对药品的加成管制，其本意

① 这种情况也称管制俘获（regulatory captures）。管制俘获是诺贝尔经济学奖获得者乔治·施蒂格勒在1971年发表的《经济管制理论》一文中提出的。管制俘获的基本含义是监管主体对监管对象进行管制的初衷是限制监管对象的不当行为，以防止其伤害服务对象的权益。但是由于监管主体缺乏外在监管和内在自觉，往往被监管对象以利俘获，结果监管主体异化为监管对象伤害服务对象的“保护伞”。

是以“管制”手段控制药品价格虚高，从而维护患者利益；以“加成”制度弥补医疗卫生服务成本，从而维护医方利益。然而，政府对药品的加成管制只是发挥维护医方利益的作用，而未能发挥维护患者权益的功能，主要原因是政府对药品的加成管制逐渐演变为“药收挂钩”的扭曲性激励机制。同时，政府对医疗技术劳务的低价管制与政府对药品的加成管制在初衷和结果上如出一辙。在政府对医疗技术劳务价格进行低价管制的情况下，医疗机构只能采取两种办法实现自身利益最大化：第一种办法是“小病大治”和“无病也治”，即力图通过制造、分解和升级医疗服务的途径趋利；第二种办法是“堤内损失堤外补”，即在医疗服务行为被严格监控的情况下，力图通过提高药物收入来弥补医疗技术劳务亏损，结果形成公立医院的以药补医机制。可见，公立医疗机构按项目收费和政府的不当价格管制合力推高了医疗服务费用。

（二）以优化价格管制途径控制医疗服务费用

有两种途径可以防止不合理医疗服务费用过度上涨：第一种途径是取消政府对医疗服务价格的行政管制，并代之以医疗保险的按病种付费方式；第二种途径是优化政府对医疗服务价格的行政管制，并配之以医疗服务的按病种收费方式。究竟哪种政策组合更能也更易控制不合理医疗服务费用上涨呢？这里重点分析第二种途径，即“优化价格管制+按病种收费方式”的政策组合模式。

从目前情况看，各地政府优化价格管制的主要办法是取消药品加成、增设药事服务费、提高技术劳务价格。取消药品加成实际上是降低公立医疗机构的药物价格，增设药事服务费和提高技术劳务价格实际上是提高公立医疗机构的医疗技术劳务价格，因此政府优化医疗服务价格管制本质上是调整医疗服务价格结构，将“低医疗技术劳务价格和高药品价格”的医疗服务价格结构转变为“高医疗技术劳务价格和低药品价格”的医疗服务价格结构。通常认为，后一种价格结构比前一种价格结构优越，因为后一种价格结构突出了医生技术劳务的价值和地位，从而可以激励其主动控制不必要的医疗服务费用。

但是事实未必如此，提高医疗技术劳务价格同样会抬高医疗服务费用，同样会增加群众看病的经济负担，因为任何医疗机构及医务人员均是理性经济人，他们追求自身利益最大化的动力无止境，不会因为提高了工资待遇就主动竭尽全力控制医疗费用。如果不能再通过多开药、开贵药的途径获得利益最大化，他们还可以通过升级、分解和延长医疗服务获得利益最大化。这种“以医养医”机制比“以药补医”机制的危害更大更深，因为其形成了医疗服务以治病挣钱为宗旨的异化激励机制，从而扭曲了医疗服务以治病救人为宗旨的根本价值取向。为了避免这一现象，医疗机构按病种收费方式改革在所难免。实际上，公立医疗机构将按项目收费方式转变为按病种收费方式，目的就是矫正“高医疗技术劳务价格和低药物价格”的扭曲性激励功能。可见，优化价格管制和按病种预收费方式是相互衔接和相互配套的。

三、公立医院按病种收费方式改革的基本逻辑

“起承转合”原本是一种文章的结构和章法。“起”是开头；“承”是过程；“转”是转折；“合”是总结。本节借用起承转合分析公立医院按病种付费方式改革的基本逻辑（图 5-2-1）。

（一）按病种收费方式改革的逻辑“起”点

公立医院按病种收费方式改革的逻辑“起”点是按项目收费方式存在推高医疗服务费用的缺陷。

公立医院按项目收费方式存在推高医疗服务费用的缺陷，因此应将按项目收费方式转变为按病种收费方式，以控制医疗服务费用上涨。公立医院按项目收费方式之所以存在推高医疗服务费用的缺陷：①因为按项目收费方式是以项目为计价单位的收费方式，因此即使对各个项目进行价格管制或费用监控，也难以控制总医疗服务价格或费用，医务人员完全可以在项目价格不变的情况下凭借信息优势扩大项目总量或改变

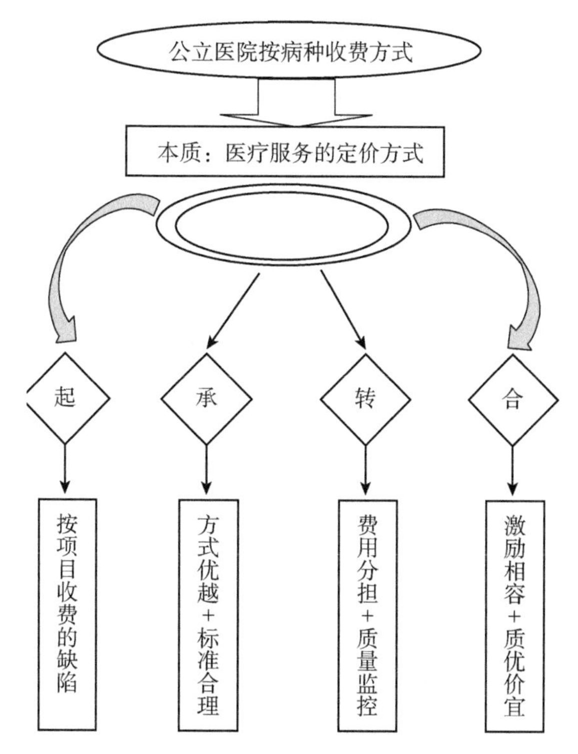

图 5-2-1　公立医院按病种收费方式的本质和逻辑

项目内容以获取自身利益最大化；②因为按项目收费方式是一种服务后结算的后收费方式，后结算收费方式的特点是医务人员提供医疗服务缺乏事先预算约束，而且医疗保险机构及患者难以监控医疗服务行为。由于医疗服务既是为患者服务的行为，也是为自己取利的行为，倘若缺乏外部监管和预算约束，医务人员极易为自己获利而多提供医疗服务。

（二）按病种收费方式改革的逻辑“承”点

公立医院按病种收费方式改革的逻辑“承”点是收费方式的优越性和收费标准的合理性。

1. 收费方式的优越性　公立医院按病种收费方式之所以具有控制医疗服务费用的优势，主要是因为按病种收费方式既是一种以病种为计价单位的收费方式，简称打包收费方式；也是一种服务前结算的收费方式，简称预收费方式。打包收费方式可以有效避免医务人员通过扩大医疗服务总量而获利的风险，预收费方式可以形成医疗保险机构及患者对医疗服务行为的预算约束和事先监控。可见，公立医院按病种收费方式本质上是一种以病种为计价单位的预付费方式，简称按病种预收费方式。正是因为这种独特的计价单位和结算方式，公立医院按病种收费方式才能为不合理医疗服务费用戴上“紧箍咒”。

2. 收费标准的合理性 要控制医疗服务费用不合理上涨，仅靠收费方式的优越性是不够的，还应依靠收费标准的合理性。按病种收费标准的确定要平衡医疗服务费用和医疗服务效率的关系。如果按病种收费标准太高，虽然有利于提高医疗服务效率，但是不利于控制医疗服务费用；如果按病种收费标准太低，虽然有利于控制医疗服务费用，但是不利于提高医疗服务效率。因此，收费标准的确定应统筹思考，不能仅以医疗服务费用最低化为追求目标。

在一般产品或服务市场，医疗服务价格的确定主要考虑 3 个因素，即成本、利润、支付能力。要科学确定收费标准，也应考虑 3 个因素，即医疗服务的合理成本、医务人员的技术劳务价格、医疗保险机构及患者的支付能力。科学确定收费标准的基本原则是在医疗保险基金及患者支付能力可承受范围内弥补医疗服务成本并体现技术劳务价值。要实现收费标准的合理性，主要有两种途径：第一种途径是医疗保险机构和医疗机构的谈判协商机制，第二种途径是具有权威性和中立性的行政机构在成本核算和价值判断的基础上科学确定收费标准。从按病种收费方式改革政策看，政府主要采用第二种途径确定收费标准。

要通过第二种途径确定收费标准，行政机构的权威性和中立性极其重要。卫生行政部门和医疗保障部门分别代表医疗机构和医疗保险机构的权益，具有权威性，但不具有中立性，因此不适合承担确定收费标准的责任。道理很明了，卫生行政部门代表医方利益，如果卫生行政部门确定收费标准，可能导致收费标准过高而不利于控制医疗服务费用；而医疗保障部门代表需求方的利益，如果医疗保障部门确定收费标准，可能导致收费标准过低而不利于提高医疗服务效率。从实际来看，适合且可以胜任确定收费标准这项工作的政府机构是国家发展改革委的医疗价格管理部门，因为其既不是公立医疗机构的主管部门，也不是医保机构的主管部门，但又具有管理公共机构服务价格的行政权力。笔者认为医疗价格管理部门要确保付费标准的合理性，应以优化医疗服务的价格管制为前提条件，坚持统筹兼顾和动态调整的大原则与信息充分和预测科学的小原则。遗憾的是，国家机构改革后国家发展改革委的医疗服务价格管理职能转移到国家医疗保障局。显然，国家医疗保障局的需求方立场会要求和激励其降低按病种收费标准，这当然可以控制医疗服务费用，但是难以提高医疗服务效率。

（三）按病种收费方式改革的逻辑"转"点

公立医院按病种收费方式改革的逻辑"转"点是医疗服务费用的分担机制和医疗服务质量的监控体制。

1. 医疗服务费用的分担机制　公立医疗机构实施按病种收费方式主要是为了控制医疗服务费用，但是应明确，医疗服务费用有合理和不合理之分，公立医疗机构实施按病种收费方式是为了控制不合理的医疗服务费用，而不是控制合理的医疗服务费用。医疗服务费用的合理性和医疗服务费用的高低没有必然联系，如果医疗服务费用是合理的，那么即使再高也不能进行控制，因为控制合理的医疗服务费用会降低医疗服务质量；如果医疗服务费用是不合理的，那么即使再低也应进行控制，因为放任不合理的医疗服务费用会增加群众的疾病经济负担。另外，公立医疗机构实施按病种收费方式即使能够有效控制不合理医疗服务费用，也会产生合理的医疗服务费用，合理医疗服务费用仍需医保机构和患者承担。随着人类疾病谱的转变和医疗技术的发展，合理医疗服务费用也会越来越高。要切实减轻这些合理医疗服务费用给患者造成的疾病经济负担，应启动医疗保险体系予以分担。可见，公立医疗机构按病种收费方式的改革应同步推进医保机构分担机制的完善，否则无法切实减轻广大群众的疾病经济负担。

2. 医疗卫生服务质量的监控体制　公立医疗机构按病种收费方式的改革不仅要配套医保机构分担机制的完善，而且要配套医疗质量监控体制的优化。按病种收费方式对医疗机构而言，不仅是医疗服务费用的控制机制，也是医疗卫生服务的管理机制。在按项目收费方式下，医疗机构通常采取“收入最大化”的经营管理模式，将扩大医疗服务数量作为行为模式。但在按病种预收费方式下，医疗机构通常采取“成本最小化”的经营管理模式，将减少医疗服务数量作为行为模式。尽管医疗服务数量和医疗服务质量没有必然联系，但是过度减少医疗服务数量将会降低医疗服务质量，如过度缩短住院时间会影响患者的治疗效果。另外，即使在按病种收费方式下，有些医疗机构和医务人员可能不会接受医疗服务收入大幅度减少的现实，他们可能会与按病种收费方式展开“策略性博弈”①，如推诿患者、升级病种、分解服务。因此，卫生行政部门作为公立医疗机构的主管部门，不仅要监控医疗机构和医务人员显性“减少”医疗服务的策略性行为，也要监控医疗机构和医务人员隐性“扩大”医疗服务的策略性行为。《关于推进按病种收费工作的通知》要求“医疗机构不得推诿重病患者，不得无故缩短患者住院时间、分解患者住院次数”。实际上这只是防范了第一种风险，而未防范第二种风险。卫生行政部门要监控医疗服务质量，应设计科学的指标体系。如果医疗服务质量指标设置“过松”，则难以保障医疗服务的质量；但是如果设置“过严”，则会干扰医疗服务的自主决策。因此，医疗服务质量指标的设置应该是监管主体和被监管主体谈判协商的结果，由单方确定会形成“宽严皆误”②的结局。

（四）按病种收费方式改革的逻辑“合”点

公立医院按病种收费方式改革的逻辑“合”点是医疗服务供需双方

---

① 策略性博弈又称策略型博弈，是博弈论中的一个重要概念。策略性博弈在我国俗称为“上有政策下有对策”，在公立医院实施按病种收费方式的过程中应谨防医院和医务人员的策略性博弈，否则改革会付之东流或走向反面。

② “宽严皆误”出自四川省成都市武侯祠闻名遐迩的“攻心联”。该联由赵藩所撰，上联是：能攻心则反侧自消，从古知兵非好战”；下联是“不审势即宽严皆误，后来治蜀要深思”。赵藩提出宽严皆误的概念，是为了主张“因病施治”，防止“极左极右”。

的激励相容和医疗服务的质优价宜。

1. 医疗服务的质优价宜是按病种收费方式改革的首要目标　《关于开展按病种收费方式改革试点有关问题的通知》指出：开展按病种收费方式改革是推进医疗服务定价机制改革的重要举措，有利于促进医疗机构建立合理成本约束机制，有利于规范医疗机构临床诊疗行为，有利于控制医药费用不合理增长，减轻患者负担。这概括了公立医院按病种收费方式改革的一个重要目标，即降低医疗服务价格和控制医疗服务费用，但也忽视了另外一个重要目标，即提高医疗服务质量和促进医疗机构发展。因此，如果仅仅按照“控制医疗服务费用”的目标推行公立医疗机构按病种收费方式改革，可能导致医疗服务质量降低和医疗机构发展停滞。这样的改革在帮助广大群众摆脱“看病贵”困境的同时，又使其陷入“看病难”的境地。可见，公立医院按病种收费方式改革应在控制医疗服务费用和提高医疗质量中寻求平衡。

2. 供需双方的激励相容是按病种收费方式改革的根本目标　医疗服务供需双方的激励相容（incentive compatibility），是指医疗服务供需双方合法利益的双赢格局和良性互动。依据激励相容这个根本目标，公立医疗机构按病种收费方式改革，既不能以牺牲医方利益为代价维护患者的健康权益，也不能以牺牲患者利益为代价维护医方的经济利益。激励相容在公立医院改革中体现为公立医院公益性和医务人员积极性的均衡。公立医院按项目收费方式，尽管有利于调动医务人员积极性，但不利于维护公立医院公益性。因此，公立医院按病种收费方式改革一定不能走向按项目收费方式的反面，要在有利于维护公立医院公益性的同时调动医务人员的积极性。需要强调的是，公立医院按病种收费方式改革的两大目标，即医疗服务供需双方的激励相容与医疗服务的质优价宜，两者是相互关联的。供需双方的激励相容是实现医疗服务质优价宜的根本条件。按病种收费的根本目标应该是对医疗机构形成一个激励约束机制，让医疗机构及其医务人员为了追求组织利益和个人利益而竭尽全力控制医疗服务费用和提高医疗服务质量。

四、主要结论

（1）公立医院按病种收费方式改革本质上是一种定价方式改革，对于合理控制医疗费用、减轻群众看病负担和规范医疗机构行为发挥着积极作用。

（2）公立医院按病种收费方式相对按项目收费方式具有优越性，但是相对医疗保险按病种付费方式具有落后性，所以公立医院按病种收费方式是一种过渡型的医疗费用补偿方式。

（3）优化价格管制和按病种预收费方式是相互衔接和相互配套的，优化价格管制的主要办法是调整医疗服务价格结构，按病种预收费方式是为了矫正新医疗服务价格结构的扭曲性激励功能。

（4）公立医院按病种收费方式改革的逻辑“起”点是按项目收费方式存在推高医疗服务费用的缺陷；公立医院按病种收费方式改革的逻辑“承”点是收费方式的优越性及收费标准的合理性；公立医院按病种收费方式改革的逻辑“转”点是医疗服务费用的分担机制和医疗服务质量的监控机制；公立医院按病种收费方式改革的逻辑“合”点是医疗服务供需双方的激励相容和医疗服务的质优价宜。

（张海珍　黄天智　覃嵘彬　校）

第三节　公立医院按病种收费方式的类型和特点

按项目收费方式转变为按病种收费方式是我国公立医院收费方式改革的重要方向。2011 年 3 月 30 日，国家发展改革委和卫生部联合出台了《关于开展按病种收费方式改革试点有关问题的通知》（发改价格〔2011〕674 号），要求结合公立医院改革试点按病种收费方式，遴选了 104 个病种供各地开展按病种收费方式改革试点时参考。时隔 6 年，2017 年 1 月 10 日，国家发展改革委、国家卫计委、人力资源和社会保障部联合出台了《关于推进按病种收费工作的通知》（发改价格〔2017〕68

号），要求结合公立医院改革推进按病种收费方式，共遴选了320个病种供各地开展按病种收费方式改革试点时参考。2011年出台的政策我们称为按病种收费方式改革的试点政策，2017年出台的政策我们称为按病种收费方式改革的推进政策。推进政策相对试点政策在收费标准上发生了重大变化，即提出“按病种收费标准原则上实行最高限价管理”，所谓最高限价管理实际上是指按病种限额收费方式。而试点政策并未要求试点按病种限额收费方式，只是鼓励各地探索各种按病种收费方式。那么，公立医院按病种收费方式有哪些类型，各有什么特点，各有什么优势，又有什么缺陷呢？

一、公立医院按病种限额收费方式

所谓公立医院按病种限额收费方式，简单说是指政府相关部门为公立医院预先设置诊治某一病种的最高收费标准（简称“最高限价”），如果诊治疾病产生的实际医疗费用超过最高限价，则按照最高限价收取医疗费用；如果诊治疾病产生的实际医疗费用低于最高限价，则按照实际医疗费用收取医疗费用。

【例】 青海省发展改革委、卫生厅、人力资源和社会保障厅、财政厅联合出台《关于制定青海省104种单病种住院费用限额付费标准(试行)的通知》（青发改价格〔2012〕1823号）。其中第二条规定：“为有效约束医疗机构的诊疗行为，患者在治疗过程中发生的费用，超过最高限价按最高限价收取，超过部分由医疗机构自行承担，不得向患者收取；未超过最高限价，按实际发生费用收取。实行按病种付费的，不再按项目计价，但病人在治疗过程中出现并发症的，医疗机构可根据实际情况退出按病种付费管理程序。”①

诊治疾病产生的实际医疗费用超过最高限价时按照最高限价收取

① 青海省发展改革委，卫生厅，人力资源和社会保障厅，等. 关于制定青海省104种单病种住院费用限额付费标准（试行）的通知[EB/OL]. （2012-12-18）[2020-06-28]. http://fgw. qinghai. gov. cn/zfxxgk/sd2ddgknr/fgwwj/201812/t20130128_68799. shtml。

是一种“超支自负”的结算机制，诊治疾病产生的实际医疗费用低于最高限价时按照实际医疗费用收取是一种“结余归人”的结算机制。因此，公立医院按病种限额收费方式实际上是一种“超支自负和结余归人”的结算机制。从管理学角度看，超支自负和结余归人实际上是一种“超支则罚”和“结余不奖”的激励和约束机制。超支则罚的强约束机制让公立医院产生控制医疗费用的压力，因为公立医院应为抬高医疗费用付出代价；但是结余不奖的弱激励机制让公立医院丧失控制医疗费用的动力，因为公立医院不会因降低医疗费用而获得好处。因此，在这种弱激励和强约束机制下，公立医院有压力控制医疗费用，但无动力控制医疗费用，即被动控制医疗费用，主要体现为公立医院控制医疗费用不是以“降低”为基本要求，而是以“限高”为基本要求。换言之，医疗费用的最高限价是按病种限额收费方式下公立医院利益最大化的均衡点：实际医疗费用高于最高限价，公立医院应付出“超支自负”的代价；实际医疗费用低于最高限价，公立医院不会获得“结余归己”的收益。

既然超支自负和结余归人的结算机制不能有效控制医疗费用，那么为什么不采取“超支自负和结余归己”的结算机制呢？这样不是既能让公立医院产生控制医疗费用的压力，又能让公立医院产生控制医疗费用的动力吗？为此，有些学者认为，政府相关部门不懂得控费的基本原理[①]。实际上，这是对政策的一种误解和误读。政府让公立医院采取“超支自负和结余归人”的结算机制，而不采取“超支自负和结余归己”的结算机制，是因为政府不仅要考虑如何控制医疗费用，也要考虑如何保障医疗质量。医疗费用和医疗质量是一个矛盾共同体，仅考虑保障医疗质量而不考虑控制医疗费用，尽管有利于“看病难”问题的解决，但不利于“看病贵”问题的解决；仅考虑控制医疗费用而不考虑保障医疗质量，尽管有利于“看病贵”问题的解决，但不利于“看病

① 顾昕. 中国医保支付改革的探索与反思：以按疾病诊断组（DRGs）支付为案例[J]. 社会保障评论，2019，3（3）：78-91。

难”问题的解决。因此，无论公立医院实施何种收费方式改革，都应均衡医疗费用控制和医疗质量保障的关系，力争控费和保质兼得及“看病贵”和“看病难”兼治。政府让公立医院采取按病种限额收费方式，就是为了既让公立医院积极控制医疗费用，又不至于为了降低医疗成本而任意减少医疗服务和降低医疗质量。具体而言，超支自负的结算机制实际上是一种推动公立医院积极控制医疗费用的机制，结余归人的结算机制实际上是一种推动公立医院自觉保障医疗质量的机制。当然，按病种限额收费方式能否均衡医疗费用控制和医疗质量保障的关系，需另当别论，但至少初衷是好的。

二、公立医院按病种定额收费方式

所谓按病种定额收费方式，是指政府相关部门按照病种诊疗规范为公立医院预先设置病种收费标准，诊治疾病产生的实际医疗费用无论是超过病种收费标准，还是低于病种收费标准，都按病种收费标准收取医疗费用。该定义有两层含义：①若实际医疗费用>病种收费标准，则按病种收费标准收取医疗费用，这实际上是一种“超支自负”的结算机制；②若实际医疗费用<病种收费标准，也按病种收费标准收取医疗费用，这实际上是一种“结余归己”的结算机制。因此，公立医院按病种定额收费方式实际上是一种“超支自负和结余归己”的结算机制。

【例】 2012年9月24日河北省物价局、河北省卫生厅联合出台《河北省物局 河北省卫生厅关于印发部分病种收费标准及有关问题的通知》（冀价管〔2012〕72号）规定：“医疗机构要按照公布的病种收费标准予以结算。住院费用未超过病种收费标准的，则按该病种收费标准结算；超过病种收费标准的费用，由医疗机构自行负担。”①

① 河北省物价局，河北省卫生厅. 河北省物价局 河北省卫生厅关于印发部分病种收费标准及有关问题的通知[EB/OL]. （2015-09-23）[2020-06-28]. http：//www. hebwj. gov. cn/News. aspx?sole=20150923145408531。

超支自负和结余归己实际上是一种“超支则罚”和“结余则奖”的激励和约束机制。在这种强激励和强约束机制下，公立医院既有动力又有压力控制医疗费用。然而，无论是临床医学，还是卫生经济学均提示我们，医疗费用不是越低越好。医疗费用大体分为两类：一是合理的医疗费用，二是不合理的医疗费用。所谓合理的医疗费用，是指“因病施治”产生的医疗费用；所谓不合理的医疗费用，是指“小病大治”产生的医疗费用。不合理的医疗费用需要控制，否则会增加患者的医疗负担；合理的医疗费用需要保障，否则会降低医院的医疗质量。从应然角度看，在按病种定额收费方式下，公立医院不仅要严控不合理的医疗费用，而且要保障合理的医疗费用。然而，从实然角度看，在按病种定额收费方式下，公立医院有可能只抓不合理医疗费用的控制，而不抓合理医疗费用的保障，从而导致医疗费用控制和医疗质量保障顾此失彼。因此，在实施按病种定额收费方式过程中，政府应考虑如何确保公立医院既控制医疗费用又保障医疗质量，防范公立医院为控制医疗费用而降低医疗质量。

为了解决这个问题，应先思考一个问题：在按病种定额收费方式下，公立医院为什么重视医疗费用的控制而轻视医疗质量的保障呢？一是因为在按病种定额收费方式下，公立医院可以从控制医疗费用中受益，但难以从保障医疗质量中受益，所以公立医院通常较多关注医疗费用的控制，而较少关注医疗质量的保障。二是在按病种定额收费方式下，减少医疗服务和保障医疗质量是控制医疗费用的两条途径，减少医疗服务的难度比保障医疗质量小得多，所以公立医院通常较多采取减少医疗服务的途径控制医疗费用，而较少采取保障医疗质量的途径控制医疗费用。因此，应由政府出面设计相关制度以确保医疗费用控制和医疗质量保障的均衡。医疗费用控制和医疗质量保障均衡通常有 4 条途径：一是科学化的临床路径；二是合理化的收费标准；三是全程化的医疗质量监管体系；四是立体式的医疗风险治理机制（表 5-3-1）。

表 5-3-1 按病种定额收费方式下的医疗质量保障机制

序号	途径	功能	机理
1	科学化的临床路径	让医疗机构“不能”降低医疗质量	硬性医疗规范
2	合理化的收费标准	让医疗机构“不必”降低医疗质量	柔性医疗规范
3	全程化的医疗质量监管体系	让医疗机构“不敢”降低医疗质量	外生质控机制
4	立体式的医疗风险治理机制	让医疗机构“不愿”降低医疗质量	内生质控机制

三、公立医院按病种混合收费方式

所谓按病种混合收费方式，是指公立医院对不同收费部分采取不同结算机制的收费方式。具体而言，公立医院把按病种收费分为两部分，即由医疗保险支付的公费部分和由患者支付的自费部分。然后对不同部分采取不同结算机制：对医疗保险支付的公费部分，主要按“病种收费标准×报销比例”的公式收取医疗费用；对患者支付的自费部分，主要按“按实际医疗费用×自付比例”的公式收取医疗费用。公费部分的收费方式，实际上是一种“超支自负和结余归己”的结算机制，所以本质上是一种按病种定额收费方式。自费部分的收费方式，实际上是一种“按实际医疗费用收费”的结算机制，所以本质上是一种按项目后收费方式。

【例】 2011 年 5 月 6 日安徽省含山县出台《含山县新农合住院单病种付费试点实施方案》，主要内容：“（一）患者付费标准。病人按照实际发生费用的自付比例支付医疗费用，剩余部分由新农合基金和医疗机构分摊，但不超过当年封顶线。（二）基金付费标准。新农合基金按分类病种实行定额付费。对每例试点单病种患者，新农合基金按定额的 65%支付补偿金；患者按当次实际发生医药费用的 35%承担个人费用。”①

① 安徽省含山县. 含山县新农合住院单病种付费试点实施方案[EB/OL].（2012-06-29）[2020-06-28]. https://www.doc88.com/p-5129895263822.html?r=1。

可见，公立医院的按病种混合收费方式实际上是按病种定额收费方式与按项目收费方式的组合体。之所以采取按病种混合收费方式，主要是为了平衡医疗费用控制与医疗质量保障的关系。对公费部分采取“超支自负和结余归己”的结算机制，是为了让公立医院承担医疗费用的控制功能；对自费部分采取“按实际医疗费用收费”的结算机制，是为了让公立医院承担医疗质量的保障功能；对公费部分采取定额收费方式的同时对自费部分采取项目收费方式，是为了让公立医院兼负控费和保质双重功能，并治“看病贵”和“看病难”两大问题。

1. 对公费部分采取“超支自负和结余归己”的结算机制，有利于激励医疗机构控制医疗费用上涨　在全民医疗保险体制下，医疗保险支付的公费部分占大头，患者支付的自费部分占小头，所以只要控制住公费部分的医疗费用上涨，就能控制住大部分医疗费用上涨。超支自负和结余归己的结算机制能有效控制医疗费用，是因为超支自负是一种对“超支”进行惩罚的约束机制，能使医疗机构产生控制医疗费用的“压力”，能让医疗机构“积极”控制医疗费用上涨；结余归己是一种对“结余”进行奖励的激励机制，能使医疗机构产生控制医疗费用的“动力”，能让医疗机构“主动”控制医疗费用上涨。当然，要让医疗机构有效控制医疗费用，仅靠科学的结算机制是不够的，还得靠严格的监管制度。“结算机制+监管制度”才能确保医疗机构正确控制医疗费用，是因为超支自负和结余归己的结算机制所产生的控费激励，医疗机构既可以采取推诿患者的方式予以事前化解，也可以采取升级病种的方式予以事中化解，还可以采取分解住院的方式予以事后化解。监管制度的意义就是为了防范超支自负和结余归己的结算机制下医疗机构采取推诿患者、分级住院和升级病种的不合理途径控制医疗费用。医疗服务的监管制度主要有三类：一是事前的预防性监管制度，二是事中的纠偏性监管制度，三是事后的惩戒性监管制度。

2. 对自费部分采取“按实际医疗费用收费”的结算机制，有利于防范医疗机构引发医疗质量风险　超支自负和结余归己的结算机制是一把“双刃剑”，既能让医疗机构内控“小病大治”的医疗服务，从而控制医疗费用上涨；也能让医疗机构产生“大病小治”的医疗行为，从而导致医疗质量降低。因此，以控费为核心的结算机制应配套以保质为核心的监管机制和激励机制。监管机制实际上是一种让医疗机构“不能”和“不敢”降低医疗质量的机制。让医疗机构“不能”降低医疗质量的主要办法是政府为公立医院编制，这可以规范医疗行为的临床路径；让医疗机构“不敢”降低医疗质量的主要办法是政府对公立医院出台，这可以规范医疗行为的惩戒措施。激励机制实际上是一种让医疗机构“不必”和“不愿”降低医疗质量的机制。让医疗机构“不必”降低医疗质量的主要办法是对医疗服务的成本予以充分补偿；让医疗机构“不愿”降低医疗质量的主要办法是让医疗服务的价值获得充分体现。按实际医疗费用收费的机制，既是一种医疗成本的充分补偿机制，又是一种医疗价值的充分体现机制，所以可以承担医疗质量的保障功能。

综上分析，笔者提出两个观点：一是公立医院按病种混合收费方式可以发挥控费和保质的双重功能；二是公立医院按病种混合收费方式要发挥控费和保质的双重功能，除了自费部分和公费部分的分类结算机制以外，还应具备医疗行为的监管机制。如果缺乏医疗行为的监管机制，那么按病种混合收费方式的实施难免陷入“上有政策和下有对策”的博弈困境。

（文卫颍　唐　丽　林荣香　校）

第四节　对公立医院按病种收费方式改革的反思

2011 年 3 月 30 日，国家发展改革委和卫生部联合出台了《关于开展按病种收费方式改革试点有关问题的通知》（发改价格〔2011〕674 号）。但是到目前为止，公立医院按病种收费方式改革试点的成效并不乐观，普遍存在“点”不够多和“试”不够深的问题。所谓“点”不够多，是指公立医院按病种收费方式改革的地方不多和病种不多，即只有少数省份和县市积极探索公立医院按病种收费方式改革，而且其探索的范围也主要局限于单病种的狭窄空间。所谓“试”不够深，是指公立医院按病种收费方式改革缺乏完善的配套制度，包括临床路径的编制、病种成本的精算和激励机制的重构等。因此，2017 年国家发展改革委、卫计委及人力资源和社会保障部才联合出台《关于推进按病种收费工作的通知》（发改价格〔2017〕68 号）要求“推进按病种收费工作”。那么，如何推进公立医院按病种收费方式呢？推进公立医院按病种收费方式会面临哪些难以克服的矛盾呢？本节以公共管理的“治理”为理念和以制度经济的“市场”为视角，对公立医院的按病种收费方式进行反思与评价。

一、公立医院按病种收费方式的覆盖面较小

2011 年《关于开展按病种收费方式改革试点有关问题的通知》遴选了 104 个病种供各地开展按病种收费方式改革试点时参考；2017 年《关于推进按病种收费工作的通知》遴选了 320 个病种供各地推进按病种收费方式改革时参考。这些病种主要是临床路径明确、并发症与合并症少、诊疗技术成熟、质量可控且费用稳定的常见病和多发病，这完全符合按病种收费方式改革从单一病种起步的要求。但是，有一个问题值得我们思考：随着疾病谱的结构变化，单一病种越来越少，而复合病种越来越多，如果公立医院只是推行单一病种的按病种收费方式改革，而较少探索复合病种的按病种分组收费方式改革，那么结果是复合病种仍然采取按项目收费方式。复合病种是医疗费用上涨的推手，如果复合病种仍然采取按项目收费方式，那么应该如何有效控制医疗费用过度上涨呢？更为严重的是，按病种收费方式的最大隐患是医疗机构和医务人员为了追求利益最大化，采取升级病种的策略行为，即将单一病种的诊治升级为复合病种的诊治，从而逃避卫生行政部门依据按病种收费制度实施的价格监管。可见，“一个医院两种收费方式”的制度安排会催生医疗机构和医务人员的道德风险和策略行为。同时，由于信息的不对称和利益的无关性，卫生行政部门自然不能也不愿对医疗服务供给方“损人利己”

的行为予以纠偏。

二、公立医院按病种收费方式与医疗保险按病种付费方式的矛盾及选择

目前，我国同步推行公立医院按病种收费方式改革与医疗保险按病种付费方式改革（表5-4-1），两者均以控制不合理医疗费用上涨为目标，但是两者在本质、内容、形式和效果上却大相径庭。那么，我们是应该选择公立医院按病种收费方式，还是应该选择医疗保险按病种付费方式呢？

表 5-4-1　医院按病种收费方式和医疗保险按病种付费方式并行推进

序号	推进医院按病种收费的政策	推进医疗保险按病种付费的政策
1	《关于开展按病种收费方式改革试点有关问题的通知》（发改价格〔2011〕674 号）	《关于进一步推进医疗保险付费方式改革的意见》（人社部发〔2011〕63 号）
2	《关于全面推开县级公立医院综合改革的实施意见》（国办发〔2015〕33 号）	《关于推进新型农村合作医疗支付方式改革工作的指导意见》（卫农卫发〔2012〕28 号）
3	《关于城市公立医院综合改革试点的指导意见》（国办发〔2015〕38 号）	《国务院办公厅关于进一步深化基本医疗保险支付方式改革的指导意见》（国办发〔2017〕55 号）
4	《关于印发推进医疗服务价格改革意见的通知》（发改价格〔2016〕1431 号）	《关于申报按疾病诊断相关分组付费国家试点的通知》（医保办发〔2018〕23 号）
5	《关于推进按病种收费工作的通知》（发改价格〔2017〕68 号）	《国家医疗保障局办公室关于印发区域点数法总额预算和按病种分值付费试点工作方案的通知》（医保办发〔2020〕45 号）

（一）按病种收费方式和按病种付费方式的矛盾

2011 年 3 月国家发展改革委和卫生部出台了《关于开展按病种收费方式改革试点有关问题的通知》（发改价格〔2011〕674 号），要求在全国试点公立医院按病种收费方式改革；之后不久，人力资源和社会保

障部于2011年5月30日下发《关于进一步推进医疗保险付费方式改革的意见》（人社部发〔2011〕63号），要求在全国推行医疗保险按病种付费方式改革。

2017年1月10日，国家发展改革委、国家卫计委、人力资源和社会保障部出台的《关于推进按病种收费工作的通知》（发改价格〔2017〕68号）要求“推进公立医院按病种收费方式改革”；2017年6月28日，《国务院办公厅关于进一步深化基本医疗保险支付方式改革的指导意见》（国办发〔2017〕55号）要求“进一步推进医疗保险按病种付费方式改革”。

以卫生部门为主推行的按病种收费方式与以人社保障部门为主推行的按病种付费方式都是医疗服务价格形成机制，但是按病种收费方式与按病种付费方式是两个完全不同的价格形成机制（表5-4-2）。从本质上看，按病种收费方式是从医疗服务供给角度设置的医疗服务的行政化定价机制，而按病种付费方式是从医疗服务需求角度设置的医疗服务的市场化议价机制。从内容上看，按病种收费方式的本质要求是优化政府对公立医疗机构医疗服务的价格管制，将按项目收费方式转变为按病种收费方式；而按病种付费方式的本质要求是破除政府对公立医疗机构医疗服务的价格管制，并代之以医疗保险的分担机制和控费机制。从形式上看，在按病种付费方式下，医保机构不仅承担医疗服务费用的分担功能，还要承担医疗服务费用的控制功能，更要承担医疗资源的配置功能；但是在按病种收费方式下，卫生部门主要承担医疗费用的控制功能，却难以承担医疗费用的分担功能，更难以承担医疗资源的配置功能。

表5-4-2　按病种收费方式和按病种付费方式的比较

方式	角度	本质	内容	形式	条件
按病种收费方式	供给角度	行政化定价机制	优化价格管制	控费功能	市场失灵环境
按病种付费方式	需求角度	市场化议价机制	破除价格管制	资配功能	市场完善环境

（二）按病种收费方式和按病种付费方式的选择

由于医院按病种收费方式和医疗保险按病种付费方式在本质、内容和形式上大相径庭，如果同时在公立医疗机构推行两种价格形成机制，那么结果是两种机制相互抵消各自功能。因此，医院按病种收费方式和医疗保险按病种付费方式只能二选其一。如果公立医院推行按病种收费方式，那么医疗保险没有必要推行按病种付费方式；如果医疗保险推行按病种付费方式，那么公立医院没有必要推行按病种收费方式。

那么，到底是应该选择医院按病种付费方式还是医疗保险按病种收费方式呢？这要具体问题具体分析，在人口和经济发展水平无法支撑医疗机构竞争且医保机构缺乏购买服务动力和能力的地区，应该主要推行按病种收费方式；相反，如果医疗机构已经形成充分竞争且医保机构具有公司化管理制度和专业化业务团队，那么应该主要推行按病种付费方式。总之，市场失灵的地方推行按病种收费方式，市场完善的地方推行按病种付费方式。

三、责权利均衡是公立医院按病种收费方式发挥作用的前提条件

按病种收费方式本质上将控制医疗服务费用的责任交给公立医疗机构。因此，按照责权利三角定理[①]（图 5-4-1），既然要赋予公立医疗机构控制医疗费用的责任，那么就应赋予其控制医疗服务费用的权利和享受控制医疗费用的收益。

① 责权利三角定理是现代管理学的一个重要原理：如果要让一个组织或个体承担一定的责任，就要赋予其相应的权力，并给予其对等的利益。只有责、权、利三者的对等统一，形成既相互支持和促进，又相互制衡和规范的“等边三角形”，各项工作才能顺利进行。

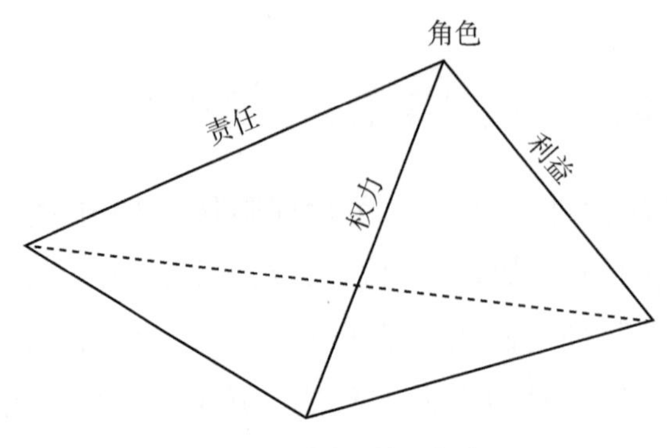

图 5-4-1 责权利三角定理

（一）让医疗机构具有控费的权力

让公立医疗机构具有控制医疗费用的权力，如药品和器材的招标及采购权、人事管理权和组织编制权。公立医疗机构只有拥有上述权力，“才能”切实履行控制医疗费用的责任。但是从目前情况看，公立医院的药品采购权、价格决定权、人事管理权和组织编制权均掌握在政府各部门手中，如药品采购权掌握在卫生行政部门手中，价格决定权掌握在物价管理部门手中，人事管理权掌握在人事管理部门手中，组织编制权掌握在编制委员会手中。在这种情况下，公立医院为了降低医疗成本而想裁撤部门、开除员工或降低价格，均需请示政府相关部门而无法自主决定；同样，公立医院为了提高医疗质量而想整合机构、招聘人才或提高价格，均需请示政府相关部门而无法自主决定。

（二）让医疗机构享受控费的收益

让公立医疗机构享受控制医疗费用的收益，如赋予公立医疗机构收支结余的分配权。公立医疗机构只有具备收支结余的分配权（国外称“剩余索取权”），“才愿”切实履行控制医疗费用的责任。但是从目前情况看，公立医疗机构并不具备收支结余的分配权，主要原因有两个：①部分地方为了切断医疗收费和医生收入的利益链条而对公立医院实行收支两条线管理，收支两条线管理完全剥夺了公立医院对收支结余的分配权，尽管它有利于控制医疗费用，但是不利于提高医疗质量。②部分地区将按病种收费方式异化为按病种限费方式，按病种收费方式和按病种限费方式是两个完全不同的概念，根本区别在于配套制度不同。按病种收费方式对医疗费用发挥控制功效的配套制度，是赋予医疗机构“结余归己”的激励和“超支自负”的约束，所以医疗机构既具有控制医疗费用的动力，也具有控制医疗费用的压力。相反，按病种限费方式对医疗费用发挥控制功效的配套制度，是对医疗机构建立“结余奖励、超支分担”的激励约束机制。超支分担是指公立医疗机构的实际医疗费用超过按病种收费标准，但是不必为此完全承担超支的经济代价（因为超支分担意味着超支不自负），所以医疗机构缺乏控制医疗费用的压力；结余奖励是指公立医疗机构的实际医疗费用低于按病种收费标准，但是只能享受一部分结余（因为结余奖励是结余按比例一部分归己，一部分上交），所以医疗机构有控制医疗费用的动力，但显然动力不足。

总之，只有政府赋予公立医疗机构控制医疗费用的权力，并享受控制医疗费用的利益，公立医疗机构“才能”和“才愿”担负控制医疗费用的责任。在这一点上，《关于开展按病种收费方式改革试点有关问题的通知》未做明确规定，会为医疗机构按病种收费方式的运行留下隐患。

四、确定合理的付费标准应具备科学的价格形成机制

《关于推进按病种收费工作的通知》要求：“各地要按照‘有激励、有约束’的原则制定病种收费标准，逐步建立收费标准动态调整机制。收费标准要以医疗服务合理成本为基础，体现医疗技术和医务人员劳务价值，参考既往实际发生费用等进行测算。按病种收费标准原则上实行最高限价管理。按病种收费标准包含患者住院期间所发生的诊断与治疗等全部费用，即从患者入院，按病种治疗管理流程接受规范化诊疗最终达到疗效标准出院，整个过程中所发生的诊断、治疗、手术、麻醉、检查检验、护理以及床位、药品、医用材料等各种费用。在病种费用外不得另行收费，不得将入院后的检查检验费用转为门诊收费。”按病种收

费标准的合理性很重要，收费标准“过高”则不利于医疗服务费用的控制，也不利于维护公立医疗机构的公益性；收费标准“过低”则不利于医疗服务效率的提高，也不利于调动医务人员的积极性。换言之，收费标准的制定应找到医疗服务供求双方利益的均衡点。因此，《关于推进按病种收费工作的通知》提出按病种收费标准应坚持“有激励、有约束”是正确的，按病种收费标准不仅仅是为了提高医疗服务效率和促进医疗机构发展（有激励），也是为了控制医疗服务费用和优化医疗服务价格（有约束）。

（一）政府制定价格的缺陷

然而，从具体内容上看，《关于推进按病种收费工作的通知》重视医疗服务效率的“激励”，而轻视医疗服务费用的“约束”，更忽视医疗服务费用控制和医疗服务效率提高的“兼容”，因而在一定程度上偏离了按病种收费方式改革的初衷。例如，《关于推进按病种收费工作的通知》要求“收费标准要以医疗服务合理成本为基础，体现医疗技术和医务人员劳务价值”，从本质上看，该条文只考虑医疗服务供给方的利益，而未考虑医疗服务需求方的利益，因而可以调动医务人员的积极性，但是难以维护公立医院的公益性；可以提高医疗服务效率，但难以控制医疗服务费用。可见，发展改革部门和卫生部门对合理确定收费标准设置的基本原则是到位的，但是对落实基本原则的制度安排是不到位的。此外，发展改革委和卫生部门在按病种收费标准形成机制的认识上存在误区。该条文完全符合市场经济“成本+利润”的定价机制：收费标准补偿医疗服务合理成本是基础，否则医疗机构将陷入“亏本”状态；但是医疗机构要生存和发展，仅靠“平本”是不够的，还应有“结余”，这样才能体现医疗技术和医务人员劳务价值，才能保障医疗机构正常运行，才能赋能医疗机构健康发展。

然而，物价管理部门作为行政机构完全掌握医疗成本信息是不可能的，政府的监管者角色，以及医疗服务成本和价值的复杂性及易变性，决定了政府无法获得医疗服务全面、真实、及时的成本和价值信息。另外，即使政府获得医疗服务全面、真实、及时的成本和价值信息，也难以制定出合理的医疗服务价格，一是因为“政府的理性是有限的”，按照自由主义经济学家米尔顿·弗里德曼（Milton Friedman）的理论[①]，政府制定医疗服务价格本质上是“拿财政的钱为医院和患者服务”，这种“拿别人的钱为别人办事”者是很难认真去制定医疗服务价格的。二是因为“政府受制于外部力量的制约”。政府制定价格或价格管制将受制于“监管”和“政策”的制约。从监管角度看，如果外在监管力量较强，物价部门会关注医疗服务价格的合理性；但如果外在监管力量较弱，物价部门可能会忽视医疗服务价格合理性。这种被动性的价格管制行为难以确保医疗服务价格的可持续合理性。从政策角度看，如果国家采取以“经济发展”为核心的公共政策，那么政府对医疗服务的定价通常以“抬高”为价值取向，以放任医疗服务价格为策略模式；如果国家采取以“社会民生”为核心的公共政策，那么政府对医疗服务的定价通常以“压低”为价值取向，以控制医疗服务价格为策略模式。由于受到监管和政策的双重干扰，物价部门制定的医疗服务价格常常是扭曲的，因而不能发挥合理配置医疗卫生资源的作用，也不能发挥均衡医疗服务供求双方利益的功能。

（二）市场形成价格的优势

如何形成合理的医疗服务价格呢？经过多年的研究，笔者得出结论：构建市场机制是形成合理医疗服务价格的根本途径。但是，这个市场不是自由放任型市场，而是多元治理型市场。不能由自由放任型市场形成医疗服务价格，是因为医疗服务具有供求双方信息不对称和需求低价格弹性的特殊性，即医疗服务供给方在定价中占据主导地位，所以由自由放任型市场形成的医疗服务价格是“虚高”的，这与完全管制型政府制定的医疗服务价格通常呈“虚低”状态相反。可以由多元治理型市场形成医疗服务价格，是因为医疗服务供求双方信息的不对称和医疗服

---

① Friedman M，Friedman R. 自由选择[M]. 张琦，译. 北京：机械工业出版社，2019。

务需求的低价格弹性所产生的问题完全可以由医疗保险制度予以矫正。医疗保险机构是医疗服务需求方的“经纪人”[①]，主要使命是依托医疗保险基金代表参保人的利益制衡医疗机构和医务人员，以确保其提供质优价宜的医疗卫生服务，所以多元治理型市场形成的医疗服务价格是合理价格。

那么，多元治理型市场是如何形成合理的医疗服务价格的呢？很简单，构建医疗机构与医保机构的谈判协商机制、供求双方的均衡博弈机制以形成合理的医疗服务价格。谈判协商机制可以形成合理价格，是因为医保机构迫切需要医疗机构提供的医疗服务，医疗机构也迫切需要医保机构掌握的医疗保险基金，但是在谈判机制中，医疗机构无法以“抬高”医疗服务价格达成协议，医保机构也无法以“压低”医疗服务价格达成协议，最终两者只能通过“合理”价格达成协议。合理的医疗服务价格就是既符合医疗服务供给方利益，又符合医疗服务需求方利益，也可以实现医疗服务供求双方激励相容的均衡价格。

那么，在医疗服务价格形成机制中，政府物价部门的功能如何定位呢？根据公共治理理论，政府应该是“掌舵者而不是划桨者”。因此，政府物价部门应该扮演医疗机构与医保机构协商谈判的组织者和协调者的角色，并在两者谈判协商形成的医疗服务价格基础上制定按病种收费标准。然而，《关于开展按病种收费方式改革试点有关问题的通知》第4条规定“对医疗机构向参合人员提供的医疗服务，报销支付标准可由新型农村合作医疗管理经办机构与定点医疗机构或医疗机构行业组织协商确定”，可见，政府对医疗保险的定位是医疗费用的分担机制，而不是医疗费用的控制机制和医疗卫生资源的配置机制，使得医保机构与医疗机构的谈判机制很难形成。

---

① 经纪人是不同于代理人的概念。所谓代理人是指医疗供给方的利益代表，如医院协会或医生协会；所谓经纪人是指医疗需求方的利益代表，如医保机构。在管办不分的管理体制下，卫生行政部门也是医疗供给方的代理人。

五、病种医疗服务和医疗费用的指标体系及监管机制

《关于开展按病种收费方式改革试点有关问题的通知》第5条“建立病种收费评价体系和监督机制”规定：“医疗机构要严格遵循病种诊疗规范，确保医疗服务质量，明确双方权利义务。医疗机构不得推诿重病患者，不得无故缩短患者住院时间、分解患者住院次数。卫生部门要建立按病种收费的监督评价机制和指标体系，监测医疗机构各项评价指标变化情况。要通过建立奖惩机制，加强诊疗行为监管，在合理控制医药费用的同时，促进医疗机构提高服务质量及服务效率。”该规定内容可分为三部分，第一部分是建立病种医疗服务指标体系，第二部分是建立病种医疗费用指标体系，第三部分内容是建立病种医疗服务和医疗费用的监管机制。对此，笔者有以下三点评论。

（一）有必要建立病种医疗服务指标体系

建立病种医疗服务指标体系是必要的。按病种收费方式作为一种打包收费方式，可以发挥控制医疗费用的功能，根源为医疗机构在按病种收费方式下会形成以成本为中心的经营管理模式。医疗机构为了降低医疗成本，极易减少医疗服务数量，而减少医疗服务数量可能会降低医疗服务质量。因此，医疗机构按病种收费方式应配套医疗服务的指标体系以防范医疗质量风险，否则在医疗机构推行按病种收费方式可能会导致得不偿失的结果。

（二）不必要建立病种医疗费用指标体系

建立病种医疗费用指标体系是不必要的。按病种收费方式只要确定按病种收费标准即可，而完全没有必要建立医疗费用指标，因为按病种收费方式对医疗机构发挥控制医疗费用作用的前提是赋予医疗机构“结余归己和超支自负”的激励约束机制。所谓结余是指实际医疗费用与病种收费标准的差额，所以“结余归己”是指如果医疗机构为诊治疾病所产生的实际医疗费用小于收费标准，那么医疗机构可以将结余归为己

有；所谓超支是指实际医疗费用对病种收费标准的超额，所以“超支自负”是指如果医疗机构为诊治疾病所产生的实际医疗费用大于病种收费标准，那么医疗机构应对超支承担责任。按病种收费方式赋予医疗机构“结余归己和超支自负”的激励约束机制，旨在对医疗机构主动控制医疗费用的行为及成效予以奖励，而对医疗机构消极放任医疗费用的行为及结果予以惩罚，最终为医疗机构控制医疗费用“插上”动力机制和压力机制。

可见，在按病种收费方式下，由医疗价格管理部门为医疗机构建立病种医疗费用指标体系并以此监控实际医疗费用的合理性是完全没有必要的，因为医疗机构为了实现自身利益最大化会自觉主动地控制不合理医疗费用。此时，医疗价格管理部门如果执意对其进行监控，本质上是“外行干预内行”，难免形成“好心办坏事”的结果。然而，对此激励约束机制，如未给予清晰的认识和足够的重视，结果通常将按病种收费方式异化为按病种限费方式。按病种限费方式不是依据病种付费标准予以付费，而是依据实际医疗费用予以支付，按病种限费方式对医疗机构形成的激励约束机制是“结余奖励和超支共担”，而结余奖励和超支共担本质上是结余不完全归己和超支不完全自负，所以按病种限费方式下的医疗机构通常既缺少动力控制医疗费用，又缺少压力控制医疗费用。

（三）建立病种医疗服务监管机制要注重效果

从管理学角度看，监管机制若要切实发挥功效，应具备指标、信息和奖惩 3 个要素。指标的合理性是监管机制有效发挥作用的前提，信息的充分性是监管机制有效发挥作用的基础，奖惩的公正性是监管机制有效发挥作用的关键。然而，政府建立医疗服务监管制度通常面临以下三大难题。

1. 指标难题 即医疗服务的指标主要由谁制定的难题。按病种的医疗服务指标由卫生行政部门单边制定是不尽合理的，因为卫生行政部门的主要职能是制定医疗服务规范，医疗服务规范仅从医疗风险和医疗质量的角度规范医疗服务行为，但是病种的医疗服务指标不仅要考虑医疗风险和医疗质量，而且要考虑医疗机构的医疗成本和医保机构的支付能力，所以病种医疗服务指标制定的过程本质上是在成本和支付双重约束下为防范医疗风险和提高医疗质量而设置规范标准的过程。因此，病种医疗服务指标体系是不能和不适合由卫生行政部门单边制定的，应由医疗机构与医保机构谈判协商确定，然后由卫生行政部门予以合法化和权威化。可惜的是，《关于开展按病种收费方式改革试点有关问题的通知》并未对此有明确的规定，建议应在地方试点中进行探索，并在下一步政策出台时予以补充。

2. 信息难题　即监管者难以获得充分的医疗服务信息的问题。卫生行政部门作为医疗机构的主管部门，是可以轻易获得医疗服务信息的，但是所获得的医疗服务信息通常不符合全面、真实和及时的要求。相反，在按病种收费方式下，卫生行政部门所获得的医疗服务信息通常是残缺、失真和滞后的，这是由卫生行政部门作为局外人和监管者的角色决定的。卫生行政部门作为“局外人”，决定了其所获得的医疗服务信息通常是残缺的，即医疗机构只会对其公布宏观的医疗服务信息，而不会主动公布具体的医疗服务信息；卫生行政部门作为“监管者”，决定了其所获得的医疗服务信息通常是失真和滞后的，即医疗机构只会对其公布积极的医疗服务信息，而不会主动公布消极的医疗服务信息。可见，卫生行政部门难以获得充分的医疗服务信息，因而也难以依据这些信息对医疗机构做出公正的奖惩决定。

3. 监管难题　即监管者很难对医疗服务进行公正监管的问题。监管者难以对医疗服务进行公正监管的根本原因，是卫生行政部门和医疗机构之间存在信息不对称。那么如何避免监管主体由于信息不对称而对监管对象实施不公平监管呢？卫生行政部门对医疗机构派驻监督员当然是一个可行的办法，但不是一个根本办法，因为卫生行政部门与医疗服务质量的好坏缺乏利益关联。另外，即使卫生行政部门具有医疗机构的充分信息，卫生行政部门也很难公正地监管医疗机构，因为卫生行政部门对医疗机构的管办合一体制决定了两者本质上是一个“利益同盟”

（benefit alliance）。因此，根本办法是由医疗保险机构及其参保者监控医疗服务质量。由于患者是优质医疗服务的受益者，也是劣质医疗服务的受害者，所以患者会基于自身利益极其关注医疗服务质量。但是由于医患双方的信息不对称，患者监控医疗服务质量往往“心有余而力不足”，所以要让患者发挥对医疗服务质量的监督效率，应赋予其充分的医疗效果知情权，并赋予其充分的医疗机构选择权。医保机构正是赋予患者医疗效果知情权和医疗机构选择权的组织形态和制度安排，患者在医保机构的赋能和赋权下充分运用线下“用脚投票”和“用手投票”的机制及线上“用笔投票”和“用口投票”的机制对医疗机构按病种收费标准和行为进行评价及监督，从而激励医疗机构始终站在控制医疗费用和提高医疗质量的均衡点。

六、主要结论

公立医院按项目收费方式是导致不合理医疗费用上涨的主要推手。以按病种收费方式替代按项目收费方式，是为了控制不合理医疗费用过度上涨，以缓解广大群众的“看病贵”问题。然而，无论是按病种收费方式，还是按项目收费方式，本质上均为医疗服务价格的行政管制，所以将按项目收费方式升级为按病种收费方式只不过是将一种医疗服务的价格管制转换为另外一种价格管制而已。由于价格管制存在信息不对称、利益不相关等难以克服的缺陷，按病种收费方式极易走向失灵，公立医院的按病种收费方式改革也会演变为“换汤不换药”的制度改良。摆脱按项目收费方式的困境及治理按病种收费方式的失灵，根本办法是将公立医院的按病种收费方式转型为医疗保险的按病种付费方式。公立医院按病种收费方式向医疗保险按病种付费方式的转型，绝不仅仅是将医疗费用的监管方控制机制转型为需求方控制机制，更为重要的是将医疗服务的行政化定价机制转型为市场化议价机制。

基于以上分析，笔者主张以医疗保险按病种付费方式改革取代公立医院按病种收费方式改革。医疗保险按病种付费方式改革不是“增量改革”，而是“存量改革”，即大力推进医疗保险按病种付费方式改革，会削弱行政部门的管制权，也会削减公立医院的垄断利润，所以这种改革极易招致行政部门和公立医院的严峻挑战。为此，我们不仅要谨防医疗保险按病种付费方式改革中途夭折，更要谨防医疗保险按病种付费方式改革扭曲异化。

（唐年昌　陆海玲　覃　湘　校）

第五节　医保按病种付费与医院按病种收费比较

2011 年 3 月，国家发展改革委和卫生部出台《关于开展按病种收费方式改革试点有关问题的通知》，要求试点公立医院按病种收费方式改革。不久，人力资源和社会保障部于 2011 年 5 月 30 日出台《关于进一步推进医疗保险付费方式改革的意见》，要求推进医疗保险按病种付费方式改革。2017 年 1 月 10 日，国家发展改革委、卫计委、人力资源和社会保障部出台《关于推进按病种收费工作的通知》，要求推进公立医院按病种收费方式改革。不久，国务院办公厅于 2017 年 6 月 28 日印发《关于进一步深化基本医疗保险支付方式改革的指导意见》，要求进一步推进医疗保险按病种付费方式改革。由此，我国的公立医院按病种收费方式改革和医疗保险按病种付费方式改革同步试点并同步推进。那么，公立医院按病种收费方式和医疗保险按病种付费方式有何异同，孰优孰劣，哪一种更适合中国国情呢？

一、按病种收费方式与按病种付费方式的相同点

（一）在客观形势上存在相同点

医院按病种收费方式和医疗保险按病种付费方式存在的共同形势是广大群众普遍性和趋高性的“看病贵”问题。广大群众“看病贵”的

根本原因是不合理医疗费用的过度上涨，所以医疗价格管理部门和卫生行政部门对公立医院实行按病种收费方式，力图从监管角度“压制”不合理医疗费用的过度上涨；而医疗保障部门对公立医院推行按病种付费方式，力图从筹资角度“控制”不合理医疗费用的过度上涨。

（二）在初始目标上存在相同点

按照《关于推进按病种收费工作的通知》的精神，医疗价格管理部门和卫生行政部门对公立医院实行按病种收费方式，其主要目标是开展按病种收费方式改革，以促进医疗机构建立合理成本约束机制，以规范医疗机构临床诊疗行为，控制医疗费用不合理上涨并减轻患者负担。按照《国务院办公厅关于进一步深化基本医疗保险支付方式改革的指导意见》的精神，社会保障部门对公立医院推行按病种付费方式，其主要目标是积极探索有效的医疗保险付费方式，以保障参保人员权益、规范医疗服务行为、控制医疗费用增长和促进医疗机构发展。可见，医疗机构按病种收费方式和医保机构按病种付费方式在约束医疗服务供给方行为以维护医疗服务需求方利益方面完全一致。

（三）在制度安排上存在相同点

医疗保险的付费方式和医疗机构的收费方式，可以从收（付）费的计价单位和结算形式两个角度予以分析和分类。先看收费方式，如果医疗机构以项目为计价单位进行收费，并以后收费为结算形式，那么此收费方式为按项目收费方式；如果医疗机构以病种为计价单位进行收费，并以预收费为结算形式，那么此收费方式为按病种收费方式。再看付费方式，如果医保机构以项目为计价单位进行付费，并采取后付费的结算形式，那么此付费方式为按项目付费方式；如果医保机构以病种为计价单位进行付费，并采取预付费的结算形式，那么此付费方式为按病种付费方式。可见，医疗机构按病种收费方式和医疗保险按病种付费方式均以病种为计价单位，并以预收（付）

费为结算形式。

（四）在内容和逻辑上存在相同点

1.“承”点相同　公立医院的按病种收费方式和医疗保险的按病种付费方式都以控制医疗费用为逻辑“起”点[①]。要有效控制医疗费用，不仅要对医疗机构采取科学的病种收（付）费方式，更要对医疗机构采取合理的病种收（付）费标准。前者以“堵”的形式刚性控制医疗费用，后者以“疏”的形式柔性控制医疗费用。在控制医疗费用时，之所以堵疏结合和刚柔并济，是因为病种收（付）费标准本质上是医疗服务的补偿机制，要控制医疗费用，仅靠定额预收（付）费的方式让医疗机构“不能”诱导需求和过度医疗是不够的，还要依靠合理的补偿机制让医疗机构“不必”诱导需求和过度医疗。可见，无论是公立医院的按病种收费方式，还是医疗保险的按病种付费方式，均以合理的病种收（付）费标准为逻辑“承”点。

2.“转”点相同　按病种收费方式和按病种付费方式控制医疗费用的途径，是通过打包付费的机制和预先结算的方式把医疗机构“以收入为中心”的经营模式转变为“以成本为中心”的经营模式。医疗机构以成本为中心的经营模式会导致医务人员形成以缩减医疗服务数量为指向的行为模式。医疗服务数量虽然不是医疗质量的充分条件，却是医疗质量的必要条件。因此，无规范缩减医疗服务数量的行为难免导致医疗行为扭曲和医疗质量风险。医疗行为扭曲是指医疗机构为了降低医疗成本而大肆推诿重病患者，也为了提高医疗收入而大肆升级病种；医疗质量风险是指医疗机构为了降低医疗成本而无故缩短患者住院时间或分解患者住院次数。因此，医疗机构按病种收费方式和医疗保险按病种付费方式应在切实控制医疗费用的同时有效规范病种诊治行为，以防范医

---

① “起承转合”是汉语成语，是艺术创作常用的结构技巧，也是作文惯用的行文方法。“起”是事件的起因，文章的开头；“承”是事件的过程；“转”是事件的转折；“合”是事件的结尾。本节运用“起承转合”分析公立医院按病种收费方式和医疗保险按病种付费方式的内在逻辑。

疗行为扭曲和医疗质量风险。可见，无论是公立医院的按病种收费方式，还是医疗保险的按病种付费方式，均以科学的病种诊治规范为逻辑“转”点。

3. “合”点相同 公立医院按病种收费方式和医疗保险按病种付费方式，既是为了约束医疗机构的医疗行为以控制不合理的医疗费用，也是为了激励医疗机构的医疗行为以防范医疗质量风险和促进医疗机构发展。因此，医疗保险按病种付费方式和医疗机构按病种收费方式的目标不是单一的。控制医疗费用是按病种收（付）费方式的直接目标，但不是根本目标，也不是终极目标。按病种收（付）费方式的根本目标是实现医疗服务的质优价宜。质优价宜的本质是医疗费用和医疗质量的均衡，不能因为控制医疗费用而牺牲医疗质量，也不能为了维护医疗质量而放任医疗费用。按病种收（付）费方式的终极目标是实现医疗服务供求双方的激励相容，激励相容的本质是医疗服务供给方和需求方的利益共赢，不能为了维护医疗服务供给方的利益而牺牲需求方的利益，也不能为了维护医疗服务需求方的利益而牺牲供给方的利益。可见，无论是公立医院的按病种收费方式，还是医疗保险的按病种付费方式，均以医疗服务的质优价宜和供求双方的激励相容为逻辑“合”点（表 5-5-1）。

表 5-5-1 按病种收费方式和按病种付费方式的相同点

客观形势	初始目标	制度安排	基本逻辑
看病贵	以患为本	1. 按病种计价	1. 以合理收费标准为逻辑“承”点
		2. 预收（付）结算	2. 以科学诊疗规范为逻辑“转”点
			3. 以医疗服务质优价宜为逻辑“合”点

二、按病种收费方式与按病种付费方式的不同点

（一）两种方式的实施主体不同

医疗机构按病种收费方式的实施主体是医疗服务的监管方。例如，

卫生行政部门是公立医疗机构的业务主管部门，国家发展改革委是公立医疗机构的医疗价格主管部门。而医疗保险按病种付费方式的实施主体是医疗服务的筹资方。例如，人力资源和社会保障部门是医疗机构的医疗服务购买者和医疗费用支付者。当然，随着政府机构改革的推进，新成立的医疗保障部门不仅是公立医疗机构的医疗价格管理者，也是其医疗服务的购买者和医疗费用的支付者。

（二）两种方式的实施对象不同

按病种收费方式的实施对象是公立医疗机构，因为只有公立医疗机构，医疗价格主管部门才有权力对其医疗服务进行价格管制。而按病种付费方式的实施对象是多元医疗机构，既包括公立医疗机构，也包括民营医疗机构。具体由哪类医疗机构提供医保机构采购的基本医疗服务，主要由机构资质和服务能力决定，而不是由机构性质和垄断地位决定。

（三）两种方式的运行机制不同

医疗机构按病种收费方式的运行机制是政府以公共财政举办医疗机构供养医务人员，并以行政定价的形式提供基本医疗服务，所以医疗机构按病种收费方式以政府举办医疗服务为运行机制。医疗保险按病种付费方式的运行机制是公立医保机构代表政府，向包括公立医院和民营医院在内的医疗机构购买基本医疗服务，所以医疗保险按病种付费方式以政府购买医疗服务为运行机制，社会医保机构购买服务是政府购买医疗服务的主要形式。两者的运行机制不同启示我们，推行哪种方式，不仅要看两种方式的功能优劣性，还要看两种方式的体制适配性。如果采取全民医疗服务的医疗卫生体制，则应该推行医疗机构按病种收费方式；如果采取全民医疗保险的医疗卫生体制，则应该推行医疗保险按病种付费方式。全民医疗保险和全民医疗服务是两种不同的医疗卫生体制，全民医疗保险是指政府强制和资助所有居民参加社会医疗保险，然后由经办机构代表居民购买医疗服务的医疗卫生体制，其首创和代表是德国；全民医疗服务是指政府出资举办公立医疗机构，然后免费或低价提供基本医疗服务的医疗卫生体制，其首创和代表是英国。

然而，我国的医疗卫生体制是混合型医疗卫生体制，从医疗服务供给角度看，是政府举办型医疗卫生体制，但是从医疗服务筹资角度看，又是政府购买型医疗卫生体制。医疗卫生体制的混合体制会导致医疗机构收费方式和医疗保险付费方式选择的分歧：医疗服务供给方力图推行按病种收费方式，医疗服务筹资方力图推行按病种付费方式。另外，医疗机构收费方式和医疗保险付费方式的推行需要配备配套的运行机制，医疗机构按病种收费方式的推行和运行应配备基本医疗服务的政府举办模式，医疗保险按病种付费方式的推行和运行应配备基本医疗服务的政府购买模式，所以如果两者同步异向推行会导致医疗服务供给体制的矛盾。当然，当前我国公立医院按病种收费方式和医疗保险按病种付费方式在不同的区域推行，公立医院按病种收费方式主要在新型农村合作医疗覆盖的领域和区域推行，所以公立医院按病种收费方式的试点和推广主要集中在农村；医疗保险按病种付费方式主要在城镇职工基本医疗保险和城镇居民社会医疗保险覆盖的领域及区域推行，所以医疗保险按病种付费方式的试点和推广主要集中在城市。因此，我国出现了公立医院按病种收费方式和医疗保险按病种付费方式并改的局面。

（四）两种方式的制度安排路径不同

公立医院的按病种收费方式和医疗保险的按病种付费方式均包括两项配套性制度安排。第一项制度安排是收（付）费标准确定，因为收（付）费方式不仅要解决怎么收（付）费的问题，还要解决收（付）多少费用的问题；第二项制度安排是医疗质量监控，因为收（付）费方式均会导致医疗机构医疗行为失范和医疗质量风险，所以应设置医疗行为规范和医疗质量指标予以防范。尽管医疗机构按病种收费方式和医疗保险按病种付费方式具有类似的配套制度，但是配套制度的形成机制及监管机制存在较大差异（表 5-5-2）。

表 5-5-2　按病种收费方式与按病种付费方式的差异和选择

方式	主体	客体	标准和规范	监管主体	监管机制	政策选择
按病种收费方式	供给方	公立医院	行政决定	行政机构	行政机制	易行不优
按病种付费方式	筹资方	多元医院	谈判协定	医保机构	市场机制	较优难行

1. 收（付）费标准的形成机制不同　在公立医院按病种收费制度下，收费标准由医疗价格管理部门（指国家发展改革委）依据成本核算和技术价值评估决定；但是在医疗保险按病种付费制度下，付费标准由医保机构与医疗机构谈判协商确定。

2. 诊疗规范的形成机制不同　在公立医院按病种收费制度下，疾病诊疗规范由卫生行政部门依据临床路径管理和医疗质量规范决定。但是在医疗保险按病种付费制度下，疾病诊疗规范由医保机构和医疗机构谈判协商确定。可见，公立医院按病种收费方式下的收费标准和诊疗规范主要由政府相关部门负责制定：医疗价格管理部门负责收费标准的制定，卫生行政部门负责诊疗规范的制定。而医保按病种付费方式下的付费标准和诊疗规范主要由医保机构和医疗机构谈判协商确定，医疗价格管理部门负责组织医保机构与医疗机构就付费标准进行协商谈判，卫生行政部门负责组织医保机构与医疗机构就病种诊疗规范进行协商谈判。归纳起来，公立医院按病种收费方式的实施由行政部门主导，而医疗保险按病种付费方式的实施由医保机构主导。

3. 收（付）费标准的监管机制不同　无论是公立医院的按病种收费方式，还是医疗保险的按病种付费方式，对收费和付费的监控均坚持一个基本原则，即只监管收（付）费标准的合理性，而不监管实际医疗费用的合理性。因为公立医院按病种收费方式和医疗保险按病种付费方式的本质是对医疗机构形成“结余归己和超支自负”的激励约束机制，让医疗机构自觉自动控制不合理医疗费用。对病种收费标准实施监控，主要是为了防范医疗价格管理部门因不负责任或与医疗机构合谋抬高病种收费标准。①收费标准的监控一般由代议机构（representative institution）负责，代议机构会委派审计机关或委托社会中介组织（如会计律师事务所）具体实施。不同的是，对公立医院按病种收费标准的监控，主要是为了防范医保机构不负责任或与医疗机构合谋抬高病种收费标准。②对医疗保险按病种付费标准的监控一般由医疗价格管理部门负责，医疗价格管理部门会聘请卫生经济学家或医疗保险专家核算医疗成本和评估技术价值，并以此判断由医保机构与医疗机构谈判形成的付费标准是否合理。

4. 诊治规范的监管机制不同 公立医院按病种收费方式和医疗保险按病种付费方式，不仅在病种收（付）费标准的监管机制上存在较大差异，而且在诊疗规范的监管机制上存在较大差异。①在公立医院按病种收费方式下，诊疗规范主要由卫生行政部门负责制定，所以主要由卫生行政部门负责监管，包括收集医疗效果信息并做出奖惩决定。②在医疗保险按病种付费方式下，病种诊疗规范主要由医保机构与医疗机构协商决定，所以诊疗规范的监管机制主要是医疗机构的竞争机制和医保机构的选择机制：如果医疗机构提供高质量的医疗服务，那么医保机构就启动“用手投票”（voting by hand）的机制予以奖励；如果医疗机构提供低质量的医疗服务，那么医保机构就启动“用脚投票”（voting by foot）[①]机制予以惩罚。

三、按病种收费方式和按病种付费方式的比较

暂且不论公立医院按病种收费方式的优劣，公立医院按病种收费方式的推行是有客观形势和体制背景的。所谓客观形势，是指医疗服务价

① “用手投票”是指医保机构以基金和支付方式治理医疗机构代理风险，即若医疗机构提供低质量的医疗服务，则医保机构采取不付费或少付费的惩戒措施。“用脚投票”是指医保机构以信息引导和定点权力治理医疗机构代理风险，即若医疗机构提供低质量的医疗服务，则医保机构引导患者另选医疗机构或取消医疗保险定点资格。因此，“用手投票”和“用脚投票”实际上是医保机构以基金、信息和定点为手段治理医疗机构和保护患者权益的机制。

格虚高是导致群众“看病贵”的直接原因，而以药养医机制和按项目收费方式是导致医疗服务价格虚高的根本原因，所以取消药品加成政策和采取按病种收费方式会成为我国控制医疗服务价格的首选路径。所谓体制背景，是指我国的卫生行政部门既主管公立医疗机构，又主管新型农村合作医疗，这是公立医院推行按病种收费方式的首要原因[①]；政府对公立医院的行政管制及公立医院对医疗市场的垄断格局，是公立医院推行按病种收费方式的根本原因；医疗保险经办机构缺乏购买服务的能力和动力，是公立医院推行按病种收费方式的重要原因。因此，公立医院按病种收费方式改革本质是在不变革医疗卫生体制下的控费方式变革。

笔者已经在《对公立医院按病种收费方式改革的反思》一文中分析了按病种收费方式[②]在制度安排上存在的三大问题：公立医院按病种收费方式的推进难以革除盛行公立医院的按项目后收费方式，医疗价格管理部门由于信息不对称、理性有限和行为受约束难以确保收费标准的合理性，卫生行政部门由于供给主体的监管者角色及管办不分的权力结构难以确保诊疗规范的科学性。实际上，公立医院按病种收费方式在制度安排上的三大问题均为“小问题”，其“根本问题”是极易将我国的医疗卫生体制回归计划体制。原因主要是：

（1）公立医院推行按病种收费方式实际上是将拟定病种的诊治服务直接交由公立医院提供。因此，公立医院按病种收费方式不仅不能打破公立医院的垄断局面，反而会加剧公立医院的垄断格局。公立医院的垄断格局会对社会力量兴办医疗机构造成体制障碍。随着人民群众对健康生活的需求日益增强，公立医院垄断格局和多元办医障碍将导致十分严重的后果。

（2）政府对公立医院推行按病种收费方式本质上不是破除政府对公

---

① 2016年1月12日，国务院出台《关于整合城乡居民基本医疗保险制度的意见》（国发〔2016〕3号），将卫生行政部门主管的新型农村合作医疗与人力资源和社会保障部门主管的城镇居民基本医疗保险整合为城乡居民基本医疗保险，并归属人力资源和社会保障部门管理。2018年3月，《中共中央关于深化党和国家机构改革的决定》和《深化党和国家机构改革方案》出台，决定成立国家医疗保障局。国家和各地医疗保障局成立后，城乡居民基本医疗保险从人力资源和社会保障部门转移出来，归属医疗保障局管理。

② 赵云，潘小炎. 对公立医院按病种收费方式改革的反思[J]. 中国医院管理，2013，33（9）：6-9。

立医院的行政管制，而是强化政府对公立医院的行政管制。强化政府对公立医院的行政管制违背了公立医院改革“政事分开、管办分开、医药分开、营利性与非营利性分开”的基本原则。因为行政管制以政府“集权”为根本体制，并以“约束”为根本形式，所以在切实维护公立医院公益性的同时，也会根本抑制医务人员积极性，最终的结果是广大群众刚摆脱“看病贵”，又要陷入“看病难”的境遇。

（3）按病种收费方式在公立医院的实施会限制医疗保险的功能。医疗保险对医疗机构的主要功能，不仅包括对医疗费用的分担，还包括对医疗费用的控制、医疗行为的激励，更包括对医疗组织的变革和医疗资源的配置。医疗费用的分担是医疗保险的初级功能，医疗费用的控制、医疗行为的激励是医疗保险的中级功能，医疗组织的变革和医疗资源的配置是医疗保险的高级功能。然而，《关于推进按病种收费工作的通知》将医疗保险（主要指新型农村合作医疗）的主要功能界定为医疗费用的分担，这实际上是以行政手段降格和限制医疗保险的中级功能和高级功能。因此，按病种收费方式对医疗保险的定位，同改革开放前政府对合作医疗制度、劳保医疗制度和公费医疗制度的定位是一致的（图 5-5-1）。

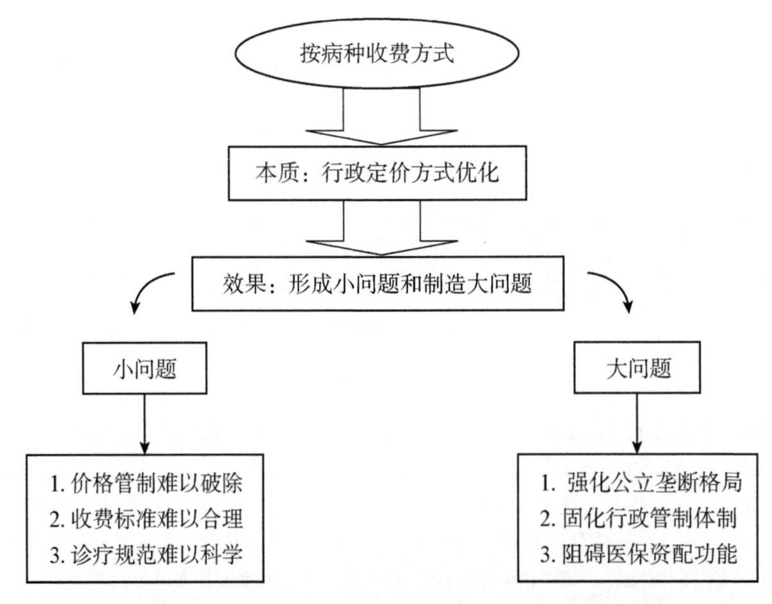

图 5-5-1　公立医院按病种收费方式的本质和效果

与公立医院按病种收费方式相反，医疗保险的按病种付费方式不仅可以发挥医疗保险的全方位功能，而且可以弱化政府对公立医院的行政管制，并打破公立医院对医疗市场的垄断格局。然而，正因为医疗保险按病种付费方式具有供给体制、筹资体制和监管体制变革的撬动功能，医疗保险按病种付费方式的推行才会面临各种障碍。可见，公立医院的按病种收费方式是“次优”的控费机制，但也是“可行”的控费机制。相反，医疗保险的按病种付费方式是“较优”的控费机制，但也是“难行”的控费机制。那么，我们应该选择“较优而难行”的医疗保险按病种付费方式，还是应该选择“易行而次优”的公立医院按病种收费方式呢？这是“削足适履”还是“削履适足”的问题[①]：“足”指收（付）费方式，“履”指医疗卫生体制。公立医院按病种收费方式的推行本质上是采取“削足适履”的办法，改革成本较低，但是无法根治我国医疗卫生体制的“顽疾”；医疗保险按病种付费方式的推行本质上是采取“削履适足”的办法，改革成本较高，但是可以根治我国医疗卫生体制的“顽疾”。比较而言，医疗保险按病种付费方式理应成为我国医药卫生体制改革的重要选择，改革者应具有壮士断腕的气概来推动医疗保险按病种付费方式改革。

四、按病种收费方式和按病种付费方式的选择

可喜的是，政府最终选择了医疗保险按病种付费方式，并出台了一系列连续性和递进式政策以推进医疗保险按病种付费方式。2018 年 12 月，国家医疗保障局办公室发布了《关于申报按疾病诊断相关分组付费国家试点的通知》（医保办发〔2018〕23 号），原则上各省可推荐 1 或 2 所城市（直辖市以全市为单位）作为国家试点候选城市，按照“顶层设计、模拟测试、实施运行”三步走的工作部署，通过深度参与，共

① “削足适履”是一个成语，“削履适足”是由此引申出来的一个反概念。“削足适履”的原意：因为鞋小足大，就把足削去一块来凑合鞋的大小；“削履适足”的原意：因为鞋大足小，就把鞋变小一点来适应足的大小。

同确定试点方案，探索推进路径，制定并完善全国基本统一的按疾病诊断相关分组（DRG）付费政策、流程和技术标准规范，形成可借鉴、可复制、可推广的试点成果。2019 年 6 月 5 日，国家医疗保障局、财政部、国家卫生健康委、国家中医药管理局发布了《关于印发按疾病诊断相关分组付费国家试点城市名单的通知》（医保发〔2019〕34 号），DRG 付费国家试点工作组确定北京市、天津市等 30 所城市作为 DRG 付费国家试点城市，2020 年模拟运行该付费方式，2021 年启动实际付费。2019 年 10 月 16 日，为贯彻落实医疗保险支付方式改革任务，切实做好 DRG 付费国家试点工作，国家医疗保障局组织制定了《国家医疗保障 DRG 分组与付费技术规范》（简称《技术规范》）和《国家医疗保障 DRG（CHS-DRG）分组方案》。2020 年 12 月 7 日，国家医疗保障局办公室印发了《关于 2021 年度疾病诊断相关分组（DRG）付费国家试点专家组固定联系分组名单的通知》（医保办发〔2020〕55 号），按照“顶层设计、模拟运行、实际付费”的工作安排，为加强对模拟运行和实际付费工作的指导，推动 DRG 付费国家试点工作，国家医疗保障局对 DRG 付费国家试点工作专家组进行了更新，并确定了专家组固定联系分组名单。

与医疗保险按病种付费工作不同，公立医院按病种收费工作“虎头蛇尾”。2011 年 3 月 30 日国家发展改革委和卫生部就出台了《关于开展按病种收费方式改革试点有关问题的通知》（发改价格〔2011〕674 号），2017 年 1 月 10 日国家发展改革委、国家卫生计生委、人力资源和社会保障部又出台了《关于推进按病种收费工作的通知》（发改价格〔2017〕68 号）。从我国政策出台的惯例看，政策出台通常采取“三步走”路径，第一步是出台“试点”政策，第二步是出台“推进”政策，第三步是出台“推开”政策。这种政策出台的路径是科学合理的，因为其符合马克思主义实践论，从实践到理论，再从理论到实践。2011 年出台的政策我们称为公立医院按病种收费方式改革的试点政策，2017 年出台的政策我们称为公立医院按病种收费方式改革的推进政策。然而，至今为止，国家相关部门尚未出台公立医院按病种收费方式改革的推开政策。笔者经研究认为，很有可能国家相关部门不会再出台相关推开政策，公立医院按病种收费方式改革可能变成不了了之的新医改政策。

综上分析，医疗保险按病种付费方式与公立医院按病种收费方式并行改革，本质上是我国政府主导和市场主导在理念上交锋的必然产物，是公立医院和医保机构在利益上角逐的必然产物，是行政管理与公共治理在制度上竞争的必然产物。这种新医改过程中的理念之争、利益之争、制度之争在“市场在资源配置中发挥决定性作用和更好发挥政府作用”的政策下被化解了。

（王金华　韦杨意　校）

第六节　按病种收费方式与医疗服务价格形成机制

2017 年 1 月 10 日，国家发展改革委、国家卫生计生委、人力资源和社会保障部出台的《关于推进按病种收费工作的通知》（简称《通知》），明确了公立医院按病种收费标准的原则和要求，但在目前政府与公立医院“管办不分”的管理体制下，行政部门为公立医院制定按病种收费标准仍面临种种困境。

一、确定按病种收费标准的困境

（一）价值困境：以医为本

按病种收费标准的合理性至关重要。收费标准过高，则不利于医疗费用的控制，也不利于维护公立医疗机构的公益性；收费标准过低，则不利于医疗服务效率的提高，也不利于调动医务人员的积极性。因此，按病种收费标准的制定应找到医疗服务供求双方利益的均衡点。正因如此，《通知》提出按病种收费标准必须坚持“有激励、有约束”的原则：有激励是指按病种收费标准的制定必须有利于医疗服务效率的提高，有约束是指按病种收费标准的制定必须有利于医疗费用的控制。然而，从具体内容上看，《通知》重视医疗服务效率的“激励”，而轻视医疗费用的“约束”，更忽视医疗费用控制和医疗服务效率提高的“兼容”，因而在一定程度上偏离了按病种收费方式改革的初衷。例如，《通知》要求“收费标准要以医疗服务合理成本为基础，体现医疗技术和医务人员劳务价值”，从本质上看，该条文只考虑医疗服务供给方的利益，而未考虑医疗服务需求方的利益，因而可以调动医务人员的积极性，但难以维护公立医院的公益性；可以提高医疗服务效率，但难以控制医疗费用。可见，物价部门和卫生部门对合理确定按病种收费标准的基本原则把握到位，但是对于落实基本原则的制度安排不到位。病种收费标准的制定具有“以医为本”的显著特征，实际上已经背离了基本医疗服务“以患为本”的价值取向，也偏离了供求双方“激励相容”的根本要求，所以极易导致严重后果。对于这种价值扭曲，行政部门是难以自觉矫正的，因为在管办不分的管理体制下，行政部门与公立医疗机构容易形成形同父子的利益同盟关系。

（二）技术困境：信息缺乏

物价部门在按病种收费标准形成机制的认识上存在误区。《通知》规定“收费标准要以医疗服务合理成本为基础，体现医疗技术和医务人员劳务价值”，该条文体现“成本+利润”的定价机制，其内涵是收费标准补偿医疗服务合理成本是基础，否则医疗机构会陷入“亏本”状态；但是医疗机构要生存和发展，仅靠“平本”是不够的，还应有“盈收”，这样才能体现医疗技术和医务人员劳务价值。然而，医疗价格管理部门（主要指国家发展改革委）作为行政机构完全掌握医疗成本信息是不可能的，准确衡量医疗技术和医务人员劳务价值也是不可能的，主要原因有：①医疗价格管理部门是医疗卫生领域的“局外人”，其获得的医疗成本信息往往是残缺的；②医疗价格管理部门是医疗卫生服务的“监管人”，其获得的医疗成本信息往往是失真的；③医疗卫生服务的成本是复杂且变化的，所以依据其制定的医疗价格往往是滞后的；④医疗技术和医务人员的劳务价值是因人而异和与时俱进的，所以依据其制定的医疗价格往往是扭曲的。因此，医疗价格管理部门所制定的按病种收费标准（医疗服务价格）往往偏离医疗服务成本，也偏离医疗服务价值。医疗价格管理部门难以充分获取医疗成本信息，也难以科学测定医疗服务价值，本质上是医疗卫生领域政府失灵的重要体现。

二、政府难以制定科学的按病种收费标准

尽管医疗价格管理部门制定的收费标准不是由单边决定的，而是会同卫生部门共同制定的，但同样面临难以克服的问题。

（一）政府的理性是有限的

早在 20 世纪 30 年代，波兰经济学家奥斯卡·兰格（Oskar R. Lange）就理想化地提出“计算机社会主义”的模式，称“兰格模式”[①]，认为只要计划部门获得物品和服务供求的重要信息，运用计算力超群的计算机制定出正确的价格，并且根据变化加以实时调整，那么计划经济体制就能像市场经济体制一样实现资源的合理配置。然而，历史证明，计划体制对价格的经济计算是很难准确的，所以依据其进行的资源配置也很难合理。改革开放前，我国卫生事业发展面临医疗服务供给短缺和人民群众“看病难”的问题，这足以证明医疗服务的计划价格在提高医疗服务供给效率上是失灵的；改革开放后，医疗低价管制和药品加成管制导致公立医院以药养医机制和群众“看病贵”的问题，这足以证明医疗服务的价格管制在实现医疗服务分配公平上也是失灵的。

（二）政府受制于外部力量的制约

退一步说，即使政府相关部门获得医疗服务的完全成本信息和价值

① 葛婷婷. “兰格模式”市场社会主义理论研究[D]. 长春：吉林大学，2019。

信息，也难以制定出符合市场经济价值规律的医疗服务价格，这是因为政府的计划价格或价格管制受多种力量的制约。

1. 制约政府计划价格或价格管制的第一种力量是“自己” 依据米尔顿·弗里德曼的观点，政府计划价格或价格管制本质上是医疗价格管理部门“拿财政的钱为医院和患者办事”，这种“拿别人的钱为别人办事”的定价机制，可能导致医疗价格管理部门既无心去收集医疗服务成本和医疗价值的完全信息（通常是去听医院报告和患者反映而已），也无心制定反映医疗服务成本和医疗价值的医疗服务价格，更无心根据医疗服务成本和医疗价值的变化动态调整医疗服务价格。因为在此机制下，医疗价格管理部门制定的医疗服务价格很合理，其不会从中获益，制定的医疗服务价格不合理，其也不会从中受害。

2. 制约政府计划价格或价格管制的第二种力量是“监管” 监管医疗服务价格的主体包括政府、社会和市场。一般情况下，受监管的力度可以决定医疗价格管理部门关注医疗价格合理性的程度。如果外在监管力量较强或加强，医疗价格管理部门可能会关注医疗价格合理性；但是如果外在监管力量较弱或减弱，医疗价格管理部门可能会忽视医疗价格合理性。因此，如果由政府负责给医疗服务定价，则须让医疗价格管理部门的切身利益和医疗服务的合理定价挂钩，并辅之以多元监管机制。

3. 制约政府计划价格或价格管制的第三种力量是“政策” 公共政策可以分为以经济发展为核心的公共政策和以社会民生为核心的公共政策。公共政策的选择会决定政府计划价格或价格管制的价值取向：如果采取以经济发展为核心的公共政策，那么政府对医疗服务的定价以“抬高”为政策取向，以放任医疗服务价格为策略模式，结果导致医疗服务供给过剩和群众“看病贵”问题；如果采取以社会民生为核心的公共政策，那么政府对医疗服务的定价以“压低”为政策取向，以控制医疗服务价格为策略模式，结果导致医疗服务供给不足和群众“看病难”问题。可见，因无法获得完全的医疗成本和医疗价值信息，以及理性的有限性和行为的约束性，由医疗价格管理部门制定的医疗服务价格往往偏离价值规律，很难实现医疗卫生资源的合理配置和医疗服务供求双方的利益兼容。

三、市场才能形成合理的按病种收费标准

既然物价部门很难科学制定合理的医疗服务价格，那么如何才能科学制定合理的医疗服务价格呢？市场机制是形成合理医疗服务价格的根本途径（图 5-6-1），但这个市场不是自由放任型市场，而是多元治理型市场。

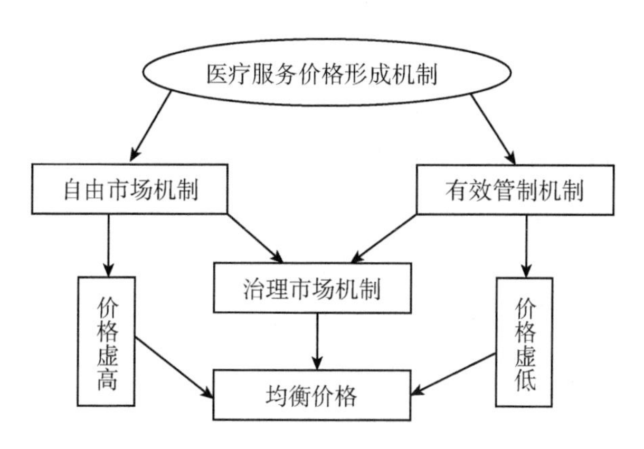

图 5-6-1 医疗服务价格形成机制和保障机制

所谓自由放任型市场，是指完全依赖供给竞争、需方购买和供求博弈达成医疗服务交易的市场机制。这种市场机制以市场万能为假设，排斥政府监管，也排斥政府和市场外的第三方监管力量。自由放任型市场不能形成合理的医疗服务价格，一是因为在医疗服务中供求双方的信息不对称，即医方掌握的疾病及其治疗的信息多于和优于患方，极易诱发医方对患者的诱导需求；二是因为在医疗服务中医疗需方的需求刚性化，即患者因对医疗服务的需求而对价格不敏感，极易诱发医方对患者的过度医疗。由于供求双方信息不对称和需方需求刚性化，医疗服务供给方在定价中占据主导地位，哪些项目收费、收多少费完全由供给方说了算，所以由自由放任型市场形成的医疗服务价格将是“虚高”的。所

谓虚高是指由于诱导需求和过度医疗，使实际医疗服务价格高于对症下药和因病施治所产生的应然医疗服务价格。

多元治理型市场与自由放任型市场一样，也是通过供给竞争、需方购买和供求博弈达成医疗服务交易的市场机制。与自由放任型市场不同的是，多元治理型市场已经认识到市场失灵的危害，所以引入新的市场机制（如医疗保险支付）予以矫正，或者政府的监管力量介入予以制约。因此，多元治理型市场机制实际上是政府监管和医疗保险支付协同治理下的市场机制。在多元治理型市场机制下，政府监管以“堵”为思路，以“外控”为途径，防范医疗机构和医务人员凭借信息优势和利用需求刚性对患者进行诱导需求和过度医疗；医疗保险支付以“疏”为思路，以“内化”为途径，防范医疗机构和医务人员凭借信息优势和利用需求刚性对患者进行诱导需求和过度医疗。在政府监管和医疗保险支付下，医疗供给方很难通过对患者的诱导需求和过度医疗获得不合理收益，反而可以通过控制医疗费用和提高医疗质量获得合理收益。这样，便可以挤出医疗服务价格的“水分”，晒出医疗服务价格的“干货”，从而形成合理的医疗服务价格。

需要说明的是，多元治理型市场本质上还是市场机制，与自由放任型市场的区别仅在于，多元治理型市场是有治理的市场机制，而自由放任型市场是缺乏管理的市场机制。既然是市场机制，多元治理型市场也是通过供求双方博弈形成医疗服务价格的。与自由放任型市场不同，多元治理型市场下的博弈双方不是患者和医生，而是代表医生权益的医疗机构和代表患者权益的医保机构。患者与医生的博弈是弱者与强者的不平等博弈，将会形成不合理的医疗服务价格。其不合理体现在所形成的医疗服务价格不能实现医疗服务供求双方的利益相容（符合供给方利益而不符合需求方利益），也不能实现医疗服务供求双方的供求匹配（供非所需和需非所供）。相反，医保机构与医院的博弈是强者与强者的公平性博弈，将会形成医疗服务的合理价格。其合理性体现在所形成的医疗服务价格既能实现医疗服务供求双方的利益相容（符合供给方利益，也符合需求方利益），也能实现医疗服务供求双方的内容均衡（供为所需和需为所供）。

在多元治理型市场中，医疗服务供求双方的博弈机制实际上是政府监管下医疗机构与医保机构的谈判协商机制。医疗机构与医保机构的谈判协商机制是形成合理的医疗服务价格的根本途径[①]。医疗机构与医保机构的谈判协商机制之所以可以形成合理的医疗服务价格，是因为谈判双方的资源互需互补：医保机构迫切需要医疗机构提供的医疗服务，医疗机构也迫切需要医保机构掌握的医疗保险基金；医保机构要获得医疗机构提供的医疗服务，应给医疗机构足额和及时的医疗费用支付，而医疗机构要获得医保机构掌握的医疗保险基金，应向参保群众提供质优和价宜的医疗卫生服务。医疗机构与医保机构谈判的目标是医疗服务供求双方利益的均衡机制：对医疗机构而言，医疗服务的价格越高越好，但是医疗机构如果采取抬高医疗服务价格的策略，那么其与医保机构的谈判无法达成共识并签订协议；对医保机构而言，医疗服务的价格越低越好，但是医保机构如果采取压低医疗服务价格的策略，那么其与医疗机构的谈判也无法达成共识并签订协议。因此医疗机构与医保机构要达成共识并签订协议，应以合理的医疗服务价格为前提条件。

四、政府在形成按病种收费标准中的功能定位

如前所述，多元治理型市场机制实际上是政府监管和医疗保险支付协同治理下的市场机制。那么，政府物价部门在医疗服务价格形成中的功能如何定位呢？确定政府物价部门的功能定位可以遵从“公共行政”理论，也可以遵从“公共治理”理论。在公共行政理论下，政府物价部门应该扮演医疗服务价格制定者的角色。在公共治理理论下，政府物价部门应该扮演医疗服务价格促成者的角色。目前，随着“放管服”改革的推进，我国政府管理体制已经从公共行政向公共治理转变，迫切需要物价部门从医疗服务价格制定者角色向促成者角色转变。所谓医疗服务

① 周尚成. 中国医疗保险谈判机制研究：理论基础与框架设计[M]. 北京：科学出版社，2013。

价格的促成者是指政府物价部门应扮演的医疗机构和医保机构协商谈判的组织者、协调者和监管者角色。物价部门作为谈判组织者的作用是非常重要的，其是医疗机构和医保机构形成常态化协商谈判机制的关键因素。物价部门对谈判机制的作用主要体现在以下 3 个方面。

1. 可以减少医保机构和医疗机构的“扯皮” 当前我国医保机构与医疗机构的谈判协商机制尚未健全，医保机构与医疗机构往往凭借对方所需要的资源相互对峙，如医保机构以不付费、少付费和取消定点资格的方式惩罚医疗机构，而医疗机构以不服务、少服务和拒收医保患者的方式反制医保机构。医保机构与医疗机构的扯皮行为最终伤害的是广大群众（患者），所以应由医疗价格管理部门出面组织制定医保机构与医疗机构良性化谈判协商机制，以化解不必要的矛盾和不合理的冲突。

2. 可以防范医疗机构凭借垄断地位和信息优势任意推高医疗服务价格 谈判机制的体制环境应该是充分竞争的医疗服务市场，在公立医疗机构垄断医疗市场的情况下，其不需要谈判就可以获得医保的定点资格，所以缺乏动力和诚意与医保机构就医疗服务价格和质量进行谈判。因此，我国公立医院垄断医疗服务市场的格局会影响谈判机制的建立，在此情况下，应由具有中立身份和权威地位的政府机构（如医疗价格管理部门）出面组织谈判，在谈判中防范公立医疗机构凭借垄断地位制造不对等的谈判格局，形成对医院有利但对患者不利的虚高医疗服务价格。

3. 可以预防医保机构的代理人风险 从委托代理关系看，参保人是医保机构的委托人，而医保机构是参保人的代理人，医保机构要切实代表参保人同医疗机构进行协商谈判，应建立委托人对代理人的激励约束机制。但是我国的医保机构大多为政府举办的公立医保机构，所以参保人与公立医保机构之间缺乏激励相容机制。在此情况下，如果缺乏政府相关部门的监管，公立医保机构将缺乏动力代表患者购买物美价宜的医疗卫生服务。更为严重的是，医保机构很可能通过与医疗机构“合谋”抬高医疗服务价格以追求组织利益或个人利益最大化。相对而言，医疗价格管理部门掌握较多医疗成本信息和医疗价值信息，所以其主持医疗机构与医保机构的谈判协商可以避免公立医保机构的代理人风险，从而切实维护参保人的健康权益。

可见，医疗价格管理部门可以成为我国特殊医疗体制下供求双方谈判机制的构建者、公立医疗机构垄断风险的防范者、公立医保机构代理风险的制约者。当然，医疗价格管理部门要担此重任，应以破除对医疗服务价格的行政管制为前提条件，因为行政管制是医疗服务价格的行政化形成机制，而谈判协商机制是医疗服务价格的市场化形成机制，两种医疗服务的价格形成机制相互矛盾且无法兼容。为了协调医疗价格管理部门的医疗服务价格管理职能与医疗机构和医保机构价格谈判机制的关系，笔者的建议是，先由医疗机构和医保机构的谈判机制“商定”医疗服务价格，然后由医疗价格管理部门“确定”医疗服务价格。谈判机制的商定价格不能取代医疗价格管理部门的确定价格，医疗价格管理部门的确定价格也不能取代谈判机制的商定价格，两种权力明确分工和相互制衡有利于形成合理的医疗服务价格，这样既能发挥市场对医疗服务价格的决定性作用，也能发挥政府对医疗服务价格的调控性作用。如此定位有两大好处，一是推动医疗价格管理部门的职能转变，从医疗价格管理的“划桨者”升级为“掌舵者”；二是实现医疗服务的科学定价，医疗机构和医保机构在医疗服务价格管理中承担“谋”的功能，而医疗价格管理部门在医疗服务价格管理中承担“断”的功能。

2018 年 3 月，十三届全国人大一次会议表决通过了关于国务院机构改革方案的决定，组建中华人民共和国国家医疗保障局。人力资源和社会保障部的城镇职工和城镇居民基本医疗保险、生育保险职责，国家卫生计生委的新型农村合作医疗职责，国家发展改革委的药品和医疗服务价格管理职责，民政部的医疗救助职责均转交给国家医疗保障局。长期以来，国家发展改革委负责药品和医疗服务价格管理，但药品和医疗服务价格却“越来越高”，那么由医疗保障局负责药品和医疗服务价格管理结果如何呢？笔者研究发现：医疗保障局管理药品和医疗服务价格是对发展改革委管理药品和医疗服务价格的矫枉过正。发展改革委对药品和医疗服务价格的管理更多的是以维护医疗机构运行和发展为目标，结果导致医疗服务价格“偏高”，引发了群众“看病贵”问题，伤害了广大群众的医疗权益；医疗保障局对药品和医疗服务价格的管理更多的是以维护基金安全和患者权益为目标，影响了医疗机构的正常运行，阻碍了医疗机构的健康发展。因此，无论是发展改革委还是医疗保障局，都难以形成均衡的药品和医疗服务价格。要形成均衡的医药和医疗服务价格，管理者应具备三个条件：权威性、中立性及专业性。显然，发展改革委具备权威性和中立性，但缺乏专业性，缺乏对医疗机构运行和医疗服务成本的充分信息。医疗保障局具备权威性和专业性，但中立性不足，因此医疗保障局应该加强中立性建设，从医疗费用的控制者角色中摆脱出来，在强化医疗服务购买者角色的基础上切实扮演好医疗服务的提供者角色。医疗保障局作为医疗服务的提供者应协调好医疗服务生产者和医疗服务消费者的关系，从而专注于制定均衡的药品和医疗服务价格。

五、主要结论

1. 科学合理地制定按病种收费标准是公立医院推行按病种收费方式的首要内容　在管办不分的管理体制下，按病种收费标准将由行政部门决定。但是，由于理性、体制和政策的制约，行政部门确定按病种收费标准，将面临以人为本的价值困境和信息缺乏的技术困境，所以其确定的按病种收费标准将偏离医疗服务成本和医疗技术价值。

2. 治理型市场化机制下医疗服务供求双方的谈判机制，是形成合理按病种收费标准的根本路径，也是形成合理医疗服务价格的根本路径　谈判协商机制之所以可以形成合理价格，是因为谈判机制是医保机构与医疗机构的均衡博弈，而不是患者与医生的失衡博弈，这种博弈机制能实现医疗服务供求双方的利益相容，也能实现医疗服务供求双方的供求匹配。

3. 医疗价格管理部门不应该成为医疗服务价格的管制者，而应该成为医疗服务供求双方谈判机制的构建者、公立医疗机构垄断风险的防范者、公立医保机构代理风险的制约者　国家发展改革委不宜担任医疗服务价格管理者角色，国家医疗保障局也不宜担任医疗服务价格管理者角色，医疗服务价格管理者应具备权威性、中立性和专业性三个条件。

（覃金玉　伦　伟　校）

第六章

激励机制改革：内与外

在医疗卫生领域，采用激励机制调动医务人员积极性。调动医务人员积极性不仅是扩大医疗卫生服务供给的手段，更是维护医务人员合法权益和展示医务人员职业价值的过程。本章以新的视角和思路提出新的观点，力图在调动医务人员积极性方面“旧瓶装新酒”。

为何要调动医务人员积极性呢？从微观上讲，是因为卫生费用的增长速度和业务工作量的增长幅度大大超过卫生人力资源的增长速度和增长幅度。从宏观上讲，医疗服务供求的矛盾性、医疗卫生资源的稀缺性、医疗卫生体制的制约性抑制了医务人员积极性。

如何调动医务人员积极性呢？调动医务人员积极性的基本原则：维护权益是调动医务人员积极性的要义，增进绩效是调动医务人员积极性的核心，构建激励相容的体制机制是调动医务人员积极性的路径。调动医务人员积极性的主要思路：医务人员积极性的调动程度其实是供给和需求两个变量动态对比的过程，要充分调动医务人员积极性，应从调控医疗卫生服务需求和增大医疗卫生服务供给两方面双管齐下。调动医务人员积极性的路径争议：市场主导派主张医疗保险购买和供给竞争的体制机制，以“治理”为途径充分调动医务人员积极性；政府主导派主张加大财政投入和采用绩效管理制度，以“管理”为途径正确调动医务人员积极性。医疗服务监管方的放权、供给方的竞争、筹资方的付费是一种“外在”的激励机制，这种外在的激励机制只有通过“内置”的激励机制才能产生最大效能。这个内置的激励机制就是医院内部的绩效管理制度。绩效管理制度由论功行赏功能的激励机制和论过行罚的约束机制构成，前者激发医务人员的“正能量”，后者抑制医务人员的“负能量”。总之，“外在”激励机制和“内置”激励机制的联动是正确和充分调动医务人员积极性的关键。

第一节　我国医疗机构医务人员的基本状况

要调动医务人员的积极性，应了解医务人员的基本状况。医务人员的基本状况可以从两个方面进行判断：一是医务人员的职业，二是医务人员的身份。

一、医务人员的职业状况

（一）医务人员的执业单位分析

从纵向来看，2019 年我国医务人员总数为 7 782 171 人，其中城市 4 900 143 人，农村 2 882 028 人；公立医院 6 661 557 人，民营医院 1 780 617 人；三级医院 3 646 457 人，二级医院 2 895 928 人，一级医院 576 421 人[①]（表 6-1-1）。

从数据中可以得出三个结论：①医务人员分布存在城乡差距，即城市远多于农村，但农村的医疗服务需求不少于城市，所以调动农村医务人员积极性的任务更重；②医务人员分布存在公私差距，即公立医院远多于民营医院，由于民营医院难以对公立医院构成竞争，应加强公立医院的内部激励；③医务人员分布存在等级差距，即高等级医院远多于低等级医院，这显然不利于形成分级诊疗的格局和有序就医的秩序，所以应该采取组建医疗联合体和医疗保险付费方式改革的途径推动医务人员下沉。

（二）医务人员的从业岗位分析

从横向来看，2019 年我国医院医务人员总数为 7 782 171 人，其中卫生技术人员 6 487 497 人，包括执业（助理）医师 2 174 264 人、注册护士 3 237 987 人、药师（士）307 570 人、技师（士）344 461 人、其他 423 215 人；其他技术人员 320 600 人，管理人员 373 120 人，工勤技能人员 600 954 人（表 6-1-1）。

---

① 按照《医院分级管理标准》，根据医院规模、科研方向、人才技术力量、医疗硬件设备等指标，不分医院背景、所有制性质等，医院经过评审，确定为三级（一级、二级、三级），每级再划分为甲、乙、丙三等，其中三级医院增设特等级别，因此医院共分三级十等。

表 6-1-1 2019 年我国医院医务人员职业状况

（单位：人）

分类	合计	卫生技术人员							其他技术人员	管理人员	工勤技能人员
		小计	执业（助理）医师		注册护士	药师（士）	技师（士）	其他			
			小计	执业医师							
总计	7 782 171	6 487 497	2 174 264	2 028 296	3 237 987	307 570	344 461	423 215	320 600	373 120	600 954
按城乡分											
城市	4 900 143	4 061 140	1 383 849	1 325 329	2 044 712	188 583	207 832	236 164	208 821	257 558	372 624
农村	2 882 028	2 426 357	790 415	702 967	1 193 275	118 987	136 629	187 051	111 779	115 562	228 330
按属性分											
公立医院	6 661 557	5 098 390	1 712 873	1 639 764	2 552 706	244 035	265 843	322 933	247 265	246 128	409 774
民营医院	1 780 617	1 389 107	461 391	388 532	685 281	63 535	78 618	100 282	73 335	126 992	191 180
按等级分											
三级医院	3 646 457	3 097 886	1 044 797	1 030 988	1 596 650	134 746	149 992	171 701	151 838	160 479	236 254
二级医院	2 895 928	2 425 917	791 228	720 121	1 193 831	121 810	136 600	182 448	113 353	123 967	232 691
一级医院	576 421	462 022	169 470	135 471	206 326	26 716	29 410	30 100	23 658	39 106	51 635

数据来源：2020 年《中国卫生健康统计年鉴》。

从医务人员的职业状况分析中，我们可以得出三个结论：①医务人员由卫生技术人员、其他技术人员、管理人员、工勤技能人员构成，调动医务人员积极性不仅要调动卫生技术人员积极性，还要调动其他技术人员、管理人员和工勤技能人员积极性；②技术人员占“大头”，工勤人员占“中头”，管理人员占“小头”，所以医院是技术密集型机构，应建立“医生治院”的机制，谨防其变成行政化的官僚机构；③医务人员中管理人员和工勤技能人员过多，应该通过精兵简政优化医院管理人员的规模，同时通过后勤社会化、服务外包和信息化等优化工勤技能人员的规模。

二、医务人员的身份状况

从性别上看，2019 年我国医院中男性医务人员占 25.7%，女性医务人员占 74.3%，所以呈现“女多男少”的性别结构；从年龄上看，25 岁以下者占 6.3%，25～54 岁者占 84.8%，55～59 岁者占 4.9%，由此形成“橄榄型”的年龄结构；从学历上看，具有研究生学历的占 8.1%，本科学历的占 37.2%，大专学历的占 38.0%，中专学历的占 16.0%，高中及以下学历的占 0.7%，由此形成以研究生学历为“塔尖”、以大中专学历为“塔身”、以中专和高中学历为“塔基”的“金字塔”学历结构；从职称上看[①]，具有正高级职称的占 2.6%，具有副高级职称的占 7.5%，具有中级职称的占 20.6%，具有师级/助理职称的占 30.2%，具有士级职称的占 30.6%，职称不详的占 8.5%，由此形成以低职称为主、中职称为次、高职称为辅的职称结构（表 6-1-2）。

从医务人员的身份状况分析中，我们可以得出如下结论：①医疗服务是对“人”的服务和对“病”的医疗综合体，兼备服务性和技术性，

① 我国的医务人员主要分为医、护、药、技四类。“医”的职称等级：医士、医师、主治医师、副主任医师、主任医师；“护”的职称等级：护士、护师、主管护师、副主任护师、主任护师；“药”的职称等级：药士、药师、主管药师、副主任药师、主任药师；“技”的职称等级：技士（检验士）、技师（检验师）、主管技师（主管检验师）、副主任技师（副主任检验师）、主任技师（主任检验师）。

具有高强度和高风险特征，女性医务人员和男性医务人员各有优势和特点，两者协同互补才能提高医疗服务效率，所以要基本均衡女性医务人员和男性医务人员的比例。②医务人员以大中专学历为主的学历结构符合我国居民以常见病和多发病为主的患病结构，但是研究生学历者较少明显不匹配我国疾病复杂化和诊治科技化的趋势，所以应采取"外引

表 6-1-2 2019 年我国医院医务人员身份状况

分类	卫生技术人员（%）							其他技术人员（%）	管理人员（%）
	合计	执业（助理）医师	执业医师	注册护士	药师（士）	技师（士）	其他		
按性别分									
男	25.7	53.7	54	3	32	41.2	35.7	39.9	42.7
女	74.3	46.3	46	97	68	58.8	64.4	60.1	57.3
按年龄分									
25 岁以下	6.3	0.2	0	9.8	2.3	4.7	16	3.2	1.8
25～34 岁	44	29.6	28	53.9	36.3	42.1	52.2	38.9	28.3
35～44 岁	25.3	33.2	33.3	20.8	25.6	25.3	17	28.1	25.9
45～54 岁	15.5	21.4	22	11.4	22.5	16.8	9.2	21	27
55～59 岁	4.9	7.4	7.9	3	8.3	6.1	3.1	5.8	11.1
60 岁及以上	4	8.2	8.8	1.1	5.1	5	2.6	3	6
按学历分									
研究生	8.1	20.8	22.7	0.3	5.8	4.2	6.4	6	7.2
大学本科	37.2	52.3	55.9	26.8	38	39.8	35.5	38.2	42.2
大专	38	20.1	15.8	50.5	33.4	39.6	39.4	35.5	33.1
中专	16	6.5	5.3	22.2	19.7	15.2	16.5	14.1	10.9
高中及以下	0.7	0.4	0.3	0.4	3.2	1.2	2.2	6.3	6.6
按专业技术资格分									
正高	2.6	6.7	7.3	0.3	1.3	1.3	0.6	0.5	2.5
副高	7.5	15.7	17.2	2.9	5.4	5.8	1.8	3.4	7.7
中级	20.6	28.4	30.8	16.4	23.7	21.1	7.4	15.1	16
师级/助理	30.2	34.7	34.7	27.1	36.5	33	23.5	24	14.2
士级	30.6	7.4	3.6	46	25.5	29.6	40.2	33.1	12.9
不详	8.5	7.1	6.5	7.4	7.7	9.2	26.5	24	46.7

内培”措施提升医务人员的学历。③医务人员中高级职称者比例过低和初级职称者比例过高反映了我国医院的医务人员“从事医疗服务有余，从事科学研究不足”的现状，这将导致其难以采用先进的理念和技术诊断、治疗疾病，所以应采取“双轮驱动”的措施提升医务人员的职称[①]。

从经济学上讲，调动医务人员积极性实际上是扩大人力资源增量和盘活人力资源存量的过程。所谓扩大人力资源增量，一是优化医务人员的结构（表 6-1-1 的结论），二是提升医务人员的层次（表 6-1-2 的结论）；所谓盘活人力资源存量，一是通过外在的激励提高医务人员的主观能动性，二是通过内在的激励提高医务人员的主观能动性。我们把扩大人力资源增量作为调动医务人员积极性的基础，即“水下部分”；把盘活人力资源存量作为调动医务人员积极性的关键，即“水上部分”。要充分调动医务人员积极性，应扩大人力资源增量和盘活人力资源存量双管齐下。

（张凤兆　李翠娇　校）

第二节　调动医务人员积极性的本质内涵分析

机构公益性和人员积极性是公立医院运行的“两轮”，同时也是公立医院改革的“两难”。在公立医院改革以回归公益性为主线的形势下，重新认识积极性的本质内涵和优化调整积极性的调动路径，是一个重要的理论课题，也是一个紧迫的实践课题。本节尝试从词源学、经济学和管理学三种角度揭示医务人员积极性的本质内涵，为调动医务人员积极性的理论研究提供新思路，为调动医务人员积极性的实践探索提供新路径。

---

① 在医疗卫生系统，医务人员职称的评审不仅要考核医疗技术水平，而且要考核科学研究水平。科研能力是医务人员必备的重要能力，也是判断医务人员专业能力的核心指标。当前，人们对医务人员科研能力的理解有较大偏差，认为科研能力主要体现在申报课题、发表论文、获得奖项等方面。实际上，医务人员的科研能力应主要是探索疑难疾病形成、诊断和治疗的能力。

一、医务人员积极性的词源学剖析

（一）从“力”和“气”角度概括积极性的内涵

从词源学上看，积极性中第一个字“积”为激发的意思，第二个字“极”为极限的意思，在“积”和“极”两个字中间省略了一个字，即“气”。在古代汉语中，“气”是“力”的对应词，“力”主要代表人（物）的显能，“气”代表人（物）的潜能，显能主要通过培养来提升，潜能主要通过激发来释放。将积、气、极三个字组合在一起便形成积极的词源学含义，即将人（物）的潜能激发到极限的过程。实践证明，在没有严格学术界定的语境下，用词源学方法解析学术概念和政策概念是一个直观而有效的选择路径。当然，词源学方法也存在一个难以避免的缺陷，即含义的缺漏。缺漏就需要补漏，但因为补漏是一个人为的过程，所以容易导致内容添加的主观化，进而引发理解的分歧化。如果认为“积”和“极”之间为“气”，则是从微观层面解析积极性的内涵；如果认为在“积”和“极”之间应该是“力”和“气”，则是从宏观层面解析积极性的内涵。所谓“力”，实际上是指资源增量（increment resource）；所谓“气”，实际上是指资源存量（stock resource）。因此，微观层面调动积极性指的是盘活存量的过程，宏观层面调动积极性指的是扩大增量和盘活存量的综合过程。

（二）从“正”和“负”角度解析积极性的性质

词源学对积极性本质内涵的解析是多元的，不仅可以从“力”和“气”的角度解析积极性的内容，而且可以从“正”和“负”的角度揭示积极性的性质。“正”指医务人员提供的基本医疗卫生服务具有正面价值，主要包括安全、有效、方便和廉宜 4 个方面；“负”指医务人员提供的基本医疗卫生服务具有负面价值，主要包括危害、无效、繁琐和高价 4 个方面。在公立医院改革过程中，充分调动医务人员积极性的前提条件是医务人员提供的基本医疗卫生服务符合“正”的要求，即安全、有效、方便和廉宜。作为以治病救人为宗旨的事业，“正”是基本医疗卫生服务的本质属性。如果医务人员提供的基本医疗卫生服务体现“负”的性质，则超出调动积极性的内涵和外延。可见，调动医务人员积极性不只是扩大基本医疗卫生服务供给的过程，也是纠正基本医疗卫生服务性质异化的过程。

（三）从“快”和“慢”角度解构积极性的路径

既要从“力”和“气”的角度概括积极性的内涵，还要从“正”和“负”的角度揭示积极性的本质，更要从“快”和“慢”的角度探索调动积极性的路径。“快”是指医务人员扩大基本医疗卫生服务的供给，主要包括扩大医疗服务数量、提高医疗服务质量和优化医疗服务结构等；“慢”是指医务人员缩小基本医疗卫生服务的供给，主要包括减少医疗服务数量、降低医疗服务质量和扭曲医疗服务结构等。因此，医务人员对基本医疗卫生服务的供给应符合“快”的标准，若医务人员对基本医疗卫生服务供给出现“慢”的特点，则超出调动积极性的内涵和外延。可见，调动医务人员积极性既是提供“好”的医疗卫生服务的过程，也是“快”提供医疗卫生服务的过程。

二、医务人员积极性的经济学剖析

（一）积极性的广义和狭义内涵

调动医务人员积极性的根本目的是扩大医疗卫生服务供给以解决群众“看病难”的问题。扩大医疗卫生服务供给主要有 4 种路径：①通过增加医务人员数量的方式，扩大医疗卫生服务的供给数量；②通过提高医务人员层次的方式，提高医疗卫生服务的供给质量；③通过改善医务人员结构的方式，优化医疗卫生服务的供给结构；④通过激活医务人员潜能的方式，实现医疗卫生服务的供给数量扩大、供给质量提高和供给结构优化。在 4 种路径中，第 1～3 种路径属于扩大人力资源增量的路径，而第4种路径属于盘活人力资源存量的路径。扩大增量主要依靠卫生人力资源的教育和培训，盘活存量主要依靠卫生人力资源的管理和激励。综上分析，调动医务人员积极性存在两种含义：从广义上看，调动医务人员积极性其实是扩大卫生人力资源增量和盘活卫生人力资源存量的过程；从狭义上看，调动医务人员积极性其实是盘活卫生人力资源存量的过程①。

（二）从狭义角度看积极性的本质内涵

本节主要从狭义角度界定调动积极性的内涵：调动医务人员积极性是指在医务人员数量不增加和层次不提高的前提下，通过体制改革和机制创新激活医务人员主观能动性与潜在能力，以扩大、提高和优化医疗卫生服务供给数量、质量和结构，解决广大群众“看病难”的问题，进而实现人人享有基本医疗卫生服务目标。领悟此定义要注意四点：①扩大、提高和优化医疗服务供给数量、质量和结构是调动医务人员积极性的主要内容。因此，医务人员积极性的调动程度要依据医疗服务供给数量的“多”和“少”、供给质量的“高”和“低”、供给结构的“优”和“缺”三个方面进行评估。②通过体制改革和机制创新激活医务人员主观能动性与潜在能力是调动医务人员积极性的实现路径。体制改革是政府主导理论（government-oriented theory）下盘活卫生人力资源存量的路径选择，主要包括政府管理体制和医院激励制度的建立、改革和创新；机制创新是市场主导理论（market-oriented theory）下盘活卫生人力资源存量的路径选择，主要包括公立医院体制内法人治理结构及体制外供方竞争和筹资约束机制的创建、运行和优化。③解决群众“看病难”及实现人人享有基本医疗卫生服务是调动医务人员积极性的根本目标。

① 卫生人力资源供给对其价格缺乏弹性，即使卫生人力资源的价格有大幅提升，其供给也很难及时扩大，所以对于卫生人力资源稀缺问题，仅靠扩大增量是不现实的，还要通过盘活存量的方式予以解决。

三、医务人员积极性的管理学剖析

（一）调动积极性的三层内涵

当前，针对医务人员付出与回报不对等及贡献与收入不匹配的问题，主要围绕调动医务人员积极性的重要性展开，但是对医务人员的概念涉及甚少。医务人员到底是微观的个体概念（包括医疗技术人员），中观的集体概念（包括医疗技术人员和卫生管理人员），还是宏观的组织概念（包括岗位、科室和医院）呢？界定医务人员的概念和明确医务人员的范围，是调动医务人员积极性的首要问题。医务人员积极性涵盖三个层次：在第一层次，调动医务人员积极性可以从“狭义”角度理解为调动医疗技术人员个体积极性，即管理学上讲的个体绩效；在第二层次，调动医务人员积极性可以从“中义”角度理解为调动医疗技术人员和卫生管理人员的集体积极性，即管理学上讲的集体绩效；在第三层次，调动医务人员积极性可以从“广义”角度理解为调动公立医院的组织积极性，即管理学上讲的组织绩效。第一层次主要是发挥个体战斗力，第二层次主要是增强集体凝聚力，第三层次主要是增强组织整合力。集体凝聚力和组织整合力就是“大河”，个体战斗力就是“小河”，大河无水小河干，小河无水大河枯。在实践中，缺乏集体凝聚力和组织整合力的个体战斗力是相互抵消的，缺乏个体战斗力的整体凝聚力是缺乏生机的。因此，在公立医院要扩大医疗卫生服务供给仅靠调动医疗技术人员的个体力量是完全不够的，还应凝聚医院全体员工的个力、整合医院全体员工的散力。基于上述分析，我们可以将调动医务人员的积极性理解为调动、凝聚和整合公立医院全体员工的资源和力量，以提供更多、更好、更优的医疗卫生服务。其中“提供更多、更好、更优的医疗卫生服务”是内容；“调动、凝聚和整合公立医院全体员工的资源和力量”是手段。

（二）调动积极性的三个任务

在公立医院改革中，有学者提出通过增设药事服务费和调整技术劳务价格调动卫生技术人员的积极性，但是对其他技术人员、行政管理人员、后勤技能人员的权益维护和激励机制调动闭口不谈，这就有意无意地缩小了医务人员的范围。2019 年我国医务人员数为 7 782 171 人，其中卫生技术人员为 6 487 497 人，约占 83.36%；其他技术人员为 320 600 人，约占 4.12%；管理人员为 373 120 人，约占 4.79%；工勤技能人员为 600 954 人，约占 7.72%。可见，我国医院除了卫生技术人员外，还有大量的其他技术人员、管理人员和工勤技能人员。同时，非卫生技术人员的数量不断增长，其他技术人员 2018 年为 300 986 人，到 2019 年上升至 320 600 人，增加了 19 614 人；管理人员 2018 年为 361 216 人，到 2019 年上升至 373 120 人，增加了 11 904 人；工勤技能人员 2018 年为 583 870 人，到 2019 年上升至 600 954 人，增加了 17 084 人（表 6-2-1）。

表 6-2-1　2018～2019 年我国医院人员职业状况

年份	合计（人）	卫生技术人员		其他技术人员		管理人员		工勤技能人员	
		合计（人）	占比（%）	合计（人）	占比（%）	合计（人）	占比（%）	合计（人）	占比（%）
2018	7 375 273	6 129 201	83.10	300 986	4.08	361 216	4.89	583 870	7.92
2019	7 782 171	6 487 497	83.36	320 600	4.12	373 120	4.79	600 954	7.72

数据来源：2020 年《中国卫生健康统计年鉴》。

分配制度和激励机制不能一碗水端平，对同一团队中不同人群的厚此薄彼，将降低公立医院的医疗生产力。长期以来，由于受传统观念的影响，很多公立医院常常对卫生技术人员、其他技术人员、行政管理人员和工勤技能人员采取等级化的分配机制和不公平的激励机制，结果导致医疗服务团队内不同成员的心理不平衡，从而削弱了各方面对疾病的协同作战能力。实际上，医疗卫生工作只有分工不同，没有高低贵贱之分。医疗卫生服务本质上就是一场旷日持久的“抗病战争”，疾病是“侵略者”，患者是“受害者”，医院员工是“捍卫者”①。此“战”要获得彻底胜利，既

① 关于医患关系经历两种认识：一种是认为医生与患者是拯救关系，医生是拯救者，患者是受害者，医生保护患者免受疾病的侵害；另一种是认为医生与患者是战友关系，共同战胜疾病这个强悍的敌人。第一种认识是传统观念，是生物医学模式下的主流意识；第二种认识是现代观念，是生物-心理-社会医学模式下的主流意识。

需要卫生技术人员在前线的英勇战斗，也需要其他技术人员在旁边的精心服务、后勤人员在后方的有力保障、管理人员在上方的协调指挥。

总之，医疗服务在本质上是一种“多兵种集团军作战”，需要各方的同心同德和通力合作。因此，在医疗服务中，不仅要充分调动医疗技术人员的积极性，还要充分调动其他团队人员的积极性，这样才能整合各种力量和资源，实现“抗病战争”的全面胜利。要调动个体战斗力，并在此基础上形成集体凝聚力和组织整合力，关键在于确保医院员工劳动付出与综合回报的对等性，以及工资、待遇、福利在不同类型和层次医务人员之间分配的公平性。其中，劳酬对等是调动个体战斗力的关键，分配公平是形成集体凝聚力和组织整合力的关键。

（覃晓玲　饶丙丙　校）

第三节　调动医务人员积极性的宏微因素分析

2010年2月11日，卫生部、中央编办、国家发展改革委、财政部及人力资源和社会保障部联合出台的《关于公立医院改革试点的指导意见》（卫医管发〔2010〕20号）在“指导思想”中要求：“坚持公立医院的公益性质，把维护人民健康权益放在第一位，实行政事分开、管办分开、医药分开、营利性和非营利性分开，推进体制机制创新，调动医务人员积极性，提高公立医院运行效率，努力让群众看好病。”可见，坚持公立医院公益性和调动医务人员积极性是公立医院改革的两大支柱。如果坚持公立医院公益性是公立医院改革的“左脚”，那么调动医务人员积极性就是公立医院改革的“右脚”；公立医院公益性异化会导致广大群众“看病贵”问题，医务人员积极性淡化会导致广大群众“看病难”问题。因此，调动医务人员积极性与坚持公立医院公益性同等重要。《关于公立医院改革试点的指导意见》出台后，县级公立医院改革和城市公立医院改革的试点政策、推进政策、推开政策均提出具体措施调动医务人员积极性。国家不仅出台了综合性公立医院改革政策调动医务人员积极性，还出台了专项性公立医院改革政策调动医务人员积极性。2017年1月24日，人力资源和社会保障部、财政部、国家卫生计生委、国家中医药管理局出台了《关于开展公立医院薪酬制度改革试点工作的指导意见》（人社部发〔2017〕10号），要求公立医院实施薪酬制度改革以调动医务人员积极性。

一、调动医务人员积极性的微观原因

调动医务人员积极性的微观原因，可从以下两方面分析：①医务人员数量的增长与医疗费用的增长[①]。如果医务人员数量的增幅低于医疗费用的增幅，那么医务人员的数量“短缺”，广大群众将陷入“看病难”的困境；如果医务人员数量的增幅接近医疗费用的增幅，那么医务人员的数量“饱和”，医疗服务的供求步入“平衡”的状态；如果医务人员数量的增幅高于医疗费用的增幅，那么医务人员的数量“过剩”，将陷入“闲置”的困境。②医务人员数量的增幅与业务工作量的增幅。如果医务人员数量的增幅低于业务工作量的增幅，那么医务人员的数量“短缺”，广大群众将陷入“看病难”的困境；如果医务人员数量的增幅接近业务工作量的增幅，那么医务人员的数量“饱和”，医疗服务的供求步入“平衡”的状态；如果医务人员数量的增幅高于业务工作量的增幅，那么医务人员的数量“过剩”，将陷入“闲置”的困境。依照这个标准判断，我国公立医院的卫生人力资源存在两大困境。

（一）公立医院医药费用的增幅超过卫生人力资源的增幅

我国公立医院改革是从2010年开始启动的，故本节以2010年为节点对其前后的数据进行分析。从表6-3-1可以看出，2000～2010年，我

① 医疗费用有两层含义，一是代表医疗成本的变化，以此可以判断医疗供给的情况；二是代表医疗需求的变化，以此可以判断医疗需求的大小。本节主要使用第二层含义来分析医务人员积极性。

国公立医院次均门诊费用、人均住院费用分别增长了94.99%、108.06%，而每千人口卫生技术人员数、每千人口执业医师数、每千人口注册护士数仅分别增长了20.94%、13.08%、50%。可见，卫生人力资源增长速度明显低于公立医院医药费用增长速度，其结果会导致广大群众陷入“看病难”的困境。2010年以后，国家出台了公立医院改革的系列政策，一方面控制医疗费用上涨，另一方面又扩大卫生人力资源。2010～2019年，我国公立医院的次均门诊费用、人均住院费用分别增长了71.91%、63.41%，而每千人口卫生技术人员数、每千人口执业医师数、每千人口注册护士数分别增长了66.06%、56.46%、107.84%。每千人口卫生人员数的增幅超过了公立医院人均住院费用的增幅，每千人口注册护师的增幅超过了公立医院次均门诊费用和人均住院费用的增幅。可见，公立医院改革效果明显。然而，公立医院次均门诊费用和人均住院费用的增幅仍然超过每千人口执业医师数的增幅。执业医师是公立医院卫生技术人员的主力军，增幅不高说明公立医院人才队伍建设仍需进一步深入。

表6-3-1 2000～2019年我国卫生人力资源与公立医院医药费用变化

年份	每千人口卫生技术人员数	每千人口执业医师数	每千人口注册护士数	次均门诊费用（元）	人均住院费用（元）
2000	3.63	1.30	1.02	85.8	3083.7
2001	3.62	1.32	1.03	93.6	3245.5
2002	3.41	1.17	1.00	99.6	3597.7
2003	3.48	1.22	1.00	108.2	3910.7
2004	3.53	1.25	1.03	118.0	4284.8
2005	3.5	1.24	1.03	126.9	4661.5
2006	3.6	1.28	1.09	128.7	4668.9
2007	3.72	1.30	1.18	125.0	4834.5
2008	3.9	1.35	1.27	138.8	5363.3
2009	4.15	1.43	1.39	152.5	5856.2
2010	**4.39**	**1.47**	**1.53**	**167.3**	**6415.9**
2011	4.58	1.49	1.66	180.2	6909.9
2012	4.94	1.58	1.85	193.4	7325.1

续表

年份	每千人口卫生技术人员数	每千人口执业医师数	每千人口注册护士数	次均门诊费用（元）	人均住院费用（元）
2013	5.27	1.67	2.04	207.9	7858.9
2014	5.56	1.74	2.2	221.6	8290.5
2015	5.84	1.84	2.37	235.2	8833.0
2016	6.12	1.92	2.54	246.5	9229.7
2017	6.47	2.04	2.74	257.1	9563.2
2018	6.83	2.16	2.94	272.2	9976.4
2019	7.29	2.30	3.18	287.6	10484.3

数据来源：2000～2012 年《中国卫生统计年鉴》，2013～2017 年《中国卫生和计划生育统计年鉴》，2018～2019 年《中国卫生健康统计年鉴》。

（二）公立医院医疗服务量的增幅超过卫生人力资源的增幅

从表 6-3-2 可以看出，2000～2010 年，我国公立医院诊疗人次数、入院人数分别增长了 113.91%、204.83%，而每千人口卫生技术人员数、每千人口执业医师数、每千人口注册护士数仅分别增长了 20.94%、13.08%、50%。可见，卫生人力资源的增幅远低于公立医院医疗服务量的增幅，两者呈现“龟兔赛跑”之势，这是公立医院改革之后广大群众依然感觉“看病难”的根源。2010 年以后，国家出台了公立医院改革的系列政策，采取扩大卫生人力资源的措施以扩大医疗卫生服务，如医院人事制度改革、编制制度改革。然而，改革效果并不显著。2010～2019 年，我国公立医院诊疗人次数、入院人数分别增长了 74.63%、100.44%，而每千人口卫生技术人员数、每千人口执业医师数、每千人口注册护士数分别增长了 66.06%、56.46%、100.09%。可见，除每千人口注册护士数的增幅超过公立医院医疗服务量增幅外，每千人口卫生技术人员数和每千人口执业医师数的增幅均低于公立医院医疗服务量的增幅。因此，深化公立医院改革势在必行，一方面要继续深化人事制度改革，以扩大卫生人力资源增量；另一方面也要继续深化激励制度改革，以调动医务人员积极性。

表 6-3-2　2000～2019 年我国公立医院医疗服务量变化

年份	诊疗人次数（万人次）	入院人数（万人）
2000	87 600.0	2 862.0
2001	87 400.1	3 030.0
2002	92 700.1	3 209.0
2003	90 500.1	3 339.0
2004	97 300.1	3 752.0
2005	103 400.1	4 101.0
2006	109 700.1	4 465.0
2007	130 000.1	5 336.0
2008	164 911.4	6 872.6
2009	176 890.1	7 809.7
2010	**187 381.1**	**8 724.2**
2011	205 254.4	9 707.5
2012	228 866.3	11 331.2
2013	245 510.6	12 315.2
2014	264 741.6	13 414.8
2015	271 243.6	13 721.4
2016	284 771.6	14 750.5
2017	295 201.5	15 594.7
2018	305 321.7	16 351.3
2019	327 232.3	17 487.2

数据来源：2000～2012 年《中国卫生统计年鉴》，2013～2017 年《中国卫生和计划生育统计年鉴》，2018～2019 年《中国卫生健康统计年鉴》。

二、调动医务人员积极性的宏观原因

从经济学角度看，调动医务人员积极性的宏观原因是医疗卫生服务的供求矛盾，即医疗卫生服务供给小于医疗服务需求。医务人员是提供医疗卫生服务的主体，因此化解医疗卫生服务的供求矛盾，关键在于充分调动医务人员积极性。

（一）医疗卫生服务供求的矛盾性

随着人口老龄化、疾病慢性化、生活品质化进程加快，广大人民群众对医疗卫生服务的需要日益扩大，而全民医疗保险体系的建设又将这种潜在的医疗卫生服务需要（medical service need）转变为现实的医疗卫生服务需求（medical service demand）。进入社会主义新时代，随着社会主要矛盾从人民日益增长的物质文化需要同落后的社会生产之间的矛盾转化为人民日益增长的美好生活需要和不平衡不充分的发展之间的矛盾，人民群众日益增长的健康生活需求与医疗卫生发展不平衡不充分之间的矛盾[①]。医疗卫生服务需求的急剧扩大和健康服务需求的加快升级，对医疗卫生服务的供给提出了严峻的挑战，这主要体现在两方面，即增量难以扩大、存量难以盘活。

1. 增量难以扩大根源为我国医疗卫生服务领域的公立医院垄断格局　在公立医院垄断医疗卫生服务市场的体制下，优质社会力量难以进入医疗卫生领域并发展壮大，以致医疗卫生资源增量难以有效扩大；另外，因为缺乏外部竞争机制的“鲶鱼效应”（catfish effect），以致公立医院缺乏动力提供质优价宜的医疗卫生服务。

2. 存量难以盘活根源为我国公立医院政事不分和管办不分的体制　在这种集权式管理体制下，政府对公立医院的集权（强化管制）会导致其陷入“一收就死”的困局——积极性淡化；政府对公立医院的放权（放松管制）会导致其陷入“一放就乱”的困局——积极性异化。可见，在政事不分和管办不分的管理体制下，政府既不能对公立医院进行放权式治理，也不能对公立医院进行集权式管理。那么，如何才能走出这个“收放皆误”的困境呢？答案是深化公立医院管理体制改革，打破政事不分和管办不分的管理体制。所谓打破政事不分的管理体制，是指政府对公立医院下放管理权，实现政府与公立医院政事分开，以激励公立医院的“正效”积极性；所谓打破管办不分的管理体制，是指政府对公立医院上收监督权，实现政府与公立医院管办分开，

① 党的十九大对社会主要矛盾做出新表述：“中国特色社会主义进入新时代，我国社会主要矛盾已经转化为人民日益增长的美好生活需要和不平衡不充分的发展之间的矛盾”。这是新时代开启全面建设现代化国家新征程的逻辑起点，是对社会主义建设规律认识的新升华。随着我国社会主要矛盾的转换，我国医药卫生体制改革的方案和公立医院改革的路径也需要转换。

以约束公立医院的“负效”积极性。管理权的下放可以激活公立医院的生产力；监督权的上收能够防范公立医院陷入“混乱”困境。因此，政府对公立医院下放管理权和上收监督权的双向过程，也是公立医院步入“活”和“序”良性循环的过程。总之，在医疗卫生服务供求矛盾日趋扩大的形势下，政府应重构公立医院管理体制，并打破公立医院的垄断格局，才能切实解放医疗卫生服务的生产力、充分调动医务人员的积极性，以满足日益扩大、升级、复杂的医疗卫生服务需求和健康服务需求。

（二）医疗卫生资源的稀缺性

解决医疗卫生事业发展的主要矛盾有两种方式：一是扩大医疗卫生服务供给，二是调控医疗卫生服务需求。在我国全民医疗保险体系全面建成的形势下，广大人民群众因自费医疗而产生的潜在化医疗服务需要被迅速、大幅度转化为现实性医疗卫生服务需求。因此，采取控制医疗卫生服务需求的办法解决医疗卫生服务的供求矛盾，实际上是违背客观形势和历史趋势的，切实可行的办法是扩大医疗卫生服务供给。扩大医疗卫生服务供给好比“拍篮球”的过程，篮球弹得多高，一要看篮球的“弹性”有多大，即扩大医疗卫生资源增量；二要看“拍球”的力度有多强，即盘活医疗卫生资源存量。因此，扩大医疗卫生资源增量和盘活医疗卫生资源存量双管齐下，是实现医疗卫生服务供给效率最大化的根本途径。如前所述，扩大增量主要依靠卫生人力资源的教育和培训，盘活存量主要依靠医院管理体制的改革和创新。

然而，卫生人力资源的专业性及其教育和培训的长期性决定了卫生人力资源存量相对社会需求是稀缺的。当然，从经济学角度看，卫生人力资源的稀缺还有一个重要原因，即卫生人力资源对卫生人力价格缺乏弹性，即由于卫生人力资源的高度专业性及其培育周期的长期性，卫生人力资源对卫生人力价格缺乏敏感性，很难随着工资收入增加而增加，因而加剧了其供求矛盾。卫生人力资源的稀缺性主要体现在每千人口卫生技术人员数变动缓慢。2009 年我国每千人口执业医师数为 1.43 人，到 2019 年为

2.30 人，每千人口执业医师数只增加了 0.87 人。这种状况在农村尤为明显，2009 年我国农村每千人口执业（助理）医师数为 1.31 人，到 2019 年我国为 1.96 人，农村每千人口的执业（助理）医师数只增加了 0.65 人（表 6-3-3）。卫生人力资源的稀缺性决定了不能完全依赖扩大卫生人力资源增量的办法来扩大医疗卫生服务供给。因此，在卫生人力资源增量短期内不易变动的情况下，以管理制度优化盘活卫生资源存量是缓解医疗卫生服务供求矛盾的现实选择。

表 6-3-3　2009～2019 年我国每千人口卫生技术人员数统计

年份	卫生技术人员			执业（助理）医师			其中：执业医师	注册护士		
	合计	城市	农村	合计	城市	农村		合计	城市	农村
2009	4.15	7.15	2.94	1.75	2.83	1.31	1.43	1.39	2.82	0.81
2010	4.39	7.62	3.04	1.80	2.97	1.32	1.47	1.53	3.09	0.89
2011	4.58	7.90	3.19	1.82	3.00	1.33	1.49	1.66	3.29	0.98
2012	4.94	8.54	3.41	1.94	3.19	1.40	1.58	1.85	3.65	1.09
2013	5.27	9.18	3.64	2.04	3.39	1.48	1.67	2.04	4.00	1.22
2014	5.56	9.70	3.77	2.12	3.54	1.51	1.74	2.20	4.30	1.31
2015	5.84	10.21	3.90	2.22	3.72	1.55	1.84	2.37	4.58	1.39
2016	6.12	10.42	4.08	2.31	3.79	1.61	1.92	2.54	4.75	1.50
2017	6.47	10.87	4.28	2.44	3.97	1.68	2.04	2.74	5.01	1.62
2018	6.83	10.91	4.63	2.59	4.01	1.82	2.16	2.94	5.08	1.80
2019	7.26	11.10	4.96	2.77	4.10	1.96	2.30	3.18	5.22	1.99

数据来源：2020 年《中国卫生健康统计年鉴》。

（三）医疗卫生体制的制约性

以制度创新盘活卫生人力资源存量，是解决医疗卫生服务供求矛盾的必然选择。但是，在我国行政化医疗体制的条件下，制度创新同样面临重重困难。①因为公立医院垄断医疗卫生服务市场，社会办医严重不足，同时政府对公立医院的人力资源进行编制化管理，这不仅减少了卫生人力资源进入医疗机构的渠道，而且压缩了卫生人力资源在医疗领域发挥作用的空间，从而极大地抑制了卫生人力资源增量；②因为公立医院采取“论资排辈”的分配制度，或采取“创收分成”的分配制度，“论资排辈”的分配制度实际上是一种“弱”激励约束机制，“创收分成”的分配制度实际上是一种“乱”激励约束机制，两者都不能有效和正确盘活卫生人力资源存量。自 2010 年启动公立医院改革以来，各地政府按照国家政策采取多种措施维护公立医院公益性和调动医务人员积极性，“论资排辈”的分配制度在一定程度上得到纠正，创收分成的分配制度在一定程度上得到矫正。

然而，由于公立医院行政化和趋利性尚未从根本上破除，“创收分成”和“论资排辈”又有卷土重来之势。总之，从“大”的方面看，调动医务人员积极性的过程本质上是改革公立医院人事制度的过程，将医务人员从编制管理的“单位人”转变为自由执业的“社会人”是公立医院人事制度改革的必然趋势，也是扩大公立医院人力资源增量的根本路径；从“小”的方面看，调动医务人员积极性的过程本质上是改革公立医院分配制度的过程，将“论资排辈”或“创收分成”的分配制度转变为多劳多得和优劳优得的分配制度是公立医院分配制度改革的必然趋势，也是盘活公立医院人力资源存量的根本路径。

（四）人事管理制度的落后性

公立医院对医务人员的管理制度主要有两类，一类是人事管理，另一类是人力资源管理[①]。人事管理（personnel administration）秉持“以事为本”的价值理念，推行“舍人为事”的制度设计，强调劳酬失衡的

① 从管理层次看，对人的管理有三种模式，第一种模式是“人事行政”，第二种模式是“人事管理”，第三种模式是“人力资源管理”。人事行政是一种管人和管事分立制衡的管理制度，可以避免用人上的腐败，但也降低了管人的效率；人事管理是一种管人和管事集于一身的管理制度，可以有效提高管人的能力和效率，但也存在“重事不重人”的错误观念和“又要马儿跑，又要马儿不吃草”的极端做法；人力资源管理是对人事行政和人事管理的扬弃，有两大特点，即人事结合、以人为本。因此，人事行政是管人的初级制度，人事管理是管人的过渡制度，人力资源管理是管人的高级制度。

合理性和必要性，在管理实践中体现为“又要马儿跑，又要马儿不吃草”；人力资源管理（human resource management）秉持“以人为本”的价值理念，推行“人事双赢”的制度安排，强调劳酬对等的合理性和必然性，在管理实践中体现为“在成事中成人，在成人中成事”。长期以来，我国公立医院对医务人员实行的人事管理体制为定点化执业、编制化管理、“大锅饭”分配制度，其在一定程度上束缚了人力资源的作用空间，阻滞了医务人员能力的发挥，稀释了医务人员潜能的储备。

在此形势下，政府应解放生产力，将公立医院的人事管理体制转型为人力资源管理体制。我们经研究认为，调动医务人员积极性的本质内涵包括 3 个方面：①优化“以事为本”的制度，即建立科学的考核指标，以提高医务人员的服务绩效；②构建“以人为本”的制度，即建立合理的薪酬制度，让医务人员的劳动得到对等回报及其价值得到充分体现；③营造“人事双赢”制度，即建立完善的激励相容机制，让医务人员的社会贡献与个人利益相匹配。

综上分析，医疗服务供求矛盾是调动医务人员积极性的宏观原因。医疗服务供求矛盾主要体现在 3 个方面：数量不足、质量不高及结构不优。医务人员是医疗服务的主体，因此化解医疗服务供求矛盾应从 3 个方面着手：①激励医务人员扩大医疗服务供给数量；②激励医务人员提升医疗服务供给质量；③激励医务人员优化医疗服务供给结构。那么，如何才能激励医务人员呢？其根本途径有 3 种：①解决医疗卫生资源稀缺性的问题，主要办法是将扩大医疗资源增量向盘活医疗资源存量升级；②解决医疗卫生体制制约性的问题，主要办法是将政府举办医疗服务体制向政府购买医疗服务体制转型；③解决医院人事管理制度落后性的问题，主要办法是将医院的人事管理制度向人力资源管理制度过渡（图 6-3-1）。

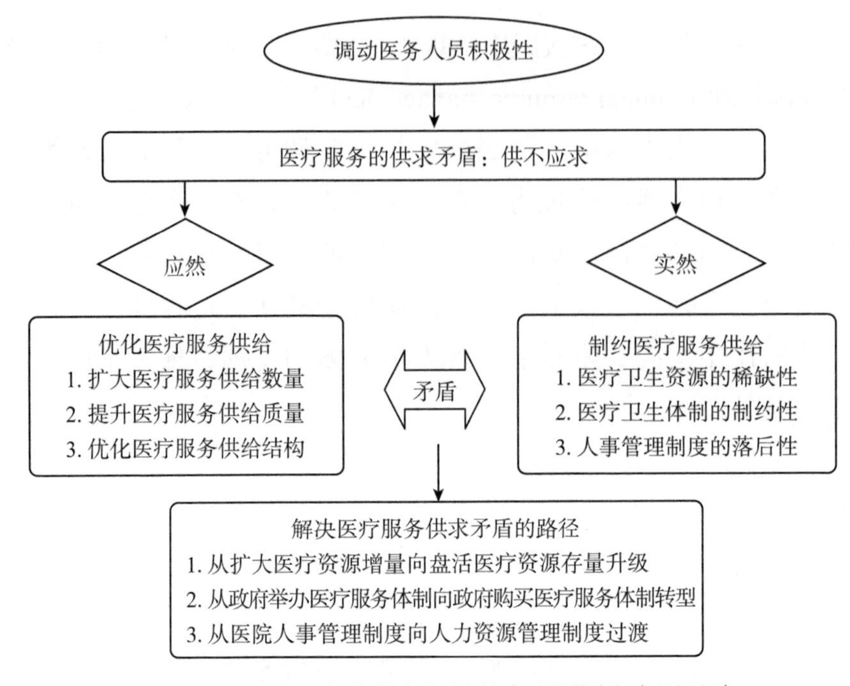

图 6-3-1　调动医务人员积极性的宏观原因和主要思路

（黄晓珍　黄　俏　黄凤行　校）

第四节　调动医务人员积极性的原则及其路径

调动医务人员积极性是一项理论到实践的系统工程，只有通过深入思考，才能找准调动医务人员积极性的根本原则、根本思路及根本路径。

一、调动医务人员积极性的根本原则

调动医务人员积极性是扩大医疗卫生服务供给的手段，也是增进医务人员合法权益的途径，更是发挥医务人员职业价值的过程。从人力资源管理角度看，扩大医疗卫生服务供给是“成事”的过程，增进医务人员的合法权益和展示医务人员的职业价值是“成人”的过程，一项政策只有实现人事双赢，即医患利益的激励相容（incentive compatibility），方可推进并持续生效。

要推进医药卫生体制改革，必先构建人事共赢的体制机制，以彻底解决患者的根本利益与医务人员的合法权益之间的矛盾：既要解决患者“看病难”“看病贵”的问题，又要让医务人员在为患者服务的过程中利益得到保障、价值得到体现。构建一个激励相容的体制机制，这是新医改形势下我国公立医院改革的根本选择。鉴于此，调动医务人员积极性应该包含三项内容：维护权益、增进绩效和构建激励相容的体制机制。维护权益是调动医务人员积极性的根本要义，增进绩效是调动医务人员积极性的根本内核，构建激励相容的体制机制是调动医务人员积极性的根本路径。

二、调动医务人员积极性的主要思路

医务人员积极性的调动程度其实是医疗服务供给和医疗服务需求两个变量动态对比的过程（图 6-4-1）。鉴于此，笔者得出一个简易公式：

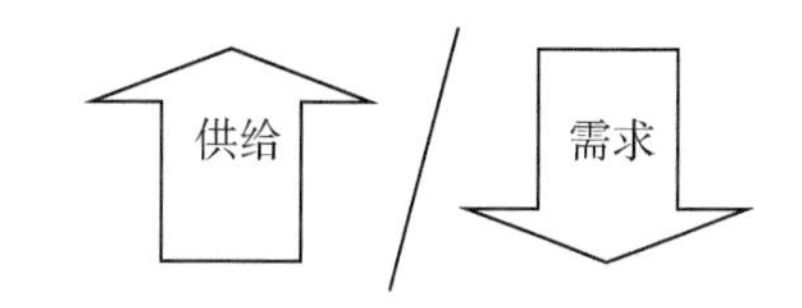

图 6-4-1　调动医务人员积极性的主要思路

医务人员积极性的调动程度=医疗服务供给/医疗服务需求

其中，医疗服务需求是分母，与积极性的调动程度成反比；医疗服务供给是分子，与积极性的调动程度成正比。按此公式，要充分调动医务人员积极性，应从调控医疗服务需求和增大医疗服务供给两方面双管齐下。供给的扩大程度和需求的调控程度决定着积极性发挥程度：如供给高效扩大和需求高效调控，则医务人员积极性发挥最大化，因为“分子大、分母小”；如供给低效扩大和需求低效调控，则医务人员积极性发挥最小化，因为“分子小、分母大”；如供给低效扩大而需求高效调控，则医务人员积极性发挥居中，因为“分子小、分母小”；如供给高效扩大而需求低效调控，则医务人员积极性发挥居中，因为“分子大、分母大”。

当前，广大群众主要对公立医院看病就医的“三长一短”（挂号时间长、候诊时间长、缴费时间长、就诊时间短）、医务人员的“四难问题”（门难进、脸难看、话难听、事难办）有意见。实际上，这些问题就是医务人员积极性尚未充分发挥的表现，其主要原因在于医疗服务需求超越了医疗服务供给的承载能力。因此，调控医疗服务需求是充分调动医务人员积极性的前提条件。调控医疗服务需求主要有两种形式：控制医疗服务需求和分流医疗服务需求。首先，控制医疗服务的不必要和不合理需求是调控医疗服务需求的主要方式。控制医疗服务需求的治本策略是强化公共卫生体系，从而有效控制医疗服务的总量需求；控制医疗服务需求的治标策略是通过调整医疗保险的起付线、封顶线和补偿比例来控制患者“无病也看”和“小病大看”的道德风险①。其次，分流医疗卫生服务的必要性和合理性需求是调控医疗卫生服务需求的重要方式。分流医疗卫生服务需求的关键是建立健全基层医疗卫生服务体系，并在基层医疗卫生服务机构与上层医疗卫生服务机构之间架设分级医疗和双向转诊制度。在分级医疗和双向转诊制度约束下，一般诊疗下沉可以有效缓解上层医疗卫生机构的负担。在此情况下，上层医疗卫生机构的医务人员可以集中精力专攻疑难杂症，从而调动医务人员积极性。

三、调动医务人员积极性的路径争议

推崇政府主导的专家和推崇市场主导的专家都强调调动医务人员积极性的重要性和紧迫性，但是其调动方式存在显著差异。推崇市场主导的专家主张以医疗供给竞争和医疗保险购买服务的方式充分调动医务人员积极性；推崇政府主导的专家则主张以加大财政投入和绩效管理

① 患者有两种道德风险，一是病前的道德风险，即忽视疾病预防和健康管理；二是病后的道德风险，即超越疾病需要的过度医疗需求。此处的道德风险是指病后的道德风险：患者有了医疗保险以后，因为是花“医保”的钱看病（花别人的钱看自己的病），所以可能产生了无病也看、小病大看、下病上看的行为。要控制患者的道德风险，应把“花别人的钱看自己的病”转变为“花自己的钱看自己的病”，具体途径是进行免赔率的设计，包括起付线、封顶线和报销比例。

制度正确调动医务人员积极性。另外，两者对调动医务人员积极性的战略地位的认识也不尽相同。推崇政府主导的专家认为，维护公益性是公立医院改革和发展的核心问题；推崇市场主导的专家则认为，调动积极性是公立医院改革和发展的核心问题。两者对积极性战略地位的不同认识，一是因为两者对医疗卫生领域主要矛盾的研判不同。推崇政府主导的专家认为“看病贵”是广大群众看病就医的主要问题，所以维护公益性要比调动积极性更为重要；推崇市场主导的专家则认为“看病难”是广大群众看病就医的主要问题，所以调动积极性比维护公益性更为重要。二是因为两者理论体系的逻辑起点不同。推崇政府主导的专家和推崇市场主导的专家均以解决医疗卫生服务供求矛盾为主要目标，但是前者以调控医疗卫生服务需求为解决问题的突破口，后者以扩大医疗卫生服务供给为解决问题的突破口。

“新医改”启动以来，很多研究者都探讨过调动医务人员积极性的战略意义和有效路径。从总体上看，目前研究者对调动积极性的战略意义认识相对到位，但是对调动积极性的路径研究比较狭隘：自觉不自觉地将调动医务人员积极性的希望寄托于财政投入和绩效考核。这将给人一种感觉：如果政府不对公立医院加大投入，不提高医务人员的待遇，那么“不可能”调动医务人员积极性。实际上，加大财政投入未必可以充分调动医务人员积极性，因为财政投入是一种“保健”因子，而不是一种“激励”因子[①]。另外，在我国行政化和市场化混合型医疗体制下，绩效管理极易演化为论资排辈的“弱”激励约束机制，或异化为创收分成的“反”激励约束机制，而难以成为多劳多得和优绩优酬的“正”激励约束机制。总之，调动医务人员积极性的路径选择切忌局限于供给方面和技术层次，而应该放在医疗卫生体制中统筹考虑和系统设计。

---

① 美国行为科学家弗雷德里克·赫茨伯格（Fredrick Herzberg）提出双因素理论，双因素是指激励因子和保健因子。激励因子能使人产生满意感，保健因子只能消除不满意感。在医疗卫生领域，财政投入和绩效考核是医务人员的保健因子，放权让利和市场竞争是激励因子，要充分调动医务人员积极性应双管齐下，但重点在于激励因子。

一般来说，一个国家的医疗卫生体制由 3 个方面构成：①医疗服务的监管方；②医疗服务的供给方；③医疗服务的筹资方（图 6-4-2）。

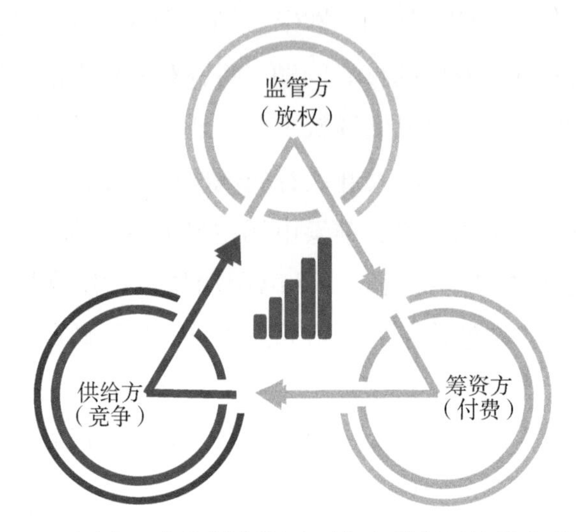

图 6-4-2　医疗卫生体制中调动医务人员积极性的宏观思路

在我国的医药卫生体制中，所谓医疗服务的监管方是指以卫生行政部门为核心的医疗服务监管体系，所谓医疗服务的供给方是指以公立医院为核心的医疗服务提供体系，所谓医疗服务的筹资方是指以社会医疗保险为核心的医疗服务筹资体系。因此，调动医务人员积极性可从以下 3 个方面考虑：①监管方面，可以考虑采取“放权”的办法调动医务人员积极性。放权不仅给医务人员“能力”，而且给医务人员“激励”，所以可以充分调动医务人员积极性。②供给方面，可以考虑利用“竞争”的机制调动医务人员积极性。竞争不仅给医务人员“动力”，也给医务人员“压力”，所以可充分调动医务人员积极性。③筹资方面，可以考虑实施“付费”的路径调动医务人员积极性。医疗保险的付费方式实际上是一种激励机制，如果医疗保险承担医疗服务的购买者角色，按照医疗服务的质量和效率支付医疗费用，那么医务人员就会在医疗保险付费方式的“指挥”下全心全意和自觉自动地为患者服务。当然，医疗服务监管方的放权、供给方的竞争、筹资方的付费只是一种“外在”的激励机制，这种外在的激励机制只有与“内置”的激励机制联动才能产生最大效能。这个内置的激励机制就是医院内部的绩效管理制度。绩效管理制度由论功行赏的奖励机制和论过行罚的惩罚机制构成，前者激发医务人员的“正能量”，后者抑制医务人员的“负能量”。总之，外在激励机制和内置激励机制的联动是充分调动医务人员积极性的关键。

四、调动医务人员积极性的路径权变

（一）调动医务人员积极性路径的选择要因对象而异

调动公立医院、民营医院、疾病预防控制中心医务人员积极性的路径明显不同。①在公立医院，调动医务人员积极性既可以依靠政府，也可以依靠市场，政府和市场有机搭配是有效调动医务人员积极性的关键；②在民营医院，调动医务人员积极性主要依靠市场；③在疾病预防控制中心，调动医务人员积极性主要依靠政府。调动不同医疗卫生机构医务人员积极性的路径不同，主要是由不同机构的性质及其产品的属性差异决定的：①公立医院具有公益性质，其提供的基本医疗服务属于准公共产品，所以其医务人员的积极性调动应该依靠政府和市场两种手段；②民营医院具有私人性质，其提供的特需医疗属于私人产品（private good），所以其医务人员的积极性调动应该主要依靠市场；③疾病预防控制中心具有福利性质，其提供的公共卫生属于纯公共产品，所以其医务人员积极性调动应该主要依靠政府，但是由于公共产品属性大于私人产品属性，所以政府应该在调动医务人员积极性中发挥主导作用。

（二）调动医务人员积极性路径的选择要因阶段而异

在公立医院改革和发展的不同历史时期，医务人员积极性调动存在不同方式。“新医改”形势下重提调动医务人员积极性，其内涵完全不同于改革开放初期到20世纪末“放权让利”[①]背景下的调动医务人员积极性。“放权让利”与“新医改”形势下公立医院医务人员积极性的内容指向和动力来源完全不同：在“放权让利”条件下，医务人员的积极性主要是提供私人产品属性医疗服务的积极性，其动力来源是直接的经济利益；在“新医改”形势下，医务人员的积极性主要是提供准公共产品属性医疗服务的积极性，其动力来源是间接的经济利益、高尚的医德医风和科学的绩效考核。直接的经济利益和间接的经济利益均以利益来调动医务人员积极性，但是两者的本质是完全不同的：①“放权让利”条件下获得经济利益是提供医疗服务的本质目的，即为了获利而提供医疗服务，但是在“新医改”形势下获得经济利益是提供医疗服务的自然结果，即提供医疗服务才是根本目的；②“放权让利”条件下医务人员可以通过提供有偿医疗服务直接获得经济利益，其机制是以药养医机制下创收分成的分配制度，但是在“新医改”形势下医务人员获得经济利益要通过绩效考核来实现，绩效考核是依据医疗服务的绩效（而非药品收入）给予对等性报酬（多劳多得、优劳优得）。

通过以上分析，“新医改”形势下的积极性调动有三层内涵：①扭转劳动付出和回报不对等制度下的积极性淡化态势；②扭转以药养医机制和按项目付费方式下的积极性异化趋势；③以病有所医为目标导向、以公益回归为性质要求、以准公共产品为服务形式来调动医务人员积极性。

五、调动医务人员积极性的路径设计

（一）内部：优化内部管理制度

1. 从公立医院内部角度看　调动医务人员积极性主要有2种方式：

① “放权让利”是来自国企改革的概念。我国的国企原来是政企不分的，国企的管理由上级行政部门负责，收益也全部收归国有，结果国企管理和运行效率低下。为提高企业的效率，政府采取了“放权让利”的举措：把一定的自主经营权交给企业，同时也让出一部分利润给企业自主使用，这样就能够在共享产权的前提下形成一种比较完善的激励机制。“放权让利”的办法对公立医院改革具有重要的指导意义。

①通过培养以奉献品质和牺牲精神为核心价值的职业道德调动医务人员的积极性；②通过构建以论功行赏和论过行罚为核心内容的激励约束机制调动医务人员的积极性。职业道德和激励约束机制都是充分调动医务人员积极性的重要路径。职业道德是防止医务人员积极性淡化和异化的“软约束”，也是矫正医务人员积极性方向和力度的“引导性”制度安排；激励机制是防止医务人员积极性淡化和异化的“柔约束”，也是调校医务人员积极性方向和力度的“诱导性”制度安排；约束机制是防止医务人员积极性淡化和异化的“硬约束”，也是规制医务人员积极性方向和力度的“纠偏性”制度安排。“柔约束”介于“软约束”和“硬约束”之间，内含“柔中带刚”之意。

2. 从管理学的角度看　调动医务人员积极性的过程其实是对医务人员行为进行管理的过程。管理人的行为主要有 3 个手段：价值取向、利益分配、制度约束。道德教化属于价值取向手段，主要作用于“心”（情感）对人的行为实施影响；激励机制属于利益分配手段，主要作用于“脑”（理性）对人的行为发挥作用；约束机制属于制度约束手段，主要作用于“手”（行动）对人的行为形成制约。三者相互配合方能抑制医务人员积极性淡化和异化态势，并促进医务人员正面积极性的充分发挥。

在价值取向、利益分配和制度约束中利益分配是调动医务人员积极性最常用的激励机制，也是调动医务人员积极性最有效的激励机制。对医务人员而言，在公立医院涉及利益分配主要有 2 种制度，一是绩效考核，二是薪酬制度。绩效考核和薪酬制度是密不可分的管理制度，绩效考核是激励的前提，主要是对医务人员的功过进行科学评估，明确“谁有功、谁有过”，以及“功的大小”“过的轻重”；薪酬制度是激励的运用，主要是对医务人员的功过进行公正奖罚，即“论功行赏、论过行罚”。

（1）在绩效考核方面，2019 年 1 月 30 日，国务院办公厅印发《关于加强三级公立医院绩效考核工作的意见》（国办发〔2019〕4 号）。绩效是“指挥棒”，也是“牛鼻子”。全面推行有效的绩效考核是现代医院管理进程的一个重要里程碑。这次的绩效考核已经建立了完善的绩效考核指标体系，4 项一级指标（医疗质量、运营效率、持续发展、满意度评价），14 项二级指标，55 项三级指标。三级指标中 50 项是明确的定量指标，只有 5 项三级指标是定性的。依托考核系统，其中 26 项是国家监控指标，这 26 项中有 15 项可直接通过系统抓取，不需要填报。在考核指标定量化和数据获取机制下，政府主管部门对全国各公立医院的运营状况了如指掌。是否做绩效考核。绩效考核做得如何等情况，一目了然，这可以有效避免公立医院对表对标“假干活”和“干假活”的道德风险。当然，该绩效考核实施政策主要是医疗机构的绩效考核政策，对医务人员的绩效考核涉及不多，所以要充分调动医务人员的积极性，关键还是要靠公立医院薪酬制度改革政策。

（2）在薪酬制度方面，2017 年 1 月 24 日，人力资源和社会保障部、财政部、国家卫计委、国家中医药管理局联合发布的《关于开展公立医院薪酬制度改革试点工作的指导意见》（人社部发〔2017〕10 号）指出“医疗行业人才培养周期长、职业风险高、技术难度大、责任担当重，建立符合医疗行业特点、体现以知识价值为导向的公立医院薪酬制度，是深化医药卫生体制改革和事业单位收入分配制度改革的重要内容，对确立公立医院激励导向和增强公立医院公益性，调动医务人员的积极性、主动性、创造性，推动公立医院事业的发展，都具有重要意义”。并要求按照“激励与约束相结合、按劳分配与按生产要素分配相结合、动态调整与合理预期相结合”的基本原则“完善适应医疗行业特点的公立医院薪酬制度”，包括优化公立医院薪酬结构、合理确定公立医院薪酬水平、推进公立医院主要负责人薪酬改革、落实公立医院分配自主权、健全以公益性为导向的考核评价机制。从总体上看，我国公立医院薪酬制度改革的发力点是“两个允许”：允许医疗卫生机构突破现行事业单位工资调控水平，允许医疗服务收入扣除成本并按规定提取各项基金后主要用于人员奖励。第一个允许指明了公立医院薪酬制度“改什么”的问题，第二个允许指明了公立医院薪酬制度“怎么改”的问题。当前，全国已有 2800 多家公立医院开展薪酬制度改革试点，上海、福建、安徽、江苏、浙江、青海 6 省（市）已全面推开薪酬制度改革。目前，除福建省三明市公立医院实行全员目标年薪制外，其他地区仍以岗位绩效工资制为主体：薪酬分为基本工资、绩效工资和津贴补贴三部分。其中，绩效工资由各医院按照绩效考核办法分配执行，各试点公立医院可根据实际来调整绩效工资内部结构。

（二）外部：改革医疗体制机制

从公立医院外部角度看，调动医务人员积极性主要有以下3种方式。

1. 强化“上面”政府的监管作用　主要包括政府对公立医院的制度监管和财政补偿两个方面（图 6-4-3）。医务人员在向患者提供医疗卫生服务的过程中可能会发生不干、少干、乱干的现象，少干和不干是积极性淡化的形式，乱干是积极性异化的形式，其内因在于医务人员付出和回报的不对等，结果以“不干”（不提供服务）和“少干”（少提供服务）来寻求平衡；外因在于缺乏方向正确和力度到位的监管制度，结果导致医务人员以“乱干”（诱导需求和过度医疗）来寻求平衡。政府对公立医院的财政补偿和制度监管是从内因和外因两个方面对医务人员积极性发挥作用的，财政补偿让医务人员的付出和回报对等，从而确保其“不必”通过不干、少干、乱干来寻求平衡；制度监管让医务人员的行为和后果对接，从而确保其“不敢”通过不干、少干、乱干来寻求平衡。

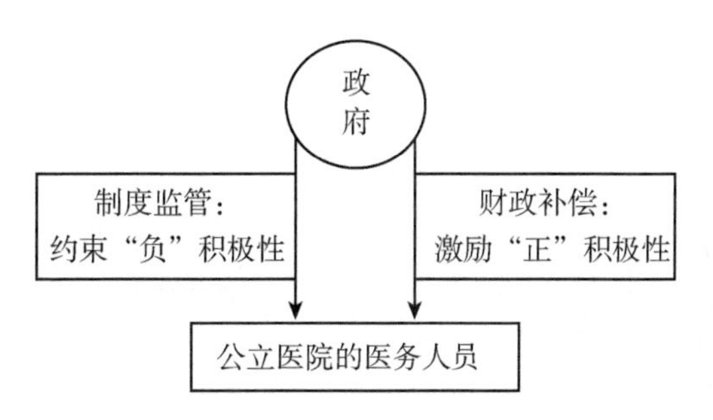

图 6-4-3　政府对公立医院的制度监管和财政补偿

2. 增强“对面”筹资方的制约作用　即发挥医保机构对公立医院的制约作用。从现代保险学理论看，医疗保险绝不仅仅是医疗卫生费用的分担者，其更为重要的作用是扮演患者经纪人的角色，承担着替代患者选择、购买、监控医疗服务的重要职责。当今世界，医疗保险体制改革的主要趋势是将医保机构从医疗费用分担者转变为患者利益代理人。分担者向代理人转变后，医和患的非对等关系转变为医保机构和医疗机构的对等关系。对等关系形成后，还需在医保机构和医疗机构之间构建分工合作的互动机制，将对等关系转化为博弈关系。实际上，医疗机构与医保机构的对等性、充分化博弈正是纠正医务人员积极性淡化，并防止医务人员积极性异化的良方。

3. 促进“四面”的竞争　竞争供给是充分调动医务人员积极性的首要路径。“四面”竞争是指让公立医院“上边”面临来自上级公立医院的竞争，“下边”面临来自下级公立医院的竞争；“左边”面临来自民办营利性医院的竞争，“右边”面临来自民办非营利性医院的竞争（图6-4-4）。公立医院面临的“上边”和“下边”的竞争属于体制内竞争，“左边”和“右边”的竞争属于体制外竞争。让公立医院处于体制内外的立体式竞争中，主要目的是打破我国公立医院传统体制造成的垄断格局，形成基本医疗卫生服务竞争供给格局。基本医疗卫生服务的竞争供给是防止公立医院医务人员积极性淡化和异化的重要手段，因

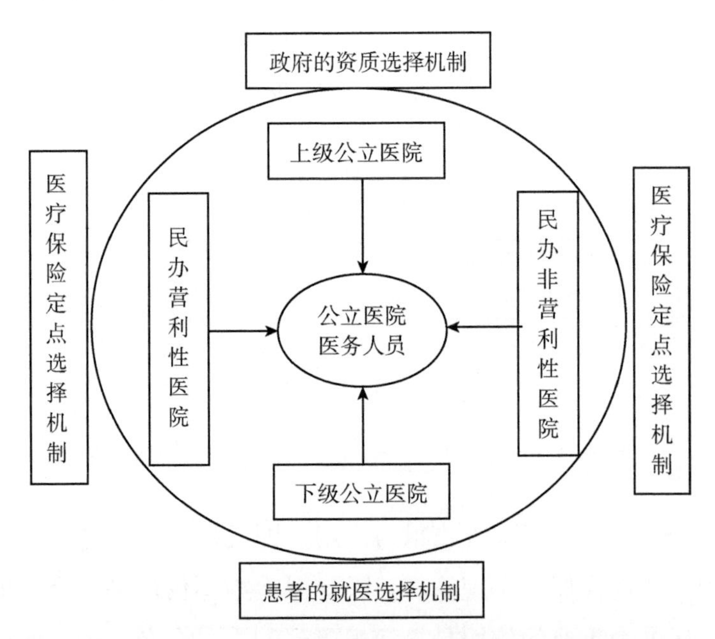

图 6-4-4　充分调动医务人员积极性的路径

为在充分竞争的环境中，医务人员积极性淡化和异化本质上是一种经营风险，将弱化公立医院的竞争力。为了在竞争中获得优势地位，公立医院会通过各种制度惩戒医务人员积极性淡化和异化的现象，并在此基础上通过诊疗规程限制医务人员积极性的发挥范围，然后通过绩效考核提高医务人员积极性的发挥程度。

综上分析，政府监管、筹资制约和供给竞争是充分调动医务人员积极性的宏观路径。供给竞争是正确、充分调动医务人员积极性的前提，筹资制约是正确、充分调动医务人员积极性的关键，政府监管是正确、充分调动医务人员积极性的保障。我国改革开放前医务人员积极性淡化及改革开放后医务人员积极性异化的根源均为供给方面“缺竞争”、筹资方面“无制约”、政府方面“少监管”。

（郑运梅　谢新英　校）

第五节　我国公立医院薪酬制度改革成效分析

公立医院薪酬制度改革是深化医药卫生体制改革的重要内容，是推进事业单位分类改革的重要举措。长期以来，我国公立医院执行事业单位统一的工资制度，这种工资制度具有很强的溢出效应（spillover effect），不符合医疗行业人才培养周期长、职业风险高、技术难度大、责任担当重的显著特点。建立符合医疗行业特点、体现技术劳务价值的公立医院薪酬制度，从“管方”的角度看关系到医药卫生体制改革的深化和事业单位分类改革的推进，从“供方”的角度看关系到公立医院公益性的维护和医务人员积极性的调动，从“需方”的角度看关系到广大群众“看病难”和“看病贵”问题的治理。薪酬制度改革是利益格局的调整，我国公立医院薪酬制度采取渐进式改革的路径，先试点，后深化，再推广。目前，我国薪酬制度改革试点已经完成，正在迈入深化改革的阶段。那么，我国公立医院薪酬制度改革效果如何？取得了哪些成效，又存在哪些挑战呢？

一、公立医院薪酬制度改革的本质

薪酬制度本质上是医务人员技术劳务的价格机制，所以医院薪酬制度改革本质上是医务人员技术劳务的价格机制改革。价格机制为公立医院薪酬制度改革提供了正确方向，也为公立医院薪酬制度改革提供了有效路径。

（一）价格承担关键性功能

从管理的角度讲，价格是最有效的行为激励机制；从教育的角度讲，价格是最有效的思想引领机制；从经济的角度讲，价格是最有效的资源配置机制；从社会的角度讲，价格是最有效的收入分配机制。对医务人员来说，收入分配是对“内”的功能，思想引领、行为激励和资源配置是对“外”的功能。在对外的功能中，思想引领是对“心”发挥的功能，行为激励和资源配置对“行”发挥的功能。在对行为发挥的功能中，行为激励是微观功能，资源配置是宏观功能。因此，薪酬制度承担收入分配、思想引领、行为激励和资源配置的关键性功能，公立医院薪酬制度改革的成败在于能否发挥这些功能，医院薪酬制度改革的目标在于充分发挥这些功能。

（二）价格发挥决定性作用

价格是一只“看不见的手”，对医疗服务的管理方、供给方和需求方发挥治理作用。因此，医院薪酬制度改革的根本目的在于发挥薪酬治理的决定性作用。

基于公立医院薪酬的关键性功能和决定性作用，国家相关部门出台专门政策推进公立医院薪酬制度改革。2017 年 1 月 24 日，人力资源和社会保障部会同财政部、国家卫计委和国家中医药管理局出台了《关于开展公立医院薪酬制度改革试点工作的指导意见》（人社部发〔2017〕10 号）；2021 年人力资源和社会保障部会同财政部、国家卫健委、国家医保局、国家中医药管理局联合出台了《关于深化公立医院薪酬制度改革的指导意见》（人社部发〔2021〕52号），把公立医院薪酬制度改革向纵深推进。

二、公立医院薪酬制度改革的内容

按照价格理论[①]，价格机制分为价格的形成机制和价格的调节机制。作为一种重要的价格机制，薪酬收入的形成机制和调节机制，是公立医院薪酬制度的两大支柱。公立医院薪酬制度改革，既要推进薪酬形成机制改革，又要推进薪酬调节机制改革，还要推进薪酬形成机制与调节机制的协同改革。薪酬形成机制改革是公立医院薪酬制度的初阶改革，薪酬调节机制改革是公立医院薪酬制度的中阶改革，薪酬形成机制与调节机制的协同改革是公立医院薪酬制度的高阶改革。

那么，公立医院薪酬的形成机制与调节机制有何不同呢？两者在主体、价值、内容和目标上存在明显差异。从主体上看，市场主导薪酬收入的形成机制，政府主导薪酬收入的调节机制；从价值上看，薪酬收入形成以效率为价值取向，薪酬收入调节以公平为价值取向；从内容上看，薪酬收入形成的依据是医务人员技术劳务价值，薪酬收入调节的依据是医疗资源配置效率；从目标上看，改革薪酬收入形成机制的目标是充分调动医务人员积极性，优化薪酬收入调节机制的目标是实现医疗机构均衡发展。

可见，作为公立医院薪酬制度改革的初阶改革，公立医院薪酬形成机制改革以市场为主导、以效率为价值取向、以体现医务人员技术劳务机制为主要内容、以充分调动医务人员积极性为目标。作为公立医院薪酬制度改革的中阶改革，公立医院薪酬调节机制改革以政府为主导、以公平为价值取向、以提高医疗资源配置效率为主要内容、以实现医疗服务均衡发展为目标。作为公立医院薪酬制度改革的高阶改革，公立医院薪酬形成机制与调节机制协同改革以市场与政府联手为主导、以效率与

① 〔美〕弗里德曼. 价格理论[M]. 蔡继明，苏俊霞 译. 华夏出版社，2011。

公平均衡为价值取向、以体现医务人员技术劳务机制和提高医疗资源配置效率为主要内容、以充分调动医务人员积极性和实现医疗机构均衡发展为目标。

从政策条文上看，均重点推进薪酬形成机制改革，着力解决薪酬水平、结构、来源、考核和分配五大问题。明显不同的是，深化改革政策在推进薪酬形成机制改革的基础上推动薪酬调节机制改革。以“基本原则”为例，改革试点政策提出三大原则，即激励与约束相结合、按劳分配和按生产要素分配相结合、动态调整与合理预期相结合。而深化改革政策在三大原则的基础上增设了一大原则，即“坚持统筹兼顾，注重协调发展”，该原则要求“注重不同地区、不同类型、不同功能定位、不同等级规模公立医院协调发展，合理调控各级各类医院间收入差距，统筹考虑公立医院和公共卫生机构、基层医疗卫生机构的收入分配关系。充分考虑中医药医务人员收入情况，薪酬制度改革进一步向中医医院倾斜”。这意味着，公立医院薪酬制度改革，不仅要从微观上处理好公立医院内部不同部门、科室、岗位、人员的收入分配关系，还要从中观上处理好不同地区、类型、功能定位、等级规模公立医院的收入分配关系，更要从宏观上处理好公立医院与民营医院、公共卫生与基层医疗卫生机构的收入分配关系。深化改革政策基本原则的变化，预示着我国公立医院薪酬制度改革将从形成机制的“单兵突进”升级为形成机制和调节机制的协同改革。

三、公立医院薪酬制度改革的主要成效

2017 年人力资源和社会保障部、财政部、国家卫计委、国家中医药管理局要求在上海、江苏、浙江等 11 个综合医改试点省份各选择 3 个市（州、区），除西藏外的其他省份各选择 1 个公立医院综合改革试点城市进行试点。随着公立医院薪酬制度改革的深入，各地公立医院薪酬制度改革呈现“遍地开花”之势。但是，我国公立医院薪酬制度改革尚处在第一阶段，各地政府集中力量改革薪酬收入形成机制，解决医务人

员薪酬收入与技术劳务机制偏离的问题。本节从薪酬水平和结构两个角度分析公立医院薪酬制度改革的主要成就。

（一）数据来源

由于公立医院薪酬制度改革的敏感性、复杂性，适今为止，国家相关部门尚未公布改革状况和改革成效的相关数据。为了解公立医院薪酬制度改革的成效，本节主要采用医学网站丁香园2014年、2019年、2020年和2021年的中国医院医生薪酬报告调查数据进行分析。

之所以采用这四份薪酬调查报告，是因为《2014年度中国医生薪酬报告》可在一定程度上反映公立医院薪酬制度改革“前”的医务人员薪酬状况，《2019年度中国医院薪酬调研报告》可在一定程度上反映公立医院薪酬制度改革“时”的医务人员薪酬状况，《2020年度中国医院薪酬调研报告》可在一定程度上反映公立医院薪酬制度改革“初”的医务人员薪酬状况，《2021年度中国医院薪酬调研报告》可在一定程度上反映新冠肺炎疫情冲击、医疗联合体建设、医保支付方式下公立医院薪酬制度改革及其医务人员薪酬变化状况。

（二）改革成效

1. 医务人员薪酬收入水平大幅提高　判断公立医院薪酬水平的变化，主要依据三个指标，分别是医务人员的年均收入变化、人员支出占医院支出的比重变化、医务人员年均收入与城镇职工年均收入的比例变化。三个指标均显示，公立医院薪酬制度改革之后，医务人员的薪酬收入明显提高：

（1）医务人员的年均收入大幅提高。根据丁香园中国医院医生薪酬报告调查，我国公立医院医务人员的年均收入2013年仅为7.2万元，2019年升至18.5万，涨幅达156.94%。

（2）人员支出占医院支出的比重提高。根据丁香园中国医院医生薪酬报告调查，2013年我国公立医院支出构成中，人员支出占比为29%，到2019年已达37.4%。

（3）医务人员年均收入与城镇职工年均收入比例的倍数增长。根据丁香园《2020年度中国医院薪酬调研报告》，2019年公立医院医务人员的年均薪酬收入为18.5万，而当年全国城镇在岗职工平均年工资为4.25万元，公立医院的年均薪酬收入是全国城镇在岗职工平均年工资的4.35倍。按照西方国家的薪酬标准，医务人员的平均收入至少是社会平均收入的3～5倍，如依照这个标准，2019年我国公立医院医务人员的薪酬收入已经达到“国际标准”。我国公立医院薪酬制度改革的典范城市福建省三明市，其公立医院医务人员的基本薪酬也是按所在城镇在岗职工平均工资的2～3倍来制定[①]，如按照这个标准，我国公立医院医务人员的薪酬收入也已达到“国内标准”。

可见，我国公立医院薪酬制度改革后医务人员薪酬收入大幅度提高。医务人员薪酬水平的大幅度提高，是我国公立医院薪酬制度改革的重要目标，也是我国公立医院薪酬制度改革的主要成效。医务人员薪酬水平的提高，在很大程度上填补了薪酬收入与技术劳务价值的鸿沟，一方面有利于内化医务人员“诱导需求”和“过度医疗”等不合理的医疗服务行为，另一方面激发了医务人员“对症下药”和“防治并举”等合理性的医疗服务行为。

2. 医务人员薪酬收入结构持续优化 长期以来，我国公立医院医务人员薪酬结构中固定工资占比较高，而绩效工资占比较低，抑制了医务人员积极性。因此，2017年国家部委推出公立医院薪酬制度改革试点以来，各地纷纷对医务人员薪酬收入结构进行调整，降低了基本工资在医务人员薪酬收入中的比重，提高了绩效工资占医务人员薪酬收入的比重。众所周知，基本工资主要由资历和资质决定，具有“论资排辈”的特点；绩效工资主要由能力和贡献决定，具有“论功行赏”的特点。薪酬收入结构的调整对提高医疗服务效率和调动医务人员积极性发挥了

---

① 魏子柠. 建立符合公立医院特点的医务人员薪酬制度——对福建省三明市公立医院年薪制的调研与思考[J]. 中国研究型医院，2016（3）：27-30。

重要作用；对深资历、高资质但能力低、贡献小的医务人员产生了“压力”，从而抑制其“不担责”的心理和“不作为”的行为；对浅资历、低资质但能力高、贡献大的医务人员产生了“动力”，从而激励其“敢负责”的心理和“能作为”的行为，而这些从根本上扭转了“劣币驱逐良币”的逆淘汰机制，并将其转换为“优胜劣汰”的正向激励机制。

当然，任何改革都不能“矫枉过正”，否则就会陷入“过犹不及”的困境。根据丁香园《2020年度中国医院薪酬调研报告》，我国公立医院医务人员薪酬结构调整可能出现了“矫枉过正”的问题。2019年公立医院薪酬结构调整后，医务人员基本工资占比降为47%，绩效工资占比升至53%。而民营医院医务人员基本工资占比达63%，绩效工资占比仅为37%。显然，在公立医院薪酬结构中，基本工资与绩效工资的关系出现了失衡。基本工资对医务人员来说是一种“保健因子”（hygiene factor），其主要功能在于维持医务人员职业的稳定感，同时切断医务人员薪酬与医疗服务收入的利益链条，从而达到维护公立医院公益性的目的；绩效工资对医务人员来说是一种“激励因子”（motivational factor），其主要功能在于激发医务人员工作的积极性，通过医务人员薪酬收入与实际贡献的关联机制，达到提高医疗服务效率的目的。因此，为实现公立医院公益性与医务人员积极性的均衡，在公立医院薪酬收入结构中必须平衡基本工资与绩效工资的关系。这就要求公立医院薪酬制度深化改革，在深化改革中找到基本工资与绩效工资的最佳均衡点，在运行发展中建立基本工资与绩效工资的动态平衡机制。

四、公立医院薪酬制度改革任重道远

（一）薪酬制度改革“重”形成机制“轻”调节机制

无论是公立医院薪酬制度改革试点政策，还是公立医院薪酬制度深化改革政策，都要求公立医院薪酬制度改革既要推进薪酬激励机制改革，还要推进薪酬调节机制改革。《关于开展公立医院薪酬制度改革试点工作的指导意见》（人社部发〔2017〕10号）在“基本原则”中，既要求“健全与岗位职责、工作业绩、实际贡献紧密联系的分配激励机制”，又要求“妥善处理不同地区、不同等级、不同类型公立医院之间收入分配关系”。

《关于深化公立医院薪酬制度改革的指导意见》（人社部发〔2021〕52号）在“基本原则”中，既要求“突出工作量、服务质量、医德医风等，体现多劳多得、优绩优酬。坚持劳动、知识、技术、管理等要素按贡献参与分配，着力体现医务人员技术劳务价值”，又要求“增强薪酬制度改革的系统性、整体性和协调性……注重不同地区、不同类型、不同功能定位、不同等级规模公立医院协调发展，合理调控各级各类医院间收入差距，统筹考虑公立医院和公共卫生机构、基层医疗卫生机构的收入分配关系。充分考虑中医药医务人员收入情况，薪酬制度改革进一步向中医医院倾斜”。

然而，从各地实践上看，公立医院薪酬制度改革主要集中在激励机制重构上，从思想上回答为何体现医务人员技术劳务价值的问题，从行动上解决如何体现医务人员技术劳务价值的问题，而对公立医院薪酬制度改革、薪酬调节机制思想上重视不足、行动上推进不力，结果导致公立医院薪酬调节机制的收入分配不公和资源配置扭曲。这主要体现在三个方面，从宏观上未能平衡好不同地区医院医务人员薪酬收入，从中观上未能平衡好不同层级医院医务人员薪酬收入，从微观上未能平衡好不同性质医院医务人员薪酬收入。

重薪酬形成机制改革而轻薪酬调节机制改革使不同地区、层级和机构医院的薪酬收入差距越拉越大。①不同地区医院医务人员薪酬收入差距越拉越大：高线级城市医院医务人员的较高薪酬收入演变为优秀人才流入的“虹吸机制”，低线级城市医院医务人员的较低薪酬收入演变为优秀人才流出的“倒逼机制”，两者合力推动低线级城市医院医务人员向高线级城市医院逆向流动。②不同层级医院医务人员薪酬收入差距越拉越大：高层级医院医务人员的较高薪酬收入演变为优秀人才流入的“虹吸机制”，低层级医院医务人员的较低薪酬收入演变为优秀人才流出的“倒逼机制”，两者合力推动低层级医院医务人员向高层级医院逆向流动。

（二）公立医院薪酬调节机制改革任重道远

1. 地区失衡 所谓地区失衡，这里主要指不同“线级”城市医务人员薪酬收入失衡。根据丁香园《2021 年度中国医院薪酬调研报告》，2020 年我国一线城市医院医务人员的年均薪酬收入为 30.93 万元，二线城市医院医务人员的年均薪酬收入为 18.28 万元，三线城市医院医务人员的年均薪酬收入为 13.72 万元，四线城市医院医务人员的年均薪酬收入为 11.89 万元。可见，各线级城市医院医务人员的年均薪酬收入存在明显差距，最高达 19.04 万元。其中，一线城市与非一线城市公立医院医务人员的薪酬收入差距更为明显。2020 年一线城市公立医院医务人员年均薪酬收入达 31.54 万元，而非一线城市公立医院医务人员年均薪酬收入为 16.80 万元，两者差距达 14.74 万元。此外，相较于 2018 年（《2019 年度中国医院薪酬调研报告》），一线城市公立医院医务人员薪酬收入上升了 23%，而非一线城市公立医院医务人员的薪酬收入仅上升了 3%（表 6-5-1）。

表 6-5-1 2020 年一线城市和非一线城市公立医院医务人员年均收入

城市级别	2020 年年均收入（元）	2018 年年均收入（元）	相较 2018 年变化
一线	315 374	256 401	23%
非一线	168 005	163 111	3%
平均	201 909	192 294	5%

数据来源：丁香园《2021 年度中国医院薪酬调研报告》、《2019 年度中国医院薪酬调研报告》。

2. 层级失衡 所谓层级失衡，这里主要指不同“层级”医院医务人员薪酬收入失衡。根据丁香园《2021 年度中国医院薪酬调研报告》，2020 年三级医院医务人员的年均薪酬收入为 21.06 万元，二级医院医务人员的年均薪酬收入为 11.89 万元，两者相差 9.17 万元，差距率达 43.54%。

其中，三级公立医院医务人员的年均薪酬收入为 21.80 万元，二级公立医院医务人员的年均薪酬收入为 11.50 万元，两者相差 10.30 万元，差距率达 47.34%。此外，一线城市三级和二级公立医院医务人员薪酬收入均有上升态势，相较 2018 年(《2019 年度中国医院薪酬调研报告》)，分别上升了 17%、19%，说明二级公立医院医务人员薪酬收入的上升率明显高于三级公立医院，两者的薪酬收入差距有缩小之势。与一线城市不同，在非一线城市，尽管三级医院医务人员的薪酬收入相较于 2018 年上升了 12%，但是二级医院医务人员的薪酬收入相较于 2018 年下降了 36%，说明两者的薪酬收入差距有扩大之势（表 6-5-2）。

表 6-5-2　2020 年一线城市和非一线城市公立医院年均收入

2020 年公立医院年均收入（元）				相较 2018 年变化		
城市级别	三级医院	二级医院	合计	三级医院	二级医院	合计
一线	321 122	221 171	315 374	17%	19%	23%
非一线	182 370	105 173	168 005	12%	–36%	3%
平均	218 038	114 979	201 909	8%	–32%	5%

数据来源：丁香园《2021 年度中国医院薪酬调研报告》、《2019 年度中国医院薪酬调研报告》。

3. 属性失衡　所谓属性失衡，这里是指公立医院与民营医院医务人员薪酬收入失衡。根据丁香园《2019 年度中国医院薪酬调研报告》，2018 年一线城市民营医院医务人员的年均薪酬收入为 26.6 万元，公立医院医务人员的年均薪酬收入为 25.0 万元，民营医院医务人员的年均薪酬收入比公立医院高 1.6 万元，两者差距率为 6%；在二三线城市，民营医院医务人员的年均薪酬收入为 18.8 万元，公立医院医务人员的年均薪酬收入为 16.5 万元，民营医院医务人员的年均薪酬收入比公立医院高 2.3 万元，两者差距率为 12.23%；在四线及其他城市，民营医院医务人员的年均薪酬收入为 14.9 万元，公立医院医务人员的年均薪酬收入为 11.1 万元，民营医院医务人员的年均薪酬收入比公立医院高 3.8 万元，两者差距率达 25.50%（图 6-5-1）。可见，2018 年民营医院医务人员的薪酬收入稍高于公立医院，民营医院与公立医院医务人员薪酬收入差距在一线城市较小、二三线城市较大、四线及其他城市最大，两者整体差距率为 15%。

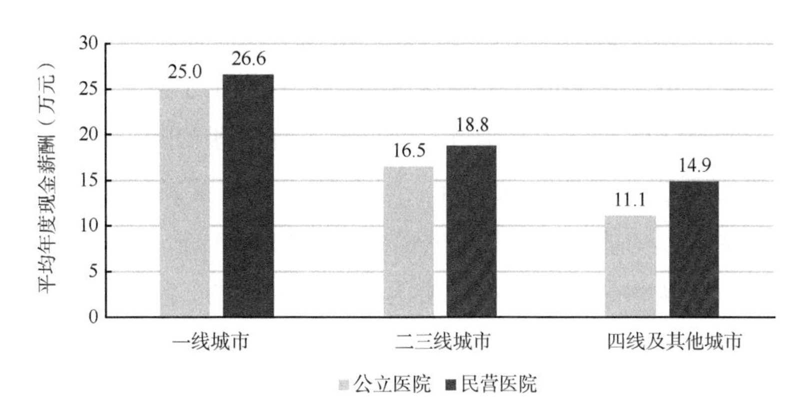

图 6-5-1 2018 年不同线级城市公立医院与民营医院医务人员收入比较
数据来源：丁香园《2019 年度中国医院薪酬调研报告》

2019 年底开始，由于新冠肺炎疫情冲击，民营医院薪酬收入领先公立医院的态势发生了逆转。《2021 中国卫生健康统计年鉴》显示，2020 年我国 2.35 万家非公立医疗机构营收 6760 亿，支出 8066 亿，整体亏损 1300 亿元，平均每家亏损高达 553 万元，其中私营医疗机构总营收为 3735 亿，开支 5256 亿，净亏损 1520 亿元。亏损之下，民营医院不得不以裁员和降薪维持生存。根据丁香园的调查，2020 年公立医院医务人员年均薪酬为 20.19 万元，民营医院医务人员年均薪酬为 17.48 万元（《2021 年度中国医院薪酬调研报告》），公立医院医务人员年均薪酬比民营医院多 2.71 万元，两者差距率为 15.50%。

综上所述，我国公立医院薪酬制度改革在提高医务人员薪酬水平和调整医务人员薪酬结构上成效显著，但是在调节不同地区、层级公立医院医务人员薪酬收入关系上刚刚起步，在调节公立医院与民营医院医务人员薪酬收入关系上暂未见举动。实际上，如果扩宽，下视野，公立医院薪酬调节机制改革滞后，不仅体现在不同地区、层级公立医院医务人员薪酬收入关系，公立医院与民营医院医务人员薪酬收入关系上；还体现在公立医院与公共卫生机构医务人员薪酬收入关系，公立医院和基本医疗卫生机构医务人员薪酬收入关系上。这说明，各地政府对公立医院薪酬调节机制改革存在定位不高、重视不足和推动不力的问题。薪酬形成机制改革与调节机制改革，是公立医院薪酬制度改革的两大支柱，两者不可偏重，更不可偏废。公立医院薪酬形成机制主要发挥价值引领、诊断评价和行为激励的微观治理功能，即医院治理功能。而公立医院薪酬调节机制则主要发挥收入分配、资源配置和均衡发展的宏观治理功能，即卫生治理功能。两者只有齐头并进和协同推进，才能把公立医院薪酬制度改革从薪酬管理改革升级为薪酬治理改革，最大程度和最大范围发挥薪酬制度的功能和效用。可喜的是，国家相关部门已经开始关注和重视这个问题，这体现在《关于深化公立医院薪酬制度改革的指导意见》（人社部发〔2021〕52 号）的表述和要求上。该政策从基本原则上要求“增强薪酬制度改革的系统性、整体性和协调性”，并从纵向策略上要求“注重不同地区、不同类型、不同功能定位、不同等级规模公立医院协调发展”，从横向策略上要求“调控各级各类医院间收入差距，统筹考虑公立医院和公共卫生机构、基层医疗卫生机构的收入分配关系。充分考虑中医药医务人员收入情况，薪酬制度改革进一步向中医医院倾斜”。

公立医院薪酬调节机制改革是一项系统工程，必须摆正位置、高位推动、顶层设计和协同推进。①所谓摆正位置，是指公立医院薪酬形成机制改革与调节机制改革的关系“不能颠倒”，薪酬形成机制改革必须在薪酬调节机制改革下的宏观框架下推进，而不是公立医院薪酬调节机制改革在薪酬形成机制改革的基础上推进。②所谓高位推动，是指在一定区域内上级政府侧重负责不同地区、层次、类型、性质、功能医疗卫生机构薪酬形成机制改革，而下级政府侧重负责公立医院薪酬调节机制改革，两级政府的分工合作有利于推进公立医院薪酬形成机制和调节机制协同改革。③所谓顶层设计，是指医务人员的薪酬需求具有强的刚性（inelastic demand）特征，政府推进公立医院薪酬调节机制改革的试错成本很大，所以公立医院薪酬调节机制改革要“大脑先于行动”，应该在改革之前设计好公立医院之间薪酬收入关系、公立医院与其他公立医疗卫生机构的薪酬收入关系、公立医院与民营医院的收入比较关系，避免公立医院薪酬水平形成稳定预期和利益格局后的大幅度调整。④所谓协同推进，是指公立医院薪酬调节机制改革必须与收入分配机制改革协同推进，必须与医疗资源优化配置协同推进，必须与分级诊疗体系建设协同推进，必须与多元办医格局协同推进，必须与卫生健康事业高质量发展协同推进。协同推进有两层含义，一是把公立医院薪酬调节机制定位为收入分配改革、医疗资源优化配置、分级诊疗体系建设、多元办医格局、卫生健康事业高质量发展的重要“分支”；二是借助收入分配改革、医疗资源优化配置、分级诊疗体系建设、多元办医格局、卫生健康事业高质量发展的“动能”推动公立医院薪酬调节机制改革。

五、公立医院薪酬制度协同改革的思考

我国公立医院薪酬制度改革主要解决医务人员薪酬收入不充分和不平衡两大问题。不充分主要体现在“劳得失衡”上，即医务人员薪酬收入不能体现其技术劳务价值，从而扭曲了医务人员的价值取向和服务性质；不平衡主要体现在“结构失衡”上，即不同地区、层级和性质医院医务人员薪酬收入差距过大，甚至有形成薪酬收入鸿沟的态势，不利于医务人员的收入分配、医疗资源的均衡配置和医疗机构的均衡发展。

要解决医务人员薪酬收入不充分的问题，关键在于改革医务人员薪酬收入的形成机制，让医务人员的薪酬收入符合价值规律；要解决医务人员薪酬收入不均衡的问题，关键在于改革医务人员薪酬收入的调节机制，让医务人员的薪酬收入遵守宏观调控。薪酬收入的形成机制和调节机制，是公立医院薪酬制度的两大支柱。公立医院薪酬制度改革通常要经历三个阶段，以薪酬形成机制改革为主要内容的公立医院薪酬制度改革阶段，以薪酬调节机制改革为主要内容的公立医院薪酬制度改革阶段，以薪酬形成机制和调节机制协同改革为主要内容的公立医院薪酬制度改革阶段。

目前，我国公立医院薪酬制度改革尚处在薪酬形成机制改革的初级阶段，各地政府集中力量解决医务人员薪酬收入不充分的问题，对医务人员薪酬收入调节机制定位不高、重视不足、推动不力。医务人员薪酬收入调节机制改革是我国收入分配制度改革的重要部分，事关医务人员的共同富裕和医疗机构的均衡发展，所以各地政府乘公立医院薪酬制度深化改革的“东风”，微观上深入推进医院薪酬收形成机制改革，宏观上全面推进医院薪酬收入调节机制改革，最终形成公立医院薪酬治理体系，并实现公立医院薪酬治理能力现代化。

（农丽妹　黄珍英　校）

第七章

医疗体系构建：上与下

我国公立医院改革不是单项改革，而是综合改革。公立医院综合改革包括宏观、中观和微观3个层面。从宏观层面看，公立医院综合改革指医疗服务供、求、管三方的联动改革，即医疗体制、医保体制和管理体制的联动改革；从中观层面看，公立医院综合改革主要指医疗服务体系的联动改革，包括公立医院与基层医疗卫生机构的联动改革、公立医院与社会办医疗机构的联动改革；从微观层面看，公立医院综合改革指管理体制、补偿机制、医疗价格、人事制度和监管体制等的联动改革。之所以要强调公立医院综合改革，是因为公立医院只是医疗卫生体系中的一个主体，公立医院改而其他主体不改，公立医院“正改”而其他主体“反改”，公立医院“快改”而其他主体“慢改”，我国的公立医院改革就会受制于其他主体的改革，最终难以成功。

本书研究的公立医院主要指县级公立医院和城市公立医院。在县域，已经形成以县级公立医院为龙头、以乡镇卫生院为骨干、以农村卫生室为基础的农村三级医疗卫生服务体系，县级公立医院综合改革实际上是发挥县级公立医院在县域医疗卫生体系中的龙头作用，缩小医疗卫生资源配置的上下差距，带动乡镇卫生院和农村卫生室的快速发展，推动乡镇卫生院和农村卫生室的功能转变，并在县级公立医院与乡镇卫生院和农村卫生室之间建立提供连续医疗服务的分级诊疗体系。在城市，已经形成以市级公立医院为龙头、以区级公立医院为骨干和以社区卫生服务中心为基础的城市三级医疗卫生服务体系，城市公立医院综合改革实际上是发挥城市公立医院在城市医疗卫生体系的龙头作用，破解医疗卫生资源的“倒三角”配置，带动市、区级公立医院和社区卫生服务中心的快速发展，推动市、区级公立医院和社区卫生服务中心的功能转变，并在市级公立医院、区级公立医院和社区卫生服务机构之间建立提供全程健康管理的分级诊疗体系。本章集中研究公立医院改革的上下关系，包括3个方面：①如何推动医疗卫生资源下沉；②如何推动基层医疗卫生机构职能转变；③如何推动分级诊疗体系构建。

第一节 社会医疗保险是医疗卫生资源的第三种配置机制

所谓医疗资源，既包括人力、物力、财力等“有形资源”，也包括信息、理念、制度等“无形资源”。医疗资源配置有两大目标[①]，一是公平，二是效率。如果医疗资源配置可以实现公平的目标，那么这种资源配置称为医疗资源的合理配置；如果医疗资源配置可以实现效率的目标，那么这种资源配置称为医疗资源的有效配置；如果医疗资源配置既可以实现公平的目标，又可以实现效率的目标，那么这种资源配置称为医疗资源的优化配置。医疗资源配置主要有两种手段，一是政府，二是市场。两大手段在资源配置方面各有优劣，政府在促进医疗资源配置公平方面具有优势，但在提升医疗资源配置效率方面存在劣势。所以由政府配置医疗资源难免导致医疗资源短缺，从而引发群众“看病难”的问题。相反，市场在提升医疗资源配置效率方面具有优势，但在促进医疗资源配置公平方面存在劣势，所以由市场配置医疗资源难免导致医疗资源失衡，从而引发群众“看病贵”的问题。因此，要实现医疗资源公平和效率的均衡配置，应让政府和市场两大资源配置机制有机结合和优势互补。那么，如何才能实现政府和市场有机结合和优势互补？笔者的研究结论是，让社会医疗保险承担医疗资源配置的功能，以社会医疗保险实现政府和市场有机结合和优势互补。

① 资源配置（resource allocation）是指对相对稀缺的资源在各种不同用途上加以比较做出的选择。在社会经济发展的一定阶段，相对于人们的需求，资源总是稀缺的，从而要求人们对稀缺的资源进行合理配置，以便用最少的资源耗费，生产出最适用的产品和服务，获取最佳的效益。资源配置合理与否，决定着一个国家或地区经济的发展。同样，医疗资源配置合理与否，决定着一个国家或地区卫生事业的发展。

一、社会医疗保险为何成为政府和市场两种资源配置手段的有机结合点

社会医疗保险既是市场配置医疗资源的机制，也是政府配置医疗资源的机制，所以社会医疗保险可以结合政府和市场两种资源配置手段并实现优势互补。2017 年 6 月 28 日，《国务院办公厅关于进一步深化基本医疗保险支付方式改革的指导意见》（国办发〔2017〕55 号）在“指导思想”中指出“健全医保支付机制和利益调控机制，实行精细化管理，激发医疗机构规范行为、控制成本、合理收治和转诊患者的内生动力，引导医疗资源合理配置和患者有序就医，支持建立分级诊疗模式和基层医疗卫生机构健康发展，切实保障广大参保人员基本医疗权益和医保制度长期可持续发展。”可见，配置医疗资源是社会医疗保险的重要功能。

1. 社会医疗保险是一种市场配置医疗资源的机制　其本质上也是一种医疗保险。医疗保险是一种市场配置医疗资源的机制，一是因为医疗保险本质上是医疗服务需求方的代表，而医疗服务需求方是医疗资源配置的主体，其疾病状态（“需”）和支付能力（“求”）是引导医疗资源配置的根本力量。医疗保险的意义在于将分散的医疗服务需求主体聚合，将弱小的医疗服务支付能力放大。二是因为医疗保险本质上是一种代表医疗服务需求方购买医疗服务的机制，而购买服务是引导医疗资源配置的根本机制。例如，医疗保险“买什么”，决定医疗资源配置的方向；医疗保险“买多少”，决定医疗资源配置的数量；医疗保险“怎么买”，决定医疗资源配置的效率。

2. 社会医疗保险也是一种政府配置医疗资源的机制　其险种由政府推出、体制由政府设置、运行由政府负责、收入由政府补贴、风险由政府兜底。其也是一种政府配置医疗资源的机制，主要原因：

（1）因为社会医疗保险由政府创建，其经办机构归相关部门主管。例如，新型农村合作医疗由政府于 2003 年创建，其经办机构归卫生行政部门主管；城镇职工基本医疗保险由政府于 1998 年创建，其经办机

构归社会保障部门主管；城镇居民基本医疗保险由政府于2007年创建，其经办机构归社会保障部门主管；城乡居民基本医疗保险由政府于2016年创建，其经办机构归医疗保障部门主管；门诊共济保障由政府于2020年创建，其经办机构归医疗保障部门主管（表7-1-1）。社会医疗保险由政府创建，所以其性质上是一种公立医疗保险，“应该”体现政府的意志，并执行政府的政策。同时，社会医疗保险的经办机构归政府相关部门管理，所以其性质上是一种准行政化的事业单位，“必须”体现政府的意志，并执行政府的政策。

表7-1-1　我国全民医疗保障创建的政策

颁布时间	颁布单位	文件名称	主要内容
1998年	国务院	《国务院关于建立城镇职工基本医疗保险制度的决定》(国发〔1998〕44号)	创建城镇职工基本医疗保险制度
2003年	国务院办公厅	《国务院办公厅转发卫生部等部门关于建立新型农村合作医疗制度意见的通知》（国办发〔2003〕3号）	创建新型农村合作医疗制度
2007年	国务院	《国务院关于开展城镇居民基本医疗保险试点的指导意见》(国发〔2007〕20号)	创建城镇居民基本医疗保险制度
2009年	民政部、财政部、卫生部、人力资源和社会保障部	《关于进一步完善城乡医疗救助制度的意见》（民发〔2009〕81号）	创建城乡医疗救助制度
2016年	国务院	《国务院关于整合城乡居民基本医疗保险制度的意见》（国发〔2016〕3号）	创建城乡居民基本医疗保险制度
2020年	中共中央,国务院	《中共中央 国务院关于深化医疗保障制度改革的意见》（2020年2月25日）	建立健全基本医疗保险的门诊共济保障机制

（2）因为政府财政是社会医疗保险的主要收入来源。2009年“新医改”政策出台以后，财政补贴开始成为社会医疗保险的主要收入来源，国家审计署公布的全国社会保障资金审计结果（审计署审计公告2012年第34号）显示，2011年新型农村合作医疗、城镇居民基本医疗保险、城乡居民基本医疗保险（简称“三项居民医保”）的基金收入中，财政

投入、个人缴费和其他投入分别为 2196.97 亿元、423.53 亿元和 55.75 亿元，分别占 82.09%、15.83%和 2.08%。财政投入中，中央和地方财政分别投入 948.97 亿元和 1248 亿元，分别占 43.19%和 56.81%，分别比 2005 年增长了 174.16 倍和 26.58 倍。

当然，近年来，随着个人缴费水平的逐步提升，个人缴费占城乡居民基本医疗保险基金收入的比重逐年提高，财政补贴占城乡居民基本医疗保险基金收入的比重随之下降，但即使是占比最低的 2019 年，财政补贴占城乡居民基本医疗保险基金收入的比重仍为 66.78%（表 7-1-2）。可见，我国社会医疗保险体系是由政府举办、政府管理和政府投入的公立医疗保险，所以实际上其是政府配置医疗资源的重要手段。

表 7-1-2　2014～2019 年我国城乡居民基本医疗保险基金收入结构

年份	基金收入（亿元）	个人缴费		财政补贴	
		金额（亿元）	占比（%）	金额(亿元）	占比（%）
2014	4477	843	18.83	3634	81.17
2015	5405	1114	20.61	4212	77.93
2016	6095	1406	23.07	4612	75.67
2017	6838	1812	26.50	4918	71.92
2018	—	—	—	—	—
2019	8679	2773	31.95	5796	66.78

数据来源：2014～2019 年全国社会保险基金收入决算表。

总之，社会医疗保险既是一种市场配置医疗资源的机制，也是一种政府配置医疗资源的机制。社会医疗保险的双重角色决定了其是政府和市场合力配置医疗资源的交叉点和契合点。这种特殊的医疗资源配置机制，既能发挥市场在提高医疗效率方面的优势，又能发挥政府在维护医疗公平方面的优势，最终实现医疗资源的优化配置。

二、作为医疗费用分担机制的医疗保险何以成为医疗资源的配置机制

医疗保险确实是一种医疗费用的分担机制，但更是一种医疗资源

的配置机制。实际上，医疗资源配置的功能比医疗费用分担的功能更为重要和更为根本。医疗保险配置医疗资源的主要手段是付费机制。医疗保险的付费机制之所以能够配置医疗资源，是因为其本质上是一种医疗服务的价格机制。只不过，这是一种从医疗服务需求方角度定义的价格机制（“付多少钱”），而不是从医疗服务供给方角度定义的价格机制（“卖多少钱”）。医疗保险付费机制优化配置医疗资源主要依靠以下 3 种手段。

1. 调控付费水平以调控医疗资源的总量　医疗保险付费水平的高低可以决定医疗资源供给总量的多少。从本质上说，任何医疗机构包括具有公益性质的公立医院，任何医务人员包括公立医院的医务人员，均为追求自身利益最大化的“理性经济人”（economic man）。按照理性经济人的基本原理，医疗资源的供给量由医疗服务的收入高低决定，而医疗服务的收入高低由医疗保险的付费水平决定。因此，若医疗保险的付费水平高，则医疗资源的供给总量多；若医疗保险的付费水平低，则医疗资源的供给总量少。因此，扩大医疗资源的总量，关键在于提高医疗保险的付费水平。而提高医疗保险的付费水平，关键在于提高医疗保险的筹资水平。提高基本医疗保险的筹资水平，仅将希望寄托于提高政府财政补贴是不切实际的，应在逐年提高财政补贴的基础上优化医疗保险的筹资结构，包括扩大医疗保险的筹资渠道、提高参保群众的缴费水平。随着筹资水平的提高，医疗保险基金会成为医疗机构的主要收入来源，以医疗保险付费的“输入”交换医疗资源的“输出”，从而“牵住”医疗资源供给的“牛鼻子”。

2. 优化付费结构以优化医疗资源的结构　医疗保险付费结构的状态可以决定医疗资源结构的状态。第一，如果医疗保险形成“以住院为主、以门诊为辅”的付费结构，那么提供住院服务的医疗资源会比提供门诊服务的医疗资源多且好；如果医疗保险形成“以门诊为主、以住院为辅”的付费结构，那么提供门诊服务的医疗资源会比提供住院服务的医疗资源多且好；如果医疗保险形成“住院和门诊并重”的付费结构，那么提供住院服务和门诊服务的医疗资源走向均衡。第二，如果医疗保险形成“以医院为主、以基层为辅”的付费结构，那么医院的医疗资源会比基层医疗卫生机构的医疗资源多且好；如果医疗保险形成“以基层为主、以医院为辅”的付费结构，那么基层医疗卫生机构的医疗资源会比医院的医疗资源多且好；如果医疗保险形成“医院和基层并重”的付费结构，那么不同层级医疗机构的医疗资源会趋于均衡。第三，如果医疗保险形成“以预防为主、以治疗为辅”的付费结构，那么防病的医疗资源会比治病的医疗资源多且好；如果医疗保险形成“以治疗为主、以预防为辅”的付费结构，那么治病的医疗资源会比防病的医疗资源多且好；如果医疗保险形成“防治并重”的付费结构，那么防病和治病的医疗资源将趋于均衡。因此，要优化医疗资源的结构，关键在于改善医疗保险的付费结构。

3. 转变付费方式以转变医疗资源的利用 付费方式的优劣可以决定医疗资源利用的状况。医疗保险付费方式主要有两种，分别是打包制预付费方式和项目制后付费方式。①如果医疗保险对医疗机构采取项目制后付费方式，那么将产生以下两种结果。一方面，医疗资源可以被快速盘活；但另一方面，医疗资源可能被大量浪费。盘活医疗资源的意义在于，医疗机构扩大医疗服务数量和提高医疗服务质量，从而让患者走出“看病难”的困境。浪费医疗资源的危害在于，医疗机构对患者诱导需求和过度医疗，从而让患者陷入“看病贵”的困境。②如果医疗保险对医疗机构采取打包制预付费方式，那么可能产生以下两种结果：一方面，医疗资源浪费大幅减少；另一方面，医疗资源活力极大受制。减少医疗资源浪费的意义在于，医疗机构为了降低医疗成本而减少“不必要”的医疗服务，如医院通过制度安排防范医务人员对患者开大处方、重复检查、小病大治和短病长治，从而减少患者“看不起病”情况的发生。抑制医疗资源活力的危害在于，医疗机构为了降低医疗成本而减少“必要”的医疗服务，如医院通过制度设计鼓励医务人员对患者开小处方、做小检查、大病小治和长病短治，从而导致患者“看不好病”情况的发生。

可见，医疗保险的项目制后付费方式和打包制预付费方式各有优劣。如果医疗保险采取项目制后付费方式，则应为其设计可以控制医疗费用的配套制度，如价格管制；如果医疗保险采取打包制预付费方式，则应为其设计可以激励医疗行为的配套制度，如竞争机制。总之，医疗资源合理利用的要义是，既盘活其合理使用，又防范其不合理使用。医疗资源合理配置的关键是，医疗保险无论采取何种付费水平均需构建完善的配套制度，一方面有助于发挥该付费方式的优势，另一方面有助于弥补该付费方式的缺陷（表 7-1-3）。

表 7-1-3　医疗保险配置有形医疗资源的手段和内容

手段	内容	原理
付费水平	医疗资源的总量	价格的引导机制
付费结构	医疗资源的结构	价格的调控机制
付费方式	医疗资源的活力	价格的激励机制

三、结论与展望

医疗资源是卫生事业发展的基本条件。医疗需求的无限性和医疗资源的有限性，会加剧医疗资源的稀缺性。由于医疗资源的稀缺性，会要求建立有效的医疗资源配置机制，以最少的资源耗费，产出最优的医疗服务。医疗保险配置医疗资源可以兼顾公平和效率两大目标：既能够发挥政府机构在促进医疗资源公平配置方面的优势，也可以发挥市场机制在提高医疗资源配置效率方面的优势；既可以避免政府配置医疗资源可能引发群众“看病难”的问题，也可以避免市场配置医疗资源可能引发群众“看病贵”的问题。社会医疗保险是一种市场配置医疗资源的机制，也是一种政府配置医疗资源的机制，更是政府和市场协同配置医疗资源的机制。在我国医疗卫生体系，要实现市场决定医疗资源配置并更好发挥政府作用的目标，应正确认识社会医疗保险作为医疗资源配置者的角色，应充分发挥社会医疗保险配置医疗资源的功能。由于其本质上是一种医疗服务的价格机制，付费机制是医疗保险配置医疗资源的主要手段。政府应该通过调控医疗保险付费水平调控医疗资源的总量，通过优化医疗保险付费结构优化医疗资源的结构，通过转变改革付费的方式来优化医疗资源的利用。

（韦焯祥　石　玲　校）

第二节　基层医疗卫生机构发展困境与医疗卫生资源配置

基层医疗卫生机构是群众健康的“守护人”。近年来，随着国家医疗改革“强基层”的战略实施，基层医疗卫生机构的医疗资源逐年扩大（表 7-2-1，表 7-2-2）。然而，从总体上看，我国基层医疗卫生机构能力不足的问题仍未获得根本解决，我国医疗卫生资源纵向配置失衡的局面仍未获得根本改变（表 7-2-3）。中国共产党第十八届中央委员会第三次全体会议通过的《中共中央关于全面深化改革若干重大问题的决定》在“推进社会事业改革创新”中明确指出“深化基层医疗卫生机构综合改革，健全网络化城乡基层医疗卫生服务运行机制。加快公立医院改革，落实政府责任，建立科学的医疗绩效评价机制和适应行业特点的人才培养、人事薪酬制度。完善合理分级诊疗模式，建立社区医生和居民契约服务关系。充分利用信息化手段，促进优质医疗资源纵向流动”。2021 年 6 月 17 日，《国务院办公厅关于印发深化医药卫生体制改革 2021 年重点工作任务的通知》（国办发〔2021〕20 号）要求“促进优质医疗资源均衡布局”，并采取医疗联合体建设、分级诊疗体系建设、医保门诊共济制度等途径予以推进。那么，如何才能促进医疗资源的纵向流动和均衡布局，以促进基层医疗卫生事业的健康发展呢？“政府主导派”的观点是采取计划配置机制将医疗资源“投向”[①]基层，“市场主导派”的观点是采取市场配置机制将医疗资源“引向”[②]基层。然而，由于存

① 李玲. 基层医改：制度创新的社会实践[J]. 宏观经济管理，2013，（1）：27-28。

② 朱恒鹏. 医疗卫生财政投入机制与国家治理体系现代化——学习党的十九届四中全会《决定》的体会[J]. 经济学动态，2019，（12）：3-14。

在地位和获益上的双重劣势，无论是采取计划配置机制还是采取市场配置机制，基层医疗卫生机构均难以摆脱医疗资源短缺和医疗服务能力不足的困境。于是，笔者提出计划机制和市场机制之外的第三种方式配置基层医疗卫生资源，即强化医疗保险的资源配置功能，促进医疗卫生资源的优化配置。

一、基层医疗卫生机构的发展状况

（一）基层医疗卫生机构的主要类型

基层医疗卫生机构是指在"基层"提供基本医疗卫生服务的机构。所谓"基层"，包括"城"和"乡"两块：在"城"主要指"街道"及其下属的社区；在"乡"主要指乡镇及其下属的村屯。因此，基层医疗卫生机构也包括两大块，一是"城"的基层医疗卫生机构，包括社区卫生服务中心和社区卫生服务站；二是"乡"的基层医疗卫生机构，包括乡镇卫生院和村卫生室。

（二）基层医疗卫生机构的主要职能

从职能上看，我国的医疗卫生机构主要有三类。一是以"防"为中心的疾病预防控制机构；二是以"治"为中心的医疗机构（医院）；三是"防治一体"的基层医疗卫生机构。因此，基层医疗卫生机构本质上是疾病预防控制机构与医疗机构的集合体，不仅要负责提供基本医疗服务，还要负责提供公共卫生服务。健康管理包含公共卫生和基本医疗，所以我国的基层医疗卫生机构本质上是健康管理机构，承担着维护居民健康的职责和使命。

（三）基层医疗卫生机构的分析维度

基层医疗卫生机构的基本状况可以从四个维度进行分析：①医疗资源，主要包括机构数、床位数、人员数；②医疗服务，主要包括诊疗服务、住院服务；③医疗效率，主要包括医师日均担负诊疗人次、医师日均担负住院床日、病床使用率、出院者平均住院日；④医疗费用，主要包括次均门诊费用和人均住院费用。提升健康管理服务能力是基层医疗卫生机构改革的根本任务。要提高基层医疗卫生机构的健康管理服务能力应“四管齐下”：①增强医疗资源；②扩大医疗服务；③提高医疗效率；④调控医疗费用。

（四）基层医疗卫生机构的发展状况

从医疗资源和医疗服务角度看，乡镇卫生院和社区卫生服务中心是我国基层医疗卫生机构的主力军，本节以乡镇卫生院和社区卫生服务中心为例分析我国基层医疗卫生机构的发展状况。

1. 乡镇卫生院的发展状况

（1）现状：2020 年，全国 3 万个乡镇共设 35 762 个乡镇卫生院，床位 139.0 万张、卫生人员 148.1 万人，诊疗人次 11.0 亿人次、入院人数 3383 万人，医师日均担负诊疗 8.5 人次、医师日均担负住院床日 1.3、病床使用率 53.6%，次均门诊费用 84.7 元、人均住院费用 2083.0 元（表 7-2-1）。

表 7-2-1　2015～2020 年我国乡镇卫生院的基本状况

指标	2015 年	2016 年	2017 年	2018 年	2019 年	2020 年
乡镇数（万个）	3.18	3.99	3.16	3.16	3.02	3.00
乡镇卫生院数（个）	36 817	36 795	36 551	36 461	36 112	35 762
床位数（万张）	119.6	122.4	129.2	133.4	137.0	139.0
卫生人员数（万人）	127.8	132.1	136.0	139.1	144.5	148.1
诊疗人次（亿人次）	10.5	10.8	11.1	11.2	11.1	11.0
入院人数（万人）	3676	3800	4047	3984	3909	3383
医师日均担负诊疗人次	9.6	9.5	9.6	9.3	9.4	8.5
医师日均担负住院床日	1.6	1.6	1.6	1.6	1.5	1.3
病床使用率（%）	59.9	59.9	61.3	59.6	57.5	53.6
出院者平均住院日	6.4	6.4	6.3	6.4	6.5	6.6
次均门诊费用（元）	60.1	63.0	66.5	71.5	77.3	84.7
人均住院费用（元）	1487.4	1616.8	1717.1	1834.2	1969.6	2083.0

数据来源：2015～2016 年《我国卫生和计划生育事业发展统计公报》；2017～2020 年《我国卫生健康事业发展统计公报》。

（2）发展：从医疗资源上看，乡镇卫生院数量基本稳定在 3.6 万个，但有逐年微降之势，这主要是因为我国多地“乡镇合并”；床位数呈逐年递增之势，2015 年为 119.6 万张，2020 年增至 139.0 万张，增长了 19.4 万张；卫生人员数也呈逐年递增之势，2015 年为 127.8 万人，2020 年增至 148.1 万人，增长了 20.3 万人。从医疗服务上看，乡镇卫生院的诊疗人次基本逐年增长，但增幅很慢，2015 年为 10.5 亿人次，2020 年增至 11.0 亿人次，5 年仅增长了 0.5 亿人次；入院人数呈现“先升后降”态势，2015～2017 年呈现上升态势，但 2017～2020 年呈现下降态势。按照乡镇卫生院的功能定位，入院人数有所下降无可厚非，但诊疗人次增长缓慢不尽合理。从医疗效率上看，乡镇卫生院的医师日均担负诊疗人次呈现逐年下降之势，2015 年为 9.6 人次，2020 年下降至 8.5 人次，除了 2020 年受到新型冠状病毒肺炎（简称新冠）疫情影响外，主要是因为诊疗人次的增幅低于卫生人员数的增幅；医师日均担负住院床日基本稳定在 1.6 床日，2019 年开始下降，2020 年降至 1.3 床日，除了 2020 年受到新冠疫情影响外，主要是因为入院人数的增幅低于床位数和卫生人员数的增幅；病床使用率也呈逐年下降之势，2015 年为 59.9%，2020 年下降至 53.6%，除了 2020 年受到新冠疫情影响外，主要是因为床位数的增长和入院人数的逐年下降。从医疗费用上看，无论是次均门诊费用，还是人均住院费用，都呈逐年上涨之势，2015 年次均门诊费用为 60.1 元，到 2020 年增至 84.7 元，增幅为 40.93%；2015 年人均住院费用为 1487.4 元，到 2020 年增至 2083.0 元，增幅为 40.4%。乡镇卫生院的医疗费用尽管呈现增长之势，但是相对于城乡居民人均可支配收入的增长，这种增长基本上还处在合理区间。另外，由于医疗保险报销政策向基层倾斜，乡镇卫生院医疗费用增长并未转化为居民过重疾病经济负担。

2. 社区卫生服务中心的发展状况

（1）现状：2020 年，全国 8773 个街道共设 9826 个社区卫生服务中心，床位 22.6 万张、卫生人员 44.4 万人、诊疗人次 6.2 亿人次、入院人数 292.7 万人，医师日均担负诊疗 13.9 人次、医师日均担负住院床日 0.5、病床使用率 34.0%，次均门诊费用 165.9 元、人均住院费用 3560.3 元（表 7-2-2）。

表 7-2-2　2015～2020 年我国社区卫生服务的基本状况

指标	2015 年	2016 年	2017 年	2018 年	2019 年	2020 年
街道数（个）	7957	8105	8243	8393	8515	8773
社区卫生服务中心数（个）	8806	8918	9147	9352	9561	9826
床位数（万张）	17.8	18.2	19.9	20.9	21.5	22.6
卫生人员数（万人）	39.7	41.1	43.7	46.2	48.8	44.4
诊疗人次（亿人次）	5.6	5.6	6.1	6.4	6.9	6.2
入院人数（万人）	305.5	313.7	344.2	339.5	339.5	292.7
医师日均担负诊疗人次	16.3	15.9	16.2	16.1	16.5	13.9
医师日均担负住院床日	0.7	0.6	0.7	0.6	0.6	0.5
病床使用率（%）	54.7	54.6	54.8	52.0	49.7	34.0
出院者平均住院日	9.8	9.7	9.5	9.9	9.7	6.1
次均门诊费用（元）	97.7	107.2	117.0	132.3	142.6	165.9
人均住院费用（元）	2760.6	2872.4	3059.1	3194.0	3323.9	3560.3

数据来源：2015～2016 年《我国卫生和计划生育事业发展统计公报》；2017～2020 年《我国卫生健康事业发展统计公报》。

（2）发展：从医疗资源上看，社区卫生服务中心的机构数呈逐年递增之势，2015 年为 8806 个，2020 年增至 9826 个，增长了 1020 个，这主要是因为我国城市化建设的加速；床位数也呈逐年递增之势，2015 年为 17.8 万张，2020 年增至 22.6 万张，增长了 4.8 万张；卫生人员数也呈逐年递增之势，2015 年为 39.7 万人，2020 年增至 44.4 万人，增长了 4.7 万人。社区卫生服务中心医疗资源的增长与国家“强基层”的医改政策密切相关，包括“乡医县招”的人才政策和“免费医学生”的培养计划。从医疗服务上看，社区卫生服务中心的诊疗人次逐年增长（除 2020 年受新冠肺炎疫情影响外），2015 年为 5.6 亿人次，2019 年增至 6.9 亿人次，4 年增长了 1.4 亿人次，明显高于乡镇卫生院；但入院人数呈“先升后降”态势，2015～2017 年呈上升态势，但 2017～2020 年呈下降态势。按照社区卫生服务的功能定位，诊疗人次增长是合理的。但入院人数下降要具体问题具体分析，因为功能定位所致的入院人数降低是合理的，但是因为无序就医所致的入院人数下降是不合理的。从医疗效率上看，社区卫生服务中心的医师日均担负诊疗人次和医师日均担负住院床日均呈稳中有降之势：“稳”，一是因为诊疗人次与卫生人员同步增长，二是因为入院人数与床位数同步增长；“降”，一是因为社区卫生服务中心人力资源的问题，如数量不够、质量不高、结构不优，二是因为社区卫生服务中心激励机制的问题，如财政养医、收支分开、论资排辈的问题。从医疗费用上看，无论是次均门诊费用，还是人均住院费用，都呈逐年上涨之势，2015 年次均门诊费用为 97.7 元，2020 年增至 165.9 元，增幅为 69.81%；2015 年人均住院费用为 2760.6 元，2020 年增至 3560.3 元，增幅为 28.97%。人均住院费用上涨是合理的，因为其与医疗成本、居民收入、医疗保险补偿的增幅基本相当，但次均门诊费用上涨是过快的，一是因为其增幅超过了医疗成本、居民收入、医疗保险补偿；二是因为次均门诊费用的过快上涨会引发患者趋高就医，从而对分级诊疗体系造成不良影响。

综上分析，通过对乡镇卫生院和社区卫生服务中心的四维分析，我们得出一个基本结论：我国基层医疗卫生机构的服务能力仍然比较弱。这与其健康“守门人”的功能定位不符，与“强基层”的医改方向不符，与分级诊疗体系建设的形势不符，与医疗联合体建设的政策不符。

二、基层医疗卫生机构发展困境

我国基层医疗卫生机构的服务能力比较弱，究其根本原因，是我国医疗卫生配置失衡[①]，尤其是医疗卫生资源配置失衡，呈现“倒金字塔”结构，与医疗需求的“正金字塔”结构冲突。在床位数方面，2020 年基层医疗卫生机构的床位数为 164.9 万张，而医院的床位数为 713.1 万张，

① “医疗卫生配置失衡”是笔者提出的一个新概念，不仅包括医疗卫生资源配置失衡，还包括医疗卫生服务、医疗服务效率、医疗卫生费用配置失衡。目前，学界对医疗卫生资源配置失衡的概念和理论运用较多，但未对医疗卫生配置失衡的概念、理论和运用进行深入研究。

医院的床位数约是基层医疗卫生机构的 4.32 倍；在卫生人员数方面，2020 年基层医疗卫生机构的卫生人员数为 312.3 万人，而医院的卫生人员数为 677.5 万人，医院的卫生人员数约是基层医疗卫生机构的 2.17 倍；在入院人数方面，2020 年每个基层医疗卫生机构的入院人数为 3707 万人，而医院的入院人数为 18 352 万人，医院的入院人数约是基层医疗卫生机构的 4.95 倍（表 7-2-3）。

表 7-2-3　2019～2020 年我国医疗资源配置

指标	基层医疗卫生机构		医院	
	2019 年	2020 年	2019 年	2020 年
机构数（个）	954 390	970 036	34 354	35 394
床位数（万张）	163.1	164.9	686.6	713.1
卫生人员数（万人）	292.1	312.3	648.7	677.5
诊疗人次（亿人次）	45.3	41.2	38.4	33.2
入院人数（万人）	4 395	3 707	21 183	18 352

数据来源：2020 年《我国卫生健康事业发展统计公报》。

因此，要提高基层医疗卫生机构的服务能力，应优化医疗卫生资源配置格局。然而，基层医疗卫生机构是三级医疗卫生体系的“网底”，所以为基层医疗卫生机构配置医疗资源的难度可想而知。众所周知，医疗卫生资源的配置主要包括 3 个方面，即医疗卫生资源数量的扩大、医疗卫生资源结构的调整和医疗卫生服务的利用。医疗卫生资源数量的扩大以效率为导向，是医疗卫生资源配置的前端；医疗卫生资源结构的调整以均衡为导向，是医疗卫生资源配置的中端；医疗卫生服务的利用以公平为导向，是医疗卫生资源配置的终端。因此，医疗卫生资源的优化配置主要体现为 3 个方面，即高效扩大、均衡分配和公平享有。计划和市场是医疗卫生资源配置的两种手段。市场作为“无形手”，在有效扩大医疗卫生资源方面存在优势，但是在公平配置医疗卫生资源方面存在缺陷。相反，计划作为“有形手”，在公平配置医疗卫生资源方面存在优势，但是在有效扩大医疗卫生资源方面存在劣势。当然，无论是市场手段还是计划手段，在均衡配置医疗卫生资源方面并无优劣之分和高下之别。这是因为计划配置医疗卫生资源主要依据医疗卫生机构“权力”的大小，而市场配置医疗卫生资源主要依据医疗卫生机构“获益”的高低。上层医疗卫生机构既具有较高的“行政级别”，又具有较好的“获利空间”，所以无论是市场手段还是计划手段都会将上层医疗卫生机构作为医疗卫生资源配置的重点。相反，基层医疗卫生机构既缺乏较高的“行政级别”，又缺乏较好的“获利空间”，所以无论是市场手段还是计划手段都不会将基层医疗卫生机构作为医疗卫生资源配置的重点。可见，在基层医疗卫生资源的配置中，不仅市场机制存在缺陷，而且计划机制也存在缺陷。

三、基层医疗卫生资源配置的完善思路

既然计划和市场对基层医疗卫生资源的配置均会陷入失灵困境，那如何才能确保基层医疗卫生机构充分获得优质的医疗卫生资源呢？笔者认为主要有以下 3 种思路。

（一）优化计划配置机制

优化计划配置机制是指通过优化计划手段的途径均衡配置基层医疗卫生资源（图7-2-1），具体体现为，政府通过行政手段将人力、财力和物力资源投向基层，以提升基层医疗卫生机构的服务能力。在“财力”资源方面，中央加强对地方的财政转移支付，地方政府加大对基层医疗卫生机构的财政直接投入，为基层医疗卫生机构输入“血液”；在“人力”资源方面，政府鼓励高等医学院校大力培养全科医生，并采取给予编制、减免贷款等政策，引导全科医生“下得去”基层，采取提高工资、福利等政策，帮助全科医生“留得住”基层，采取绩效管理、业务培训等政策，赋能全科医生在基层“有作为”，以改善基层医疗卫生机构的“软件”；在“物力”资源方面，地方政府出资为基层医疗卫生机构兴盖大楼、购置设备、采购器材，以改善基层医疗卫生机构的“硬件”。

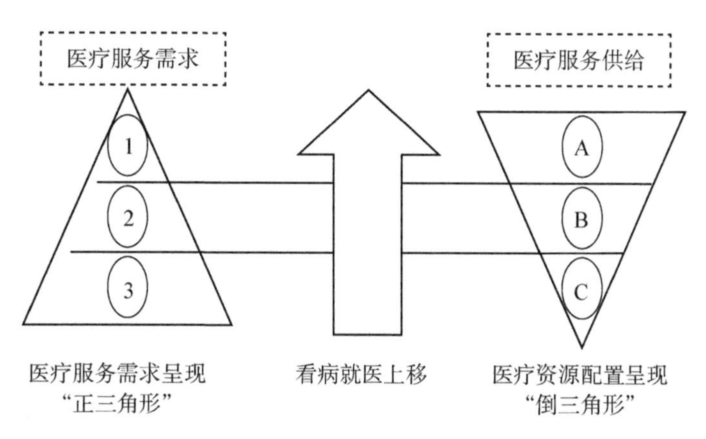

图 7-2-1 医疗服务需求与医疗资源配置矛盾及后果
1 代表大病，2 代表中病，3 代表小病；A 代表三级医院，B 代表二级医院，C 代表一级医院

市场均衡配置基层医疗卫生资源应具备两个条件。一是政府具有“够分配”的医疗卫生资源，这是计划手段均衡配置医疗卫生资源的前提；二是政府制定“强基层”的资源分配政策，这是计划手段均衡配置医疗卫生资源的关键。改革开放前，政府出台了“强基层”的公共政策，但是缺乏“够分配”的医疗卫生资源，所以政府缺乏充分和优质的医疗卫生资源以配置到基层医疗卫生机构；改革开放后，政府具备“够分配”的医疗卫生资源，但是缺乏“强基层”的公共政策，所以政府难以将充分和优质的医疗卫生资源配置到基层医疗卫生机构。2009 年“新医改”启动以来，我国不仅具备了“够分配”的医疗卫生资源，而且制定了“强基层”的公共政策，所以政府可以将充分和优质的医疗卫生资源配置到基层医疗卫生机构。可见，以优化计划手段为途径配置基层医疗卫生资源，实际上是政府以行政手段将可控的医疗卫生资源向基层医疗卫生机构“倾斜”分配。

（二）优化市场配置机制

优化市场配置机制是指通过优化市场手段的途径均衡配置基层医疗卫生资源（图 7-2-2）。如果通过优化计划手段的途径配置医疗卫生资源，本质是通过行政力量以强制性的方式将医疗卫生资源“投向”基层医疗卫生机构；那么通过优化市场手段的途径配置基层医疗卫生资源，本质就是通过利益机制以诱导性的方式将医疗卫生资源“引向”基层医疗卫生机构。在医疗卫生领域，人们对医疗卫生服务的需要是无限的，特别是随着人口老龄化和疾病复杂化加剧及全民医疗保险体系构建，医疗卫生服务需要（need）将充分转化为医疗卫生服务需求（demand）。但是医疗卫生资源是稀缺的，特别是政府可控的医疗卫生资源，所以仅仅依靠政府可控的稀缺的医疗卫生资源满足群众无限的医疗卫生服务需求，会引发医疗卫生服务的供求失衡，难免导致群众“看病难”“看病贵”的问题。因此，不仅要利用政府这只“看得见的手”配置体制内的医疗卫生资源，而且要利用市场这只“看不见的手”配置体制外的医疗卫生资源，只有“两手抓”，而且“两手都要硬”，才能确保医疗卫生资源配置“总量扩大、均衡配置和公平享有”目标的实现。

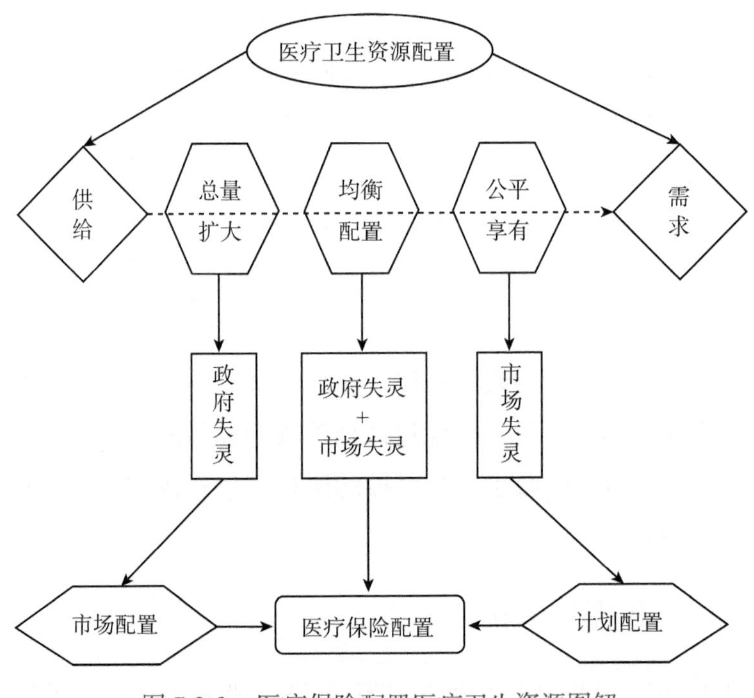

图 7-2-2　医疗保险配置医疗卫生资源图解

市场均衡配置医疗卫生资源应具备以下 4 个条件：①社会资本的充量储备，这是市场均衡配置医疗卫生资源的前提条件；②医疗卫生领域具有获利空间，这是市场均衡配置医疗卫生资源的基础条件；③医疗卫生领域放开准入门槛，这是市场均衡配置医疗卫生资源的关键条件；④医疗卫生领域开放体制机制（治理机制+市场机制），这是市场均衡配置医疗卫生资源的保障条件。在这4个条件中，第1个条件和第2条件已经充分，但是第3个条件和第4个条件仍未具备。由于第3个条件尚未具备，社会力量在基层医疗卫生领域“进不来”；由于第4个条件尚未具备，社会力量在基层医疗卫生领域“活不了”。为了创造第3个、第4个条件，国家发展改革委、卫生部等制定了《关于进一步鼓励和引导社会资本举办医疗机构意见》（国办发〔2010〕58号）以允许、鼓励、支持社会资本举办不同类型医疗机构。但是从目前情况看，社会力量办医仍然存在“玻璃门”和“弹簧门”的困境，“玻璃门”的存在本质上是第3个条件缺乏的必然结果，“弹簧门”的存在本质上是第4个条件缺乏的必然结果。

（三）计划和市场的联手配置

所谓计划和市场的联手配置，是指政府与市场联手优化配置基层医疗卫生资源。我国的医疗服务体系可以粗略地划分为上、中、基3个层级。对于上层医疗服务，可以采取优化市场配置机制的途径配置医疗卫生资源。对于中层医疗服务，可以采取优化计划配置机制的途径配置医疗卫生资源。但是，对于基层医疗服务，无论是优化计划配置机制的途径还是优化市场配置机制的途径，均很难将优质的医疗卫生资源充分配置到基层医疗卫生机构。因为从“权力”的角度看，基层医疗卫生机构的地位最低；从“获利”的角度看，基层医疗卫生机构的获利最小。那么，如何才能将优质的医疗卫生资源充分配置到基层医疗卫生机构呢？根本办法是将计划配置手段与市场配置手段有机结合，即将政府的“有形手”和市场的“无形手”实现“牵手”，以政府的公平之长补市场的公平之短，以市场的效率之长补政府的效率之短，最终构建公平与效率兼容的基层医疗卫生资源配置机制。社会医疗保险是实现医疗卫生资源市场配置机制和计划配置机制有机结合的制度安排。

从实践角度看，这是因为社会医疗保险具有政府和市场的混合交叉属性，一方面，在产权归属上，社会医疗保险由政府举办，所以其为政府配置医疗资源的重要手段（计划机制）；另一方面，在功能角色上，社会医疗保险是需求方经纪人，所以其为市场配置医疗资源的重要手段（市场机制）。长期以来，人们通常将社会医疗保险制度简单定位为医疗服务费用的分担机制。实际上，社会医疗保险制度不仅是医疗服务费用的分担机制，更是医疗卫生资源的配置机制，而且医疗卫生资源的配置是社会医疗保险制度的根本功能。

从理论角度看，一是因为医疗卫生服务的治理体系应建立政府、市场和社会的“协同治理机制”，即“有为政府、有效市场、有机社会”[①]的协同治理机制，而社会医疗保险配置医疗卫生资源是构建有机社会的主要途径；二是因为医疗卫生资源的优化配置应建立政府、市场和社会的“互补嵌入机制”[②]，而社会医疗保险是政府、市场和社会优化配置医疗卫生资源互补嵌入机制。

那么，社会医疗保险是如何将优质和充分的医疗卫生资源“导向”基层医疗卫生机构的呢？笔者认为应该采取“两项制度”和“四步战略”。所谓“两项制度”是指强制首诊制度和门诊统筹制度。强制首诊制度本质上是以“计划”为手段将医疗卫生服务的需求“推向”基层医疗卫生机构；门诊统筹制度本质上是以“市场”为手段将医疗卫生服务的需求“引向”基层医疗卫生机构。可见，两项制度的功能是将医疗卫生服务需求导向基层医疗卫生机构。“四步战略”是指充实门诊统筹账户、门诊统筹基金成为基层医疗卫生机构的收入主要来源、门诊统筹基金对基层医疗卫生服务采取购买服务的机制、门诊统筹基金对基层医疗卫生机构采取按人头付费的方式。可见，“四步战略”的功能是将医疗卫生资源导向基层医疗卫生机构。因此，采取“两项制度”和“四步战略”是

① 李玲，江宇. 有为政府、有效市场、有机社会——中国道路与国家治理现代化[J]. 经济导刊，2014，（4）：15-22。

② 顾昕. 治理嵌入性与创新政策的多样性：国家-市场-社会关系的再认识[J]. 公共行政评论，2017，10（6）：6-32+209。

为了实现医疗卫生服务需求与医疗卫生资源的匹配与均衡。

四、医疗保险配置基层医疗资源的途径

社会医疗保险配置基层医疗卫生资源，主要分以下 4 步完成。

1. 把社会医疗保险基金划分为住院统筹和门诊统筹两个独立账户 住院统筹账户在形式上负责上层医疗机构的付费，在本质上负责住院医疗卫生资源的配置；门诊统筹账户在形式上负责基层医疗卫生机构的付费，在本质上负责门诊医疗卫生资源的配置。因此，门诊统筹制度实质上是基层医疗卫生资源的配置机制。那么，社会医疗保险为什么要设置“独立”的门诊统筹账户配置基层医疗卫生资源呢？这是因为，如果社会医疗保险采取混合账户制度，那么社会医疗保险的住院基金可能挤占和压缩门诊基金。

2. 合理扩大社会医疗保险基金中门诊统筹账户基金的比重，并让门诊统筹基金成为基层医疗卫生机构的主要收入来源 这是因为，只有成为基层医疗卫生机构收入的主要来源，门诊统筹基金才能充分发挥对基层医疗卫生资源的配置功能。然而，我国基层医疗卫生机构的收入，既有来自财政补贴的收入，也有来自医疗保险付费的收入，还有来自患者自费的收入。特别是 2009 年以后，以安徽为代表的很多地区以破除“以药养医”机制为抓手推出基层医疗卫生机构的“财政养医”[①]体制，即让财政补贴成为基层医疗卫生机构的主要收入来源，这种基层医疗卫生机构的多渠道收入机制严重制约了社会医疗保险门诊统筹基金对基层医疗卫生资源的配置功能。

3. 医疗保险门诊统筹基金构建购买服务模式，为群众提供门诊医疗卫生服务 如果设立门诊统筹账户并使其成为基层医疗卫生机构的主要收入来源，则可以优化基层医疗卫生资源结构，那么医疗保险门诊统筹基金承担门诊医疗服务购买职能可以扩大基层医疗卫生资源增量。这

① 朱恒鹏. 财政视角下的中国医改问题研究[M]. 北京：中国社会科学出版社，2019。

是因为，医疗保险门诊统筹基金购买服务机制本质上是“需求方选择机制+供给方竞争计划”的制度组合，而竞争机制和选择机制是医疗卫生机构提高医疗卫生资源使用效率的动力和压力。当然，医疗保险门诊统筹基金购买服务机制的建立应具备两个条件，一是医疗保险门诊统筹基金由门诊医疗卫生服务的付费者向购买者转变（选择机制），二是基层医疗卫生服务体制由垄断首诊机制向竞争首诊机制转型（竞争机制）。目前，两个条件均未具备，这严重制约了医疗保险配置医疗卫生资源的功能。

4. 医疗保险门诊统筹基金对基层医疗卫生机构采取按人头预付费方式 如果门诊统筹基金采取购买服务机制，有利于扩大基层医疗卫生资源增量；那么，门诊统筹基金对基层医疗卫生机构采取按人头预付费方式，不仅可以盘活基层医疗卫生资源存量（技术配置效率），而且可以优化基层医疗卫生资源结构（宏观配置效率）。

（1）从技术配置效率方面看，医疗保险按人头付费方式有两大优势。一方面可以控制门诊服务费用，从而防范群众“看病贵”问题；另一方面可以保障门诊服务质量，从而防范群众“看病难”问题。医疗保险按人头付费方式之所以可以促进基层医疗卫生机构门诊医疗服务的质优价宜，一是因为按人头付费方式对基层医疗卫生机构采取“超支自负、结余留用”的激励约束机制，从而推动基层医疗卫生机构降低医疗成本；二是按人头付费方式对基层医疗卫生机构采取“按注册人数付人头费”的竞争性付费方式，从而推动基层医疗卫生机构提高医疗质量。

（2）从宏观配置效率方面看，医疗保险按人头付费方式有两大功能。一是将医疗卫生资源配置到“防患于未然”的预防领域（医疗卫生资源“前置”），二是将医疗卫生资源配置到“治患于及时”的诊治环节（医疗卫生资源“下置”）。这种医疗卫生资源的优化配置将有利于阻止“无病”向“有病”的转移，并有利于阻止“小病”向“大病”的升级，从而最大程度提高医疗卫生资源的配置效率。

那么，医疗保险按人头付费方式为什么可以推动基层医疗卫生机构专注公共卫生和健康管理呢？这是因为，医疗保险按人头付费方式将基层医疗卫生机构“以收入为中心”的经营模式转变为“以成本为中心”的经营模式。由于大病的医疗成本最高、小病的医疗成本次之、无病的医疗成本最低，所以基层医疗卫生机构要将医疗卫生资源投入到公共卫生与健康管理领域。2020 年 2 月 25 日，国家出台《中共中央 国务院关于深化医疗保障制度改革的意见》，这份权威医疗保障制度改革政策，针对参保人门诊保障不充分、共济保障功能不彰显的弊端，要求推进医疗保险个人账户改革，基本方向是将门诊个人账户改为门诊统筹账户。2021 年 4 月 13 日，国务院办公厅印发了《关于建立健全职工基本医疗保险门诊共济保障机制的指导意见》（国办发〔2021〕14 号）。医疗保险个人账户改革不仅为医疗保险配置基层医疗卫生资源提供主体，也为医疗保险配置基层医疗卫生资源提供机制。当然，可以肯定的是，医疗保险门诊个人账户向门诊统筹账户转变只是医疗保险个人账户改革的第一步，接下来更为重要的是将门诊统筹账户的按项目付费方式转变为按人头付费方式。

综上分析，医疗保险设立门诊统筹账户，并对基层医疗卫生机构建立购买服务的机制且采取按人头付费的方式，不仅可以扩大基层医疗卫生资源增量，而且可以盘活基层医疗卫生资源存量和优化基层医疗卫生资源结构。

五、主 要 结 论

1. 计划和市场是医疗卫生资源配置的两种方式　计划配置机制本质上是政府依据医疗卫生机构“级别高低”而进行医疗卫生资源分配的制度安排，市场配置机制本质上是社会依据医疗卫生机构“获利大小”而进行医疗卫生资源分配的制度安排。由于基层医疗卫生机构处于“低级别”和“薄盈利”的交汇点，所以市场和计划都难以将基层医疗卫生机构作为医疗卫生资源的投入重点。因此，我们应寻求计划和市场之外的第三方配置医疗资源。

2. 完善基层医疗卫生资源配置机制主要有 3 种思路　①通过优化

计划手段的途径均衡配置基层医疗卫生资源，其本质是通过行政力量以强制的方式将医疗卫生资源“投向”基层医疗卫生机构；②通过优化市场手段的途径均衡配置基层医疗卫生资源，其本质是通过利益力量以诱导的方式将医疗卫生资源“引向”基层医疗卫生机构；③通过计划与市场联手均衡配置基层医疗卫生资源，其本质是通过“政府市场合作”和“软硬结合”的方式将医疗卫生资源“导向”基层医疗卫生机构。

3. 计划与市场联手配置基层医疗卫生资源是合理选择 社会医疗保险是计划和市场有机融合的医疗卫生资源配置机制。医疗保险配置基层医疗卫生资源主要通过 3 种途径，即设立门诊统筹账户、构建购买服务机制、采取按人头付费方式。门诊统筹账户的主要功能是优化基层医疗卫生资源结构，购买服务机制的主要功能是扩大基层医疗卫生资源增量，按人头付费方式的主要功能是盘活基层医疗卫生资源存量，三者合力促进基层医疗卫生资源的优化配置。

（许连塔　周秋月　卢艳粉　校）

第三节　医保按人头付费激励基层医疗卫生机构健康管理

2017 年 6 月 28 日，《国务院办公厅关于进一步深化基本医疗保险支付方式改革的指导意见》（国办发〔2017〕55 号）在“指导思想”中提出：“健全医保支付机制和利益调控机制，实行精细化管理，激发医疗机构规范行为、控制成本、合理收治和转诊患者的内生动力，引导医疗资源合理配置和患者有序就医，支持建立分级诊疗模式和基层医疗卫生机构健康发展，切实保障广大参保人员基本医疗权益和医保制度长期可持续发展。”并在“改革的主要内容”中要求：“支持分级诊疗模式和家庭医生签约服务制度建设，依托基层医疗卫生机构推行门诊统筹按人头付费，促进基层医疗卫生机构提供优质医疗服务。”基层医疗卫生机构以提供门诊服务和实施健康管理为主要职能，那么基层医疗卫生机构的功能发挥与医疗保险按人头付费方式是什么关系呢？医疗保险按人头付费方式又对基层医疗卫生机构的功能发挥产生什么影响呢？这些都是需要迫切研究的理论课题和迫切需要解决的社会问题。

一、按人头付费方式与基层医疗卫生机构的功能相吻合

如果医疗保险按病种付费方式适配于以提供住院服务为主要功能的医院，那么医疗保险按人头付费方式适配于以提供门诊服务为主要功能的基层医疗卫生机构。医疗保险按人头付费方式适配于基层医疗卫生机构是因为其激励机制与基层医疗卫生机构的功能定位基本吻合。

（一）基层医疗卫生机构的健康管理功能

我国政府对基层医疗卫生机构的功能定位是“六位一体”：预防、治疗、康复、保健、健康教育和计划生育。六大功能可以概括为公共卫生、初级诊治、康复保健三大职能。由于基层医疗卫生机构本质上是健康“守门人”[①]，所以除了上述三大职能以外，基层医疗卫生机构还有一项重要职能——转诊服务。因此，基层医疗卫生机构主要承担四项功能：公共卫生、初级诊治、转诊服务、康复保健。四项功能的权重排序是不同的，公共卫生是基层医疗卫生机构的第一大功能，起到“防患于未然”的作用；初级诊治是基层医疗卫生机构的第二大功能，发挥着“治患于及时”的作用；转诊服务是基层医疗卫生机构的第三大功能，发挥着“为患者导诊”的作用；康复保健是基层医疗卫生机构的第四大功能，发挥着“疗患于愈后”的作用。以防、治、疗为核心的综合性和连续性

① “守门人”是发达国家发展基层医疗时提出的一个概念，它经历了两个阶段，一是费用“守门人”，其主要功能是防范患者小病大看；二是健康“守门人”，其主要功能是防患于未然。我国党中央、国务院历来高度重视全科医生队伍建设。党的十九大报告明确要求“加强基层医疗卫生服务体系和全科医生队伍建设”。2016 年，习近平总书记在全国卫生与健康大会上强调要求树立大卫生、大健康观念，把以治病为中心转变为以人民健康为中心，关注生命全周期、健康全过程，把健康“守门人”制度建立起来。

医疗卫生服务，为广大群众承担健康管理的核心功能。要让基层医疗卫生机构能够且愿意为广大群众承担健康管理的核心功能，仅仅依靠其专业团队的分工合作和卫生部门的制度规范是远远不够的，应建设一种可以促进基层医疗卫生机构自觉自动管理广大群众健康的激励和约束机制。这个激励和约束机制，既不是从供给角度设计的以自我约束为特征的诊疗规范，也不是从监管角度设计的“父亲考核儿子”式的绩效考核制度，而是从需求角度设计的以“需方考核供方”为本质的医疗保险按人头预付费方式。

（二）按人头付费方式的激励功能

所谓医疗保险按人头预付费方式，是指医保机构以注册人头为支付单位、以服务前为支付时间的医疗卫生费用支付方式。医疗保险按人头预付费方式的基本逻辑是，所有参保人均要在规定的时间内到具有定点资格的首诊医疗机构注册（首诊医疗机构由多家医疗卫生机构构成而且形成竞争关系），基层医疗卫生机构可以从医保机构预先获得按注册人数计算的支付金额：注册的人数越多，则医疗保险支付的人头费越多；注册的人数越少，则医疗保险支付的人头费越少。可见，医疗保险按人头付费方式本质上是“医疗保险资金跟着参保人走”的机制，也是参保人选择基层医疗卫生机构的机制，更是基层医疗卫生机构竞争参保人注册的机制。因此，如果缺乏患者的选择权利和医方的竞争机制，医疗保险按人头预付费方式的实施将丧失根本前提。那么，医疗保险按人头预付费方式是如何激励基层医疗卫生机构承担健康管理功能的呢？这是由医疗保险按人头预付费方式的核心特征决定的。医疗保险按人头预付费方式主要有 3 个核心特征：一是打包付费，二是人头付费，三是竞争付费。

1. 打包付费 对基层医疗卫生机构的作用在于，将基层医疗卫生机构以“扩大收入”为中心的经营模式转换为以“控制成本”为中心的经营模式。

2. 人头付费 对基层医疗卫生机构的作用在于，决定了基层医疗卫生机构以健康管理为核心的服务模式。在医疗保险按人头预付费方式下，由于基层医疗卫生机构从医保机构获取的人头费是定额的，所以基层医疗卫生机构要追求经济利益最大化，根本出路是减少医疗保险人头费的支出。对于基层医疗卫生机构来说，减少医疗保险人头费支出有 4 条路径可以选择。第一路径是让在医疗机构注册的参保人“不患病”或“少患病”，因为无病就不需要支出人头费。因此，按人头预付费方式可以激励基层医疗卫生机构主动预防“有病”，即积极投身公共卫生，千方百计减少就诊患者人数，以尽量做到不支出人头费。第 2 条路径是在医疗机构注册的参保人患病后，基层医疗卫生机构竭尽全力防范参保人“小病变大病”，因为治疗大病的人头费支出比治疗小病的人头费支出多得多。因此，按人头预付费方式可以激励基层医疗卫生机构积极诊治“小病”，竭尽全力防止小病变大病，以尽量做到少支出人头费。第 3 条路径是在医疗机构注册的参保人不幸患大病后，基层医疗卫生机构及时为患者选择合适的医院并办理转诊手续。从医学的角度看，基层医疗卫生机构缺乏治疗大病的技术能力；从经济学角度看，转诊重病患者实际上是将医疗费用风险上移，从而减少人头费的支出。因此，按人头预付费方式可以激励基层医疗卫生机构及时转诊“大病”，一方面是为了预防因为延误治疗造成声誉损失从而影响下年度的注册人数，另一方面是为了尽量做到少支出人头费。第 4 条路径是患者从转诊医院回基层医疗卫生机构后，基层医疗卫生机构通过康复保健措施防止患者“愈后复发”，因为康复保健的人头费支出比疾病治疗的人头费支出少。值得注意的是，这里所说“人头”不是患者人数，而是注册人数，如果将注册人数误解为患者人数，那么基层医疗卫生机构将缺乏动力提供公共卫生服务。

3. 竞争付费 对基层医疗卫生机构的作用在于，可以防范基层医疗卫生机构采取不合理路径减少人头费的支出。在医疗保险按人头付费方式下，基层医疗卫生机构将采取减少人头费支出的策略实现自身利益最大化，但是减少人头费支出有合理的路径，也有不合理的路径。例如，公共卫生和诊治服务是减少人头费支出的合理路径，而推诿患者和无序转诊是减少人头费支出的不合理路径。那么，如何保证基层医疗卫生机构积极选择合理的路径减少人头费支出，而主动放弃不合理的路径减少人头费支出呢？这不仅需要监管基层医疗卫生机构的机制，更需要基层医疗卫生机构竞争参保人注册的机制。在注册人数竞争机制下，如果基层医疗卫生机构频频采取不合理途径追逐利益，对参保人的健康造成伤害和对权益造成损害，那么基层医疗卫生机构会成批地丧失注册人数，从而大量减少从医疗保险获得的人头费，这样基层医疗卫生机构就会为“损人”的道德风险付出“害己”的经济代价。可见，医疗保险按人头预付费方式的激励功能与基层医疗卫生机构的功能定位基本吻合。

二、医疗保险按人头预付费方式的配套制度

医疗保险按人头预付费方式要激励基层医疗卫生机构承担健康管理功能，应配备三大机制：竞争首诊机制、多元监管机制和转诊避险机制。三大机制的重要作用在于防范基层医疗卫生机构因按人头付费方式诱发的道德风险。在医疗保险按人头付费方式下，基层医疗卫生机构所获得的人头费是依据注册人数决定的，所以只能通过减少人头费支出的途径追求利益最大化，但是减少人头费支出既有合理的途径，如优化医疗卫生服务结构，包括主动预防、积极诊治、及时转诊；也有不合理的途径，如减少医疗卫生服务数量，包括“无病”时不防、“小病”时不控、“大病”时不转。由于不合理减少人头费支出途径的交易成本（transaction costs）较低，所以如果缺乏竞争、监管和避险机制的有力制约，那么将很难控制基层医疗卫生机构的道德风险。竞争首诊机制防范基层医疗卫生机构道德风险的机制：如果基层医疗卫生机构采取不合理的控本趋利途径，则将要付出“小则损失人头费、大则丧失定点资格”的沉重经济代价。多元监管机制防范基层医疗卫生机构道德风险的机制：如果基层医疗卫生机构采取不合理的控本趋利途径，则将要付出“小则曝光劣行、大则丧失营业资格”的沉重声誉代价。可见，竞争首诊机制和多元监管机制的核心功能是让基层医疗卫生机构“损人利己”行为

的代价大于收益，从而有效防范基层医疗卫生机构的道德风险。

与竞争首诊机制和多元监管机制不同的是，转诊避险机制主要是通过内化风险（俗称“后果自负”）的途径防范基层医疗卫生机构的道德风险。众所周知，医保机构要对分级医疗体系中不同层级的医疗机构采取不同的付费方式：对以门诊服务为主的基层医疗卫生机构主要采取按人头付费方式，对以住院服务为主的上层医疗机构采取按病种付费方式。由于医疗保险按人头付费方式按注册人数支付费用，故基层医疗卫生机构会希望患者越少越好；由于医疗保险按病种付费方式按患病人数支付费用，故上层医疗机构会希望患者越多越好。在这种情况下，基层医疗卫生服务机构极易通过违规转诊（不需转诊也转诊）的途径减少人头费支出，而上层医疗机构极易通过违规接诊（不需住院也住院）的途径扩大业务收入，于是基层医疗卫生机构与上层医疗机构“合谋”将小病患者以大病的名义向上转诊成为常态。这会导致患者被“小病大治”，结果不仅危害其身心健康，而且加重其经济负担。为了控制这种无序转诊和违规接诊的道德风险，医保机构作为患者的经纪人和医疗服务的购买者，应采取转诊避险的制度安排。这些制度主要包括以下 3 种。

1. 科学确定人头费率　医保机构应该认识到，基层医疗卫生机构无序转诊患者有两种情况。第一种情况是“见利忘义”，即以牺牲患者利益为代价获取自身利益；第二种情况是“迫不得已”，即如果不推诿患者和无序转诊将难以生存。第一种情况往往是由激励机制扭曲或监管机制缺位导致的，所以应通过激励机制和监管机制的改革予以治理；第二种情况主要是由人头费过低导致的，所以只能通过科学确定人头费率予以解决。人头费通常由基准人头费率乘以各种权重系数予以初定，并通过供求双方的谈判机制予以确定。因此，精确的基准人头费率是科学确定人头费的基础，全面的权重系数是科学确定人头费的前提，医保机构与基层医疗卫生机构的谈判机制是科学确定人头费的关键。

2. 人头费中包含转诊费　即由基层医疗卫生机构负责转诊费的支付。由于转诊费包含在人头费中，如果基层医疗卫生机构对患者无序转诊则将要付出减少人头费的经济代价，所以基层医疗卫生机构自然会慎重对待患者的转诊问题。当然，转诊费的确定不是一个简单的问题：如果定高了，往往会导致基层医疗卫生机构对患者的延误诊治；如果定低了，往往会导致基层医疗卫生机构对患者的无序转诊。因此，转诊费的科学确定是一个急需研究的重要问题。

3. 康复费含在人头费中 基层医疗卫生服务有两个本质特点：以健康管理为理念，以“小病在基层、大病去医院、康复回基层”的连续医疗为内容。因此，基层医疗卫生机构不仅要负责对患者“转出去”治疗，还要负责对患者“接回来”康复。要让基层医疗卫生机构对患者的康复治疗认真负责，仅仅依靠诊疗规程是不够的，应采取有效的激励机制，如将康复费用含在人头付费中。这一机制有两大优势：①将基层医疗卫生机构与患者的关系变成重复博弈（repeated game）关系[①]，而不是一锤子买卖的单次博弈关系，这种重复博弈会让基层医疗卫生机构在治疗环节所犯的错误在康复环节付出代价（即找补回来），所以基层医疗卫生机构会慎重对待转诊问题；②基层医疗卫生机构为了节省康复费的开支，会对要转诊的医疗机构精挑细选，因为如果转诊医疗机构选择不当而导致患者疾病治疗效果不佳，那么基层医疗卫生机构要多付出接续康复或继续治疗的支出从而使人头费“缩水”。可见，将康复纳为基层医疗卫生机构的功能，并将康复费包含在人头费中，可以产生内化基层医疗卫生机构转诊风险的积极功效。

三、医疗保险按人头预付费方式的现实挑战

2009 年“新医改”启动后，要求探索医疗保险付费方式改革，如今

① 当博弈只进行一次时，医患双方的交易为一锤子买卖，医方伤害患者权益的行为不会付出代价，所以可能为了自身利益而毫无顾忌地伤害患者权益；如果博弈是重复多次的，医方在一次交易中伤害患者权益的行为会在下一次交易中付出代价，医方在此事交易中伤害患者权益的行为会在彼事交易中付出代价，这就使得医方为了长远利益而牺牲眼前利益，为了整体利益而牺牲局部利益，从而实现医患双方的利益兼容。

按总额预付费方式早已遍及全国，按病种付费方式也在紧锣密鼓搞试点，唯有按人头付费方式无人问津。虽然社会保障部门和医疗保障部门均发文要求探索按人头付费方式，但“光打雷不下雨”。这是因为我国医保机构有过城镇职工基本医疗保险按人头付费方式失败的经历，所以对医疗保险的按人头付费方式有所顾虑。实际上，医疗保险按人头付费方式的失败主要不是按人头付费方式的问题。经笔者研究，主要有以下 3 个原因导致医疗保险按人头付费方式的失败：

1. 付费方式用错了对象 医疗保险按人头付费方式适配于以门诊服务为主要职能的基层医疗卫生机构，而错配于以住院服务为主要职能的上层医疗机构，因为按人头付费方式下医疗机构希望患者越少越好。因此，如果医保机构对上层医疗机构采取按人头付费方式，结果将是上层医疗机构推诿患者，这是由按人头付费方式的激励机制决定的。

2. 缺乏配套的体制机制 医疗保险按人头付费方式的配套条件是供给竞争机制和多元监管机制，这是因为医疗保险按人头付费方式虽具有激励医疗机构控制医疗费用的功能优势，但也存在激励医疗机构减少医疗数量的功能缺陷，所以只有配套供给竞争机制和多元监管机制才能充分发挥按人头付费方式的功能优势并弥补其功能缺陷。医疗保险按人头付费方式改革的失败本质上是由缺乏供给竞争机制和多元监管机制导致的。在政府与定点医疗机构管办不分，而且定点医疗机构垄断医疗市场的情况下，医疗保险按人头付费方式改革的失败是必然的，而成功是偶然的。

3. 基层医改政策的矛盾 目前，我国基层医疗卫生体制综合改革在市场化和行政化“两面旗帜”中摇摆不定；在政府举办医疗服务和政府购买医疗服务“两条道路”中徘徊不前。例如，人力资源和社会保障部颁布的《关于进一步推进医疗保险付费方式改革的意见》（人社部发〔2011〕63 号）要求对门诊医疗服务采取按人头付费方式，实际上举的是市场化旗帜，走的是政府购买服务道路。而国务院办公厅印发的《关于巩固完善基本药物制度和基层运行新机制的意见》（国办发〔2013〕

14号），实际上举的是行政化旗帜，走的是政府举办服务道路。基层医改的两面旗帜和两条道路，不仅在价值取向方面相互矛盾，而且在制度安排方面相互冲突，这必然阻滞基层医疗卫生机构健康管理功能的充分发挥。

综上所述，医疗保险按人头付费方式适配于以门诊服务为主要职能的基层医疗卫生机构，其实施应配套供给竞争机制和多元监管机制，其方向应坚持市场化旗帜，其体制应推进政府购买服务机制。

（农玉刁　韦成宇　凌泽翰　校）

第四节　我国医疗卫生资源配置失衡与分级诊疗体系构建

2009年3月7日，《中共中央 国务院关于深化医药卫生体制改革的意见》（中发〔2009〕6号）要求“采取增强服务能力、降低收费标准、提高报销比例等综合措施，引导一般诊疗下沉到基层，逐步实现社区首诊、分级医疗和双向转诊”。2015年9月11日，国务院办公厅印发的《关于推进分级诊疗制度建设的指导意见》（国办发〔2015〕70号）要求推进分级诊疗制度建设。2016年11月8日，中共中央办公厅、国务院办公厅转发的《关于进一步推广深化医药卫生体制改革经验的若干意见》要求有序推进分级诊疗制度建设。2017年1月9日，国务院出台了《国务院关于印发“十三五”深化医药卫生体制改革规划的通知》（国发〔2016〕78号）要求建立科学合理的分级诊疗制度。2017年5月5日，国务院办公厅又印发了《深化医药卫生体制改革2017年重点工作任务》（国办发〔2017〕37号）要求基本建立分级诊疗制度。可见，我国分级诊疗政策经历了“逐步实现→推进→有序推进→基本建成”4个阶段，国家对分级诊疗的重视程度不断升级、对分级诊疗的推动力度不断加大。那么，什么是分级诊疗体系，如何健全分级诊疗体系呢？不仅需要实践方面的探索，更需要理论方面的研究。

一、分级诊疗的概念内涵

关于分级诊疗体系的定义，《中共中央 国务院关于深化医药卫生体制改革的意见》的界定是“社区首诊、分级医疗和双向转诊”，这是关于分级诊疗体系的最初定义；《关于推进分级诊疗制度建设的指导意见》的界定是“基层首诊、双向转诊、急慢分治、上下联动”，这是分级诊疗体系的最终定义。笔者认为，分级诊疗形式上是全程化的医疗卫生服务；分级诊疗本质上是无缝隙的健康管理流程；分级诊疗不仅是一种制度，也是一种体系。因此，所谓分级诊疗体系，是指以基层首诊、分级诊疗和双向转诊为核心内容的全程化、无缝隙的健康管理流程、体系和制度安排。

二、分级诊疗的重要意义

2017 年 10 月 18 日，党的十九大提出全面建立中国特色基本医疗卫生制度、医疗保障制度和优质高效的医疗卫生服务体系。分级诊疗体系是中国特色基本医疗卫生制度之首，是优质高效医疗卫生服务体系之要。

1. 从管理的角度看 分级诊疗体系是一个患者有序就医和医生分级诊治的机制，有利于实现“病”和“治”的对称化（图 7-4-1）。换言之，分级诊疗体系是为了构建“小病小治和大病大治”的对称性医疗服务模式，而不能让群众因为支付能力较弱而“大病小看”，也不能让群众因为支付能力较强而“小病大看”。前者违背了医疗公平，后者浪费了医疗资源。此外，分级诊疗体系是一个全程化、无缝隙维护群众健康的医疗服务体系，有利于实现防、控、治和疗的流程化。所谓防，是指防止无病变有病；所谓控，是指防止小病变大病；所谓治，是指防止可治变不治；所谓疗，是指防止治愈变复发。在分级诊疗体系中，基层医疗卫生机构主要承担防、控、疗的功能，龙头医疗机构主要承担治的功能，即“小病在基层、大病去医院、康复回基层”。

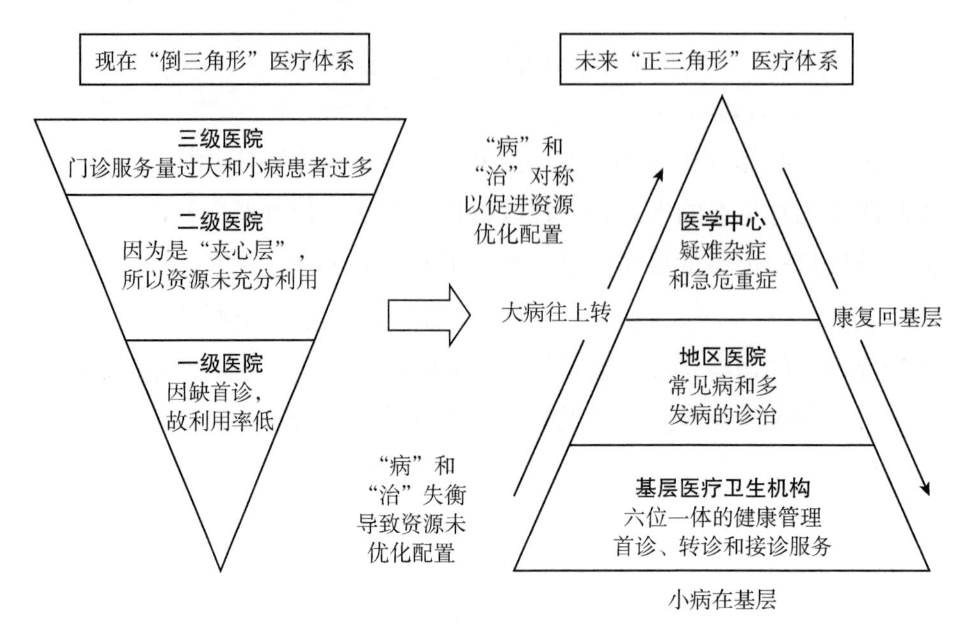

图 7-4-1　未来分级诊疗体系的发展趋势

2. 从医疗资源角度看　分级诊疗体系是破解当前我国医疗资源配置“头重脚轻”问题的必然选择，是医疗卫生资源“自然下沉”的根本办法，是医疗卫生体系“强基固本”的有效路径。我国居民所患疾病主要是基层医疗卫生机构就可以诊治的常见病和多发病，但是医疗卫生资源却主要集中在主要诊治疑难杂症和急危重症的医院，特别是高等级的医院。以床位为例，2020 年 970 036 个基层医疗卫生机构的床位数仅为 1 649 384 张，而 35 394 个医院的床位数高达 7 131 186 张（表 7-4-1）；以卫生技术人员为例，2020 年 970 036 个基层医疗卫生机构的卫生技术人员仅有 312.3 万人，而 35 394 个医院的卫生技术人员高达 677.5 万人（表 7-4-2）。基层医疗卫生机构与医院的医疗资源“差”，以及低等级医院与高等级医院的医疗资源“差”，将会推动患者趋高就医，从而打破了有序医疗的格局。分级诊疗体系可以推动医疗资源下沉，从而形成有序医疗的局面。

表 7-4-1　2017～2020 年不同层级医疗卫生机构的机构数和床位数

医疗卫生机构	机构数（个）				床位数（张）			
	2017 年	2018 年	2019 年	2020 年	2017 年	2018 年	2019 年	2020 年
医院	31 056	33 009	34 354	35 394	6 120 484	6 519 749	6 866 546	7 131 186
三级医院	2 340	2 548	2 749	2 996	2 359 911	2 567 138	2 777 932	3 002 503
二级医院	8 422	9 017	9 687	10 404	2 450 707	2 554 366	2 665 974	2 718 116
一级医院	10 050	10 831	11 264	12 252	584 911	630 281	651 045	712 732
基层医疗卫生机构	933 024	943 639	954 390	970 036	1 528 528	1 583 587	1 631 132	1 649 384

数据来源：2018～2020 年《我国卫生健康事业发展统计公报》。

表 7-4-2　2017～2020 年不同层级医疗卫生机构的人员数和卫生技术人员数

医疗机构	人员数（万人）				卫生技术人员数（万人）			
	2017 年	2018 年	2019 年	2020 年	2017 年	2018 年	2019 年	2020 年
医院	697.7	737.5	778.2	811.2	578.5	612.9	648.7	677.5
基层医疗卫生机构	382.6	396.5	416.1	434.0	250.5	268.3	292.1	312.3

数据来源：2018～2020 年《我国卫生健康事业发展统计公报》。

3. 从医疗服务角度看　分级诊疗体系是破解当前我国医疗卫生服务供给“重治轻控”问题的必然选择，也是破解当前我国医疗服务供给“重治轻防”的必然选择。我国的医疗需求主要集中于基层医疗卫生机构和低等级的医院，但是医疗卫生服务却主要由医院，特别是高等级的医院提供。以门诊为例，2020 年 970 036 个基层医疗卫生机构诊疗人次仅为 41.2 亿人次，而 35 394 个医院的诊疗人次已达 33.2 亿人次；以住院为例，2020 年 970 036 个基层医疗卫生机构的住院人数仅为 3707 万，而 35 394 个医院的住院人数高达 18 352 万（表 7-4-3）。基层医疗卫生机构与医院的医疗卫生服务“差”，以及低等级医院与高等级医院的医疗卫生服务“差”，是医疗资源配置失衡的必然结果，应建立分级诊疗体系予以矫正。

表 7-4-3　2017～2020 年我国不同层级医疗卫生机构的门诊和住院量

医疗机构	诊疗人次数（亿人次）				住院人数（万人）			
	2017 年	2018 年	2019 年	2020 年	2017 年	2018 年	2019 年	2020 年
医院	34.4	35.8	38.4	33.2	18 915	20 017	21 183	18 352
三级医院	17.3	18.5	20.6	18.0	8 396	9 292	10 483	9 373
二级医院	12.7	12.8	13.4	11.6	8 006	8 177	8 380	6 965
一级医院	2.2	2.2	2.3	2.0	1 169	1 209	1 151	1 117
基层医疗卫生机构	44.3	44.1	45.3	41.2	4 450	4 375	4 295	3 707

数据来源：2018～2020 年《我国卫生健康事业发展统计公报》。

4. 从医疗费用的角度看　无论是全民医疗服务体制，还是全民医疗保险体制，都将分级诊疗体系作为控制医疗费用的制度安排，都将分级诊疗作为防范群众习惯性去大医院就诊的制度安排，所以分级诊疗体系有利于实现“看病难”和“看病贵”问题并治。目前，无论是基层医疗卫生机构还是医院，无论是低等级医院还是高等级医院，医疗费用都呈上升态势。以医院住院费用为例，2013 年住院患者人均医疗费用仅为 7968.3 元，到 2020 年上升至 10619.2 元；以社区卫生服务中心住院费用为例，2013 年住院患者人均医疗费用仅为 2482.7 元，2020 年升至 3560.3元；以乡镇卫生院住院费用为例，2013 年住院患者人均医疗费用仅为 1267.0 元，2020 年升至 2083.0 元（表 7-4-4）。对于上升的医疗费用若不予以治理，将会成为群众难以承受之重，将会成为医疗保险难以承受之重，将会成为政府难以承受之重。医疗费用上升是医疗供给方无序医疗的结果，也是医疗需求方无序就医的结果，所以应建立健全分级诊疗体系予以控制。

表 7-4-4　2013～2020 年我国医疗卫生机构医疗费用上涨情况

机构	指标	2013 年	2014 年	2015 年	2016 年	2017 年	2018 年	2019 年	2020 年
医院	门诊患者次均医药费（元）	211.5	224.9	237.5	247.8	257.4	274.1	290.8	324.4
	住院患者人均医药费（元）	7 968.3	8 397.3	8 953.3	9 339.1	9 735.4	9 291.9	9 848.4	10 619.2

续表

机构	指标	2013 年	2014 年	2015 年	2016 年	2017 年	2018 年	2019 年	2020 年
社区卫生服务中心	门诊患者次均医药费（元）	86.5	92.3	97.7	107.2	117.0	132.3	142.6	165.9
	住院患者人均医药费（元）	2 482.7	2 635.2	2 760.6	2 872.4	3 059.1	3 194.0	3 323.9	3 560.3
乡镇卫生院	门诊患者次均医药费（元）	52.7	56.9	60.1	63.0	66.5	71.5	77.3	84.7
	住院患者人均医药费（元）	1 267.0	1 382.9	1 487.4	1 616.8	1 717.1	1 834.2	1 969.6	2 083.0

数据来源：2013～2017 年《我国卫生和计划生育事业发展统计公报》，2018～2020 年《我国卫生健康事业发展统计公报》。

综上分析，建立健全分级诊疗体系具有十分重要的战略意义。2016 年 3 月 10 日，国务院医改办专职副主任梁万年做客中央人民广播电台时提出一个经典的判断“我国的分级诊疗体系建立之时，也就可能是我国医改的成功之日”。无独有偶，2019 年 3 月 8 日，在十三届全国人大二次会议上，国家卫健委主任马晓伟在“部长通道”接受采访时也提出了基本类似的判断“分级诊疗制度实现之日，乃是我国医疗体制改革成功之时”。因此，对分级诊疗的意义，再强调也不为过。笔者也以为，缺乏分级诊疗体系是“新医改”的原因，运行分级诊疗机制是“新医改”的目标，建立分级诊疗制度是“新医改”的进路。

三、分级诊疗的构建路径

在健全分级诊疗体系的制度安排及路径选择上，一直存在“政府主导派”和“市场主导派”观点的分歧和交锋。政府主导派主要指卫生行政部门及主张政府举办医疗卫生服务和行政管制医疗机构的专家学者，市场主导派主要指医保部门及主张政府购买医疗卫生服务和市场治理医疗机构的专家学者。政府主导派和市场主导派的观点在方向上基本一致，但是在路径上大相径庭。到底选择哪条途径构建我国的分级诊疗体系是摆在我们面前的重大课题。

（一）对首诊制度的认识分歧

政府主导派和市场主导派均主张基层首诊制度，但是两者对首诊机构的认识存在较大分歧。市场主导派主张的基层首诊主要指“开放性首诊”，即群众在竞争的各种基层医疗卫生机构选择“注册”，各种基层首诊机构为争取群众的“签约”而展开充分竞争。而政府主导派主张的基层首诊主要指“垄断性首诊”，即群众在固定的公立基层医疗卫生机构“注册”，公立首诊机构接受行政管制制度的激励和规范。另外，政府主导派和市场主导派均以全科医生和主动服务定义首诊机构，但是两者对首诊机构性质的认识存在较大分歧。

政府主导派认为，政府举办的全额预算组织是基层首诊机构的最优主体，主要有 2 个原因：①基层首诊机构提供的基本医疗卫生服务具有公共产品的属性，所以其机构应由政府举办，其服务应由政府提供；②农村缺乏公私医疗卫生机构竞争供给的环境，民办基层医疗卫生机构或缺或弱，难以与公立基层医疗卫生机构构成竞争。

市场主导派认为，以个体执业或合伙执业为形式、以民办私营为性质的家庭医生体系是基层首诊机构的最优主体，主要理由有以下 4 点：①发达国家包括政府主导型医疗卫生体制国家（如英国）主要采取民办私营的家庭医生首诊制度；②个体执业的形式和民办私营的性质对承担主动服务的全科医生而言是一种“强激励”的制度安排，所以可以起到“强基层”的预设功效；③个体执业的形式和民办私营的性质，可以形成初级医疗卫生服务的竞争供给格局，从而避免公立医疗体制垄断供给格局下全科医生的积极性困境；④个体执业的形式和民办私营的性质可能引发全科医生的“道德风险”行为，其可以通过医疗保险的按人头预付费方式予以解决。

（二）对医疗体系一体化的认识分歧

对于分级诊疗体系，政府主导派和市场主导派均主张一体化的医疗卫生服务体系，但是两者在对“一体化”的认识方面存在较大分歧。

1. 市场主导派主张集团化分级诊疗体系　集团化分级诊疗体系主要有两种形式：产权型集团化分级诊疗体系和契约型集团化分级诊疗体系。产权型集团化分级诊疗体系的优点是基层医疗卫生机构和上层医疗卫生机构的利益一体化，从而有利于防范集团化体系有可能导致医生的诱导需求、患者的过度需求和不同层级医疗机构的无序转诊问题。但是，产权型集团化分级诊疗体系由于受到以条块分割为特征的层级化和属地化管理体制的约束而在深入推进方面受到严峻挑战。契约型集团化分级诊疗体系的优势在于基层首诊医疗卫生机构对上层医疗卫生机构转诊的可选择性，即如果上级医疗卫生机构提供的大病治疗服务欠佳，基层医疗卫生机构可以另选其他医疗卫生机构重结契约。但是，在农村，由于县级医院的垄断性，乡镇卫生院与县级医院的契约型集团化分级诊疗体系的建立健全也受到体制制约；在城市，由于市（区）级医院的寡头性，城市社区卫生服务中心与市级或区级医院的契约型集团化分级诊疗体系的建立健全也受到体制制约。

2. 政府主导派主张层级化分级诊疗体系　层级化分级诊疗体系，在农村主要指以农村卫生室为基础、以乡镇卫生院为骨干和以县级公立医院为龙头的三级医疗卫生保健体系；在城市主要指以社区卫生服务中心为基础、以区级公立医院为骨干和以市级公立医院为龙头的三级医疗卫生服务体系。层级化分级诊疗体系与集团化分级诊疗体系有两大显著区别：①主体的性质不同。层级化分级诊疗体系中各个层次的医疗机构主要以公立医疗机构为主，而集团化分级诊疗体系中各个层次的医疗机构可以公立医疗机构为主，也可以民办医疗机构为主，到底以何种类型的医疗机构为主，不是由政府决定，而是由市场竞争决定。②关系的形态不同。层级化分级诊疗体系中各个层次医疗卫生机构的关系不仅是一种分工和协作关系，更是一种管理和指导关系。因此，层级化分级诊疗体系中不同层次医疗机构的关系实质上是一种具有上下级特征的准行政关系，基层医疗卫生机构缺乏对上层医疗卫生机构的选择权利和制衡机制。而集团化分级诊疗体系中各个层次的医疗卫生机构的关系主要是一种分工协作和利益同盟的关系，而不存在上下级的隶属关系及命令服从关系，所以基层医疗卫生机构对上层医疗卫生机构具有选择权利和制衡机制。③关系的形成机制不同。层级化分级诊疗体系中各个层次医疗卫生机构的关系由政府决定，集团化分级诊疗体系中各个层次医疗卫生机构的关系由市场决定。

（三）对双向转诊的认识分歧

“小病在基层、大病去医院、康复回基层”是分级诊疗的主要流程。其中，双向转诊是分级诊疗体系的重要职能。政府主导派和市场主导派均主张构建双向转诊制度，但是两者对双向转诊制度的安排存在较大差异。

1. 双向转诊的市场主导路径

（1）对基层医疗卫生机构采取按人头预付费方式：市场主导派主张通过医疗保险的付费制度实现不同层级医疗卫生机构的双向转诊，主要办法是对基层医疗卫生机构实行按人头预付制度，对上层医疗卫生机构实行按病种预付制度，对不同层级医疗卫生机构组成的医疗卫生体系实行按总额预付制度。在预付制度下，不同层级医疗卫生机构由于“收入线”受到控制，只能通过降低“成本线”实现利益最大化。在按人头预付制度下，基层医疗卫生机构为了实现利益最大化往往采取三大措施：患者无病时主动性预防、患者小病时积极性治疗和患者大病时及时性转诊（往上）。可见，医疗保险的按人头预付制度符合基层医疗卫生机构的职能定位，是不同层级医疗卫生机构有序转诊的关键性制度安排。

（2）对上层医疗卫生机构采取按病种预付费方式：在按病种预付制度下，上层医疗卫生机构实现利益最大化的关键是积极性接诊、主动性治疗、及时性转诊（往下）。因为只有积极性接诊（而非推诿患者），上层医疗卫生机构才能获得医疗保险付费，此为上层医疗卫生机构实现利益最大化的前提；只有主动性治疗（而非诱导需求），上层医疗卫生机构才能降低医疗服务成本，此为上层医疗卫生机构实现利益最大化的关键；只有及时性转诊（而非无序转诊），上层医疗卫生机构才能获得基层医疗卫生机构的连续转诊，此为上层医疗卫生机构实现利益最大化的保障。如果上层医疗卫生机构为了降低成本而在治疗期将重症患者向下转诊，将侵蚀基层医疗卫生机构的切身利益，那么此类上层医疗卫生机构看似获利的短视行为将造成严重的后果：基层医疗卫生机构不再将该上层医疗卫生机构作为转诊对象。当然，要让按病种预付制度激励不同层级医疗卫生机构的有序转诊，应具备基层医疗卫生机构的法人化和上层医疗卫生机构的竞争化机制。因为将基层医疗卫生机构法人化（自负盈亏），上层医疗卫生机构的无序转诊行为会对基层医疗卫生机构切实利益造成影响，基层医疗卫生机构才会对上层医疗卫生机构的无序转诊行为做出回应（如取消转诊单位资格）；因为将上层医疗卫生机构竞争化，上层医疗卫生机构有可能为了获得基层医疗卫生机构的连续和大量转诊，而积极提高医疗卫生服务质量和降低医疗服务费用，基层医疗卫生机构可能在一家上层医疗卫生机构的无序转诊后而另选其他上层医疗卫生机构作为转诊对象。

（3）对医疗服务体系采取按总额预付费方式：医疗保险按总额预付费方式是防范上层医疗卫生机构升级病种或转换病类的制度安排。在医疗保险按病种预付制度下，上层医疗卫生机构为了追求自身利益最大化，常借助专业优势和信息鸿沟升级病种（将小病界定为大病），以套取高额医疗保险付费；或者转换病种（将常见病和多发病转换为疑难杂症），从而将医疗保险的按病种付费方式回归为按项目付费方式，以套取高额医疗保险付费。由于医疗保险按总额预付费方式已经将医疗机构的付费上限锁定，所以医疗机构如果采取升级病种或转换病类的趋利路径，那么结果将是“损人不利己”。医疗保险按总额预付费方式也是实现不同层级医疗卫生机构良性双向转诊的制度安排。医疗保险按总额预付制度生效应具备对应条件，即不同层级医疗卫生机构的体系化。集团化分级诊疗体系较层级化医疗体系更加适合医疗保险按总额预付费方式，产权化分级诊疗体系较契约化分级诊疗体系更适合医疗保险按总额预付制度。这是因为医疗保险按总额预付制度的根本功能是让不同层级医疗卫生机构“利益一体化”，一方面防范上层医疗卫生机构为了自身利益而侵害基层医疗卫生机构的合法利益（如无序性向下转诊），另一方面防范基层医疗卫生机构为了自身利益而侵害上层医疗卫生机构合法利益（如无序性向上转诊）。而层级化医疗服务体系，充其量不过是“业务一体化”，很难实现不同层级医疗卫生机构的利益一体化，因而不宜推行医疗保险按总额预付费方式。契约化分级诊疗体系不宜推行医疗保险按总额预付费方式，一是因为基层医疗卫生机构的开放性和上层医疗卫生机构的竞争性，二是因为基层医疗卫生机构对上层医疗卫生机构的可选择性。换言之，契约化分级诊疗体系仅依靠自身机制就可以避免不同层级医疗卫生机构的无序转诊问题。而在产权化分级诊疗体系中，由于不同层级医疗卫生机构的利益一体化，基层医疗卫生机构不会对患者无序“上推”，上层医疗卫生机构也不会对患者无序“下推”。但是由于上层医疗卫生机构缺乏竞争性，基层医疗卫生机构对上层医疗卫生机构缺乏选择性，这就极易导致基层医疗卫生机构和上层医疗卫生机构合力“外推”患者，所以迫切需要医疗保险按总额付费制度予以控制。医疗保险按总额付费制度主要包括按总额预付费方式和按总额结算机制，按总额预付费方式本质上是一种以成本为中心的激励机制，以人群为支付标准；按总额结算机制本质上是一种以结果为中心的约束机制，以绩效为支付依据。因此，按总额预付费方式完全可以防范不同层级医疗卫生机构的无序性“上下转诊”，按总额结算机制完全可以防范不同层级医疗卫生机构的无序性“内外推诿”。总之，在医疗保险按总额预付制度下，不同层级医疗卫生机构的利益一致，再加上医疗保险对其进行封顶控制和结算制约，体系化的医疗服务机构只有通过合理有序转诊才能实现医疗体系利益最大化。

2. 双向转诊的政府主导路径　政府主导派主张通过医疗机构的职能化分工、医务人员的专业化分工和医疗服务的规范化管理，实现不同层级医疗卫生机构的双向转诊。

（1）从医疗机构的职能化分工看，政府赋予基层医疗卫生机构公共卫生、初级诊治和康复保健的职能，即让基层医疗卫生机构重点负责医疗卫生服务的前端（“防”）和后端（“疗”）；政府赋予上层医疗卫生机构急危重症和疑难杂症的研究、诊治和咨询功能，即让上层医疗卫生机构重点负责医疗卫生服务的中端（“治”）和上端（“研”）。基层医疗卫生机构和上层医疗卫生机构的功能分工是实行基层首诊、分级诊疗和双向转诊的前提。目前，我国医疗卫生体系的功能缺陷在于基层医疗卫生机构和上层医疗卫生机构都以中端的疾病诊治为中心任务。不同层级医疗卫生机构的功能重叠：①导致基层医疗卫生机构疾病诊治功能的越位、疾病防控功能的不到位和康复保健功能的缺位；②导致上层医疗卫生机构忙于小病诊治、疏于大病研究、弱于重病治疗；③导致基层医疗卫生机构和上层医疗卫生机构从分工合作关系转变为业务竞争关系，基层医疗卫生机构在竞争中越来越弱[①]。因此，基层医疗卫生机构和上层医疗卫生机构的功能重叠是导致患者无序就医和医方无序诊治的重要原因。

（2）从医务人员的专业化分工看，全科医生是基层医疗卫生机构的主体，专科医生是上层医疗卫生机构的主体。全科医生和专科医生是医疗卫生服务“队伍”中分属不同系列的“兵种”，两者分工不同，但无地位差别。全科医生在患者的“向上转诊”中发挥“把门”作用，专科医生在患者的“向下转诊”中承担“把关”责任。在双向转诊过程中，什么样的患者需要往上转诊，主要由全科医生依据专业知识做出判断；患者什么时候需要往下转诊，主要由专科医生依据专业知识做出判断，所以全科医生和专科医生的业务范围和专业水平至关重要。因此，医疗卫生人员的专业化分工是实行基层首诊、分级诊疗和双向转诊的关键。

① 上层医疗卫生机构人满为患、基层医疗卫生机构门可罗雀是我国医疗卫生资源配置不均衡的真实写照，也是我国不同层级医疗卫生机构竞争的必然结果。近几年，我国医疗卫生需求呈井喷式爆发，但由于基层医疗卫生机构“失守”，门诊和住院患者涌向上层医疗卫生机构。为此，上层医疗卫生机构“人满为患”，破解上层医疗卫生机构这一状态的根本办法不是增加医疗卫生资源总量和扩大医疗卫生服务供给，而是优化医疗卫生资源结构和构建分级诊疗体系。

在全科医生尚未“全”，而专科医生尚未“专”的时期，贸然推行分级诊疗和双向转诊机制极易导致基层医疗卫生机构和上层医疗卫生机构陷入新一轮无序诊治状态，所以大力培养全科医生并提升专科医生的服务能力是构建双向转诊体系的当务之急。

（3）从医疗服务的规范化管理看，诊疗规程及围绕诊疗规程设计的管理制度是基层首诊、分级诊疗和双向转诊体系的保障。分级诊疗的前提是疾病的分类、分级及诊治的分期、分程，简称诊疗规程。诊疗规程作为一种制度安排，可以防范基层医疗卫生机构的全科医生或上层医疗卫生机构的专科医生因为知识局限或道德风险而引发无序诊治，包括基层医疗卫生机构“乱往上转诊”，上层医疗卫生机构“乱往下转诊”。因此，要顺利实行基层首诊、分级诊疗、双向转诊的分级诊疗体系，政府应会先借助专家资源制定完整、合理的诊疗规程。当然，分级诊疗体系仅依靠诊疗规程是不够的，还需要配置相关的制度安排。诊疗规程的配套制度安排主要包括医德教化、物质保障、奖惩制度。医德教化是为了实现不同层级医务人员“不愿”无序诊治的制度；物质保障是为了实现不同层级医务人员“不必”无序诊治的制度；奖惩制度是为了实现不同层级医务人员“不敢”无序诊治的制度。加上诊疗规程可以实现不同层级医务人员“不能”无序诊治，诊疗规程及配套制度安排就可以保障基层首诊、分级诊疗和双向转诊顺利实施。

四、结论与展望

政府主导派主张通过行政化手段构建分级诊疗体系：垄断性首诊制度、层级化医疗体系，以及由职能化分工、专业化分类和规范化管理推动的有序转诊格局。市场主导派主张通过市场化手段构建分级诊疗体系：开放性首诊制度、集团化医疗体系，以及由医疗保险的基层按人头预付费方式、上层按病种预付费方式和体系按总额预付费方式推动的有序转诊格局。到底哪种路径更符合中国的实际？笔者有以下 3 点建议供参考。

1. 政府主导路径和市场主导路径都是“真经”，均可实现“病有所医”的目标　我国的医药卫生体制改革成功的关键不在于选择何种路径，而在于是否将所选择的路径走到底、走彻底。条条道路通罗马，我们怕选错路，但更怕上路后“动摇、懈怠和折腾”[①]。

2. 由于受传统中庸思想的影响，学界、政府和民众往往排斥医改的“极端路径”（或走政府主导模式或走市场主导模式），**习惯于“中间路径”**（政府主导、市场补充）　中间路径看似明智之举，可以实现政府主导模式和市场主导模式的优势互补，实则潜伏巨大危机——政府主导模式和市场主导模式的相互冲突。例如，医保部门力推医疗保险付费制度改革，遵循的是市场主导模式；卫生行政部门力推基层医疗卫生机构的收支两条线制度，遵循的是政府主导模式。医疗保险的付费制度改革和医疗机构的收支两条线制度不是政府与市场的“手牵手”，而是政府与市场的“手压手”。因此，我国医药卫生体制改革要取得最终成功，应选择一条路径，并坚持不懈地走下去。

3. 我国医药卫生体制改革尽管不适宜走政府主导模式和市场主导模式的“综合版”，但是可以探索政府主导模式和市场主导模式的“权变版”，将政府“有形手”和市场“无形手”的“手压手”转变为“手牵手”　例如，在垄断首诊制度与开放首诊机制，层级化医疗体系与集团化医疗体制难以兼容的情况下，完全可以将由职能化分工、专业化分类和规范化管理推动的有序转诊制度与基层按人头预付费方式、上层按病种预付费方式和体系按总额预付费方式推动的有序转诊机制进行有机组合。这种体制性矛盾下的技术组合，应该可以在一定程度上化解政府主导路径和市场主导路径对分级诊疗体制的分叉和矛盾。当然，这种技术性结合应该是在市场主导模式的基础上进行的。采取市场主导模式构建分级诊疗体系的根本原因：①我国已经建立了全民医疗保险体系，

---

① “不动摇，不懈怠，不折腾”是胡锦涛同志在纪念党的十一届三中全会召开30周年大会上提出的。这三个词道出了改革成功的三个关键：一是改革要有坚定的方向，走上正确道路后要坚定地走下去，即不动摇；二是改革要有坚定的意志，要敢于冲破思想的禁锢和利益的藩篱，即不懈怠；三是改革要有坚定的路线，不要今天往“左”，明天向“右”，即不折腾。

而且正在探索医疗保险付费方式的改革。②作为医疗服务的供给方，分级诊疗体系的制度安排及建设路径应以医疗服务需求方（包括患者和医疗保险）的意愿和要求为“指挥棒”，而不能自作主张或另起炉灶。③综观发达国家，无论是实行全民医疗服务的国家，还是实行全民医疗保险的国家，“多以市场主导的思维推动分级诊疗体系建设”[①]：对首诊医疗机构进行民营化改革，对转诊的公立医院进行法人化改造，首诊医疗机构和转诊医疗机构在分类付费方式下形成分工协作关系。因此，笔者主张通过市场化手段构建分级诊疗体系。

（王乃情　梁辉鑫　马小娟　校）

① 朱恒鹏，梁杰. 基本健康制度的构建[M]. 北京：中国社会科学出版社，2019。

第八章

改革问题确认：贵与难

广大人民群众“看病难”“看病贵”是公立医院改革的主要原因。群众的“看病难”又称“看不好病”，主要由医疗服务质量不高导致。医疗质量不高是指疾病的复杂性超过了医疗的诊治能力。因此，解决群众“看病难”的关键是提升医疗质量。群众的“看病贵”又称“看不起病”，主要由医疗费用虚高导致。医疗费用虚高是指医院医疗费用超过了患者的支付能力。因此，解决群众“看病贵”的关键是控制医疗费用。

然而，保障医疗质量和控制医疗费用是医改中的一对矛盾共同体，控制了医疗费用就很难保障医疗质量，保障了医疗质量就很难控制医疗费用。控制医疗费用和保障医疗质量的“跷跷板效应”一直困扰着我国的医疗体系构建和医疗体制改革。改革开放前30年，我国医疗卫生体系几乎是福利性的，较低的医疗费用伴生着较低的医疗质量；改革开放后30年，我国医疗卫生体制几乎是市场化的，较高的医疗质量伴生着较高的医疗费用。

2009年，国家推出“新医改”政策以构建公益性医疗卫生体制，从而平衡控费和保质的关系，实现“看病贵”和“看病难”的兼治。平衡控费和保质的初始途径是构建全民医疗保险体系，以医疗保险分担医疗费用，从而达到减轻患者负担和增加医院收入的兼顾。但是，这种平衡模式在“短暂的辉煌”之后就陷入“水涨船高”的困境。那么，如何才能平衡好医疗费用控制和医疗质量保障的关系呢？这是新时代的医改攻坚战。本章主要研究如何在控制医疗费用中保障医疗质量，以及如何在保障医疗质量中控制医疗费用，以此探索群众“看病贵”和“看病难”的协同治理机制。

第一节　新医改形势下“看病难”“看病贵”的表现与对策

“看病难”“看病贵”是一个看似简单，实则复杂的社会问题，多次医改都未能根治足以证明这一问题根源的复杂性与根治的艰巨性。为什么多次医改均未解决这个问题呢？笔者以为并非“病根误诊”，也非“药方误治”，根本原因在于不能分类诊断和分类治疗。“看病难”“看病贵”有不同的表现形式、诱发根源，应用不同的对策解决。

一、现存“难”与“贵”的表现形式及其启示

（一）从横向对比来看：不同的国家有不同的表现形式

1. 发达国家：或难或贵　目前发达国家典型的医疗卫生模式有 3 个，即英国的政府主导模式、美国的市场主导模式、德国的社会主导模式[①]。从结果看，政府主导模式下的英国，由于政府的大量投入与严格监管使得看病不“贵”，但是由于官僚垄断，缺少效率，所以依然存在着“看病难”的问题[②]。市场主导模式下的美国，由于高度的市场竞争与有效的卫生服务供给，所以基本不存在“看病难”的问题，但是由于医疗保险的商业化，所以存在“看病贵”的问题[③]。社会主导模式下的德国，由于医疗服务市场化程度较高，所以看病基本不“难”，但由于保险缴费个人负担较重，也同样产生另类的“看病贵”问题[②]。

---

① 蔡江南. 医疗卫生体制改革的国际经验[M]. 上海：上海科学技术出版社，2016。

② Pendzialek JB，Danner M，Simic D，et al. Price elasticities in the German Statutory Health Insurance market before and after the health care reform of 2009[J]. Health Policy（Amsterdam，Netherlands），2015，119（5）：654-663。

③ Speer M，Mccullough JM，Fielding JE，et al. Excess Medical Care Spending：The Categories，Magnitude，and Opportunity Costs of Wasteful Spending in the United States[J]. American Journal of Public Health，2020，110（12）：1743-1748。

2. 发展中国家：又难又贵 发展中国家在过渡发展时期，其卫生事业发展领域同时并存“看病难”和“看病贵”问题。人口增长、环境恶化、生活方式转变及疾病谱的变化导致人们对医疗卫生服务需求快速大量增长，但与此同时，由于发展水平的限制，医疗卫生服务供给难以在短时间内大幅提升，结果产生了“看病难”和“看病贵”问题。

3. 向发达国家迈进的中国：不同的难和贵 当前我国正在从发展中国家向发达国家迈进，这个过渡型的定位决定了我国的“看病难”“看病贵”区别于发展中国家，也区别于发达国家。具体表现：第一，“看病难”和“看病贵”并存，但“看病贵”居于主导地位，即我国医疗卫生事业发展的主要矛盾是“看病贵”，所以我国当前的医药卫生体制改革立足点应该放在“看病贵”的根治上；第二，“看病贵”不仅是医疗卫生服务需求方购买能力欠缺的结果（医疗保险），也是医疗卫生服务提供方服务价格虚高的结果（药价虚高），所以解决“看病贵”需要双管齐下；第三，我国的“看病难”主要不是由医疗卫生服务总量供给不足产生的，而是由医疗卫生服务供给结构失衡产生的。

（二）从纵向对比来看：不同时期有不同的表现形式

“看病难”和“看病贵”的产生和发展源于医疗卫生服务的供求矛盾：因为供不应求，医疗卫生服务价格上涨，所以导致“看病贵”问题；因为供不应求，医疗卫生服务需求没有得到有效满足，所以导致“看病难”问题。然而，“看病难”和“看病贵”在我国不同的历史时期具有不同的反映。

1. 新中国成立到改革开放初期 “看病难”是我国医疗卫生事业发展的主要矛盾。新中国成立以后，我国建立了由政府主导的生产、筹资、制度高度统一的医疗卫生体制[①]。在筹资方面，公费医疗、劳保医疗与农村合作医疗覆盖城乡，群众基本不存在“看病贵”的问题。在生产方

① 魏子柠. 致敬十年新医改[M]. 北京：中国协和医科大学出版社，2019。

面，国家计划经济体制为医疗卫生服务的有效供给提供了制度保障，随着国家财政困难与医疗卫生行政化体制弊病出现，“看病难”的问题才逐步显现并成为主要问题。

2. 改革开放初期到 20 世纪末　“看病贵”是我国医疗卫生事业发展的主要矛盾。改革开放以后，我国医疗卫生体制进行“市场化”探索改革[①]。在生产方面，卫生服务供给总量扩大，在一定程度上缓解了群众“看病难”的问题；在筹资方面，除了公费医疗可以持续运行外，劳保医疗因为国企改革而解体，农村合作医疗随着公社改革而解体，但是与此同时，社会医疗保险制度尚未建立，结果导致群众陷入“看病贵”的困境。

3. 20 世纪末到 21 世纪初　“看病难”“看病贵”是我国医疗卫生事业发展的主要矛盾。20 世纪末，我国医药卫生体制改革遵循“效率优先，兼顾公平”的原则，医疗卫生资源和医疗卫生服务的供给总量不断扩大，其质量也有效提升。但是由于我国在医疗卫生资源配置的过程中过多地运用市场手段，医疗卫生资源配置欠公平，主要表现在医疗卫生资源分配的城乡失衡、上下失衡、东西失衡，以及医疗卫生体系的防治失衡，农村卫生、基层卫生、西部卫生、公共卫生未能发展壮大起来，导致了群众“看病难”的问题。另外，各级各类公立医院在政府投入不足的形势下产生了以药补医机制，再加上医疗保险制度缺陷及自费医疗现象的普遍存在，导致了群众“看病贵”的问题。

二、“难”与“贵”根源分析

（一）从供给总量与结构状况看“难”

“看病难”的本质是医疗卫生服务供给与医疗卫生服务需求的失衡，表现为因供给因素的制约而导致医疗卫生服务需求得不到有效满足。“看病难”的根源有两大方面：①医疗卫生服务的供给总量不足，

① 王虎峰. 中国医改周期与管理创新[M]. 北京：人民卫生出版社，2020。

难以满足患者需要；②医疗卫生服务的供给结构失衡，一些地方、行业、人群医疗卫生服务供过于求（供给过剩），而另一些地方、行业、人群医疗卫生服务供不应求（供给短缺）。改革开放以前与改革开放以后我国均存在“看病难”的问题，但是根源不尽相同：改革开放以前的“看病难”源于医疗卫生服务供给总量不足，而改革开放以后的“看病难”源于医疗卫生资源配置结构失衡。

（二）从服务价格与医疗保险看“贵”

依据经济学理论，看病是群众购买医疗卫生服务的过程。影响购买行为的因素主要是产品的价值与顾客的购买能力。因此，“看病难”的根源有两个方面：①医疗卫生服务的价格超越顾客的承受水平；②顾客的购买能力有限。在现代社会，医疗保险是医疗卫生服务购买能力的有效支撑。改革开放初期到 20 世纪末，我国的医疗保障制度面临着巨大挑战。在城市，公费医疗制度面临医疗费用上涨过快的压力，劳保医疗制度面临国企改制的压力，结果是医疗保险体系不断萎缩；在农村，随着集体经济支持力度下降，合作医疗制度的行政村覆盖率从 1978 年的 82%下降到 1996 年的 17.6%[①]。2000 年世界卫生组织对 191 个成员国进行的卫生负担公平性评估中，中国位列第 188 位，即倒数第 4 位[②]。本节通过对这两个阶段的医疗卫生服务效率与公平关系演进进行比较，探讨导致其变化的根源。

（三）从社会分层情况看“难”与“贵”

“看病难”“看病贵”是广大群众对医疗卫生事业发展状况的客观描述，也是对医疗卫生事业发展效果的心理感受。综合多方面反馈的信息，目前各社会阶层对“看病难”“看病贵”的真实感受程度和首要诉求取

---

① 郑功成，申曙光. 医疗保障蓝皮书：中国医疗保障发展报告（2020）[M]. 北京：社会科学文献出版社，2020。

② 葛延风. 中国医改：问题，根源，出路[M]. 北京：中国社会出版社，2007。

决于两个因素：①个人拥有医疗保险的类型；②个人因经济情况而决定的购买能力。“看病难”“看病贵”的真实感受依据社会分层、医疗保险、支付能力，大体可分为以下 3 种情形（表 8-1-1）：①对于低收入群体，“看病难”“看病贵”主要是获取基本医疗卫生服务的难和贵；②对于中等收入群体，“看病难”“看病贵”主要是获取个性化医疗卫生服务的难和贵；③对于高收入群体，“看病难”“看病贵”主要是获取特需医疗卫生服务的难和贵。因此，解决低收入群体的“看病难”“看病贵”问题，关键是提供可及和价宜的基本医疗卫生服务；解决中等收入群体的“看病难”“看病贵”问题，关键是在保障基本医疗卫生服务的基础上提供个性化医疗卫生服务；解决高收入群体的“看病难”“看病贵”问题，关键是提供具有享受性质的特需医疗卫生服务。

表 8-1-1　不同收入群体对“看病难”“看病贵”的心理感受和首要诉求

分层	“难”感受	“贵”感受	首要诉求
低收入群体	强	强	降低医疗负担 保障医疗可及
中等收入群体	较弱	较强	提高医疗质量 加大医保补偿
高收入群体	弱	弱	提供特需医疗 提供补充医保

三、“难”与“贵”对策：提“供”与控“需”双管齐下

（一）理论依据：供需平衡

当前广大群众的“看病难”“看病贵”问题从根本上看是医疗卫生服务供需矛盾造成的。具体表现：随着老龄化社会的来临、疾病谱的变化，以及社会环境、自然环境、生活方式的改变，患病人数越来越多，所患疾病越来越难治，这客观上促使了医疗卫生服务需求大幅、高速扩大。而与此同时，由于社会发展水平与医疗卫生资源的限制，医疗卫生服务供给相对不足。医疗卫生服务需求的扩大与医疗卫生服

务供给的相对不足，一方面造成了群众“看病难”的问题，另一方面又造成了群众“看病贵”的问题。因此，治理群众“看病难”与“看病贵”的根本途径在于解决医疗卫生服务的供需矛盾。而解决医疗卫生服务的供需矛盾主要有 3 种方法。第 1 种方法是在医疗卫生服务供给既定的情况下，有效减少医疗卫生服务的需求；第 2 种方法是在医疗卫生服务需求既定的情况下，有效增加医疗卫生服务的供给增量，并盘活医疗卫生服务的供给存量；第 3 种方法是在条件允许的情况下，增加医疗卫生服务供给并减少医疗卫生服务需求。从历史上看，第 1 种方法是新中国成立以后我国医药卫生体制建设的思路；第 2 种方法是改革开放以后我国医药卫生体制改革的思路；第 3 种方法是“新医改”的思路。

（二）双管齐下、标本兼治

1. 治本之策　发展公共卫生体系和健康管理服务。

原因分析：从战略角度看，医药卫生体制改革主要有上、中、下三策。上策是防病，即“防患于未然”；中策是控病，即“控患于及时”；下策是治病，即“治患于有效”。疾病给身体造成伤害，也给经济造成负担，而诊治疾病又会耗费巨大的医疗卫生资源，所以疾病防控是卫生事业发展之道，也是医疗体制改革之首。然而，当前我国的医疗卫生机构重治轻防，为追求利益最大化而舍本逐末。2019 年底突如其来的新冠疫情对我国医疗卫生体系是一个“压力测试”，暴露出我国医疗卫生体制重治轻防的漏洞、短板和弱项。为此，应加强公共卫生体系改革和健康管理能力建设，将以疾病为中心的医疗卫生服务模式转型为以健康为中心的医疗卫生服务模式。公共卫生和健康管理是具有外部性的公共产品，外部性的特征决定了政府“应该”提供公共卫生服务和健康管理服务，公共产品的性质决定了政府“必须”提供公共卫生服务和健康管理服务。当然，政府承担提供公共卫生服务和健康管理服务的责任，并不意味着由政府直接提供公共卫生服务和健康管理服务。为了提高效率和降低成本，政府可以采取向社会办医疗卫生机构购买服务的方式为全体居民提供服务。

2. 治标之策 改革医疗卫生服务和医疗保险制度。

“看病难”是医疗卫生资源短缺与医疗卫生资源配置结构性失衡的必然结果，因此“看病难”的解决重在增大医疗卫生服务的供给总量与调整医疗卫生资源的分配结构。“看病贵”是医疗卫生事业公益性淡化与医疗保险制度缺陷的必然结果，因此“看病贵”的解决重在医疗卫生事业公益性的回归与医疗保险保障制度的建立健全。

（1）理论依据：“病治对等”与“治保对等”。“病治对等”指的是依据疾病的严重程度进行对应的治疗，防止小病大治或大病小治。如今在县域建设以农村卫生室为基础、以乡镇卫生院为骨干、以县级医院为龙头的三级医疗预防保险网络，就是依据疾病的大小而设计的医疗卫生服务体系。为了确保“病治对等”的有效实施，应采取医疗卫生服务价格分级定价、医疗保险分级报销，以及分级诊疗、双向转诊的措施来保障实施。“治保对等”是指医疗保险“二线一比例”的起付线、封顶线、报销比例要依据疾病的治级来确定，一般是“大病大报销，小病小报销”。“治保对等”一是为了节约医疗保险基金，让医疗保险基金用在刀刃上，从而发挥医疗保险基金的最大效用；二是为了防范不同程度疾病采取同一报销比例可能引发的逆向选择（adverse selection）[①]，从而实现医疗资源的优化配置。

（2）对策选择：医疗卫生服务体系与医疗保障体系建设双管齐下。从医疗卫生服务体系角度看，横向上建设一个以公立医院为主体的公立公益性、民办非营利性、民办营利性并存的多元办医格局，纵向上建设一个以高端医疗卫生服务为龙头、基本医疗卫生服务为核心、初级医疗卫生服务为兜底的多层医疗体系。2013 年 12 月 30 日，《关于加快发展

① 逆向选择是因病施治的反面。所谓因病施治，是指群众“小病小治”和“大病大治”的医疗行为。因病施治是一种合理的医疗行为，因为其实现了“病治对等”的原则，即医疗资源的合理利用。所谓逆向选择，是指群众“小病大治”和“大病小治”的医疗行为。前者是医疗资源的过度利用，后者是医疗资源的利用不足，两者均为不合理的医疗行为，因为其违背了“病治对等”的原则。

社会办医的若干意见》出台，推动了多元办医格局的形成；2017 年 5 月 23 日，《关于支持社会力量提供多层次多样化医疗服务的意见》出台，推进了多层医疗卫生体系的构建。从医疗保障体系上看，建设以医疗救助为基础、以基本医疗保险为核心、以商业保险为补充的多级医疗保障体系。2020 年 2 月 25 日，《中共中央 国务院关于深化医疗保障制度改革的意见》出台，该政策要求“到 2030 年，全面建成以基本医疗保险为主体，医疗救助为托底，补充医疗保险、商业健康保险、慈善捐赠、医疗互助共同发展的医疗保障制度体系”。总之，多元多层医疗卫生服务体系是差异化治理群众“看病难”问题的重要举措，多级多类医疗保障体系是差异化治理群众“看病贵”问题的重要举措，医疗卫生服务体系和医疗保障体系的分工合作是综合化治理群众“看病难”“看病贵”问题的必由之路。

综上所述，“看病难”“看病贵”因国家形态、历史时期、社会阶层的不同而呈现鲜明的表现形式。“看病难”源于医疗卫生服务供给的总量不足与结构失衡；“看病贵”源于医疗卫生服务价格的扭曲与医疗保险制度的残缺，“看病难”“看病贵”的感受差异源于社会阶层的分化。化解“看病难”与“看病贵”的治本之策是发展公共卫生与健康管理以减少医疗卫生服务的需求；治标之策是扩大医疗卫生服务供给总量、调整医疗卫生服务供给结构，并提高医疗保险的保障水平和扩大医疗保险的保障范围。

（泓　玲　覃　娟　校）

第二节　公平与效率下“看病难”“看病贵”的根源与治道

公平与效率的取舍和协调，一直是具有争议的价值取向问题[1]。实

① 杨宝国. 公平与效率：实现公平正义的两难选择[M]. 北京：中国社会科学出版社，2017。

际上，公平与效率是多层次对立统一与互动关系。我国当前医疗卫生领域的“看病难”“看病贵”本质上是公平与效率失衡式发展模式的必然反映。因此，要解决群众“看病难”“看病贵”的问题，在体制建设上要强调在政府主导下兼顾医疗供给与医疗需求，在价值理念上要坚持在共同富裕指导下兼顾医疗公平与医疗效率。

一、公平与效率的内涵及关系

（一）公平与效率的内涵

医疗卫生服务公平就是公正、合理地分配各种可利用的卫生资源，确保每个人都能有相同的机会从中受益，不因其经济状况的不同而产生不应有的差距。医疗卫生服务效率是指在有限的医疗卫生资源下，实现医疗卫生服务系统产出的最优化，是医疗卫生服务各项目和成果同花费的人力、物力、财力及时间之间的比较分析，是所有医疗卫生服务相关制度与医疗卫生服务运行各要素的适应程度。笔者以为，公平是医疗卫生服务需求（筹资）的价值标准，效率是医疗卫生服务供给的价值标准。公平的本质就是要通过医疗卫生服务价格改革与医疗保险制度建设，避免患者因经济支付能力低而陷入有医疗卫生服务需要但无医疗卫生服务需求的困境，从而有效解决广大群众“看病贵”的问题。而效率的本质就是要在扩大医疗卫生服务供给总量的基础上，依据医疗卫生服务需要、需求均衡地配置医疗卫生资源，从而达到有效消除“看病难”问题的目的。

（二）公平与效率的关系

公平与效率是多个层面的对立统一关系。何谓多个层面的对立统一？笔者从以下 3 个层面进行分析论证。

1. 第一个层面的对立统一　简而论之，提高效率的主要目标是“做大蛋糕”，维护公平的主要目标是“均分蛋糕”。一方面，“均分蛋糕”

前必先“做大蛋糕”，否则“均分蛋糕”就会演化为“共同贫困”，所以效率是公平的前提；另一方面，“做大蛋糕”之后应通过制度设计“均分蛋糕”，否则“做大蛋糕”就会演化为“贫富差距”，所以公平是效率的保障。公平与效率如同一枚硬币的两面，缺乏医疗卫生服务效率将导致群众“看病难”，缺乏医疗卫生服务公平将导致群众“看病贵”，因此公平与效率并重是医疗卫生体系实现发展与稳定的客观要求。

2. 第二个层面的对立统一　依据卫生经济学理论，效率是医疗卫生服务供给的价值要求，公平是医疗卫生服务需求的价值要求。新时期我国因为医疗卫生服务供给总量不足、结构失衡而导致广大群众“看病难”的问题；因为现有的医疗保险制度缺陷与医疗服务价格偏高而导致广大群众“看病贵”的问题。对于“看病难”和“看病贵”两大问题，需要提高医疗卫生服务供给与扩大医疗卫生服务需求双管齐下，所以要求建设公平与效率并重的医疗卫生事业发展模式。

3. 第三个层面的对立统一　医疗卫生服务领域存在政府、社会、市场三大主体，三者应有明确的分工：市场主导医疗卫生服务效率，社会主导医疗卫生服务公平，政府主导医疗卫生服务公平与效率并重。但是在我国现有的条件下，市场、社会和政府还不能完全依据供、需、管 3 个方向定位，应该根据医疗卫生服务的产品性质确定职能。在医疗卫生领域，公共卫生属于公共产品，应该由政府负责供给；特需服务属于私人产品，应该由市场负责供给；基本医疗属于准公共产品，应该由政府、社会、市场分担。在医疗保险领域，医疗救助属于公共产品，应该由政府负责供给；商业保险属于私人产品，应该由市场负责供给；基本医疗保险属于准公共产品，应该由政府、社会、市场分担。在医疗卫生服务供求方面，政府、社会和市场提供公、准、私 3 种性质服务的明确分工说明，一是“看病难”“看病贵”源于医疗卫生服务供给失效与需求失公，所以其根治需要供给效率化、需求公平化双管齐下；二是“看病难”“看病贵”主要包括获取公共卫生的难和贵，获取基本医疗的难和贵，以及获取特需医疗的难和贵，3 种类型的“看病难”“看病贵”需要由不同责任主体分类解决，不能缺位，也不能越位，更不能不到位。

二、新时期“看病难”“看病贵”的本质：筹资“不公平”与供给“欠效率”

我国广大群众的“看病难”“看病贵”源于医疗卫生服务供给与需求体制失衡。医疗卫生服务供给与需求体制失衡表现为两大方面：一是医疗卫生服务呈“供给强、需求弱”的状态，结果是广大群众“看病贵”；二是医疗卫生服务呈“供给弱、需求强”的状态，结果是广大群众“看病难”。公平是医疗卫生服务需求的价值标准，效率是医疗卫生服务供给的价值标准。目前，在我国医疗卫生事业发展过程中，医疗卫生服务需求总体“不公平”导致了群众“看病贵”的问题；医疗卫生服务供给局部“欠效率”导致了群众“看病难”的问题。

（一）医疗卫生筹资总体不公平导致普遍“看病贵”

从卫生经济学的角度看，“看病贵”的本质是医疗卫生服务需要未能转化为医疗卫生服务需求，即“该就诊而未就诊”和“该住院而未住院”。医疗卫生筹资总体不公平是导致“看病贵”的主要原因。筹资实际上是享受医疗卫生服务后谁付费，付多少费，以及怎么付费的问题，在“谁付费”问题上自费医疗是一种最大的筹资不公平，在“付多少费”问题上城乡差距是一种最大的筹资不公平，在“怎么付费”问题上按项目付费是一种最大的筹资不公平。医疗保险制度缺陷及支付方式以按项目付费为主将导致医疗卫生费用个人负担过重，从而产生“看病贵”的问题。当然，医疗卫生费用个人负担比重过大只是“看病贵”的一方面原因，另一方面原因是医疗卫生服务价格过高，超越了医疗卫生服务购买者的经济承受能力。医疗卫生服务价格虚高与医疗保险制度缺陷会导致群众“看病贵”的问题。

改革开放以后，一方面在政府“给政策，不给钱”的引导下公立医院进行市场化改革，同时在以药补医机制下出现诱导需求和过度医疗，导致医疗卫生服务价格过度上涨。另一方面，改革开放以后国家对医疗卫生事业发展的投入比重下降，以农村合作医疗、城市公费医疗、劳保医疗为三大支柱的医疗保险体系崩溃。在公共财政投入不断降低与医疗保险制度缺陷的情况下，增长的医疗卫生费用与医疗卫生服务价格将转化为群众的个人疾病经济负担。个人疾病经济负担抑制了医疗卫生服务的需求，“需而不求”成为“看病贵”的主要表现。

（二）医疗卫生供给局部“欠效率”导致部分地区、人群、时期“看病难”

从卫生经济学的角度看，“看病难”的本质是医疗卫生服务的需求未能获得供给的匹配性满足。“看病难”的形式表现为3个方面：①医疗卫生服务供给总量不足导致群众“看病难”，这种“看病难”主要发生于新中国成立后到20世纪末；②医疗卫生服务供给结构失衡导致群众“看病难”，这种“看病难”主要发生于20世纪末到21世纪初；③医疗卫生服务的供给类型不够、质量不高导致群众“看病难”，这种“看病难”将成为21世纪“看病难”的主要形式。

改革开放后，我国在医药卫生体制改革方面采取了效率优先、兼顾公平的偏重式发展模式。在效率优先的价值引导下，制度效率、技术效率有效提高，基本解决了医疗卫生服务供给总量不足导致的“看病难”问题。医疗卫生服务制度效率的提高源于市场手段的引入，多种所有制结构的建立，以及政府对医疗卫生机构的放权让利；医疗卫生服务技术效率的提高源于医疗卫生资源总量的扩大和质量的提升，以及绩效考核、奖惩机制下医疗卫生服务存量的盘活。然而，在制度效率与技术效率不断提高的同时，我国的资源配置效率不断下降。首先是医疗卫生资源的纵向配置低效，表现为医疗卫生资源配置的重城轻乡、重上轻下；其次是医疗卫生资源的横向配置低效，表现为医疗卫生资源配置的重公轻私、重治轻防；最后是医疗卫生资源的地区、人群配置低效，表现为医疗卫生资源配置的重富轻贫、重东轻西，最终导致了医疗卫生服务需求的“正三角”结构与医疗卫生资源配置的“倒三角”结构。医疗卫生服务需求与供给失衡最终导致了地区性、人群性、时段性“看病难”问题。通过制度效率、技术效率、资源配置效率三方面的分析得知，改革开放以后我国群众的整体性“看病难”问题已经解决，局部性“看病难”问题成为主要形式。解决局部性“看病难”问题，关键在于两个方面：一方面是强化政府在公共卫生领域的主导作用，通过有效控制疾病减少医疗卫生服务需求；另一方面是强化政府在医疗卫生资源配置中的责任，通过医疗卫生资源的均衡分配有效解决局部性“看病难”的问题。

三、解决“看病难”“看病贵”新药方：公平与效率并重式发展模式

（一）“看病难”“看病贵”的根源、表现分析

通过以上分析可知，“看病难”是在疾病预防控制低效的情况下医疗卫生服务供给欠效率的结果，欠效率主要表现为医疗卫生服务供给总量不足与结构失衡两大方面。新中国成立初期，我国群众的“看病难”更多地表现为医疗卫生服务总量不足，而当前我国群众的“看病难”更多地表现为医疗卫生服务结构失衡。“看病贵”是医疗卫生服务筹资不公平的结果，筹资不公平主要表现为医疗卫生服务价格虚高与医疗保障体系缺乏两大方面。改革开放初期到 20 世纪末我国群众的“看病贵”更多地表现为医疗卫生服务价格虚高。随着公立医院以药补医制度的破除，以及医务人员诱导需求行为的控制，当前我国群众的“看病贵”更多地表现为医疗保险保障种类少、保障面窄和保障度低。

（二）以供给效率和筹资公平分治“看病难”“看病贵”

当前我国医药卫生体制改革是由“看病难”和“看病贵”问题推动的，其基本目标是实现医疗卫生服务公平与提高医疗卫生服务效率。“看病难”主要是医疗卫生服务供给质量不足和结构失衡的结果，故

应该以效率为价值标准，从扩大医疗机构、增强医疗资源、完善医疗制度、促进医疗协同四方面予以解决。“看病贵”主要是医疗卫生服务价格虚高与医疗保险补偿水平低的必然结果，表现为医疗卫生服务的需要不能转化为需求，故应该以公平为价值标准，从控制医疗卫生服务价格（降低药品价格、控制多余检查、提高技术服务）与建立健全医疗保险体系（建立以医疗救助为基础、以基本医疗保险为核心、以商业医疗保险为补充的医疗保险体系）两方面解决。可见，通过促进医疗卫生服务公平与提高医疗卫生服务效率的方式分治“看病难”“看病贵”问题是一个必然选择。但是历史经验表明，分治的结果可能是“按下葫芦浮起瓢”，解决了老问题，可能又产生新问题。因此，探索一种全方位化解“看病难”“看病贵”问题的卫生事业发展模式尤为重要。

医疗卫生服务公平与效率是多层面的对立统一的互动关系，医疗卫生服务公平与效率在根本上是相互促进的统一关系，但是在资源有限的情况下，两者往往会出现局部性、短期性的此消彼长的对立关系。改革开放前的“公平优先、兼顾效率”及改革开放后的“效率优先、兼顾公平”都启示我们，医疗卫生事业公平与效率并重式发展模式不是想不到，而是做不到，因为其受到经济社会发展水平、历史发展规律的限制。然而，随着经济社会的发展，医疗卫生事业公平与效率并重式发展模式日益显现出必要性与可行性。进入 21 世纪，“看病难”和“看病贵”并存导致看不了病、看不好病、看不起病，严重影响人民群众的身心健康，迫切需要全方位、一揽子解决，而这个全方位解决的方案就是医疗卫生事业公平与效率并重式发展模式。

（三）以公平与效率的并重式模式根治“看病难”“看病贵”

1. 政府、社会、市场功能准确定位是公平与效率并重式发展的关键　我国医疗卫生体制出现效率与公平失衡的问题，根源在于对政府、社会、市场定位的认识不清，结果一方面导致改革开放前政府对私人产品和公共产品“双肩挑”；另一方面导致目前医疗卫生领域中公立医疗机构“市场化过度”和民营医疗机构“市场化不足”并存。因此，构建公平与效率的并重式发展模式要正确定位政府、社会、市场的功能。应该根据医疗卫生服务的产品性质对政府、社会、市场进行定位。以医疗卫生服务供给为例，政府应该负责具有公共产品属性的公共卫生服务，市场应该负责具有私人产品属性的特需医疗服务，而具有准公共产品属性的基本医疗服务应该采取政府–社会–市场伙伴关系式协同提供。以医疗保障体系为例，政府应该负责具有公共产品属性的国家医疗救助，市场应该负责具有私人产品属性的商业医疗保险，而具有准公共产品属性的基本医疗保险应该采取政府–社会–市场伙伴关系式协同提供。政府、市场、社会分工明确后，不同类型、层次的“看病难”“看病贵”问题就会被“分兵攻克”：公共卫生的“看病难”“看病贵”问题归政府解决，非基本医疗的“看病难”“看病贵”问题归市场解决，基本医疗的“看病难”“看病贵”问题由政府、市场、社会协同解决。

2. 政府主导功能发挥是公平与效率并重式发展的保障　政府主导是医疗卫生服务公平与效率并重式发展模式的关键，政府除了正确履行公共卫生、医疗救助专项职能以外，还应发挥主体培育、功能定位、制度设计、监督管理四大功能。四大功能的发挥需要完成“四步走”战略：第一步是通过政策引导、财政扶持等手段引进、鼓励和发展社会性、商业性医疗卫生组织，有效提高医疗卫生服务的供给总量和盘活存量；第二步是对社会性、商业性医疗卫生组织进行功能划分，政府组织、社会组织和商业组织分别负责提供纯公共产品、准公共产品和私人产品，有效防止三大医疗卫生服务主体功能缺位、越位、不到位；第三步是健全规制三大组织功能发挥的制度安排，主要包括工商政策、财政政策、税收政策、法律法规，保证多层次、多形式医疗卫生服务能力和服务意愿；第四步是政府对三大组织的监督管理，宏观上保证医疗卫生服务的供需平衡，有效解决群众“看病难”“看病贵”问题，微观上要通过卫生法律法规监督基本和特需医疗卫生保障服务的价格与质量，保障不同支付能力的群众看得了病、看得好病、看得起病。

3. 医疗保险支付方式改革是公平与效率并重式发展的补充 医疗保险支付方式改革是促进医疗卫生公平与效率并重式发展的有效途径。我国医改成效不高的根本原因为改革的制度设计没有解决好激励相容问题[①]。我国医疗保险对医疗费用的支付手段仍然是按项目收费，因此医患双方的利益不具有激励相容关系。在医患关系中，医生既是为患者谋福的“白衣天使”，也是为自己谋利的“普罗大众”。这种双重角色极易导致医生利用信息优势对患者实施诱导需求，进而导致过度医疗与医疗费用的上涨。因此，有必要通过医疗保险支付方式改革实现医患双方的激励相容。建议在设计医改制度时，将医疗服务的支付方式从按项目付费转变为按病种付费、按总额付费，实现医疗卫生服务供给方与需求方的利益共容，有效防止医患之间的零和博弈。由于医疗保险支付方式改革从根本上将医患利益统一起来，并最大限度激发医务人员的积极性，完成既服务于社会又能实现自身价值的双重使命，因此能一举两得地解决广大群众“看病难”“看病贵”问题。

综上所述，我国医疗卫生服务领域的两大问题是医疗卫生筹资不公平与医疗卫生供给欠效率。医疗卫生筹资不公平会导致广大群众“看病贵”的问题，医疗卫生供给欠效率会导致广大群众“看病难”的问题。在“看病难”“看病贵”并存的新时期，须采取两大举措：一是建立高质量医疗保障体系，以促进医疗卫生公平；二是建立高质量医疗卫生体系，以提高医疗卫生供给效率，最终实现医疗卫生事业公平与效率并重发展。

（盘夏晖 苏年龙 校）

第三节 解决“看病贵”问题的医疗卫生费用控制研究

在医疗费用过度上涨态势下，强化医疗保险分担机制不足以减轻群

① 王前强，黄羽舒. 深化新医改的挑战与反思[J]. 卫生经济研究，2014，（10）：48-50。

众的医疗经济负担，应在强化医疗费用分担机制的同时启动医疗费用控制机制，才能切实解决群众“看病贵”的问题。

一、解决“看病贵”问题的策略：始端控费和终端分担

医疗保险对医疗费用的分担机制要比政府对医疗价格的行政管制更优越，因为医疗保险分担机制可以实现医疗效率与医疗公平的均衡。然而，由于本质上是一种按项目后付费方式，医疗保险分担机制同样存在明显的功能缺陷——其导致医疗机构形成“以收入为中心”的经营管理模式，导致医务人员养成以“供给诱导需求”为惯性的医疗服务模式。

所谓“以收入为中心”的经营管理模式，是指以扩大医疗收入（相对降低成本而言）维持医院生存和发展的经营管理模式。由于扩大医疗收入是中心任务，医疗机构会采取“创收分成”的分配制度激励医务人员扩大医疗服务。医务人员提供的医疗服务，有健康所需要的医疗服务，即“必要”的医疗服务，也有健康不需要的医疗服务，即“不必要”的医疗服务。扩大必要的医疗服务，有利于维护群众健康，有利于缓解群众“看病难”的问题。但是，扩大不必要的医疗服务，不仅不利于维护群众健康，还会浪费医疗资源、抬高医疗费用，从而引发“看病贵”的问题。

所谓供给诱导需求，从经济学角度讲，是指具有“经济人”属性的医方利用供求双方的信息不对称而采取诱导需求的方式（如将小病说成大病）对患者提供非健康需要的不必要医疗服务。这种不必要的医疗服务主要体现为数量上“过多”和价格上“过高”，所以必然推高不合理医疗费用。

可见，收入导向的经营模式和诱导需求的服务模式均会导致不合理医疗费用上涨。因此，市场主导派应用医疗保险分担机制解决“看病贵”问题的策略存在“重分母轻分子”的缺陷，只管医疗费用的分担而不管医疗费用的控制，难免形成医疗保险分担和医疗费用“水涨船高”，结果是很难根治“看病贵”这一“顽疾”。

近年来，各地医疗保险对医疗费用的实际报销水平逐年提高，但是群

众仍然感觉“看病贵”问题存在，其直接原因是医疗费用上涨所产生的“负效应”抵消了医疗保险报销水平提高所产生的“正效应”（表 8-3-1，图 8-3-1），根本原因是我国医保机构对医疗费用的终端分担重视有余，而对医疗费用的源头控制重视不足。基于以上分析，根治群众“看病贵”问题应采取“两手”策略：一是强化医疗保险对合理医疗费用的分担功能，如降低起付线、提高封顶线、扩大补偿比例等，此策略简称“做大分母”；二是强化医疗保险对不合理医疗费用的控制功能，如对医疗机构采取按人头预付费方式、按病种预付费方式和按总额预付费方式等，此策略简称“做小分子”。从医疗保险学角度看，该政策实际上是医疗保险需求方付费方式和供给方付费方式的双管齐下。两种付费方式分别对医疗费用进行了源头控制和终端分担，所以可以减轻群众的医疗经济负担（图 8-3-2）。

表 8-3-1　2006～2013 年我国医院人均住院费用情况

	2006 年	2007 年	2008 年	2009 年	2010 年	2011 年	2012 年	2013 年
人均住院费用（元）	4668.9	4964.4	5234.1	5684.1	6193.9	6632.2	6980.4	7442.3
医疗保险实际报销比例（%）	44.22	44.39	48.38	49.18	51.68	55.67	57.45	58.71
医疗保险报销费用（元）	2064.6	2203.7	2532.3	2975.4	3201.0	3692.1	4010.2	4369.4

数据来源：《全国社会保障资金审计结果》（2012 年第 34 号）；2007～2011 年《我国卫生事业发展统计公报》，2012～2013 年《我国卫生和计划生育事业发展统计公报》。

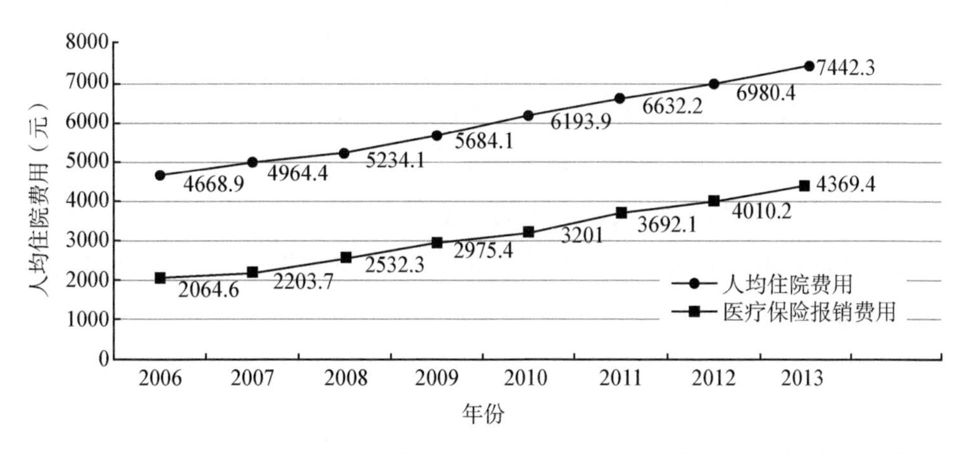

图 8-3-1　2006～2013 年我国人均住院费用与医疗保险报销费用的增幅比较

数据来源：2007～2011 年《我国卫生事业发展统计公报》，2012～2013 年《我国卫生和计划生育事业发展统计公报》

二、预付费方式控制医疗费用的主要机制

医疗保险的预付费方式可以有效控制医疗费用，根本原因是预付费方式可以将医疗机构以收入为中心的经营模式转变为以成本为中心的经营模式。从经济学角度讲，医疗机构均为追求利润最大化的“理性人”[①]。利润=收入–成本，所以医疗机构追求利润最大化主要有 2 条途径：一是扩大收入，即采取以收入为中心的经营模式，在此经营模式下，医疗机构为扩大医疗收入会提供不必要医疗服务，如“大检查、大处方”，结果导致不合理医疗费用上涨。二是降低成本，即采取以成本为中心的经营模式，在此经营模式下，医疗机构为降低医疗成本会减少不必要的医疗服务，如因病施治和健康管理，从而抑制不合理医疗费用上涨。医疗机构到底采取何种经营模式，关键看医疗保险的付费方式。如果医疗保险对医疗机构采取后付费方式，那么医疗机构会采取以收入为中心的经营模式，这是由医疗保险后付费方式具有“后付制”和“项目制”的特点决定的。如果医疗保险对医疗机构采取预付费方式，那么医疗机构会采取以成本为中心的经营模式，这是由医疗保险预付费方式具有“预付制”和“打包制”的特点决定的。

在以成本为中心的经营模式下，降低医疗成本是医疗机构实现自身利益最大化的唯一途径，这让医疗费用与医疗机构的关系从“兼容”转变为“矛盾”。由于控制医疗费用符合医疗机构的切实利益，所以医疗机构控费已不是一种“被迫强制”行为，而是一种“自觉主动”行为。要让医疗机构形成以成本为中心的经营模式，应具备两个条件：一是对医疗机构采取“定额付费机制”，二是对医疗机构采取“激励约束机制”。

① 在经济学中，“理性人”（hypothesis of rational man）是在经济社会中对所有人基本特征的一般性抽象：每一个从事经济活动的人都是利己的，而且其利己的行为是理性的，即以最小经济代价获得最大的经济利益。这种理性人用通俗的话讲是指“心”趋利而“脑”明智的人。

（一）对医疗机构采取定额付费机制

所谓定额付费，是指医疗保险以人头、病种、总额为单位对医疗机构采取固定付费，如按病种定额付费、按人头定额付费、按总额定额付费。在这种定额付费机制下，医疗机构作为“经济人”的逐利本性不会改变，但它们只能采取降低成本的办法逐利，而不能采取扩大收入的办法逐利。医疗机构降低医疗成本主要有以下 3 条合理途径。

1. 抑制道德风险 所谓抑制道德风险，是指防范医务人员采取诱导需求的方式提供不必要的医疗服务。在医疗保险预付费方式下，不必要的医疗服务是一种成本，而不是一种收入，所以医疗卫生机构会自觉主动减少不必要的医疗服务。在这种情况下，医疗保险机构的工作重心不是防范医疗卫生机构提供不必要的医疗服务，而是防范医疗机构为了降低医疗成本而减少必要的医疗服务。否则，医疗保险预付费方式下的医疗服务模式将会从“小病大治”走向“大病小治”。“小病大治”导致医疗费用上涨，“大病小治”导致医疗质量降低，医疗保险预付费方式切忌以牺牲医疗质量为代价控制医疗费用。

2. 提升医疗质量 人们通常认为医疗质量与医疗成本是一个矛盾体，提升医疗质量必然增加医疗成本，控制医疗成本必然降低医疗质量。实际上，这种观点是偏颇的，医疗质量与医疗成本既具有矛盾的一面，也具有统一的一面。提升医疗质量会增加医疗服务的初始成本，但是最终会减少医疗服务的综合成本。以按病种付费为例，综合医院为了提升疾病治疗效果采购先进设备和引进高端人才，这会增加医疗服务的初始成本。但是有了先进设备和高端人才，医院就能提高“治愈率”，从而缩短患者的住院天数，并提高病床使用率，进而降低医疗服务的综合成本。另外，疾病治疗效果的提高可以为医院吸引更多的转诊患者，从而提高医院的医疗收入。可见，在医疗保险按病种付费方式下，医疗机构提升医疗质量可以降低医疗成本，从而增加医疗收入。以按人头付费为例，基层医疗卫生机构为了提升疾病防控效果，应为群众建立健康档案并进行疾病筛查，还推出健康教育的活动和预防免疫的措施。这些疾病防控措施的实施会增加医疗服务的初始成本，但是有利于降低群众的疾病发病率和患病率，从而降低医疗服务的综合成本。另外，疾病防控质量的提升也为基层医疗卫生机构吸引到更多的注册人头，从而提高基层医疗卫生机构的医疗收入。可见，在医疗保险按人头付费方式下，医疗机构提升医疗质量可以降低医疗成本，从而增加医疗收入。以上两个例子启示我们，在医疗保险预付费方式下，医疗机构降低医疗成本要算“大账”而不是“小账”，切忌为了降低医疗成本而降低医疗质量。

3. 实施健康管理　降低医疗成本可以从“治”的角度探索办法，也可从“病”的角度探索办法。从“治”的角度看，为防范“小病大治”而减少不必要的医疗服务是降低医疗成本的重要途径；为提升医疗质量而增加必要的医疗服务是降低医疗成本的根本途径。从“病”的角度看，疾病预防是降低医疗成本的根本途径。这是因为，“有病”的医疗成本比“没病”的医疗成本高，所以医疗机构降低医疗成本的根本办法是让群众“不得病”或“少得病”。疾病控制是降低医疗成本的重要途径。这是因为，“大病”的医疗成本比“小病”的医疗成本高，所以医疗机构降低医疗成本的重要办法是让群众“不得大病”或“少得大病”。可见，在医疗保险预付费方式下，为防有病和减少大病而进行的健康管理是医疗机构控制医疗成本的有效途径。同时，通过医疗保险预付费方式将医疗机构的医疗模式从疾病治疗向健康管理升级，也是医疗保险机构的重要使命。

（二）对医疗机构采取激励约束机制

所谓激励约束机制，是指超支自负的约束机制和结余归己的激励机制。超支自负的约束机制以“压力”形式推动医疗机构控制医疗费用，结余归己的激励机制以“动力”形式拉动医疗机构控制医疗费用。如果以结余归己与否为横坐标，以超支自负与否为纵坐标，那么可绘出一个医疗保险付费方式激励机制坐标图（图 8-3-2）。第一象限代表“超支自负和结余归己”，在该激励机制下，医疗机构不仅控费动力强且控费压力大；第二象限代表“超支自负和结余不归己”，在该激励机制下，医疗机构控费压力大但控费动力弱；第三象限代表“超支不自负和结余不归己”，在该激励机制下，医疗机构不仅控费动力弱且控费压力小；第四象限代表“超支不自负和结余归己”，在该激励机制下，医疗机构控费动力强但控费压力小。按此坐标图分析，超支自负和结余归己是医疗保险对医疗机构的最佳激励约束机制。然而，从目前我国医疗保险付费方式改革情况看，各地区医疗保险机构为控制医疗费用对医疗机构采取的约束机制和激励机制不尽相同。

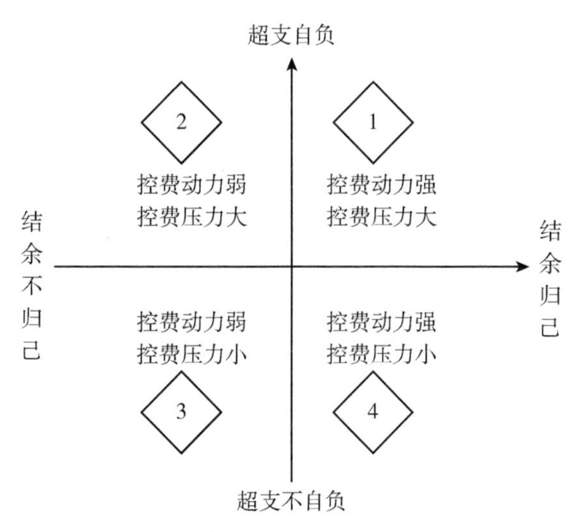

图 8-3-2　医疗保险付费方式的激励机制及其控费效果

1. 部分地区的医保机构对医疗机构采取“超支自负，结余归己”的激励约束机制　例如，甘肃省卫生厅《推行新型农村合作医疗住院按病种定额付费和门诊统筹总额预付制度指导意见》（甘卫农卫发〔2011〕461 号）在“费用补偿与结算”中要求：“单病种患者实际发生的住院费用超出定额标准的，超出部分由医疗机构自动承担，新农合基金不予拨付；低于定额标准的，新农合基金按定额拨付，结余部分留医疗机构作为（单病种）平衡备用金。”

2. 部分地区的医保机构对医疗机构采取“超支分担，结余奖励”的激励约束机制　例如，《广西壮族自治区城镇基本医疗保险付费方式改革实施方案》的“改革措施”规定：“将定点医疗机构总额控制指标与其定点服务考评结果挂钩，在按周期进行医疗费用结算的基础上，按照‘结余奖励、超支分担’的原则实行弹性结算，作为季度或年度最终结算的依据。”再如，《淄博市人力资源和社会保障局关于全面实行门诊统筹按人头付费结算有关问题的通知》（淄人社字〔2012〕489号）的“结算方式”中针对“结余”规定：“签约医疗机构控费效果较好和就诊率高的，结余资金的60%由签约医疗机构使用，40%作为下一年度的预拨定额资金；签约医疗机构控费效果较差和就诊率低的，结余资金的30%由签约医疗机构使用，70%作为下一年度的预拨定额资金。”针对“超支”规定：“签约医疗机构控费效果较好和就诊率高的，合理超支部分的75%由医疗保险经办机构负担，25%由签约医疗机构负担；签约医疗机构控费效果较差和就诊率低，合理超支部分的50%由医疗保险经办机构负担，50%由签约医疗机构负担。”

3. 部分地区的医保机构对医疗机构采取“按实际发生的医疗费用结算”的激励约束机制 所谓按实际发生的医疗费用结算，实际上是指“超支自负和结余归人”的激励和约束机制。例如，《山东省基本医疗保险按病种付费指导意见》（鲁社保发〔2006〕7号）中“费用结算”要求：“对实际发生费用未达到付费标准的，原则上按实际发生额结算。对超出定额的，原则上不予以补助。”再如《贵州省卫生厅关于印发<贵州省新农合慢性粒细胞白血病、血友病A、地中海贫血重大疾病按病种付费实施方案（试行）>的通知》（黔卫发〔2013〕61号）要求：“规定纳入新农合重大疾病补偿范围的治疗方式，将实施单病种限额付费的，实际发生的医药费用在限额费用标准内，按实际发生费用结算；超出限额费用标准的，按限额费用标准结算，新农合基金报销结算费用的80%，患者个人承担结算费用的20%。”

4. 国家层面各部委出台的相关政策也不同 2011年5月31日人力资源和社会保障部出台的《关于进一步推进医疗保险付费方式改革的意见》（人社部发〔2011〕63号）在“结合基金预算管理加强付费总额控制”中规定：“要将定点医疗机构总额控制指标与其定点服务考评结果

挂钩，在按周期进行医疗费用结算的基础上，按照‘结余奖励、超支分担’的原则实行弹性结算，作为季度或年度最终结算的依据。”但是，2012 年 12 月 14 日人力资源和社会保障部、财政部、卫生部出台的《关于开展基本医疗保险付费总额控制的意见》（人社部发〔2012〕70 号）在“基本原则”中指出：“建立合理适度的‘结余留用、超支分担’的激励约束机制，提高定点医疗机构加强管理、控制成本和提高质量的积极性和主动性。”

三、控费机制的分析与选择

通过以上分析可以看出，医疗保险对医疗机构主要采取 4 种激励约束机制：第 1 种是“超支自负、结余归己”，第 2 种是“超支分担、结余奖励”，第 3 种是“超支自负、结余归人”，第 4 种是“超支分担、结余归己”。那么，为什么不是所有地区的医疗保险机构对医疗机构采取“超支自负、结余归己”的固定结算制度，相反，部分地区的医保机构对医疗机构采取“超支分担、结余奖励”的弹性结算制度，部分地区的医保机构对医疗机构采取“超支自负、结余归人”或“超支分担、结余归己”的半固定半弹性结算制度呢？经笔者调查得出结论，这是因为医疗保险“超支自负、结余归己”这种弹性结算制度兼具控制医疗费用的优势和诱发医疗风险的缺陷。所谓医疗风险，是指医疗机构为了降低医疗费用而产生减少医疗服务和降低医疗质量的行为。例如，医疗保险按总额预付费方式下医疗机构推诿患者，医疗保险按病种预付费方式下医疗机构缩短住院日，医疗保险按人头预付费方式下医疗机构无序转诊患者。部分地区或推出弹性结算制度，或推出半固定半弹性结算制度，就是为了让医疗机构既能有效控制医疗费用，又能有效保障医疗质量。

例如，“超支分担”制度的设计既是为了防范医疗机构抬高医疗费用（医院分担部分的作用），又是为了防范医疗机构减少必要服务（医疗保险分担部分的作用）；“结余奖励”制度的设计既是为了激励医疗机构控制医疗费用（奖励部分的作用），又是为了防范医疗机构降低医疗质量（截留部分的作用）。

又如，“超支自负”制度的设计是为了防范医疗机构为了扩大收入而抬高医疗费用，以免导致群众“看病贵”的问题；“结余归人”制度的设计是为了防范医疗机构为了降低医疗成本而减少必要服务，以免导致群众“看病难”的问题。

再如，“超支分担”制度的设计是为了增强医疗机构扩大必要医疗服务的动力，激励医疗机构保障医疗质量的行为；“结余归己”制度的设计是为了增强医疗机构控制不合理医疗费用的动力，遏制医疗机构减少不必要医疗服务的行为。

从本质上看，这种弹性结算制度和半固定半弹性结算制度是医疗保险的“限额”付费方式，而不是医疗保险的“定额”付费方式。限额付费方式是按项目付费方式向定额付费方式转型中一般要经历的一种过渡形式，这种付费方式力图结合按项目付费方式扩大医疗服务的优势和定额付费方式控制医疗费用的优势，同时避免按项目付费方式推高医疗费用的缺陷和定额付费方式诱发医疗风险的缺陷。然而，从运行上看，这种弹性结算制度和半固定半弹性结算制度是一个“半拉子”工程，既难以彻底控制医疗机构的医疗费用，又难以彻底保障医疗机构的医疗质量；既难以充分防范医疗机构的道德风险，又难以充分抑制医疗机构的医疗风险。因此，对医疗机构采取预付费方式应推行“超支自负、结余归己”的结算制度。

那么，“超支自负、结余归己”可能诱发的医疗风险又如何解决呢？笔者的思路：①优化预付费标准。在医疗保险付费方式改革中，不仅要对医疗机构采取先进的预付费方式，而且要对医疗机构采取科学的预付费标准。预付费标准本质上是一种医疗服务的价格机制。预付费方式是推动医疗机构控制医疗费用的有效举措，预付费方式是防范医疗机构降低医疗质量的有效举措。优化医疗保险预付费标准的关键是培养专业化的精算队伍，并构建常态化的谈判机制。②构建弹性管理制度。医疗机构的超支部分要具体问题具体对待，对于不合理的超支部分，应采取超支自负的措施，否则医疗费用难以控制；但是对于合理的超支部分，可以采取超支分担的措施，否则医疗质量难以保障。同样，医疗机构的结余部分也要具体问题具体对待，对于合理的结余部分，应采取结余归己的措施，否则医疗费用难以控制；但是对于不合理的结余部分，可以采取结余惩罚的措施，否则医疗质量难以保障。③打造多元治理机制。在医疗保险预付费方式下，医疗机构造成的医疗风险，有些是被迫的，有些是故意的。对于被迫造成的医疗风险，可以采取优化预付费标准的办法予以防范，也可以采取构建弹性管理制度的办法予以防范。但是对于故意造成的医疗风险，应采取优化多元治理的办法予以防范。所谓多元治理机制，是指供给竞争机制、需方选择机制和社会监管机制。多元治理机制的作用是让医疗机构为制造医疗风险的行为付出代价，而让医疗机构保障医疗质量的行为获得收益。

（韦世密　潘娟娟　校）

第四节　解决“看病难”问题的医疗服务质量保障研究

医疗质量和医疗费用是一对矛盾共同体，既有对立的一面，也有统一的一面。能否化解医疗质量和医疗费用的矛盾，或者能否将医疗质量和医疗费用的对立关系转换为统一关系，决定着医疗保险付费方式改革的成败。

一、不同付费方式下医疗质量与医疗费用的矛盾关系

1. 在医疗保险后付费方式下，医疗机构的医疗质量较好，但医疗费用较高　医疗保险后付费方式有利于提升医疗质量，但不利于控制医疗费用，是因为后付费方式激励医疗机构扩大医疗收入。在扩大医疗收入的驱使下，医疗机构诱导需求和过度医疗的行为在所难免。在检查、诊断和治疗环节，医生可能会对患者过度检查和过度医疗。从医疗费

用的角度看，这种过度检查和过度医疗的行为不利于控制医疗费用。自2008年我国全民医疗保险制度建立到2011年国家推动医疗保险付费方式改革，我国公立医院的医疗费用快速上涨，如次均门诊费用从2008年的146.5元增至2011年的180.2元，人均住院费用从2008年的5463.8元增至2011年的6909.9元（表8-4-1）。但是，从医疗服务质量的角度看,这种过度检查和过度医疗的行为似乎有利于提升医疗服务质量。自2008年至2011年，我国公立医院医疗服务质量不断提升，如医院感染率从2008年的1.3%降至2011年的0.7%，急危重症抢救成功率从2008年的91.3%提高到2011年的93.8%（表8-4-2）。可见，在医疗保险的后付费方式下，医疗服务质量的提升通常伴生医疗费用的上涨，医保机构的主要任务不是监控医疗服务质量，而是控制医疗费用。

表8-4-1 2008～2011年我国公立医院医疗费用上涨

	2008年	2009年	2010年	2011年
次均门诊费用（元）	146.5	159.5	167.3	180.2
人均住院费用（元）	5463.8	5951.9	6415.9	6909.9

数据来源：2008年《中国卫生统计年鉴》，2010年《中国卫生统计年鉴》，2011年《中国卫生和计划生育统计年鉴》。

表8-4-2 2008～2011年我国公立医院医疗服务质量

年份	诊断符合率（%）			医院感染率（%）	无菌手术（Ⅰ级切口）		急危重症抢救成功率（%）
	入院与出院	住院手术前后	病理检查与临床诊断		感染率(%)	甲级愈合率（%）	
2008	98.3	99.2	92.3	1.3	0.6	95.9	91.3
2009	98.5	99.2	90.5	1.3	0.7	96.1	92.9
2010	98.7	99.3	90.1	1.2	0.6	96.5	94.5
2011	98.8	99.4	90.0	0.7	0.6	96.3	93.8

数据来源：2008年《中国卫生统计年鉴》，2010年《中国卫生统计年鉴》，2011年《中国卫生和计划生育统计年鉴》。

2. 在医疗保险预付费方式下，医疗机构的医疗费用较低，但医疗服务质量堪忧 医疗保险预付费方式有利于控制医疗费用，但不利于提升医疗服务质量（图 8-4-1），是因为预付费方式激励医疗机构降低成本。在此激励机制下，医疗机构抑制医疗需求和减少医疗服务的行为在所难免。在检查环节，医生可能会对患者吝啬检查，该做检查却不做检查，该做大检查却做小检查；在诊断环节，医生可能会对患者抑制需求，缩小病情，把"有病"说成"无病"，把"大病"说成"小病"；在治疗环节，医生可能会对患者减少医疗，有病不治、大病小治、长病短治。从医疗费用的角度看，这种吝啬检查、抑制需求、减少医疗的行为可以控制医疗费用；但是，从医疗服务质量的角度看，这种行为会降低医疗服务质量。可见，在医疗保险的预付费方式下，医疗费用的控制通常伴生医疗服务质量的降低，医保机构的主要任务不仅是控制医疗费用，还应是保障医疗服务质量。

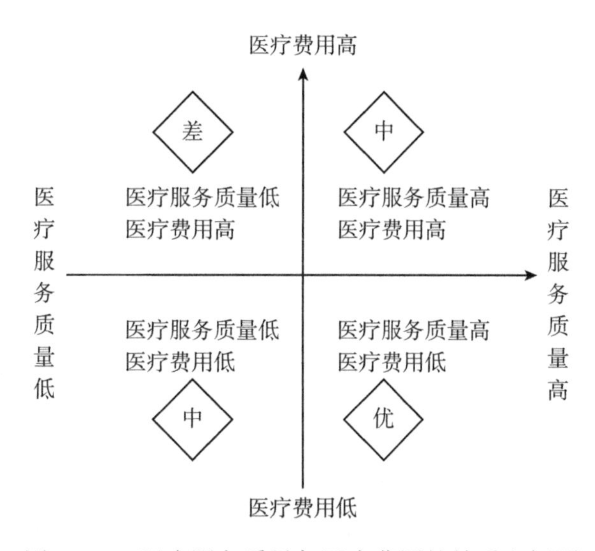

图 8-4-1　医疗服务质量与医疗费用的关系坐标图

二、医疗保险预付费方式下医疗服务质量的保障路径

由于"看病贵"是当前我国广大群众在看病就医过程中迫切需要解决的民生问题，所以医疗保险付费方式改革的主要方向是将后付费方式转变为预付费方式。随着医疗保险付费方式的转变，医疗保险机构的主要功能也从控制医疗费用转变为保障医疗服务质量。经研究，医疗保险保障医疗服务质量主要有以下 4 种路径。

（一）要求医疗机构编制临床路径

临床路径（clinical pathway）是指针对某一疾病建立一套标准化治疗模式与治疗程序[①]。临床路径有传统和现代之分，传统临床路径是指基于流行病学分类，并按照循证医学和质量管理设计的最佳治疗路径（图 8-4-2）。现代临床路径不仅关注医疗服务质量，而且关注医疗成本，故而设计医疗成本和医疗服务质量均衡的治疗路径。因此，临床路径是一个医学概念，也是一个经济学概念。医疗成本低但医疗服务质量低的治疗路径不能纳入临床路径，医疗服务质量高但医疗成本高的治疗路径也不能纳入临床路径（表 8-4-3）。

表 8-4-3　临床路径的设计思路

	医疗服务质量高	医疗服务质量低
医疗成本高	Ⅰ（特需医疗）	Ⅱ（劣质医疗）
医疗成本低	Ⅲ（临床路径）	Ⅳ（低端医疗）

临床路径是在医疗费用过度上涨的形势下推出的，是在医疗保险定额付费的压力下实施的。临床路径的编制一般分三步：第一步是邀请专家对疾病分类和分级；第二步是邀请专家为各类各级疾病编制诊疗规程；第三步是邀请专家从医疗服务质量和医疗成本两个角度对疾病诊疗规程进行评估。因此，编制临床路径主要有两个目标：一是控制医疗费用上涨，二是防范医疗服务质量降低。临床路径之所以能够控制医疗费用上涨，是因为临床路径是一种以“成本”为导向的诊疗规程，可以防范医疗机构“小病大治”的道德风险，从而达到控制医疗费用的目标；临床路径之所以能够防范医疗服务质量降低，是因为临床路径是一种以“效果”为导向的诊疗规程，可以防范医疗机构“大病小治”的道德风险，从而达到保障医疗服务质量的目标。

---

① Aspland E，Gartner D，Harper P. Clinical pathway modelling：a literature review[J]. Health Systems，2021，10（1）：1-23。

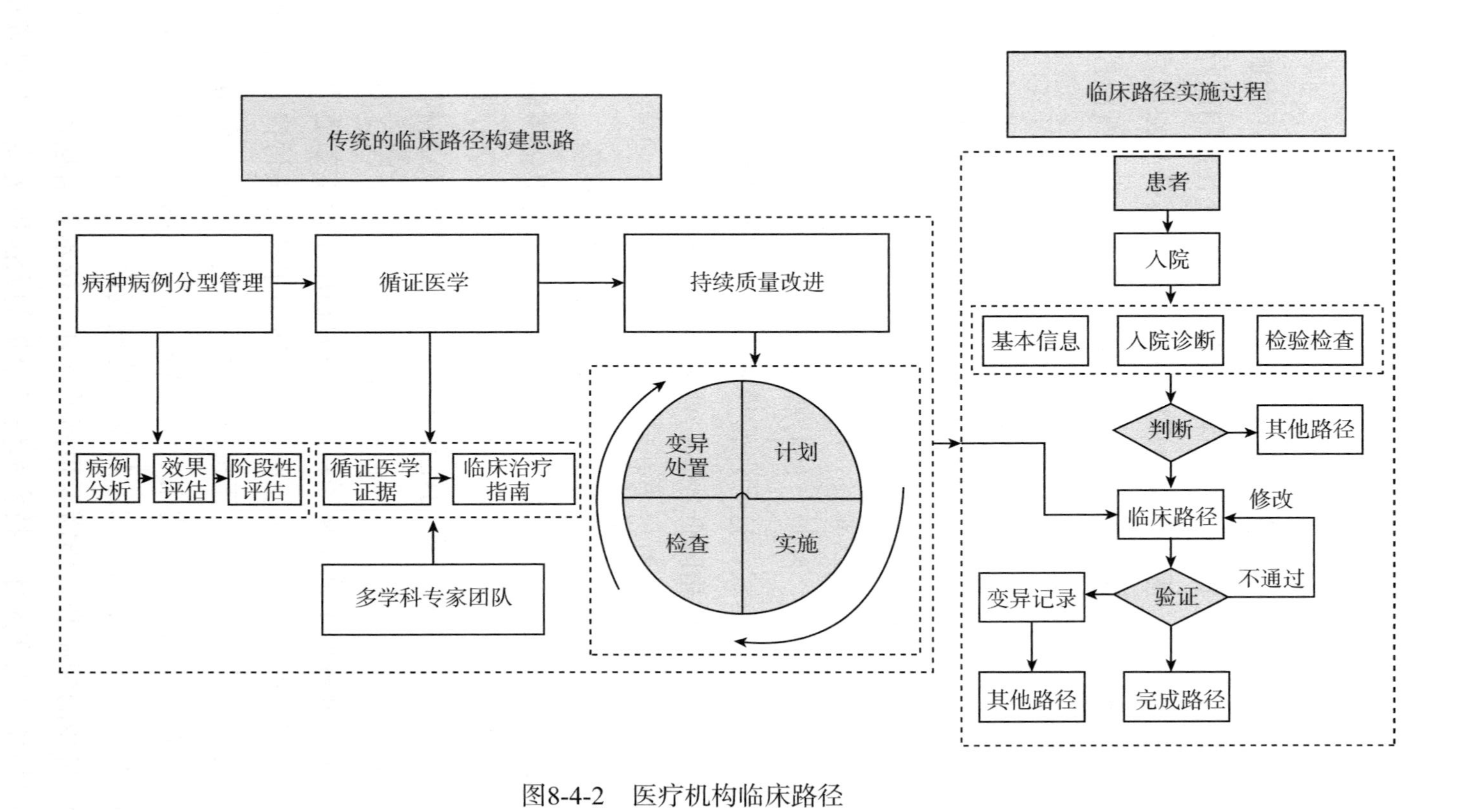

图8-4-2　医疗机构临床路径

引自：郭崇慧. 元决策下的临床路径管理模式研究[J]. 医学与哲学（B），2017，38（7）：6-9

从理论上讲，临床路径既可以和医疗保险的后付费方式搭配，也可以和医疗保险的预付费方式搭配。医疗保险后付费方式既有保障医疗服务质量的优势，也有推高医疗费用的缺陷，所以临床路径与后付费方式搭配，可以弥补其控费方面的缺陷，致力于既能保障医疗服务质量又能控制医疗费用的目标。医疗保险预付费方式既有控制医疗费用的优势，也有降低医疗服务质量的风险，所以临床路径与预付费方式搭配，可以弥补其保障医疗服务质量方面的缺陷，致力于既能控制医疗费用又能保障医疗服务质量的目标。

然而，临床路径一般用于搭配预付费方式，而不用于搭配后付费方式。这是因为医疗保险后付费方式会导致医疗机构形成收入导向型经营模式，这种经营模式激励医疗机构扩大收入，而临床路径限制医疗机构扩大收入，两者难以兼容，所以医疗机构不会主动采取临床路径约束自我和减少收入。相反，医疗保险预付费方式会推动医疗机构形成成本导向型经营模式，这种经营模式激励医药机构降低成本，而临床路径也激励医疗机构降低成本，两者完全兼容，所以医疗机构会积极主动采取临床路径规范行为和控制收入。

总之，临床路径既能矫正医疗保险后付费方式的缺陷，又能矫正医疗保险预付费方式的缺陷，所以自然而然成为医药卫生体制改革的重要内容。尽管临床路径可以发挥控制医疗费用和保障医疗服务质量的双重作用，可以协调医疗费用控制和医疗服务质量保障的相互关系，但不能高估临床路径的作用，将医疗保险预付费方式下医疗服务质量的保障任务完全寄托于临床路径：一是因为临床路径主要适用于按病种付费方式下的医疗服务质量保障，而不适用于按人头付费方式下的医疗服务质量保障，也不适用于按总额付费方式下的医疗服务质量保障。二是因为临床路径主要适用于常见病和多发病的规范诊疗和质量保障，而不适用于疑难杂症和急危重症的规范诊疗和质量保障。三是因为临床路径的编制和实施需要很高的人才、技术和信息条件，这决定了临床路径可以在人才、技术和信息聚集的大医院实施，但很难在人才薄弱、技术不足和信息缺乏的小医院实施。

（二）优化医疗保险的预付费标准

医疗保险的预付费标准本质上是医疗服务的“打包价格”，如人头价、单病种价。医疗服务的“打包价格”可以反映医疗服务质量：医疗服务价格高，则说明医疗服务质量好；医疗服务价格低，则说明医疗服务质量差。这种“反映”机制可以激发群众对高质量医疗服务的需求。医疗服务的“打包价格”也可以体现医疗服务质量：医疗服务质量高，则医疗服务价格高；医疗服务质量低，则医疗服务价格低。这种“体现”机制可以激励医方对高质量医疗服务的提供。因此，医疗保险的预付费标准是医疗服务质量的奖惩机制：提供优质医疗服务者受益，从而激励医务人员提供优质医疗服务；提供劣质医疗服务者受罚，从而约束医务人员提供劣质医疗服务。同时，医疗保险的预付费标准也是医疗服务需求的调节机制：付高价者可以获得优质医疗服务，付低价者不能获得优质医疗服务。

当然，能不能发挥医疗服务质量的保障功能，关键看医疗保险预付费标准的合理性。首先，医疗保险的预付费标准应建立在医疗服务成本准确测算的基础上。缺乏医疗服务成本测算的医疗保险预付费标准将“或高或低”，过低则不利于医疗机构提供优质的医疗服务，过高则不利于广大群众获得价宜的医疗服务。其次，医疗保险的预付费标准应随医疗服务成本变动而变动。缺乏弹性变动的医疗保险预付费标准将“定高定低”，定低不利于医疗机构提供优质的医疗服务，定高不利于广大群众获得价宜的医疗服务。因此，成本测算机制和弹性变动机制对提高医疗保险预付费标准的合理性及强化其对医疗服务质量的保障功能至关重要。目前，许多地方医保机构计算预付费标准的主要依据是临床路径（所需项目）和项目管制价格（项目价格）。由于临床路径减少医疗服务项目，项目管制价格又低于医疗成本，所以其形成的医疗保险预付费标准将虚低。另外，医疗保险机构一旦确定预付费标准，则以需求刚性和影响稳定为由对其“严防死守”，医疗成本上升也不主动提高预付费标准，医疗成本下降也不主动降低预付费标准。在这种虚低的医疗保险预付费标准下，医疗机构为降低医疗成本极易减少必要的医疗服务，从而导致医疗服务质量降低。

（三）构建医疗服务质量的监控体系

医疗服务质量监控是指医保机构按预设指标收集信息评估医疗服务效果（“监”的含义），对提供优质医疗服务者奖励，对提供劣质医疗服务者惩罚（“控”的含义）。从静态角度看，医保机构构建医疗服务质量监控体系主要分三步：第一步是编制医疗服务质量指标体系，第二步是建立医疗服务信息系统，第三步是建立医疗服务效果奖惩机制。从动态角度看，医保机构实施医疗服务质量监控主要分三步：第一步是收集医疗服务信息，第二步是评估医疗服务效果，第三步是依据评估结果对医疗机构进行奖惩。关于如何建立医疗服务质量监控体系，笔者在《卫生经济研究》杂志发表的论文《医疗保险预付费方式下医疗服务质量的监控体系》中进行了专门探讨[①]，这里主要分析医疗服务质量监控体系可能存在的缺陷或可能引发的问题。

1. 建立由医保机构主导的医疗服务质量监控体系，从技术上看存在3个问题

（1）指标体系难以保障科学性：医保机构是“局外人”，医疗服务机构是“局内人”，局外人为局内人设置医疗服务质量指标体系，难以保障医疗服务质量指标体系的科学性。另外，医保机构在医疗服务发生前已经设置医疗服务质量指标体系，所设置的医疗服务质量指标体系将是僵化的。而医务人员需要针对不同的对象和病情采取对症下药的措施，因而需要的医疗服务质量指标体系将是灵活的。依据这种僵化的医疗服务质量指标监控灵活的医疗服务行为，其合理性和有效性均值得怀疑。

（2）医疗服务信息难以充分：医疗服务信息有隐性信息，也有显性信息，医保机构作为局外人只能获得显性医疗服务信息（如医务人员的

---

① 赵云，王政义，农圣. 医疗保险预付费方式下医疗服务质量的监控体系[J]. 卫生经济研究，2013，（11）：23-25。

职称水平、医疗服务的项目），但难以获得隐性医疗服务信息（如医务人员的技术水平、态度和努力程度）。另外，医疗服务信息有有利的信息，也有不利的信息。医务人员为了逃避医疗服务质量监管，通常隐瞒不利于保障医疗服务质量的信息，放大有利于保障医疗服务质量的信息。这样，医保机构只能获得有利的医疗服务信息，而难以获得不利的医疗服务信息。由于医保机构难以获得充分的医疗服务信息，所以即使质量指标是科学的，医保机构也难以对医疗服务效果做出真实的评估。

（3）评估结果难以归因：是指不能将医疗服务质量高归功于医疗机构，也不能将医疗服务质量低归罪于医疗机构。在评估结果难以归因的情况下，即使质量指标是科学的、医疗服务信息是充分的、评估结果是真实的，医保机构也不能对提供高质量医疗服务者予以奖励，对提供低质量医疗服务者予以惩罚，因为这种奖惩是不公正的。我国医疗服务质量评估结果难以归因主要是由政府与公立医院管办不分的体制导致的。在管办不分的体制下，医疗服务质量较高不能归因于医疗机构的贡献，因为这可能是财政投入的功劳；医疗服务质量较低不能归因于医疗机构的无为，因为这可能是行政干预的后果。

2. 建立由医保机构主导的医疗服务质量的监控体系，从体制上看存在一个问题　由一个对治病救人“外行”的医保机构对治病救人“内行”的医疗服务机构进行医疗服务质量监控，会不会产生“外行监控内行”的问题呢？所谓的内行和外行实际上是指监管主体（医保机构）与监管对象（医疗机构）在医疗服务方面的“信息不对称”（asymmetric information）：监管主体掌握的医疗服务信息量少，而监管对象掌握的医疗服务信息量多。监管主体与监管对象的信息不对称会导致两个问题：一是降低监管主体的监管效果，二是诱发监管对象的策略行为。

（1）监管主体和监管对象的信息不对称决定了医保机构很难及时发现提高医疗服务质量的积极行为，也很难发现降低医疗服务质量的消极行为。因此，由医保机构监控医疗服务质量很难保证医疗服务质量监控的有效性。

（2）监管主体和监管对象的信息不对称决定了医保机构可能对有利

于提升质量的医疗服务行为进行惩罚，可能对不利于提升质量的医疗服务行为进行奖励。因此，由医保机构监控医疗服务质量很难保证医疗服务质量监控的公正性。

（3）监管主体和监管对象的信息不对称决定了医保机构可能对应该监督的医疗服务行为不予以监督，而对不应该监督的医疗服务行为予以监督。因此，由医保机构监控医疗服务质量，可能将医疗服务质量的监控行为异化为医疗服务的干涉行为，这不仅不会提升医疗服务质量，反而会降低医疗服务质量。

（4）监管主体和监管对象的信息不对称决定了医疗服务机构可能对医保机构实施“上有政策和下有对策”的策略行为，如在优质医疗服务方面给医保机构“放大镜”，在劣质医疗服务方面给医保机构“显微镜”；将医疗服务的优质归因于主观因素，将医疗服务的劣质归因于客观因素。因此，医疗服务机构可能利用信息优势规避医保机构的监管措施。

3. 建立由医保机构主导的医疗服务质量监控体系，从功能上看存在一个问题 卫生行政部门承担医疗服务质量的监管功能，医保机构也承担医疗服务质量的监控功能，医疗服务质量监管和监控两方面会不会产生矛盾呢？答案是肯定的。

（1）两者对医疗服务质量的认识不同。医保机构通常从“患者”的角度看待医疗服务质量和制定医疗服务质量指标。由于忽视疾病的复杂性和医学的局限性，医保机构制定的医疗服务质量指标通常“过严”。如果以此衡量医疗服务质量，可能会打击和抑制医务人员的积极性。相反，卫生行政部门通常从“医方”的角度看待医疗服务质量和制定医疗服务质量指标。由于认识到疾病的复杂性和医学的局限性，卫生行政部门制定的医疗服务质量指标较为科学。但是，由于与医疗机构（公立医院）易形成父子般的隶属关系和同盟式的利益关系，因此卫生行政部门通常会降低医疗服务质量指标，或者为医疗机构所产生的低医疗服务质量开脱。因此，卫生行政部门制定的医疗服务质量指标通常“过松”。如果以此衡量医疗服务质量，会扭曲和弱化医务人员的积极性。可见，两大部门制定的医疗服务质量指标难免在“松”和“严”方面发生冲突。

（2）两者对医疗服务质量监控的出发点不同。医保机构通常从维护患者权益的角度监控医疗服务质量，将高医疗服务质量归因于客观条件，将低医疗服务质量归因于主观条件。因此，这种医疗服务质量的监控难以客观公正。相反，卫生行政部门通常从维护医院权益的角度监管医疗服务质量，认为低医疗服务质量是客观条件使然，高医疗服务质量是主观努力使然。这背后是卫生行政部门与公立医院的利益关系。这种利益关系会导致卫生行政部门对医疗服务质量的监控也难以客观公正。可见，两大部门的医疗服务质量管理会在“医本”和“患本”的选择或排序方面发生冲突。

（3）两大部门同时对医疗机构实施医疗服务质量监管，而质量指标存在“松严”之别，而监控目标存在“医患”之别。这样，医疗机构将陷入“多头监管”和“不知所措”的困境：同一医疗服务行为，其质量可能被医疗保障部门评估为“低”而受到惩罚，而被卫生行政部门评估为“高”而受到奖励。另外，在多头医疗服务质量管理体系下，医疗服务机构将耗费大部分时间和精力用来应对两大部门的医疗服务质量管理，而不能全身心投入到提升医疗服务质量中。这样，医疗服务质量监管和医疗服务质量监控都变成医疗服务质量干预，最终结果不是提升医疗服务质量，而是降低医疗服务质量。

（四）构建医疗服务质量风险的治理机制

通过前面的分析，笔者得出两点结论：①医疗保险预付费方式既具有控制医疗费用的功能优势，也存在降低医疗服务质量的潜在风险，所以医保机构应承担医疗服务质量的保障功能（表8-4-4）。这实际上是权力和责任的对等关系：享受控费权力就要承担保质责任。②医保机构监控医疗服务质量，难免在技术上出现质量指标不科学、医疗信息不充分、评估结果难归因的困境，难免在体制上陷入监控主体和监控对象的信息不对称及其监控低效和失公的困境，难免在功能上导致医保机构对医疗服务质量的监控与卫生行政部门对医疗服务质量的监管陷入冲突困境。这样，医保机构将陷入应保障医疗服务质量又难以保障医疗服务质量的矛盾。

表 8-4-4　医疗保险主要付费方式的特征和功能

支付方式	付费时序	付费单位	控费功能	保质功能	管理成本
按项目付费方式	后付制	项目制	★	★★★★	★★★
按单元付费方式	预付制	打包制	★★	★★	★
按人头付费方式	预付制	打包制	★★★★	★★	★
按病种付费方式	预付制	打包制	★★★	★★★	★★★★
按总额付费方式	预付制	打包制	★★★★	★★	★

注：★的数量越多，代表功能越强，数量越少，代表功能越弱。

如何摆脱这种矛盾呢？从经济学角度看，有效办法是将医疗服务质量监控体制转变为医疗服务质量风险治理机制。医疗服务质量风险治理机制与医疗服务质量监控体制均为保障医疗服务质量的制度安排，但是两者保障医疗服务质量的机制不同。在医疗服务质量监控体制下，医保部门是医疗服务质量的负责人，应监控医疗服务质量，也“有心”监控医疗服务质量，但“无力”监控医疗服务质量。另外，在医疗保险的预付费方式下，医疗服务机构既可以采取减少医疗服务数量的途径降低医疗服务成本，也可以采取提高医疗服务质量的办法降低医疗成本。

医疗机构到底该采取何种途径来降低成本呢？关键取决于两种途径的成本收益分析。在医保机构对医疗服务质量监控低效和失公的情况下，医疗服务机构一般愿意采取减少医疗服务数量的途径，而不愿意采取提高医疗服务质量的途径。相反，在医疗服务质量风险治理机制下，医疗服务机构是医疗服务质量的负责人，治理机制让医疗机构“有心”保障医疗服务质量，而医学专业优势让医疗机构“有力”保障医疗服务质量。因此，在医疗服务质量风险治理机制下，医保机构对医疗服务质量的监控既可以实现“无为而治”，又可避免与卫生行政部门职能冲突。

那么，医保机构如何才能治理医疗服务质量风险呢？基本原理是，医保机构对医疗服务机构采取预付费方式，预付费方式可以让医疗机构形成“以成本为中心”的经营模式。在以成本为中心的经营模式下，医疗机构只有降低医疗服务成本才能获得足够的收入以维持医疗机构生存，并促进医疗机构发展。医疗机构降低医疗服务成本主要有以下 3 条途径：①减少必要的医疗服务，所谓必要的医疗服务，是指与疾病状况匹配的医疗服务。②减少不必要的医疗服务，所谓不必要的医疗服务，是指与疾病状况失配的医疗服务。③将以治病为核心的医疗服务模式转变为以健康为核心的医疗服务模式，以健康为核心的医疗服务模式是指预防、门诊、治疗和康复一体化的医疗服务模式。预防可以防止“无病”变“有病”，无病则无医疗成本，有病则有医疗成本，所以预防服务可以从“源头”降低医疗服务成本。门诊可以防止“小病”变“大病”，小病的医疗成本比大病的医疗成本低，所以门诊服务可以从“下端”降低医疗服务成本。治疗可以防止“短治”变“长治”，短治的医疗成本比长治的医疗成本低，所以治疗服务可以从“中端”降低医疗服务成本。康复可以防止“治愈”变“复发”，康复的医疗成本比复发的医疗成本低，所以康复服务可以从“终端”降低医疗服务成本。

医保机构构建医疗服务质量风险治理机制的关键是防范医疗机构采取第 1 种办法降低医疗成本，并确保医疗机构采取第 2 种和第 3 种办法降低医疗成本。那么，如何才能做到这一点呢？根本办法是医保机构为医疗服务机构营造一种治理机制。所谓医疗服务机构的治理机制，主要包括三部分：①医疗服务供给方的竞争机制；②医疗服务需求方的选择机制；③医疗服务相关方的监管机制。这三大机制的根本作用为让第 1 种办法的成本大于收益（付出代价），让第 2 种和第 3 种办法的收益大于成本（获得收益）。因此，在医疗服务质量风险治理机制下，医疗机构不再是“要我”保障医疗服务质量，而是“我要”保障医疗服务质量；医疗机构不再是“为人”保障医疗服务质量，而是“为己”保障医疗服务质量。

三、主要结论

综上分析，临床路径、预付费标准、质量监控和风险治理是均衡控费和保质关系的四大路径（图 8-4-3）。临床路径实际上是利用“制度”的办法协调医疗费用控制和医疗服务质量改善的矛盾，基本思路是让医疗机构在降低医疗成本时“不能”降低医疗服务质量。预付费标准实际上是利用“价格”协调医疗费用控制和医疗服务质量改善的矛盾，基本思路是让医疗机构在降低医疗成本时“不必”降低医疗服务质量。质量监控实际上是利用“管理”的办法协调医疗费用控制和医疗服务质量改善的矛盾，基本思路是让医疗机构在降低医疗成本时“不敢”降低医疗服务质量。风险治理实际上是用“治理”的办法协调医疗费用控制和医疗服务质量改善的矛盾，基本思路是让医疗机构在降低医疗成本时“不愿”降低医疗服务质量。其中，“预付费标准+风险治理”组合效果最优，是医疗保险预付费方式下保障医疗服务质量的根本途径，适合管办分开的医院体制和供给竞争的医疗体制；“临床路径+质量监控”组合效果次优，是医疗保险预付费方式下保障医疗服务质量的权宜策略，适合管办不分的医院体制和公立垄断的医疗体制。目前，政府与公立医院管办不分，公立医院垄断医疗服务市场，所以可以探索“临床路径+质量监控”的途径防范医疗保险预付费方式下的医疗服务质量风险。然而，随着政府与公立医院管办分开及多元办医格局的形成，医保机构应该使用“预付费标准+风险治理”的途径治理医疗保险预付费方式下的医疗服务质量风险。

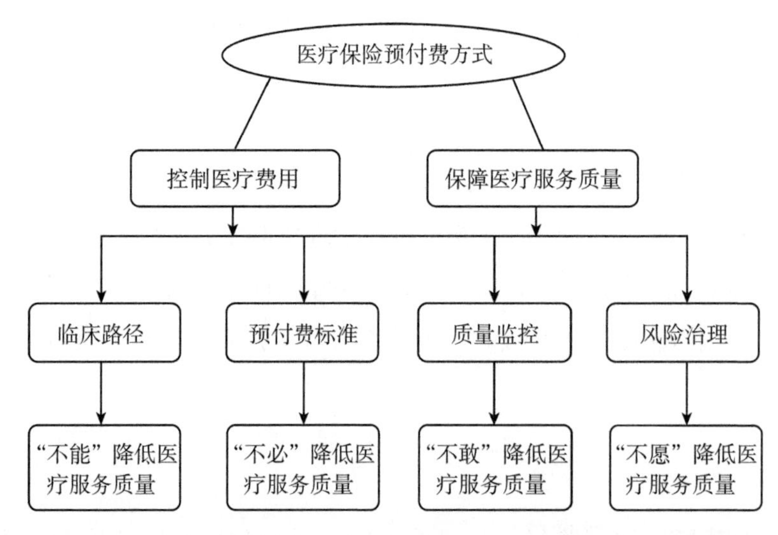

图 8-4-3　医疗保险预付费方式下保障医疗服务质量的“四大路径”

（蓝忠柳　陆春来　校）

第五节　社会分层下“看病难”“看病贵”的形态变化与治理

“看病难”“看病贵”是我国医疗卫生服务供求矛盾导致的“老问题”。在社会阶层分化日益明显的态势下，将“老问题”转化为“新问题”，迫切需要政府制定政策未雨绸缪、分门别类、公平公正地解决广大群众的“看病难”“看病贵”问题，确保人人享有基本医疗卫生服务。

一、我国社会阶层分化及其对卫生服务需求的影响

改革开放以来，我国社会发展相对滞后于经济发展，社会分化明显加剧。中国社会学会会长、中国社会科学院社会学研究所研究员陆学艺教授依据职业分类、组织资源、经济资源和文化资源的占有状况，将我国社会划分为十个阶层：国家与社会管理者阶层（拥有组织资源）；经理人阶层（拥有文化资源和组织资源）；私营企业主阶层（拥有经济资源）；专业技术人员阶层（拥有文化资源）；办事人员阶层（拥有少量文化资源或组织资源）；个体工商户阶层（拥有少量经济资源）；商业服务业员工阶层（拥有很少量三种资源）；产业工人阶层（拥有很少量三种资源）；农业劳动者阶层（拥有很少量三种资源）；城乡无业、失业、半失业者阶层（基本没有三种资源）[①]。

陆学艺的阶层分层理论对医疗卫生服务需求分析具有重要借鉴意义：社会各阶层由于资源拥有类型与数量不同，其医疗卫生服务的需求类型、层次、结构存在差异。阶层越往上，医疗卫生服务需求类型越多，层次越高，结构越复杂；反之，阶层越往下，医疗卫生服务需求类型越少，层次越低，结构越单一。这种理论假设在我国社会中有一定的现实印证。社会阶层的分化在很大程度上影响着医疗卫生领域共同富裕的实

① 陆学艺. 中国社会结构与社会建设[M]. 北京：中国社会科学出版社，2013。

现，因此政府应加强社会建设、优化社会治理，引导社会阶层在正常的轨道上合理分化，协调好社会各阶层之间的利益关系，打造共建、共治、共享的社会治理格局。一言以蔽之，政府应正视社会分化的现实，在医疗卫生领域共同富裕的战略框架下承担“看病难”“看病贵”的治理责任。

二、社会分层下各群体对“看病难”“看病贵”的感受和诉求

“看病难”“看病贵”是一种医疗卫生的客观现实，也是广大群众的心理感受。进入中国特色社会主义新时代，“阶层”已然成为一个过时的概念[①]，所以本节使用“群体”的概念分析我国的社会分层问题。目前，从收入角度看，我国居民可以分为 3 个群体，即低收入群体、中等收入群体、高收入群体[②]。

1. 三个群体医疗需求的特征不同　低收入群体的医疗需求特征是有医疗保险，但是支付能力弱；中等收入群体的医疗需求特征是有医疗保险但支付能力一般；高收入群体的医疗需求特征是有医疗保险且支付能力强。

2. 三个群体对“看病难”“看病贵”的心理感受不同　低收入群体的医疗需求特征是有医疗保险，但是支付能力弱，因此对“看病难”和“看病贵”的感受很强烈；中等收入群体有医疗保险但支付能力一般，因此对“看病难”的感受较弱，但对“看病贵”的感受较强；高收入群体有医疗保险且支付能力强，因此对“看病难”和“看病贵”的感受都很弱。

---

① 阶层指阶级中的不同层次。在同一阶级内部，由于经济地位不同，分为若干不同的阶层。所以阶层具有政治特征，即权力、地位的高低。此外，阶层尽管是一个依据经济标准划分的概念，但它是从纵向上划分的。进入中国特色社会主义新时代，社会发展的目标是打造共建、共治、共享社会治理格局，我们应该基于“权利”属性、依据“经济”标准、遵从“横向”角度重新寻找概念描述和分析我国社会分层现象，故本节用“群体”描述和分析我国社会分层现象。

② 根据 2021 年国家统计局公布的数据，收入群体可以分为低收入群体，年收入在 2.1 万以下（月收入在 2000 元以下）；中等收入群体，年收入在 2.4 万到 6 万（月收入 2000～5000 元）；高收入群体年收入在 6 万～12 万元（月收入在 5000～10000 元）。

3. 三个群体“看病难”“看病贵”的服务载体不同 对于低收入群体，“看病难”“看病贵”主要在于获取基本医疗卫生服务的难和贵；对于中等收入群体，“看病难”“看病贵”主要在于获取个性化医疗卫生服务的难和贵；对于高收入群体，“看病难”“看病贵”主要在于获取特需医疗卫生服务的难和贵。

4. 三个群体对“看病难”“看病贵”的主要诉求不同 低收入群体的主要诉求是拥有医疗保险和可及医疗服务，所以政府的主要任务应是以公平为导向建立广覆盖的基本医疗保障体系，同时以公益为导向控制不合理医疗服务以降低医疗服务价格；中等收入群体的主要诉求是提高医疗保险的保障功能并提高医疗服务的支付能力，所以政府的主要任务应是扩大医疗保险的保障范围、提高医疗保险的保障水平，同时通过医疗卫生服务供给改革提供多样化和多层次医疗卫生服务；高收入群体的主要诉求是拥有健康保险并可以享受特需医疗卫生服务，所以政府的主要任务应是引入健康保险建立多层次和多样化的医疗保障体系，同时引入社会力量建立多元办医格局，并按需提供特需医疗卫生服务。

总之，精准把握“看病难”“看病贵”的真实状况，是“看病难”“看病贵”化解之策的逻辑起点。通过上述分析可知，“看病难”“看病贵”是社会的通病，但是“看病难”“看病贵”在不同社会群体的侧重点和表现形式是不同的。因此，对“看病难”“看病贵”不能笼而统之、大而化之，应对症下药、有的放矢。解决低、中、高收入群体“看病难”“看病贵”问题的关键为提供差异化的医疗卫生服务和医疗保障体系，以差异化的医疗卫生服务化解广大群众的“看病难”问题，以差异化的医疗保障体系化解广大群众的“看病贵”问题。

当然，随着脱贫攻坚取得全面胜利和小康社会的全面建成，低收入群体的数量将不断减少，中高收入群体的数量将不断扩大，这将推动医疗卫生服务需求不断升级，个性化医疗卫生服务和特需医疗卫生服务的“看病难”“看病贵”将成为社会的普遍性问题。我们应该高度重视，从战略引导、政策倾斜、财政扶持的角度促进公立医疗机构、民办非营利性医疗机构、民办营利性医疗机构共同发展，让不同类型的医疗卫生机构提供多样化和多层次的医疗卫生服务，以化解不同层次和不同类型的“看病难”“看病贵”问题。

三、社会阶层分化下“看病难”“看病贵”的形态与治理

（一）未来“看病难”“看病贵”的形态变化

随着高收入群体、中等收入群体的扩大，高层次和多样化特需医疗服务的“看病难”“看病贵”问题将逐步产生。当下“看病难”“看病贵”主要是基本医疗服务与基本医疗保险保障供给不足情况下产生的基本卫生服务不能按照“需要”分配，而只能按照“需求”分配的问题。其实，这是一种片面化的思维。社会学理论与公共治理理论告诉我们，我国是一个高度分化的社会，现在已经形成了高收入、中等收入、低收入三个群体，并呈现明显分化的“哑铃形”结构[①]。社会群体分化说明“看病难”“看病贵”已经不再是简单的基本医疗服务“看病难”“看病贵”，基本医疗卫生服务、个性化医疗卫生服务和特需医疗卫生服务综合性、分类化“看病难”“看病贵”。

从经济学角度看，人们的医疗卫生服务需求因阶层的不同而具有差异性，那么医疗卫生服务的需求也就因阶层的不同而体现出差异性：低收入群体主要是对基本医疗卫生服务的需求；中等收入群体主要是对个性化医疗卫生服务的需求；高收入群体主要是对特需医疗卫生服务的需求。另外，随着收入水平的提高，人们对医疗卫生服务的需求层次也呈现趋高态势，特需医疗卫生服务在医疗卫生服务中占比将会越来越大。同时，由于医疗技术水平的提高与医疗资源的扩大，扩大的特需医疗卫生服务从潜在的需要变成现实的需求。

对于低收入群体，解决其“看病难”“看病贵”的关键是提供可及、价宜、安全、有效的基本医疗卫生服务与覆盖面宽的基本医疗保险；对于中等收入群体，解决其“看病难”“看病贵”的关键是提供多层次、

① 周振超. 阶层分化与政府治理模式变革研究[M]. 北京：学林出版社，2012。

多样化的个性化医疗卫生服务与保障度高的补充医疗保险制度；对于高收入群体，解决其“看病难”“看病贵”的关键主要是提供人性化和按需分配的特需医疗卫生服务和管理型商业医疗保险体系。当前，随着脱贫攻坚的全面胜利和小康社会的全面建成，我国低收入群体获取基本医疗卫生的“看病难”“看病贵”问题已经基本解决，中等收入群体获取个性化医疗卫生服务的“看病难”“看病贵”问题大量呈现，而高收入群体获取特需医疗卫生服务的“看病难”“看病贵”问题逐渐凸显。从我国的发展态势看，获取特需医疗卫生服务的“看病难”“看病贵”问题将从高收入群体扩散到中等收入群体。因此，应重视特需医疗服务的供给体制建设与商业医疗卫生保险制度建设。在社会群体分层的情况下，群众“看病难”“看病贵”问题将呈现不同的表现形式，迫切需要针对不同收入群体进行分类分级管理。

（二）未来“看病难”与“看病贵”的治理升级

1. 理论依据 医疗卫生事业从流程与体制方面看主要包括服务需求、生产供给、保险制度、管理制度四个连续性环节，其中需求是起点，生产供给、保险制度、管理制度是满足需求的体系设置与制度安排。医疗卫生服务的需求类型与结构发生变化将要求生产供给、保险制度、管理制度发生连锁反应，否则就会出现“看病难”“看病贵”的问题。

2. 对策选择 随着收入水平的提高与医疗卫生资源的升级，人们对特需医疗卫生服务需求不仅从横向上不断增多，而且从纵向上不断升级。特需医疗卫生服务需求的扩大会在客观上要求特需医疗卫生服务在生产供给、保险制度、管理制度上进行一系列改革与再造。核心对策主要有：①提高特需医疗服务的生产供给，包括从资源上扩大增量，从体系和制度上盘活存量；②发展为特需医疗卫生服务买单的商业健康保险；③政府通过制度安排规范特需医疗服务的供给和支付。

3. 思路探讨 特需医疗服务是我国改革开放以后，随着经济不断发展和人民生活水平提高，逐渐形成和发展起来的一种医疗形式。我国特需医疗卫生服务发展已近 20 年，尽管其在满足较高层次、多样性医疗卫生服务需求方面起到了积极的作用，但同时特需医疗卫生服务的内涵、内容和主体认识方面存在着较大争议。

（1）特需医疗卫生服务的供给主体：是公立医院还是私立医院？实际上，公立医院开设“特需服务”的做法已实践了多年①，但是由于其公平性及差别收费的管理和分配机制等受到质疑而始终处于遮遮掩掩状态。近年来，公立医院提供特需服务被认为是对公平性的稀释。为了剖析目前特需医疗卫生服务供给方所存在的主要问题，初步探讨在我国发展特需医疗服务适宜的承担主体，复旦大学公共卫生学院采用个别访谈和问卷调查的方法对来自不同性质医院的医护人员和医院管理人员进行了意向调查②。结果显示：医院发展特需医疗服务并不是解决医务人员收入问题的有效手段，公立医院发展特需医疗服务势必会对其普通医疗服务带来负面影响。

（2）特需医疗服务的供给价格：市场定价还是政府定价？由于特需医疗服务的私人产品性质，由私人、民营医院提供较为妥当。既然特需医疗服务属于私人产品，专属民营医院提供，那么其价格应该由市场决定。但是，特需医疗服务的提供需要高层次人才、高精尖医疗设备、高效药品来支撑，而我国民营医院缺乏足够的卫生资源，无法提供符合社会需要的特需服务。在此情况下，公立医院提供特需医疗卫生服务是个过渡性的权宜之计，应待民营医院发展起来之后再将特需医疗卫生服务从公立医院向民营医院转移。因此，当务之急是将公立医院开设的特需医疗服务公开化、正常化、规范化，并按完全成本收费。完全成本收费

---

① 闫晋洁，方福祥，王卫红，等. 市场定价机制下公立医院特需医疗服务价格管理现状与趋势分析[J]. 中国卫生经济，2019，38（12）：52-54。

② 2005～2006年，复旦大学公共卫生学院对我国特需医疗的发展状况进行了系统调查，发表了系列研究成果，其内容具有重要的启示意义。参见：吕军，陈瀚钰，房信刚，等. 特需医疗服务发展意向研究概述[J]. 医学与哲学（人文社会医学版），2006，27（23）：30-31；陈天，吕军，房信刚，等. 特需医疗服务供方意向调查分析[J]. 医学与哲学（人文社会医学版），2006，27（23）：32-33，36；房信刚，吕军，陈瀚钰，等. 特需医疗服务需方特征及意向调查分析[J]. 医学与哲学（人文社会医学版），2006，27（23）：34-36；陈瀚钰，吕军，房信刚，等. 我国特需医疗服务发展基本思路探讨[J]. 医学与哲学（人文社会医学版），2006，27（23）：37-38。

意味着依据产品成本及市场竞争进行定价，并不接受财政补贴、税收减免。这一思路的出发点是适应社会分层的现实，通过差别化的医疗卫生服务，满足差异化的医疗卫生需求，落脚点是不同社会阶层各得其所，各群体都能获得与其收入匹配的医疗卫生服务。这既要求医疗卫生服务的同质性，又体现医疗服务的差异性；既体现医疗卫生服务的公平性，又体现医疗卫生服务的效率性。

（3）特需医疗服务的管理责任：市场放任还是政府规范？传统公共服务理论认为，政府应提供基本医疗卫生服务，因为基本医疗卫生服务是广大群众必需和共性化的医疗卫生服务，该服务具有公共产品属性，且极易陷入市场失灵的困境。然而，现代公共服务理论则认为，以更加个性化、针对性的有效供给满足日趋复杂化、差异化的社会需求，是现代政府的责任和使命[①]。对医疗卫生服务的差异化需求，当然不例外。对于特需服务收费的管理和分配，处理不好会滋生腐败，所以特需医疗卫生服务需要规划与规范。规划与规范是完全不同的两个概念：特需医疗卫生服务如果由民营医疗机构提供，并由市场调节价格，那么政府的责任是通过制度规范医疗卫生服务行为和监管医疗卫生服务质量，维护广大群众的健康权益；特需医疗卫生服务如果由公立医疗机构提供，并由政府制定价格，那么政府的责任是规划卫生服务项目，并通过制度规范控制医疗卫生服务价格与医疗卫生服务的质量，维护广大群众的健康权益。

（4）特需医疗卫生服务的效果分析：是否影响医疗服务公平性？如前所述，理想情况下公立医院提供必需性医疗卫生服务，民营医院提供特需性医疗服务。但是我国民营医院的人才资源和技术能力等决定了其在短时期内难以承担此项责任。随着人们生活、文化水平的提高，人们对医疗卫生不仅要求高质量、高水平的技术，还要求多层次、全方位的服务，医院为提高竞争力，满足不同层次的医疗保健要求，应开展特需医疗服务。《国务院办公厅关于支持社会力量提供多层次多样化医疗服

① Denhardt JV，Denhardt RB. 新公共服务：服务，而不是掌舵（第三版）[M]. 丁煌，译. 北京：中国人民大学出版社，2016。

务的意见》（国办发〔2017〕44号）提出：“随着我国经济社会发展和人民生活水平提高，多样化、差异化、个性化健康需求持续增长，社会办医服务内容和模式有待拓展升级，同时仍存在放宽准入不彻底、扶持政策不完善、监管机制不健全等问题。在切实落实政府责任、保障人民群众基本医疗卫生需求的基础上，为进一步激发医疗领域社会投资活力，调动社会办医积极性，支持社会力量提供多层次多样化医疗服务。”当然，特需服务的负面效应也不能忽视。特需医疗服务挤占了一部分公共资源，会加剧基本医疗卫生服务的资源紧缺。但是由于特需服务对象全成本付费，意味着他们不分享财政补贴与减税政策，也就意味着基本服务对象分享政府投入的份额反而增多了。因此，只要特需服务的比重得当、收费合理，基本服务对象的福利不仅不会受损，反而受益。

综上所述，改革开放后我国的社会分化影响着医疗卫生服务需求的类型、层次、结构。对于低收入群体，“看病难”“看病贵”主要体现为获取基本医疗卫生服务的难和贵；对于中等收入群体，“看病难”“看病贵”主要体现为获取个性医疗卫生服务的难和贵；对于高收入群体，“看病难”“看病贵”主要体现为获取特需医疗卫生服务的难和贵。随着社会阶层分化及生活水平普遍提高，我国未来的“看病难”“看病贵”将集中体现在获取个性和特需医疗卫生服务的难和贵方面，政府应在政策设计上双轮驱动：①通过医疗卫生服务供给侧改革，扩大特需医疗卫生服务的供给、提高特需医疗卫生服务的质量、优化特需医疗卫生服务的结构，以此治理获取特需医疗卫生服务“难”的问题；②通过医疗卫生服务需求侧改革，发展商业健康保险，开发商业健康保险的险种、扩大商业健康保险的覆盖范围、规范商业健康保险的运营，以此治理获取特需医疗卫生服务“贵”的问题。如今，我国已经迈入中国特色社会主义新时代，我们不能止步于“人人享有基本医疗卫生服务”的目标，应该以人人享有基本医疗卫生服务为基础，依据不同收入群体的差异化医疗卫生服务需求提供差别化医疗卫生服务，最终实现全民在医疗卫生领域的共同富裕。

（邹文彪　覃思蓉　傅红梅　校）

第九章

医疗体系功能：治与防

如果“义”和“利”是公立医院改革的价值取向，而“难”和“贵”是公立医院改革的问题导向，那么“治”和“防”是公立医院改革的功能定位。所谓“治”，是指以“医治疾病”为中心的医疗服务模式；所谓“防”，是指以“健康管理”为中心的医疗服务模式。目前，我国公立医院医疗服务的根本问题是“重治轻防”，医务人员忙于医治疾病而疏于健康管理。从医学模式角度看，这种重治轻防的医疗服务模式悖反了生物-心理-社会的医学模式；从医院角度看，这种重治轻防的医疗服务模式违背了“上医治未病，中医治欲病，下医治已病”的功能定位；从政府角度看，这种重治轻防的医疗服务模式偏离了“上医医国，中医医人，下医医病”的角色要求；从经济角度看，这种重治轻防的医疗服务模式既会增加患者直接疾病经济负担，也会增加患者的间接疾病经济负担。因此，公立医院改革应将以医治疾病为中心的医疗服务模式转变为以健康管理为中心的医疗服务模式。

然而，这种医疗服务模式的转型是艰巨的，会招致医疗体制和体系的挑战。一是因为在目前经营性的医疗体制下，以医治疾病为中心的医疗服务模式与公立医院及其医务人员的切身利益兼容，而以健康管理为中心的医疗服务模式与公立医院及其医务人员的切身利益冲突；二是因为在目前无序性的医疗体系下，以医治疾病为中心的医疗服务模式与不同层级医疗卫生机构各自为政的医疗体系相符，而以健康管理为中心的医疗服务模式与不同层级医疗卫生机构各自为政的医疗体系失配。

为此，要转换公立医院及其医务人员的医疗服务模式，一要改革医疗体制，将公立医院的经营性转变为公益性；二要改革医疗体系，将各自为政的无序医疗体系转变为分工合作的分级诊疗体系。维护公立医院公益性的关键是改革公立医院补偿机制，将医疗收费补偿机制转变为医疗保险付费补偿机制；建立分级诊疗体系的关键是改革医疗资源配置机制，发挥医疗保险在医疗资源配置中的决定性作用，引导医疗资源下沉，在不同层级医疗机构之间建立利益共同体、责任共同体和健康共同体。

第一节　从“下医”到“上医”：我国公立医院角色转换

《鹖冠子》记载了魏文王向扁鹊问医道的故事。魏文王问扁鹊：“子昆弟三人其孰最善为医？”扁鹊曰：“长兄最善，中兄次之，扁鹊最为下。”魏文王曰：“可得闻邪？”扁鹊曰：“长兄于病视神，未有形而除之，故名不出于家。中兄治病，其在毫毛，故名不出于闾。若扁鹊者，镵血脉，投毒药，副肌肤，闲而名出闻于诸侯。”

概括起来，扁鹊大哥医病的方法主要是“防”，防患于未然，所以是防未病的“上医”；扁鹊二哥医病的方法主要是“控”，控患于及时，所以是控欲病的“中医”；扁鹊医病的方法主要是“治”，治患于已然，所以是治已病的“下医”[①]。然而，历史似乎陷入了“逆选择”，扁鹊大哥医术最好但名气最小，扁鹊二哥医术一般而名气居中，扁鹊医术最差却名气最大。这对我国的公立医院改革具有启迪意义。当前，我国公立医院不就是在扮演“扁鹊”的角色，承担“下医”的功能吗！重治轻防、重治轻控违背了医疗的本质，也加剧了一个严重问题：疾病越治越多、越治越难。“疾病越治越多”可以城乡居民两周患病率为证，“疾病越治越难”可以城乡居民患病结构为证。

从我国城乡居民两周患病率看，2003 年我国城乡居民两周患病率仅为 14.3%，之后持续上升，到 2018 年已升至 32.2%（表 9-1-1）。居民两周患病率持续快速升高，城市、农村均如此。不同的是，农村两周患病率的增速远超城市，2013 年以前，农村居民的两周患病率较低且增长

① 中医提出“上医治未病，中医治欲病，下医治已病”，“上医”可理解为预防医学，主要承担防病功能；“中医”可理解为全科医学，主要承担控病功能；“下医”可理解为临床医学，主要承担治病功能。实际上，这种解释是“生物医学模式”，将“三医”的内涵狭义化了。按照生物-心理-社会医学模式，或者从广义角度看，“上医”应该可理解为健康管理者，以健康为中心，提供防、控、治、疗一体化的医疗卫生服务；“中医”应该可理解为疾病防控者，提供疾病预防服务和疾病控制服务；“下医”应该可理解为疾病治疗者，以疾病为中心，提供医疗服务。

缓慢，2003 年仅为 13.9%，2008 年仅为 17.7%，五年仅增长 3.8%。但到 2013 年以后，农村居民两周患病率上升幅度较大，2013 年升至 20.2%，2018 年升至 32.2%，五年增长了 12%。农村居民两周患病率增速过快，是一个值得深究的课题，也是一个必须解决的问题。

表 9-1-1　2003 年、2008 年、2013 年及 2018 年我国城乡居民两周患病率统计

	合计				城市				农村			
	2003年	2008年	2013年	2018年	2003年	2008年	2013年	2018年	2003年	2008年	2013年	2018年
调查人数	193 689	177 501	273 688	256 304	49 698	46 510	133 393	134 080	143 991	130 991	140 295	122 224
患病人次数	27 696	33 473	66 067	82 563	7614	10 326	37 660	43 226	20 082	23 147	28 407	39 337
两周患病率（%）	14.3	18.9	24.1	32.2	15.3	22.2	28.2	32.2	13.9	17.7	20.2	32.2

数据来源：2020 年《我国卫生健康事业发展统计公报》。

从我国城乡居民患病结构看，所患疾病也从以传染性疾病为主转变为以慢性病为主，以 2018 年为例，我国城乡居民两周患病率第一的疾病是高血压，其两周患病率为 11.8%；排名第三的是糖尿病，其两周患病率为 3.7%；排名第六的是脑血管病，其两周患病率为 1.3%；排名第八的是缺血性心脏病，其两周患病率为 1.0%（表 9-1-2）。众所周知，慢性病难以治愈且需终身服药，不仅给患者造成严重的疾病心理负担，而且给患者造成持续的疾病经济负担。

表 9-1-2　2018 年我国城乡居民前十五位疾病两周患病率及其构成

顺位	疾病名称	两周患病率（%）	构成（%）
1	高血压	11.8	29.7
2	普通感冒	5.1	12.9
3	糖尿病	3.7	9.2
4	急/慢性胃肠炎	1.7	4.4

续表

顺位	疾病名称	两周患病率（%）	构成（%）
5	椎间盘疾病	1.5	3.7
6	脑血管病	1.3	3.3
7	流行性感冒	1.0	2.6
8	缺血性心脏病	1.0	2.5
9	类风湿关节炎	0.6	1.6
10	慢性阻塞性肺疾病	0.5	1.3
11	牙齿疾病	0.3	0.8
12	消化性溃疡	0.3	0.8
13	皮炎	0.3	0.7
14	胆结石和胆囊炎	0.3	0.7
15	慢性咽炎、喉炎	0.2	0.6

数据来源：《全国第六次卫生服务统计调查报告》。

两周患病率的上升和患病结构的变化会推高医疗服务需求，扩大医疗服务供求矛盾，加剧广大群众“看病难”和“看病贵”。此时，作为广大群众医疗主力军和健康守护者的公立医院应该扮演“上医”的角色、承担“上医”的使命、发挥“上医”的功能。那么，公立医院及其医务人员为何甘愿承担“下医”的角色，而不愿承担“上医”的角色呢？原因很简单，无论是公立医院，还是其医务人员，本质上都是“理性经济人”，不仅要依据道德和社会的期望决策，而且要依据利益和自身的需求决策。扮演“上医”的角色还是扮演“下医”的角色，承担防病的功能还是承担治病的功能，不仅要看是否符合对其的道德要求和社会期望，而且要看是否符合其自身利益和现实需求。显然，当前“下医”功能符合医院和医生的利益，而“上医”功能则违背医院和医生的利益。道理很简单，从疾病的有无角度看，医院和医生有病可治就等于有利可图，无病可治就等于无利可图，所以自然就重治轻防了；从疾病的轻重角度看，医院和医生治大病就等于挣大钱，治小病就等于挣小钱，所以自然就重治轻控了。

因此，重治轻防、重治轻控是公立医院及其医务人员作为“经济人”的“理性选择”，扭转重治轻防和重治轻控的根本途径在于重构公立医院及其医务人员的激励机制，使公立医院及其医务人员提供以防病为主的医疗服务比提供以治病为主的医疗服务更能获益，提供以控病为主的医疗服务比提供以治病为主的医疗服务更能获益。然而，扭转公立医院及其医务人员重治轻防和重治轻控，不是为了让其重防轻治和重控轻治，而是为了让公立医院及其医务人员“先防再控后治”，将防病作为医疗服务的第一环节，将防患于未然的工作做实；将控病作为医疗服务的第二环节，将控患于及时的工作做细；将治病作为医疗服务的第三环节，将治患到痊愈的工作做好。因此，公立医院及其医务人员的工作本质上是健康管理，即对患者进行防、控、治的一条龙服务。要让公立医院及其医务人员履行群众健康管理的职能，仅靠道德教化和强制命令是不行的，应转变激励机制。

2009年“新医改”政策提出，医改的目标是实现“人人享有基本医疗卫生服务”，这个目标实际上是“下医”功能的升级版；2015年“三明医改”提出的“三个回归”，即公立医院回归公益性、医生回归看病角色、药品回归治病功能，这个三个回归实际上是“下医”功能的深化版。健康中国理念的萌发、战略的制定、行动的实施和主体的设计为我国公立医院的角色转型提供了环境、动力和路径。2016年10月25日，中共中央、国务院印发了《“健康中国2030”规划纲要》，制定了推进健康中国建设的宏伟蓝图和行动纲领。2019年7月，国务院印发《关于实施健康中国行动的意见》。2019年7月15日，国务院办公厅印发《健康中国行动组织实施和考核方案》，建立健全组织架构，依托全国爱国卫生运动委员会，成立健康中国行动推进委员会，制定印发《健康中国行动（2019—2030年）》。2021年3月21日，中共中央总书记习近平同志在福建调研时指出：健康是幸福生活最重要的指标。健康是1，其他是后面的0，没有1，再多的0也没有意义。

因此，应把以治病为中心的医疗卫生体系转变为以人民健康为中心的医疗卫生体系。健康中国建设不是“想想而已”，也不是“说说而已”，而是理念、战略、行动、组织和考核的紧密性体系和连续性过程。在健康中国战略的推动下，公立医院及其医务人员应从“下医”中解脱出来，塑造集“下医”治病能力、“中医”控病能力和“上医”防病能力为一体的健康管理者角色。这是公立医院改革的根本选择，也是公立医院发展的根本方向。那么，如何才能为公立医院及其医务人员建立一种激励机制，从而推动其自觉主动履行健康管理这个角色的职能呢？本章为您一一分析。

（农永平　牙正检　校）

第二节　医保预付费下医疗机构降低医疗成本的四种策略

医疗保险付费方式改革，其本质意义在于重构医疗机构的经营模式。不同的医疗保险付费方式促使医疗机构形成不同的经营模式。医疗保险后付费方式使医疗机构形成以扩大医疗收入为中心的经营模式，在此经营模式下医疗机构以扩大医疗收入为主要途径实现盈利最大化目标。医疗保险预付费方式使医疗机构形成以降低医疗成本为中心的经营模式，在此经营模式下医疗机构以降低医疗成本为主要途径实现盈利最大化目标。医疗机构以扩大医疗收入为中心，是因为在医疗保险后付费方式下医疗机构是花“医保”的钱提供医疗服务；医疗机构以降低医疗成本为中心，是因为在医疗保险预付费方式下医疗机构是花“医院”的钱提供医疗服务。按照米尔顿·弗里德曼的“花钱矩阵”理论，医疗机构花“自己”（医院）的钱提供医疗服务必然降低医疗成本，医疗机构花“别人”（医疗保险）的钱提供医疗服务必然推高医疗成本。依据国务院印发的《“十三五”深化医药卫生体制改革规划》（国发〔2016〕78 号）的要求，医疗保险付费方式改革的基本方向是将后付费方式转变为预付费方式，这意味着医疗机构以扩大收入为中心的经营模式必须转变为以降低成本为中心的经营模式。那么，在医疗保险预付费方式下，医疗机构如何降低医疗成本呢？本节基于“理性经济人假设”提出了医疗机构降低医疗成本的四大策略及其选择取向和制度设计，为我国医疗和医疗保险的联动改革提供理论参考。

一、医疗机构降低医疗成本的“下策”是激励推诿患者

推诿患者有不同的形式，在医疗保险按总额预付费方式下，医疗机构推诿患者主要体现为向“外”推诿患者；在医疗保险按人头预付费方式下，医疗机构推诿患者主要体现为向“上”推诿患者；在医疗保险按单元预付费方式下，医疗机构推诿患者主要体现为“避重就轻”（诱导轻病患者和推诿重症患者）；在医疗保险按病种预付费方式下，医疗机构推诿患者主要体现为非必要性减少住院床日（尚未治愈就要求出院）。推诿患者实际上是通过减少必要医疗服务以降低医疗成本，最终达到扩大收入的目标。

医疗服务可分为必要医疗服务和不必要医疗服务。必要医疗服务是指“治”与“病”匹配的医疗服务，包括有病才治、小病小治、大病大治等方面。必要医疗服务既可以改善医疗服务质量，又可以防范医疗资源浪费，还可以抑制医疗费用上涨。不必要医疗服务是指“治”与“病”失配的医疗服务，包括无病也治、小病大治、轻病重治等方面。不必要医疗服务不仅会造成医疗资源浪费，而且会推动医疗费用上涨。在医疗保险预付费方式下，医疗机构应该采取减少不必要医疗服务的途径降低医疗成本。

实践证明，通过减少必要医疗服务降低医疗成本无异于“饮鸩止渴”，降低医疗成本的同时降低医疗服务质量，解决“看病贵”问题的同时引发“看病难”的问题。另外，通过减少必要医疗服务降低医疗成本，只能降低医院的医疗成本，却不能降低患者的医疗成本，反而会加重患者的医疗成本。因此，医保机构对医疗机构采取预付费方式时，应有效防范医疗机构减少必要医疗服务。否则，医疗保险预付费方式的控费会陷入得不偿失的困境。

二、医疗机构降低医疗成本的“次策”是防范道德风险

这里讲的道德风险是狭义上的道德风险，是指医疗机构或医务人员

为了谋利而对患者诱导需求和过度医疗，诱导需求和过度医疗在“新医改”政策推行以前非常普遍，“新医改”政策推行后则大幅减少，但是在局部地区、局部医院和局部领域仍然大行其道（表9-2-1），诱导需求和过度医疗产生的医疗服务是一种不必要的医疗服务。提供不必要的医疗服务会产生 3 个负作用：①推高医疗费用，即不必要的医疗服务导致不合理医疗费用上涨；②浪费医疗资源，医疗资源是稀缺的，在不必要的医疗服务上浪费医疗资源，在必要的医疗服务上缺乏医疗资源；③扭曲医疗功能，医疗服务的功能是“治病”，但诱导需求和过度医疗让医疗服务的功能扭曲为“制病”。因此，要降低医疗成本应防范医方道德风险。

表 9-2-1　公立医院典型的过度医疗及其危害

项目	现状	弊端
X 线胸部透视（简称胸透）	在美国和日本等大多数发达国家已经被淘汰，英国的使用频率仅为 0.2%，而我国则高达 61.8%	胸透的辐射量较大（有报道 1 次胸透的辐射量相当于拍摄 10 次 X 线片），会对婴幼儿和孕妇会造成健康危害
剖宫产	20 世纪 70 年代开始，我国的剖宫产率仅为 5%左右，但是现在已经高达 46.6%。30 年约增加了 9 倍。2018 年下降至 36.7%，但仍然排世界首位	选择剖宫产手术的产妇患产后严重并发症的风险增加 3 倍，导致重症的概率增加 10 倍
微量元素检测	微量元素检测已经成为一些医院儿科必做的常规检查项目	除血铅外，所谓微量元素检测只有经济意义而无临床意义
心脏支架	2000 年我国心脏介入手术约为 2 万例，但到 2017 年已超过 75 万例，增长了 37.5 倍	植入心脏支架后须终身服药，进行其他手术也不便
抗生素	抗生素在国外的临床使用率不超过 30%，我国三级医院保守估计达 60%～70%，二级医院甚至超过 80%	过量使用抗生素，不仅导致细菌耐药，出现超级细菌，还容易引发急性肾衰竭或肝衰竭
静脉输液	2019 年我国输液量达 105 亿瓶，相当于 14 亿人口每人输 7 瓶液，远高于国际上每人 2.5～3.3 瓶的水平	药物通过静脉输入，直接进入血液循环，若有不良反应，会迅速发生，严重且难以治愈

注：根据社会调查报告和新闻报告进行整理，仅供参考。

防范医方道德风险可以采取治本的办法，也可以采取治标的办法。治本的办法主要分为两类：一是行政化治本办法，即切断医疗服务收入与医疗服务收费的利益链条，如对医疗机构采取收支两条线制度；二是市场化治本办法，即重构医疗服务收入与医疗服务收费的利益关系，让医疗机构和医务人员从增加医疗服务项目中受益转变为从提升医疗服务质量中受益。治标的办法也主要分为两类：一是行政化治标办法，即采取行政手段监控和惩罚医方提供不必要医疗服务的行为，以违规成本大于违规收益的办法遏制医方的道德风险。行政手段主要包括制定科学化的诊疗规范、实施即时化的医疗监控和构建公正化的奖惩制度。二是市场化治标办法，即采取治理机制制约和内化医方提供不必要医疗服务的行为，如医疗机构提供不必要的医疗服务则在竞争中被淘汰，提供不必要的医疗服务则在选择中被抛弃。医疗机构的治理机制主要包括医疗保险的购买机制、多元主体的竞争机制和医疗机构的竞争机制。

三、医疗机构降低医疗成本的“中策”是提升医疗服务质量

要降低医疗成本，防范医方的道德风险是一个合理和有效的办法，但不是唯一的办法。除了防范医方的道德风险，提升医疗服务质量也是降低医疗成本的一种重要方法。这里，读者或许会心生疑问，提升医疗服务质量只能增加医疗成本，怎么会降低医疗成本呢？这种将医疗服务质量和医疗成本对立的观点是偏颇的。实际上，医疗服务质量和医疗成本既不是一种完全对立的关系，也不是一种完全统一的关系，而是一种对立统一的关系。从对立的方面看，提升医疗服务质量需要耗费医疗资源，而耗费医疗资源将增加医疗成本。这主要体现在以下 3 个方面：①要改善医疗服务的检查效果，应购置先进的设备，而购置先进设备将增加医疗成本；②要改善医疗服务的诊断效果，应引进和培养高层次的医学人才，而引进和培养高层次的医学人才将增加医疗成本；③要改善

医疗服务的治疗效果，应采购质优价高的药品和器材，而采购质优价高的药品和器材将增加医疗成本。

可见，提升医疗服务质量确实会增加医疗成本。因此，人们便反推出一个结论，降低医疗成本将降低医疗服务质量，进而认为降低医疗成本和提升医疗服务质量是医疗保险付费方式改革难以摆脱的“魔咒”。实际上，这种观点只看到医疗服务质量和医疗成本对立的一面，而未看到医疗服务质量和医疗成本统一的一面。从统一的方面看，医疗服务质量和医疗成本是一种兼容关系。医疗服务质量有狭义的医疗服务质量和广义的医疗服务质量。狭义的医疗服务质量是指疾病的医疗效果，主要包括检查效果、诊断效果、治疗效果；广义的医疗服务质量是指健康的维护效果，主要包括预防效果、治疗效果、康复效果。

（1）狭义医疗服务质量和医疗成本的兼容状况：如果医院有一批先进的检查设备、药品及高层次的医学人才，就可以提高疾病检出率，从而避免多次性和重复性检查所产生的医疗成本；就可以提高病因诊断率，从而避免多次性和重复性诊断所产生的医疗成本；就可以提高疾病治愈率，从而避免多次性和重复性治疗所产生的医疗成本。可见，提升医疗服务质量不仅可以降低医院的医疗成本，还能降低患者的医疗负担。

（2）广义医疗服务质量和医疗成本的兼容状况：从防病角度看，提升医疗服务质量意味着可以有效防范患者“健康变有病”。健康则医疗成本为零，患病则医疗成本产生，所以提升医疗服务质量可以降低医疗成本。从治病角度看，提升医疗服务质量意味着可以有效防范患者“小病变大病”。小病的医疗成本比大病的医疗成本低，所以提升医疗服务质量可以降低医疗成本。从疗病角度看，提升医疗服务质量意味着可以防范患者“治愈变复发”。治愈后复发的医疗成本比治愈后不复发的医疗成本高，所以提升医疗服务质量可以降低医疗成本。

总之，无论是狭义的医疗服务质量，还是广义的医疗服务质量，提升医疗服务质量短期内可能会增加医疗成本，但是长期内有利于降低医疗成本。因此，在医疗保险预付费方式下，医疗机构要大胆采用提升医疗服务质量的途径降低医疗成本。当然，采取提升医疗服务质量的办法不等于否定防范道德风险的办法，两者是相辅相成的。如果防范道德风险是以防范医方“做坏事”的途径降低医疗成本，那么提升医疗服务质量是以激励医方“做好事”的途径降低医疗成本。两者双管齐下才能有效降低医疗成本和控制医疗费用。

那么，如何才能提高医疗服务质量呢？一是投入资源，二是优化激励，三是改革管理。关于资源和激励，我们已经在多处反复强调，这里重点介绍无锡市第二人民医院医疗质量管理制度。无锡市第二人民医院曾提出“五个不放过”①，即患者死亡了，其死亡原因不明不放过；手术失败了，失败原因不明不放过；患者投诉了，患者不满意的原因不明不放过；患者出现并发症，并发症的原因不明不放过；纠纷处理了，当事人认识不到位的不放过。通过“五个不放过”，建立医疗服务质量的品管圈（QCC）模式（图 9-2-1）。

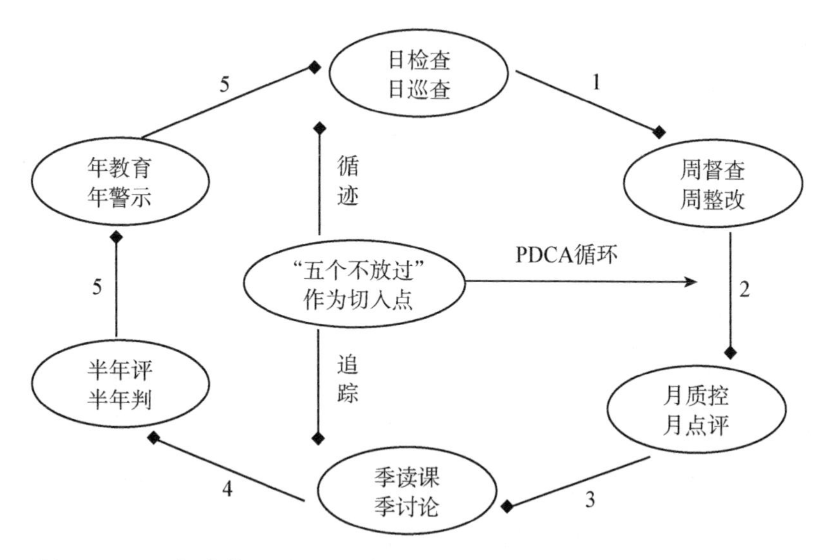

图 9-2-1　无锡市第二人民医院医疗服务质量的品管圈（QCC）模式

① 该案例参加“健康界”在海南博鳌举办的中国医院管理案例评选并获奖。

四、医疗机构降低医疗成本的“上策”是转变医疗职能

医疗服务有两大职能，一是治病救人，二是维护健康。那么，医疗机构应该主要承担治病救人的功能，还是维护健康的功能呢？这要看医疗保险的付费方式。在医疗保险后付费方式下，医疗机构主要承担治病救人的功能，因为治病救人的功能符合医疗机构的根本利益，符合医疗机构以扩大医疗收入为中心的经营模式。在医疗保险预付费方式下，医疗机构主要承担维护健康的功能，因为维护健康的功能符合医疗机构的根本利益，符合医疗机构以降低医疗成本为中心的经营模式。当前，医疗保险的付费方式从后付费方式转变为预付费方式势在必然，医疗机构的经营模式从扩大收入的经营模式转变为降低成本的经营模式势在必为，所以医疗服务的主要职能从以治病救人为中心转变为以维护健康为中心势在必行。

维护健康是降低医疗成本的合理有效路径。医疗机构维护健康需要完成五大任务：第一大任务是让人“不得病”，第二大任务是让人“少得病”，第三大任务是让人“少得大病”，第四大任务是让人“患病后能得到治愈”，第五大任务是让人“治愈后不会复发”。要完成以上五大任务，关键在于医疗机构对医疗资源进行均衡分配，即医疗卫生体系“前端”的预防、“中端”的治疗、“下端”的门诊、“后端”的康复都能获得均衡化医疗资源配置。医疗机构维护健康需要完成的五大任务，实际上也是降低医疗成本的五大措施，其原因：一是“得病”的医疗成本比“不得病”的医疗成本高，所以让人不得病可以有效降低医疗成本；二是“得大病”的医疗成本比“得小病”的医疗成本高，所以让人不得大病可以有效降低医疗成本；三是“不治愈”的医疗成本比“治愈”的医疗成本高，所以提高治愈率可以有效降低医疗成本；四是“治后复发”的医疗成本比“治后康复”的医疗成本高，所以减少复发可以有效降低医疗成本。

可见，在医疗保险预付费方式下，医疗机构为了降低医疗成本而采取维护健康的医疗模式，具有“主观为自己、客观为患者”的内在逻辑，

体现“主观为利益、客观促健康”的实践效果。这是一种完美的医疗模式，它将医方的利益与患者的健康进行有机结合，将医方的利益建立在维护患者健康的基础上，将患者的健康建立在增进医方利益的基础上。当然，医疗保险预付费方式只是形成此医疗模式的必要条件，而不是充分条件，因为医疗机构降低医疗成本的途径是多样的，包括推诿重症患者的途径、防范道德风险的途径、提升医疗服务质量的途径、维护患者健康的途径。要确保医疗机构选择维护健康的途径降低医疗成本，应改革医疗服务体制，构建医疗保险预付费方式下的竞争性医疗集团。在此医疗服务体制中，医疗保险预付费方式赋予医疗机构维护健康的约束机制，让其“必须”为群众提供以健康为中心的医疗服务；竞争性医疗体系赋予医疗机构维护健康的激励机制，让其“愿意”为群众提供以健康为中心的医疗服务；集团化医疗体系赋予医疗机构维护健康的制度体系，让其“能够”为群众提供以健康为中心的医疗服务。

五、讨论：医疗机构降低医疗成本的保障制度

在医疗保险预付费方式下，医疗机构降低医疗成本有 4 种策略（图 9-2-2），但各策略的目标效率、地位高低和规范程度是不同的。从目标效率的角度看，推诿患者是医疗机构降低医疗成本的“下策”，防范道德风险是医疗机构降低医疗成本的“次策”，提升医疗服务质量是医疗机构降低医疗成本的“中策”，转变医疗职能是医疗机构降低医疗成本的“上策”。从地位高低的角度看，转变医疗职能、提升医疗服务质量、防范道德风险是降低医疗成本的治本途径，推诿患者是降低医疗成本的治标途径。从规范程度的角度看，转变医疗职能、提升医疗服务质量、防范道德风险是降低医疗成本的合理途径，推诿患者是降低医疗成本的不合理途径。可见，转变医疗职能、提升医疗服务质量、防范道德风险是降低医疗成本的治本途径和合理途径，而推诿患者是降低医疗成本的治标途径和不合理途径。因此，在医疗保险预付费方式下，医疗机构应该采取转变医疗职能、提升医疗服务质量、防范道德风险的

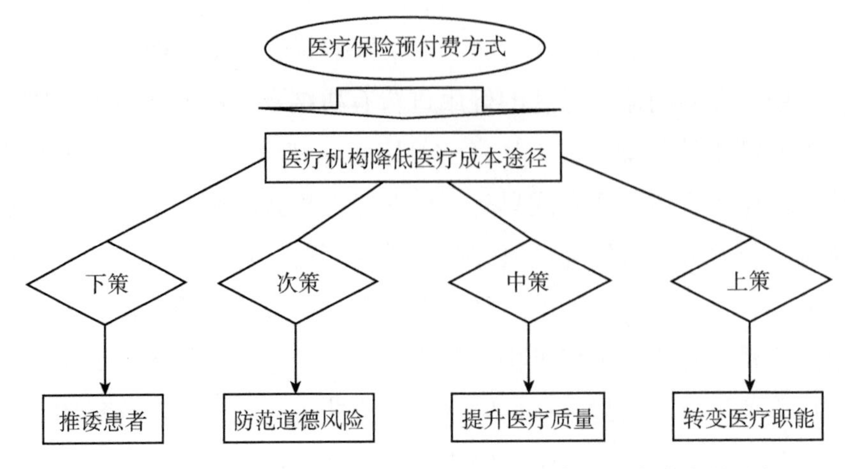

图 9-2-2　医疗保险预付费方式下医疗机构降低医疗成本的途径

途径降低医疗成本，而不应该采取推诿患者的途径降低医疗成本。然而，现实是许多医疗机构常采取推诿患者的途径降低医疗成本[①]，而不会自觉主动采取转变医疗职能、提升医疗服务质量、防范道德风险的途径降低医疗成本。经调查和研究，原因有以下 3 个。

1. 交易成本的约束　尽管转变医疗职能、提升医疗服务质量、防范道德风险均为合理途径，但是其交易成本较高，如转变医疗职能需要重构医疗体系，提升医疗服务质量需要增加医疗资源，防范道德风险需要改革管理制度。相反，尽管推诿患者是不合理途径，但是其“交易成本”较低。对此，政府应该“两手抓”，一方面加大改革的力度，以降低转变医疗职能、提升医疗服务质量、防范道德风险的“交易成本”；另一方面加大监管的力度，以提高推诿患者的“交易成本”。

2. 医疗保险职能的约束　长期以来，我国医疗保险主要扮演医疗费用补偿者的角色；医疗保险付费方式改革后，我国医疗保险从医疗费用的补偿者升级为医疗费用的补偿者和医疗费用的控制者。但是医疗费用的补偿和控制仍然不是医疗保险的根本职能。医疗保险的根本职能是购买医疗服务，其根本角色是医疗服务的购买者。既然是医疗服务的购买者，医疗保险就不仅要关注医疗费用的控制，还要关注医疗质量的保障。

① 张霄峰，段政明. “总控”制度下，医院推诿病人怎么办?[J]. 中国社会保障，2013，（1）：87。

目前，我国的医疗保险在控制医疗费用时忽视医疗质量的保障，结果倒逼医疗机构为了扩大医疗收入而出现诱导轻病患者的行为，以及为了降低医疗成本而出现推诿重症患者的行为。因此，要推动医疗机构采取合理和治本路径降低医疗成本，不仅要转变医疗保险职能，将医疗保险从医疗费用的分担者转变为医疗费用的控制者；而且要升级医疗保险职能，将医疗保险从医疗费用的控制者升级为医疗服务的购买者。

3. 医疗体制的约束 我国的医疗体制是以公立医院为核心和主导的医疗体制，这种医疗体制具有两个本质特征，即行政化和垄断性。行政化是指政府对公立医院的行政管制，垄断性是指公立医院对医疗市场的垄断格局。在行政化体制下，由于缺乏资源配置的权力，医疗机构通常缺乏采取转变医疗职能、提升医疗服务质量、防范道德风险的路径降低医疗成本的“能力”；在垄断格局下，由于缺乏竞争机制的推动，医疗机构通常缺乏采取转变医疗职能、提升医疗服务质量、防范道德风险的路径降低医疗成本的“动力”。因此，要确保医疗机构采取合理和治本路径降低医疗成本，应对医疗体制进行“去行政化”改革和“去垄断性”改革，将行政化的医疗体制转变为法人化的医疗体制，将垄断性的医疗体制转变为竞争性的医疗体制。

综上所述，在医疗保险预付费方式下，医疗机构要平衡医疗成本和医疗服务的关系，既要降低医疗成本，又要保障医疗服务，以防止群众刚刚走出“看病贵”的困境又陷入“看病难”的陷阱。这不仅需要医疗机构的自觉和努力，更需要医疗体制和医疗保险体制的联动改革。

（施淇曦 韦家信 校）

第三节 改革医保需方付费方式以激励参保群众健康管理

2017年10月18日，习近平同志在党的十九大报告中提出了“实施健康中国战略”[1]。人民健康是民族昌盛和国家富强的重要标志。实现健康的根本途径是进行有效的健康管理。从医疗保障角度看，健康管理主要分为两部分，一是指参保群众对身心的健康管理，即自我健康管理；二是指医疗机构对群众的健康管理，即医疗健康管理。医疗保险付费方式是一种“神奇”的支付方式，其需方付费方式可以激励群众对身心健康进行自我管理，其供方付费方式可以激励医疗机构对群众健康进行有效管理。本节重点分析医疗保险需方付费方式如何激励群众进行自我健康管理。

医疗保险激励参保群众对身心实施健康管理，本质上是防范参保群众的道德风险。何谓道德风险？从保险学的角度来说，医疗保险既是医疗费用的分担机制，也是医疗风险的诱发机制。群众在参保以前主要采取自费医疗模式，自费医疗模式并非一无是处。自费医疗的缺陷是容易导致群众陷入“该就诊而未就诊”和“该住院而未住院”的困境，自费医疗的优势是给群众形成“花自己的钱看自己的病”的正向激励机制。在这种正激励机制下，广大群众一方面会节约用钱，另一方面会重视健康。节约用钱和重视健康的心理会帮助广大群众形成以健康为中心的生活方式。

医疗保险制度的构建让群众摆脱了“自费”医疗模式，但是这种制度安排也并非完美无缺。医疗保险制度的优势在于分担医疗费用，所以可以减少“看病贵”、“有病不看”和“大病小看”的情况。医疗保险制度的缺陷在于给群众形成“花大家的钱看自己病”的反激励机制。在这种反激励机制下，参保群众极易产生浪费医疗保险资源和医疗资源的道德风险，也极易产生忽视健康和放任健康的道德风险。《全国第六次卫生服务统计调查报告》显示，1993～2003 年我国城乡居民基本医疗保险参保率较低（图 9-3-1），两周患病率也低，而且增长缓慢甚至有下降态势，农村居民两周患病率从 1993 年的 12.7%升至 2003 年 13.6%，

---

① 从党十八届五中全会作出“推进健康中国建设”的重大决策，到第一次全国卫生与健康大会，开启健康中国建设新征程；从出台建设健康中国的行动纲领《“健康中国 2030”规划纲要》，到党的十九大提出“实施健康中国战略”，以人民为中心加快健康中国建设的指导思想、顶层设计和实施路径一步步深化、系统化和具体化。

10 年仅增长了 0.9%，城市居民两周患病率从 1993 年的 16.9%降至 2003 年 14.2%（图 9-3-2）。但是，从 2003 年开始我国医疗保险覆盖面不断扩大（图 9-3-1），城乡居民两周患病率也随之上升：农村居民两周患病率从 2003 年的 13.6%升至 2018 年 32.2%，增长了 18.6%；城市居民从 2003 年的 14.2%升至 2018 年的 32.2%，增长了 18%（图 9-3-2）。城乡居民两周患病率上升的原因是多样的，但其主要原因之一是参保居民在医疗保

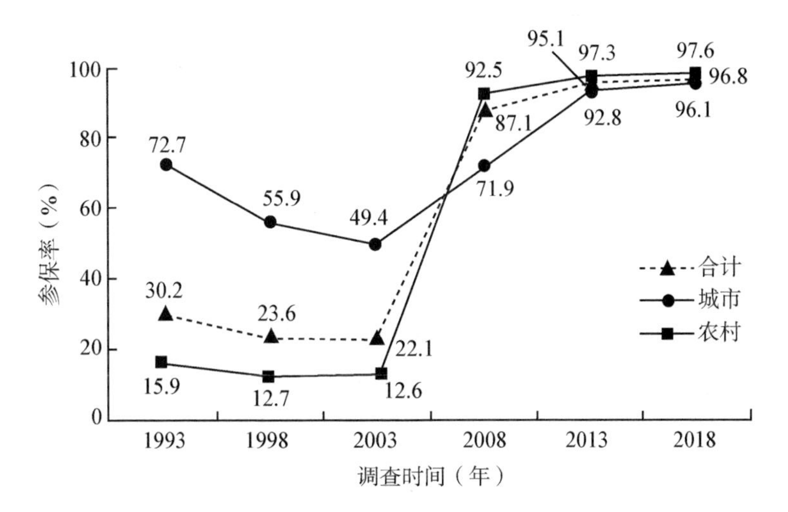

图 9-3-1　1993～2018 年城乡居民基本医疗保险参保率的变化趋势

图片来源：《全国第六次卫生服务统计调查报告》

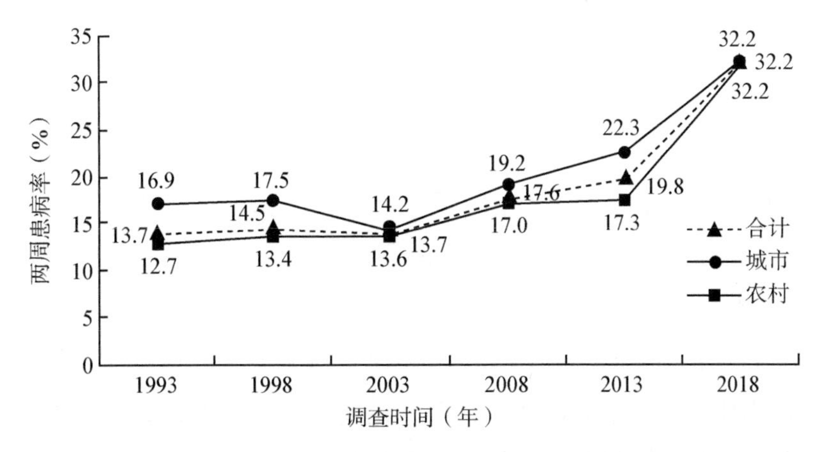

图 9-3-2　1993～2018 年城乡居民两周患病率的变化趋势

图片来源：《全国第六次卫生服务统计调查报告》

险的扭曲性激励机制下忽视健康和放任健康。这种浪费医疗保险资源和医疗资源，以及忽视健康和放任健康的行为称为“需方道德风险”（moral hazard of demander）。医疗保险付费方式改革实质上就是要防范医疗服务需方的道德风险。

那么，医疗保险如何防范医疗服务需方的道德风险呢？主要办法是改革医疗保险的需方付费方式。医疗保险需方付费方式改革通常采取三项措施：①“免赔率”的设计。免赔率的设计实际上是在“花大家的钱看自己病”的反激励机制中植入“花自己的钱看自己病”的正激励因素，从而在解决群众“有病不看”和“大病小看”问题的同时，防范群众出现“无病也看”和“小病大看”的问题。②“核保制”的设计。所谓核保制的设计，是指医疗保险在报销医疗费用之前，先要对诊治病历和费用单据进行审核，然后再对与疾病状况相匹配的医疗服务予以高补偿，对与疾病状况不匹配的医疗服务予以低补偿，从而在满足群众合理医疗需求的同时，防范群众的不合理医疗需求。③“分诊制”的设计。所谓分诊制，是指在医疗保险支付制度中嵌入基层首诊、分级诊疗和双向转诊的门槛制度。基层首诊可以防范参保群众出现“无病也看”的道德风险，分级诊疗可以减低参保群众出现“小病大看”的道德风险，双向转诊可以规避参保群众出现“短病长看”的道德风险。

（彭琳嵋　莫玉芳　校）

第四节　改革医保供方付费方式以激励医疗机构健康管理

众所周知，医疗费用上涨是医疗保险付费方式改革的主要原因，控制医疗费用是医疗保险付费方式改革的主要目的。然而，从根本意义上讲，医疗保险付费方式改革并不仅仅是为了控制医疗费用，更为重要的是为了转变医疗机构的服务模式，将以“医治疾病”为核心的医疗服务模式转变为以“健康管理”为核心的医疗服务模式。

一、医疗体系的健康管理定义

健康管理（managed care）是20世纪50年代末最先在美国提出的概念[①]，其核心内容是医疗保险机构委托医疗机构对被保险人开展系统的健康管理，从而达到有效控制疾病和有效减少赔付的目的。可见，国外讲的健康管理，其主体是保险人，对象是被保险人。我国的社会医疗保险也应该承担为参保群众提供健康管理的功能，其主要路径是委托医疗机构为参保群众提供健康管理服务，其主要机制是采取先进的付费方式和有效的治理体系。要对广大群众实施健康管理，医疗体系应设置4个关口：①"预防关"，其核心职能是防止"无病"变"有病"；②"初诊关"，其核心职能是防止"小病"变"大病"；③"医治关"，其核心职能是防止"能治"变"不治"；④"康复关"，其核心职能是防止"治愈"变"复发"。医疗体系设置4个关口有4个目标：①通过防患于未然的措施力求参保群众"少得病"；②当疾病防不胜防时力求参保群众"少得大病"；③当群众不幸身患大病时力求"治愈"；④当群众大病治愈时力防"复发"。目前，"预防关"主要由疾病预防控制中心把守，"初诊关"主要由基层医疗卫生机构把守，"医治关"主要由综合医疗机构把守，"康复关"主要由康复保健机构把守。

二、医疗保险付费方式如何影响医疗体系的健康管理

医疗保险的付费方式主要分为后付费方式和预付费方式两种类型，不同的付费方式对健康管理产生不同的影响。医疗保险后付费方式对医疗体系的健康管理产生"负效应"，因为在医疗保险后付费方式下医疗体系以收入为中心，只有扩大收入才能保障正常运行和持续发展。如果参保群众都"无病"，则医疗机构的收入为"零"，医疗机构当然不愿

① Li HZ，Liu XD，Shi X. Human Health Management and Life/Disease Risk Assessment：A Review[J]. Recent Patents on Engineering，2021，15（1）：30-36。

意提供疾病预防控制服务，并通过虚化疾病预防控制环节任由参保群众患病；如果参保群众都患“小病”，则医疗机构的收入较“低”，医疗机构一般不愿意提供疾病的初级诊治服务，并通过弱化初级诊治环节任由参保群众患大病；如果参保群众患“大病”，则医疗机构的收入提“高”，医疗机构非常愿意提供疾病医治服务，同时通过诱导需求和过度医疗让疾病的小治变大治和短治变长治；如果参保群众的疾病已经“治愈”则医疗机构的收入变“少”，医疗机构一般不愿意提供病后康复的医疗服务，甚至通过空化康复保健环节任由参保群众治后复发。可见，医疗保险后付费方式不利于医疗体系实施健康管理。

相反，医疗保险预付费方式对医疗体系的健康管理产生“正效应”，因为在医疗保险预付费方式下医疗体系以“成本”为中心，只有降低成本才能保障正常运行和持续发展。如果参保群众都“无病”，则医疗机构的成本为“零”，医疗机构愿意提供疾病的预防控制服务，同时通过强化疾病预防控制体系以防范参保群众无病变有病。如果参保群众都患“小病”，则医疗机构的成本较“低”，医疗机构也愿意提供疾病的初级诊治服务，同时通过强化初级诊治服务体系以防范参保群众小病变大病。如果参保群众都患“大病”，则医疗机构的成本很“高”，医疗机构会积极提升医疗服务质量，将长治变短治；同时主动控制医方道德风险，将小病大治转变为因病施治。如果参保群众的疾病已经“治愈”但会“复发”，则医疗机构的成本变“高”，医疗机构不希望疾病治后复发，将通过强化康复保健体系以防止参保群众治后复发。可见，医疗保险预付费方式可以激励医疗体系实施健康管理（表 9-4-1）。

表 9-4-1　医疗保险付费方式对医疗服务提供方的激励效应

医疗保险付费方式	对供方正激励	对供方负激励
后付费方式	扩大医疗数量、提升医疗质量	虚化预防、弱化基层、小病大治、空化康保
预付费方式	防未病、控小病、治大病、止复发	向外推诿患者、向上转诊患者、对内大病小治

三、如何构建激励医疗体系健康管理的体制机制

要让医疗体系积极主动地实施健康管理工程，应具备以下 3 个条件。

（一）组建功能完整的医疗联合体[①]

健康管理是由防、控、治、疗 4 个流程融合而成的系统工程，既需要承担各功能的主体明确分工，又需要其紧密协作。只有医疗集团才能承担健康管理功能，单个的医疗机构或分散的医疗体系均难以承担健康管理功能。所谓医疗集团，是指各功能主体既明确分工又紧密协作的医疗体系。目前，我国的医疗体系大多是由单个明确分工的医疗机构组合的分散型医疗体系（学术上称“松散型医联体”），不仅单个医疗机构不能承担健康管理功能，整个医疗体系也不能承担健康管理功能。例如，疾病预防控制中心主要承担“无病预防”的功能，基层医疗卫生机构主要承担“小病诊治”的功能，综合医疗机构主要承担“大病医治”的功能，康复保健机构主要承担“治后康复”的功能。各医疗卫生机构的分工比较明确，但是缺乏紧密关联和相互协作的体制机制。无病预防、小病诊治、大病医治、治愈康复是一个无缝隙的健康管理流程，需要一体化的医疗体系才能完成。如果让分散化的医疗体系负责健康管理，将产生两个后果：①健康管理的结构错位，如“预防为主、防治并重”的卫生事业发展方针演化为“医疗为主、重治轻防”的卫生事业发展指针。结构错位让健康管理的功能从“让人无病”演变为“给人治病”，背离了健康管理的宗旨。②健康管理的环节脱扣，如疾病预防与疾病治疗之间不能形成分工协作机制，小病诊治与大病医治之间不能形成分级诊疗体系。环节脱扣让健康管理的体系从“协同作战”演变为“单兵作战”，破坏了健康管理的机制。

---

① 医疗联合体主要指将同一个区域内的医疗资源整合在一起的医疗体系，通常由一个区域的高级医院、中级医院、基层医疗卫生机构组成。2017 年 4 月 23 日，按照《国务院办公厅关于推进医疗联合体建设和发展的指导意见》（国办发〔2017〕32 号）的要求，在城市主要组建医疗集团，在县域主要组建医疗共同体，跨区域组建专科联盟，在边远贫困地区发展远程医疗协作网。

（二）选择健康导向的付费方式

如前所述，医疗保险后付费方式不利于医疗体系实施健康管理，医疗保险预付费方式可以激励医疗体系实施健康管理。但需说明的是，医疗保险的预付费方式存在多种类型，不是每种预付费方式都能激励医疗体系实施健康管理。医疗保险预付费方式主要分为三大类，即按人头付费方式、按病种付费方式、按总额付费方式。其中，医疗保险按病种付费方式是一种“微观”付费方式，可以激励医疗机构提升医疗服务质量，从而承担健康管理中的“大病诊治”任务。但是，这种付费方式难以激励医疗机构完成无病预防、小病诊治和治后康复等重要任务。因此，按病种付费方式肯定不适合医疗体系的健康管理模式。医疗保险按总额付费方式是一种“宏观”付费方式。从应然角度看，这种付费方式可以激励医疗体系形成健康管理模式，因为健康管理是总额付费方式下医疗体系最佳的成本管理模式，完全符合医疗体系的切身利益。但是从实然角度看，医疗机构实施健康管理要付出较高改革成本，如重构医疗科室需要付出改革成本，整合医疗流程需要付出改革成本，医疗精细化管理需要付出改革成本。另外，医疗保险按总额付费方式有一个缺陷，即缺乏参保人的选择机制。在缺乏参保人的选择机制下，医疗体系的道德风险（moral hazard）难以遏制，医疗体系往往采取推诿患者和大病小治的方式降低医疗成本，而不愿采取健康管理的方式降低医疗成本。更为严重的是，医疗保险按总额付费方式在推行中经常被扭曲为“总额控制制度”，如《关于开展基本医疗保险付费总额控制的意见》（人社部发〔2012〕70 号），这种总额控制制度可以激励医疗体系控制医疗费用，但也会导致医疗体系推诿大病患者和诱导小病患者，根本谈不上推动医疗体系形成健康管理模式。

那么，医疗保险按人头付费方式能否推动医疗体系形成健康管理模式呢？当然可以，其原因有三：①因为医疗保险按人头付费方式是一种“宏观”付费方式，既可以激励医疗机构的疾病预防行为，又可以激励医疗机构的疾病初诊行为，还可以激励医疗机构的疾病医治行为。②因为按人头付费方式的激励机制与医疗体系的健康管理功能相吻合，如在按人头付费方式下，无病比有病的医疗成本低，小病比大病的医疗成本低，康复比复发的医疗成本低，所以医疗体系将在参保群众无病时主动预防、患小病时积极诊治、患大病时及时转诊、治愈后主动康复以降低医疗成本，这些行为完全符合医疗体系的健康管理功能。③因为医疗保险按人头付费方式中设计有参保人的选择机制，参保人选择机制实际上是防范医疗体系道德风险的有效机制。在医疗保险按人头付费方式下，医疗机构将形成以成本为中心的经营模式，但是以成本为中心的经营模式有可能产生以健康管理为核心的医疗行为，也可能产生推诿患者和大病小治的医疗行为。参保人选择机制的重要作用在于提高损人利己行为的代价，从而让医疗体系自觉选择以健康管理为核心的医疗行为，而主动放弃推诿患者和大病小治的医疗行为。

（三）构建防范道德风险的体制机制

如前所述，在医疗保险预付费方式下，医疗体系将形成以成本为导向的经营模式，因为预付费方式的预付制和打包制决定了医疗体系只有降低医疗成本才能实现自身利益最大化。而以成本为导向的经营模式可以推动医疗机构形成以健康为中心的医疗模式，因为健康管理实际上是医疗机构最佳的成本管理模式。但需要注意的是，降低成本与健康管理是一种或然关系，而不是一种必然关系。医疗体系降低医疗成本，可以采取健康管理的途径，也可以采取“推诿小治”的途径，因为健康管理和推诿小治均为降低医疗成本的有效方式。此外，健康管理的“交易成本”较高，而推诿小治的“交易成本”较低，所以医疗体系极易多用推诿小治的途径降低医疗成本，而少用健康管理的途径降低医疗成本。可见，在医疗保险预付费方式下，医疗机构以成本为导向的经营模式未必推动医疗机构形成以健康为中心的医疗模式，反而可能诱发医疗机构形成推诿小治的医疗模式。因此，应设置应对制度以防范医疗机构采取推诿小治的医疗模式。从公共管理角度看，这个制度非治理机制莫属。

所谓治理机制（governance mechanism），主要是需求选择机制、供给竞争机制和多元监管机制的组合体。该机制的重要意义在于让医疗机构“损人”的医疗行为付出“害己”的代价，并让医疗机构“利人”的医疗行为获得“利己”的好处。以选择机制为例，如果医疗体系采取推诿患者和大病小治的医疗行为，那么其会付出参保人放弃注册和保险人取消定点的代价；如果医疗体系常采取以健康管理为核心的医疗行为，那么其会获得参保人踊跃注册和保险人继续定点的长远利益。以竞争机制为例，如果医疗体系常采取推诿患者和大病小治的医疗行为，那么其会付出在竞争中被淘汰和在经营中亏本的代价；如果医疗体系常采取以健康管理为核心的医疗行为，那么其会获得在竞争中胜出和在经营中盈利的长远利益。以监管机制为例，如果医疗体系常采取推诿患者和大病小治的医疗行为，那么其会付出声誉受损和被取消执业资格的代价；如果医疗体系总是采取健康管理的医疗行为，那么其会获得良好社会声誉和继续执业资格的长远利益。

可见，要让医疗体系形成以健康管理为核心的医疗模式，仅仅依靠医疗保险预付费方式是不够的，还应在此基础上为医疗体系构建治理机制。医疗保险预付费方式的根本作用在于让医疗体系采取降低医疗成本的经营模式，而不是扩大收入的经营模式；治理机制的根本作用在于让医疗体系选择以健康管理为核心的医疗行为，而不是推诿小治的医疗行为。那么，预付费方式和治理机制就一定能让医疗体系形成以健康管理为核心的医疗模式吗？当然不能。要让医疗体系形成以健康管理为核心的医疗模式，除了预付费方式和治理机制以外，还应具备一个重要条件，即医疗体系法人化。所谓医疗体系法人化，是指医疗体系为独立法人，而非行政附属。医疗体系成为独立法人，应具备两个条件：一是具备自主管理的权力；二是具备结余分配的权力。结余分配权力的重要作用在于为医疗体系形成健康管理模式提供“动力”，自主管理权力的重要作用在于为医疗体系形成健康管理模式提供“能力”。

四、案 例 分 析

综上分析，医疗保险按人头预付费方式的法人化治理型医疗联合体是推动医疗体系形成健康管理模式的根本性体制机制。目前，该体制机制已经从理论层面上升至实践层面。“罗湖医改”就是一个典型的案例[1]。2015 年深圳市以罗湖区为试点进行医疗卫生服务体系改革，整合区属 5 家医院和 23 家社区健康服务中心，成立唯一法人的罗湖医院集团。组建医疗集团不是为了“跑马圈地”，而是建立不同层级医疗机构的“责任共同体”，来推动医疗资源下沉以做强社区健康服务中心，从而实现“强基层”的医改目标。随着罗湖区社区健康服务中心诊疗量不断扩大，由 2014 年的 222 万人次增加至 2017 年的 403.59 万人次，增幅达 81.80%。组建医院集团以后，2016 年深圳市以罗湖区为试点进行医疗保险付费方式改革，以辖区内的签约居民为对象，医疗保障局将上一年度基本医疗保险大病统筹基金和地方补充医疗保险基金支付总额加上本年度全市医疗保险支出平均增长比率值打包支付给罗湖医院集团。这种医疗保险支付方式实际上是按人头总额预付费方式，是按人头预付费方式和按总额预付费方式的优化组合。在按人头总额预付费方式下，医疗保险机构对医疗集团采取“超支自负和结余留用”的结算机制：年终清算时如有结余，医院集团可以将其用于做好居民的疾病预防、开展业务工作及激励医务人员；如有亏损，则由集团自行承担。医疗保险按人头总额预付费方式及其结算机制产生了三大正效应：①减轻了群众的就医经济负担。以集团的核心医院罗湖区人民医院为例，2017 年住院次均费用为 10 517.57 元，较 2016 年下降了 422.02 元。②降低了医疗保险部门的基金风险，医院集团内医疗机构住院次均费用较医疗保险部门制定的结算标准降低了 1404 元，医疗保险基金没有了赤字风险，医疗保险实现可持续发展。③改变了医院集团的激励机制，推动工作重心从治病向健康管理的转变，特别是社区健康服务中心的工作重心从为居民“多看病、看多病、看重病、重看病”转变为让居民“不生病、少生病、

① 杨肖光，陈英耀，周萍，等. 深圳市罗湖区医改政策分析[J]. 中国卫生政策研究，2018，11（3）：37-41.；蒋义. 县域医改该何去何从——关于深圳罗湖医改和茂名高州医改的调研启示[J]. 财政科学，2020，（3）：101-105。

不看病、少看病”。如果要对“罗湖医改”做一个制度上的总结，那么就是三句话：一是组建统一法人的医院集团；二是资源下沉做强社区健康服务中心，三是对医院集团采取按人头总额预付费方式，以推动医院集团的工作重心从看病治病转变为健康管理。如果要对“罗湖医改”做一个理念上的概括，那么就是建立三个共同体，即责任共同体、利益共同体、健康共同体（表 9-4-2）。

表 9-4-2　广东省深圳市“罗湖医改”的指导思想和具体做法

指导思想	具体做法
责任共同体	组建统一法人的罗湖医院集团，统筹全区医疗资源，做强社区健康服务中心
利益共同体	医疗保险对医疗集团采取按人头总额预付费方式，超支自负、结余留用
健康共同体	在按人头总额预付费方式下医疗集团的工作重心从治病转变为健康管理

综上分析，医疗保险按人头预付费方式下的法人化治理型医疗联合体是推动医疗体系形成健康管理模式的根本性体制机制。要让医疗体系形成健康管理模式，应做好四项工作：①将单个医疗机构整合为医疗联合体，然后将松散型医疗联合体升级为精密型医疗联合体，最后将精密型医疗联合体改制为法人化医疗联合体，从而为医疗供方健康管理模式的构建提供主体依托；②在医疗联合体内实现医疗资源的均衡配置，促进医疗资源迁移和下沉，解决在医疗资源配置上重治轻防的问题和重上轻下的问题，从而为医疗供方健康管理模式的构建提供资源保障；③医疗保险机构对医疗联合体采取按人头预付费方式（或者按人头总额预付费方式），并对其采取“超支自负和结余留用”的结算机制，从而为医疗供方健康管理模式的构建提供激励保障；④为医疗联合体建立以供给竞争机制、需求选择机制和多元监管机制为核心的治理机制，让医疗联合体主动选择健康管理行为，积极构建健康管理模式，从而为医疗供方健康管理模式的构建提供机制保障。一句话，要让医疗供方形成健康管理模式，应让医疗体系与医疗保险机构形成责任共同体、利益共同体和健康共同体。

（潘春燕　谢丹宁　校）

第十章

改革方向选择：左与右

我国公立医院改革以破除以药养医机制为切入点，以矫正公立医院性质扭曲为主路径，有左、中、右三个方向。所谓“左”是指行政化的改革方向，所谓“中”是指行政化和市场化交叉和杂糅的改革方向，所谓“右”是指市场化的改革方向。行政化改革让公立医院“公益性有余而积极性不足”，所以行政化体制往往会引入绩效管理制度，以弥补其在提升医疗效率方面的缺陷，于是形成了行政管制体制和绩效管理制度的组合，即“绩效型行政化体制”；市场化改革让公立医院“积极性有余而公益性不足”，所以市场化体制往往会引入多元治理的机制，以弥补其在维护医疗公平方面的缺陷，于是形成了市场体制和治理机制的组合，即“治理型市场化机制”。公立医院绩效型行政化体制是行政化体制的升级版，以均衡公益性与积极性的关系为价值，以兼治“看病贵”和“看病难”为目标；公立医院治理型市场化机制是市场化机制的升级版，以均衡积极性与公益性的关系为价值，以兼治“看病难”和“看病贵”为目标。

在这两条路径选择之间，还有新中路径，即行政化体制和市场化体制的杂糅体制，即管制型市场化体制。公立医院管制型市场化体制力图运用市场机制的“无形手”提升医疗效率，运用行政管制的“有形手”维护医疗公平，最终实现医疗公平和医疗效率的均衡、“看病贵”和“看病难”的兼治。然而，市场机制和行政管制是冲突的，管制型市场化很难实现市场机制和行政管制的“手牵手”，反而导致市场机制和行政管制的“手压手”。具体体现为，行政管制在维护医疗公平方面的优势被市场机制稀释了，市场机制在提升医疗效率方面的优势被行政管制抵消了。

当前公立医院改革既不采取治理型市场化机制，也不采取绩效型行政化体制，而是采取管理型市场化体制。笔者认为，这是公立医院改革价值博弈妥协的结果，是公立医院改革利益博弈妥协的结果，是公立医院改革权力博弈妥协的结果，但不是公立医院改革理性选择的结果。因此，我国的公立医院改革应走出价值博弈、利益博弈和权力博弈的“怪圈”，摆脱价值、利益和权力的“藩篱”，以中立的角色和理性的选择推动公立医院改革。那么，如何选择公立医院改革模式和推动公立医院改革实践呢？本章将为您一一道来。

第一节　我国公立医院改革的形势、主体、支点和杠杆

我国公立医院改革能否成功，主要取决于两个条件：①能否对改革的形势做出正确判断，并依据形势判断选择适合的改革模式；②改革能否找到一个有力的杠杆，可以撬动体制机制的变革和既得利益的调整。

一、公立医院改革的形势

公立医院是我国医疗服务的“领导者”，也是抗病战争的“主力军”，其医疗资源在所有医疗卫生机构中占绝对优势，医疗服务也在医疗服务市场中占绝对强势。以2020年医疗资源为例，我国公立医院的床位数为5 090 558张，约占医院总床位数（7 131 186张）的71.38%；我国公立医院的卫生技术人员数为 529.2 万人，约占医院总卫生技术人员数（677.5万人）的78.11%。以2020年医疗服务为例，公立医院诊疗人次为27.9亿人次，约占医院总诊疗人次（33.2亿人次）的84.04%；公立医院入院人数为 14 835 万人，占医院总入院人数（18352 万人）的80.84%（数据来源：2020年《我国卫生健康事业发展统计公报》）。那么，我国公立医院为什么还需要和必须改革呢？从总体上看，主要有以下两个原因。

1. 医疗效率缓降，即医疗效率增长缓慢且有下降态势　例如，2010～2014年，我国公立医院医师日均担负诊疗人次从6.6人次缓升至7.8人次，但是2015～2017年停留在7.6人次，甚至到2018年下降至7.5人次，2020年受新冠肺炎疫情影响更是降到6.3人次。2010～2013年，我国公立医院医师日均担负住院床日从 2.3 日缓升到 2.7 日，但是从2014年开始呈现下降态势，2015～2019年始终停留在2.6床日，4年没有任何增长，2020年降到2.2日；2010～2012年我国公立医院的病

床使用率从 90.1%上升至 94.3%，但是从 2013 年开始下降，到 2015 年已经降至 90.4%（表 10-1-1），2016～2019 年基本保持在 91%左右，2020 年降到 77.2%。可见，我国公立医院的医疗服务效率呈现先上升而后趋缓甚至下降的态势。那么，为什么会出现这种先升后降的态势呢？笔者通过调查得出结论：医疗服务效率“先升”是医疗服务需求不断扩大推动的，而医疗服务效率“后降”是公立医院“内”尚未拥有法人自主权“外”尚未建成竞争机制导致，以及新冠肺炎疫情的冲击。

表 10-1-1　我国公立医院医疗服务效率状况

年份	医师日均担负诊疗人次	医师日均担负住院床日	病床使用率（%）	平均住院日
2020	6.3	2.2	77.2	8.4
2019	7.6	2.6	91.2	9.1
2018	7.5	2.6	91.1	9.3
2017	7.6	2.6	91.3	9.4
2016	7.6	2.6	91.0	9.6
2015	7.6	2.6	90.4	9.8
2014	7.8	2.7	92.8	9.8
2013	7.6	2.7	93.5	10.0
2012	7.4	2.6	94.3	10.2
2011	7.1	2.5	92.0	10.5
2010	6.6	2.3	90.1	10.7

数据来源：2018～2020 年《中国卫生健康统计年鉴》。

2. 医药价格虚涨，即医药价格虚高且增长过快　2010 年公立医院的次均门诊费用为 167.3 元，到 2020 年升至 320.2 元，增长了 152.9 元，增幅达 91.39%；2010 年公立医院的住院患者人均医药费用为 6415.9 元，到 2020 年升至 11 364.3 元，增长了 4948.4 元，增幅约达 77.13%。相对于城乡居民可支配收入而言，我国公立医院医药费用非常高，而且不合理，所以称医药费用“虚高”（表 10-1-2）。例如，2020 年我国农村居民可支配收入为 17 131 元（数据来源：2020 年《中国统计年鉴》），而当年的公立医院住院患者人均医药费用为11 364.3元，人均住院费用约占农村居民可支配收入的 66.34%。医药费用上升，有的是因为疾病的复杂程度增加和医疗服务成本上涨，有的是因为医疗机构和医务人员为了追求利益而对患者诱导需求和过度医疗，前者是合理的上升，后者是不合理的上升。在以药养医机制下，我国公立医院医药费用上升在很大程度上是不合理的上升，所以称为医药费用“上涨”。当虚高的医药费用上涨，就会出现“虚涨”的态势，类似经济理论的“滞胀”，是医药费用变动的最坏状态。

表 10-1-2　2010～2020 年我国公立医院医药费用上涨情况

年份	门诊患者次均医药费（元）			住院患者人均医药费用（元）		
	合计	药费	检查费	合计	药费	检查费
2010	167.3	87.4	30.8	6 415.9	2 784.3	460.8
2013	207.9	104.4	38.7	7 858.9	3 116.3	629.8
2014	221.6	109.3	41.8	8 290.5	3 187.1	685.2
2015	235.2	113.7	44.3	8 833.0	3 259.6	753.4
2016	246.5	115.1	46.9	9 229.7	3 195.6	805.2
2017	257.1	113.1	49.6	9 563.2	2 955.6	864.3
2018	274.1	114.8	53.0	9 976.4	2 781.9	943.3
2019	287.6	120.9	56.1	10 484.3	2 854.4	1 021.1
2020	320.2	—	—	11 364.3	—	—

数据来源：2010～2011 年《中国卫生统计年鉴》，2012～2017 年《中国卫生和计划生育统计年鉴》，2018～2020 年《中国卫生健康统计年鉴》。

医疗效率缓降，与医疗资源的投入不相匹配，与医疗需求的扩大不相匹配；医药价格虚涨，增加了医疗需求方的经济负担，违背了公立医院的公益性质。医疗效率缓降将导致广大群众的“看病难”问题，即“看不好病”问题；医药费用虚涨将导致广大群众的“看病贵”问题，即“看不起病”问题。医疗效率缓降及其导致的“看病难”问题和医药价格虚涨及其导致的“看病贵”问题是公立医院改革的根源所在，也是公立医院改革的目标所在。一句话，公立医院改革应以提升医疗效率和控制医药费用为主要任务，以解决“看病难”和“看病贵”为主要目标。

然而，从理念上看，提升医疗效率和控制医药费用不仅仅是一个制度优化的过程，要从根本上提升医疗效率应引入市场机制，要从根本上控制医药费用应强化政府功能，所以提升医疗效率和控制医药费用应处理好政府和市场的关系，既要摆脱市场失灵与行政管制的行政化窠臼，也要走出政府失灵与引入市场的市场化陷阱。从实践角度看，提升医疗效率不仅仅是一个引入绩效管理的过程，更需要政府的放管服和公立医院的法人化，所以提升医疗效率本质上是权力格局的调整；控制医药费用不是简单地从终端分担医疗费用，也不是简单地从始端降低医药费用，还需要对医疗服务供求双方利益格局进行重新调整，所以控制医药费用本质上是利益格局的调整。

目前，以政府管制为核心的医疗权力结构阻碍了医疗效率的提升，以公立医院垄断为核心的医疗利益格局阻碍了医药费用的控制，以市场失灵为核心的医疗价值理念既阻碍了医疗效率提升，也阻碍了医药费用控制。可见，公立医院改革应推翻理念、权力、利益“三座大山”[①]，而这会触动相关利益主体，所以公立医院改革之重之难可想而知。那么，如何才能推翻“三座大山”呢？面对知识密集型和技术密集型的公立医院，使用简单粗暴的“蛮力”显然是不行的。因此，应使用“四两拨千斤”的“巧力”。阿基米德（Arkmid）有句名言“给我一个支点，我就能撬起整个地球”。这句话讲的就是杠杆原理：只要有适合的杠杆和一个适合的支点，就可以把巨大超重的地球撬动。医改是一个“世界性难题”[②]，而公立医院改革是难题中的难题。杠杆原理既可以运用在自然领域以小胜大，也可以运用在社会领域以弱胜强。如果将之成功运用到公立医院改革中，不仅可以最大程度降低改革成本，而且可以最大程度提高改革效益。按照杠杆原理，在公立医院改革中，只要找到一个够力的主体（动力）、一个够长的杠杆（动力臂）和一个够硬的支点（承重力），就能撬动公立医院体制机制改革。

---

① “三座大山”是人们对发展中所遇困难的比喻。本文讲的“三座大山”，是指公立医院改革中的三大障碍，即理念、权力和利益。

② 李克强. 推动医改向纵深发展[J]. 中国医疗保险，2014，（4）：8。

二、公立医院改革的主体、杠杆和支点

那么，在公立医院改革中，谁是够力的主体？何谓够长的杠杆？哪有够硬的支点？

从主体上看，公立医院的改革主体可以是卫生行政部门，也可以是医疗保障部门，那么哪个部门更有“力”呢？当然是医疗保障部门。医疗保障部门管理着医疗保险基金，掌握着公立医院的“命根子”，同时背后又有成千上万的参保群众，所以有足够的意愿也有足够的力量推动公立医院改革。而卫生行政部门虽然掌握着公立医院的“官帽子”，但由于其与公立医院很容易形成“父子”关系[①]，所以无力也无心撬动公立医院体制机制改革。另外，在卫生行政部门与公立医院管办不分的体制下，公立医院改革本质上是卫生行政管理体制改革，卫生行政部门拥有管理公立医院的权力，自然也要承担相应责任。

从杠杆上看，公立医院改革可以采取行政手段推进，也可以采取经济手段推进。那么，哪个手段更“长”呢？以行政手段推动的公立医院改革实际上是对公立医院进行强制性制度变迁，公立医院是改革对象，具有“要我改”的特征；以经济手段推动的公立医院改革实际上是对公立医院进行诱致性制度变迁，公立医院是改革主体，具有“我要改”的特征。显然，将公立医院作为改革主体比作为改革对象更有战略眼光，“要我改”比“我要改”更能降低改革成本，所以经济手段这个杠杆比行政手段这个杠杆更“长”。

从支点上看，公立医院改革有三个支点：①将权力作为改革的支点，强制公立医院改革，并推动公立医院权力结构调整；②将利益作为改革的支点，诱导公立医院改革，并推动公立医院利益格局调整；③将理念作为改革的支点，引导公立医院改革，并推动公立医院价值理念调整。那么，哪个支点更“硬”呢？笔者认为，在公立医院改革中三个支点缺一不可：仅凭理念，太软，力量不够；仅凭权力，太刚，容易折断；仅

---

① 吕国营. 用医保治理理念看待医保部门与公立医院的关系[J]. 中国医疗保险，2019，(11)：26。

凭利益，太柔，难以切入。要让公立医院改革的支点够硬，那么这个支点应以理念为“水”、以权力为“沙”和以利益为“泥”搅拌而成，像一座高楼大厦的承重墙。

因此，推动公立医院改革，应该以医疗保障部门为主体，以经济手段为杠杆，以理念、权力、利益为支点。从医疗保险角度看，对公立医院发挥作用的经济手段主要是医疗费用支付方式（简称付费方式），所以这种改革模式又可以概括为以医疗保障部门为主体，以付费方式为杠杆，以理念、权力和利益为支点撬动公立医院体制机制改革。以医疗保障部门为主体，不仅是由医疗保险作为广大参保人经纪人的角色决定的，也不仅是由医疗保险掌握医院“钱袋子”的地位决定的。实际上，作为医疗服务的购买者，影响医疗服务行为并推动医疗服务体制改革是医疗保险的应有功能。众所周知，医疗保险有 4 种角色：①医疗负担的分担机制；②医疗费用的控制机制；③医疗资源的配置机制；④医疗体制的重构机制。目前，医疗保险作为医疗负担的分担机制和医疗费用的控制机制已经“做得很多”，作为医疗资源的配置机制也已经“说得很多”，但是作为医疗体制的重构机制不仅说得很少，做得也很少。

目前，我国医改已经进入深水区，公立医院又是医改中难啃的“硬骨头”[①]，新时代医改攻坚战应充分发挥医疗保险作为医疗体制重构机制的功能。医疗保险撬动公立医院改革主要依靠付费方式这个杠杆，付费方式主要分为后付费方式和预付费方式，后付费方式可以撬动公立医院体制机制改革，预付费方式也可以撬动公立医院体制机制改革，但是两者所撬动的公立医院体制机制是不同的，而且撬动公立医院体制机制改革的机制也是不同的。当然，任何公立医院体制机制都是理念、权力和利益的组合，市场失灵的价值理念、行政管制的权力结构和公立主导的利益格局将形成公立医院的行政化体制，政府失灵的价值理念、法人治

① 医改进入深水区，增量改革逐渐结束，存量改革开始深入，改革从“分蛋糕”变成“啃骨头”。所谓骨头，本质上是指医疗卫生系统的既得利益者（vested interest），从总体上说主要是与人民健康利益相悖的大骨头、硬骨头和坏骨头。

理的权力结构和多元竞争的利益格局将形成公立医院的市场化体制。另外，医疗保险付费方式撬动公立医院体制机制改革的机制跳不出公平和效率均衡的原理，都是“看病难”和“看病贵”兼治任务下制度功能的分工和互补。

（陈　昕　巫月琴　校）

第二节　公立医院绩效型行政化体制及其构建

如上所述，医疗保险付费方式是公立医院改革的“杠杆”，不同的医疗保险付费方式可以撬动不同的公立医院体制机制构建。医疗保险后付费方式可以撬动公立医院绩效型行政化体制构建，医疗保险预付费方式可以撬动公立医院治理型市场化机制构建。医疗保险后付费方式本质上是医疗费用的分担机制，如果以医疗保险后付费方式为杠杆，那么可以撬动公立医院绩效型行政化体制的构建。对此，需要回答以下两个问题。

一、何为公立医院的绩效型行政化体制

所谓公立医院绩效型行政化体制，可以简化为以市场失灵为假设、以举办服务为理念、以价格管制和绩效管理为支架的制度体系[①]。公立医院绩效型行政化体制建设主要分为以下四步。

1. 医疗卫生领域的市场失灵　由于医疗卫生服务的公共属性和外溢效应，基本医疗卫生领域会产生市场失灵。由于供需双方的信息不对称和力量不对等，特需医疗卫生领域也会产生市场失灵。总之，市场失灵是公立医院绩效型行政化体制构建的前提假设。

---

① 赵云. 县级公立医院的绩效型行政化改革模式评价[J]. 中国医院管理，2013，33（2）：1-3。

2. 政府举办医疗服务是矫正市场失灵的根本途径 由于医疗卫生领域市场失灵，医疗服务应由政府供给，医疗机构应由政府举办。政府不仅要承担医疗卫生服务的提供责任，而且要承担医疗卫生服务的生产责任。总之，政府举办医疗服务是公立医院绩效型行政化体制构建的根本理念。

3. 维护公益性是政府举办医疗服务体制下公立医院的根本目标 公益性在不同的体制下被赋予不同的内涵，在全民医疗服务体制下，公立医院公益性是指医疗服务价格的“可承受性”；在全民医疗保险体制下，公立医院公益性是指医疗卫生费用的“可分担性”。因此，在全民医疗服务体制下，人们常以控制医疗服务价格为途径维护公立医院公益性；在全民医疗保险体制下，人们常以分担医疗卫生费用为途径维护公立医院公益性。总之，为维护公益性而设置制度是公立医院绩效型行政化体制构建的逻辑起点。

4. 稀释积极性是政府举办医疗服务体制下公立医院的现实困境 政府举办医疗服务体制会将公立医院建成“养人办事”的行政组织和“旱涝保收”的预算组织，这不利于调动医务人员的积极性，所以应采取绩效管理制度以弥补政府举办医疗服务体制的效率缺陷。另外，政府对医疗服务的价格管制会减少医院的收益和医生的收入，这不利于调动医务人员的积极性，所以应采取绩效管理制度以矫正医疗服务价格管制的效率缺陷。总之，绩效管理是公立医院绩效型行政化体制构建的逻辑终点。

二、医疗保险后付费方式如何撬动公立医院的绩效型行政化体制构建

医疗保险后付费方式撬动公立医院绩效型行政化体制具有“多米诺骨牌效应”（Domino effect）特征，先由医疗保险后付费方式撬动医疗服务的行政管制，后由医疗服务价格管制撬动医疗机构的绩效管理。

1. 医疗保险后付费方式撬动医疗服务价格管制 医疗保险后付费方式只能承担医疗费用的分担功能，而且内含推高医疗费用的激励机制，所以应对医疗服务进行价格管制，以遏制后付费方式的负激励效应

和控制医疗费用的不合理上涨。医疗服务的价格管制通常以“组合拳”的形式推出，以行政限价确保医方“不能”抬高医疗服务价格、以收支管制确保医方“不愿”抬高医疗服务价格、以财政补偿确保医方“不必”抬高医疗服务价格。

2. 医疗服务价格管制推动医疗机构绩效管理 行政限价减少医务人员的收入，将稀释其提供医疗服务的积极性。收支管制虽然切断了医生收入与医疗收费的利益链条，但是也切断了医务人员的动力源泉。财政补偿是一种“保健”因素，而不是一种“激励”因素。因此，价格管制尽管有利于维护公立医院公益性，但不利于调动医务人员积极性，这难免导致患者陷入“看病难”的困境，所以应采取绩效管理制度予以矫正，以期实现公立医院公益性与医务人员积极性的均衡。绩效管理制度包括两大类型：①政府对公立医院的绩效管理，这以绩效财政补偿机制为主要形态。由于绩效财政补偿机制突破了以药养医和预算拨付的双重体制缺陷，所以可减少价格管制下的组织绩效损失。②公立医院对医生的绩效管理，这以绩效工资分配制度为主要形态。由于绩效工资分配制度突破了创收分成和平均主义的双重体制缺陷，所以可以减少价格管制下的个体绩效损失。

综上所述，公立医院绩效型行政化体制实际上是行政管制和绩效管理的组合：行政管制是对公立医院“防乱”的制度安排，绩效管理是对公立医院“提效”的制度安排。可见，“收而不死”是公立医院绩效型行政化体制的制度设计原理。从关系角度看，公立医院的绩效型行政化以“同心圆”为制度结构：后付费方式是“圆心”，价格管制是“内圈”，绩效管理是“外圈”；从功能角度看，公立医院的绩效型行政化以“性价比”为目标结构：医疗保险后付费方式主要承担“分费”功能，医疗服务价格管制主要承担“控费”功能，医疗机构绩效管理主要承担“提效”功能。可见，“价宜物美”是以医疗保险后付费方式撬动公立医院绩效型行政化的制度设计目标（图 10-2-1）。

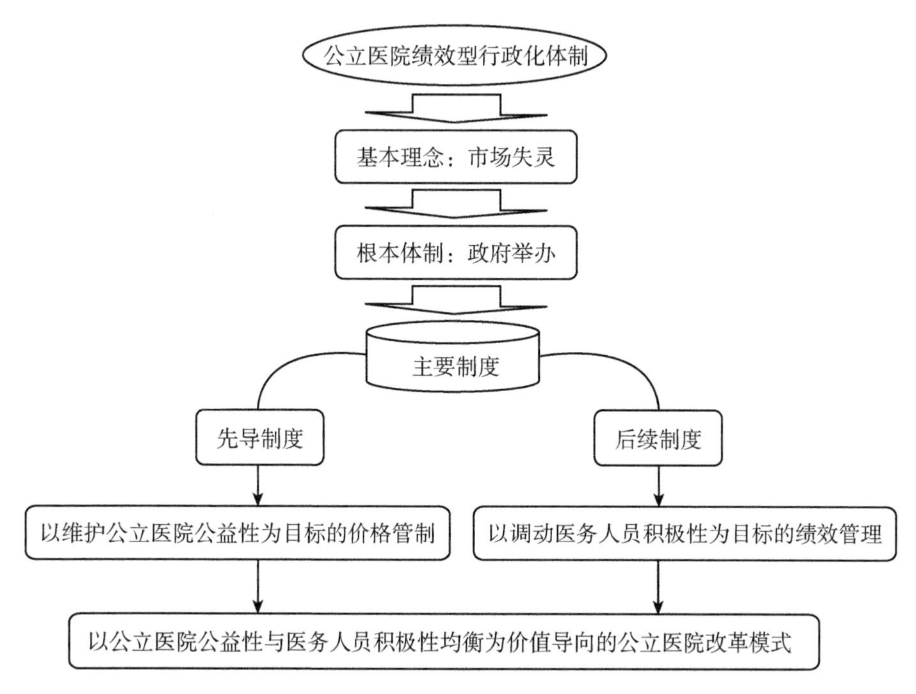

图 10-2-1　医疗保险后付费方式撬动医院绩效型行政化体制构建

（向秀萍　校）

第三节　公立医院治理型市场化机制及其构建

医疗保险预付费方式不仅是医疗费用的控制机制，也是医疗改革的撬动机制。医疗保险以预付费方式为杠杆，可以撬动公立医院治理型市场化机制构建。对此，需要回答以下 3 个问题。

一、什么是公立医院治理型市场化机制

所谓公立医院治理型市场化机制，可以简化为以政府失灵为假设、以购买服务为理念、以独立法人和公共治理为支架的制度体系[①]。公立医院治理型市场化机制的建设分以下四步。

① 赵云. 县级公立医院的治理型市场化改革模式创构[J]. 中国医院管理，2013，33（7）：4-7。

1. 医疗卫生领域的政府失灵 政府失灵实际上是对医疗卫生领域市场失灵的“错治”（矫枉过正），会在解决好公立医院公益性异化的同时，导致医务人员积极性的淡化；会在缓解群众“看病贵”问题的同时，催生群众“看病难”问题。医疗卫生领域政府失灵的根源，在于政府举办服务体制下公立医院“养人办事”的体制。

总之，政府失灵是公立医院治理型市场化机制构建的基本假设。

2. 政府购买医疗服务是治理市场失灵的根本途径 由于医疗服务的特殊性，医疗卫生领域不仅存在市场失灵，也存在政府失灵，所以市场和计划的单兵突进均难以破解医疗卫生领域公平和效率失衡的难题。另外，市场在提升医疗服务效率上具有优势，但在促进医疗服务公平上存在劣势；政府在促进医疗服务公平上具有优势，但在提升医疗服务效率上存在劣势。因此，将政府和市场两种手段进行有机结合可以破解医疗卫生领域公平和效率的失衡难题。政府购买医疗服务体制是医疗卫生领域公平和效率“心连心”与政府和市场“手牵手”的制度安排。政府购买服务体制可以分为公共财政集中购买模式和医疗保险集团购买模式。

总之，政府购买服务是公立医院治理型市场化机制构建的根本理念。

3. 独立法人是公立医院治理型市场化机制的前提制度 在政府举办医疗服务模式下，公立医院的突出问题是医疗效率低。医疗效率低的根本原因不是绩效管理的缺位，而是行政管制的阻滞。因此，提升医疗绩效应破除政府对公立医院的行政管制。破除行政管制本质上是政府对公立医院的放权让利。“放权”的主要做法是政府赋予公立医院医疗服务的定价权，“让利”的主要做法是政府赋予公立医院收支结余的分配权。放权是为了保障公立医院“能够”提供符合群众需求的基本医疗服务，“让利”是为了保障公立医院“愿意”提供符合群众需求的基本医疗服务。当然，放权让利不是优化政府管制的策略，而是破除政府管制的结果，因此政府放权让利的过程也是公立医院法人化的过程。

总之，成为独立法人是公立医院治理型市场化机制构建的起点。

4. 公共治理是公立医院治理型市场化机制的后续制度 要提升医

疗效率，绩效管理是治标之策，放权让利是治本之道。然而，在缺乏治理机制的情况下，政府的放权让利极易导致公立医院陷入"一放就乱"的困境。例如，医疗服务的定价权易造成公立医院抬高药物和检查价格的后果，收支结余的分配权易将公立医院的公益性异化为营利性。因此，应构建一个治理机制，以确保公立医院"权为民所用"和"利为民所谋"。这种治理机制以实现医疗服务"活"和"序"均衡为目的，主要包括供给竞争机制、付费制约机制和多元监管机制。

总之，公共治理是公立医院治理型市场化机制构建的归宿。

二、医疗保险预付费方式如何撬动公立医院治理型市场化机制构建

医疗保险预付费方式撬动公立医院治理型市场化机制改革具有"双面出击"特征，一方面是医疗保险预付费方式撬动政府的放权让利，另一方面是医疗保险预付费方式撬动医院的公共治理。

1. 医疗保险预付费方式撬动政府的放权让利　责权利均衡是医疗保险预付费方式撬动政府放权让利的基本原理。医疗保险对公立医院采取预付费方式，实际上是将控费责任转嫁给公立医院。按照责权利均衡的原理，要让公立医院承担控费的责任，应赋予公立医院控费的权力（如医疗价格的定价权），并让公立医院享受控费的收益（如收支结余的分配权），才能确保公立医院"能够"和"愿意"控制关系自身利益的医疗卫生费用。目前，为了控制医疗卫生费用上涨，医疗保险尝试对公立医院采取预付费方式，但是控费效果并不明显，根本原因是缺乏放权让利的配套措施，结果是公立医院肩负控费的责任，但缺乏控费的权力和难享控费的收益，自然在控费工作中力不能及和情非所愿。

2. 医疗保险预付费方式撬动医院的公共治理　激励机制缺陷是医疗保险预付费方式撬动医院公共治理的基本原理。医疗保险预付费方式看似是一种医疗费用的控制机制，实则是一种医疗服务的激励机制。依据"花钱矩阵"理论，医疗保险预付费方式对公立医院的激励机制是"拿

医院的钱为患者服务”。因为是“拿自己的钱为别人服务”，所以公立医院关注医疗服务费用控制，但不关注医疗服务质量提升。相反，公立医院为了控制医疗服务费用上涨，极易减少必要的医疗服务，从而引发医疗服务质量风险。特别是在政府放权让利和医院自主经营的情况下，如果缺乏制衡机制，医疗服务费用的控制会以医疗服务质量的牺牲为代价。为了弥补医疗保险预付费方式的激励缺陷，应建立公共治理机制，将“控费”行为转换为“保质”行为，而不是将“控费”行为异化为“降质”行为。公共治理机制主要包括供给竞争机制和多元监管机制，前者以“利益”为手段防范公立医院的医疗质量风险，后者以“权力”为手段防范公立医院的医疗质量风险。

三、医疗保险预付费方式为何难以撬动公立医院治理型市场化机制构建

医疗保险预付费方式“可以”撬动公立医院治理型市场化机制构建，是理论上的“应然”问题；医疗保险预付费方式“难以”撬动公立医院治理型市场化机制构建，是实践上的“实然”问题。理论上“可以”，但实践上“难以”，说明了医疗保险预付费方式撬动公立医院治理型市场化机制构建的复杂性和艰巨性。恰恰相反，医疗保险后付费方式不仅理论上“可以”撬动公立医院绩效型行政化体制构建，而且实践上“可以”撬动公立医院绩效型行政化体制构建，因为改革方案能否转变成公共政策，不仅取决于改革方案的最优，更取决于改革方案的可行。

1. 医疗保险后付费方式撬动的公立医院改革方案未必最优，但是最为可行，兼备政治、经济、技术上的可行性 从政治（权力）上看，行政管制是公立医院绩效型行政化体制的根本特征，由于主张优化政府对公立医院的行政管制，而不是破除政府对公立医院的行政管制，该改革方案将受到行政部门的首肯。从经济（利益）上看，垄断服务是公立医院绩效型行政化体制的核心特征，由于所主张的制度可以固化公立医院的垄断格局，而不是打破公立医院的垄断体制，所以该改革方案将受到

公立医院的欢迎。从技术（筹资）上看，医疗保险后付费方式是一个简便的付费方式，既不需要承担付费标准的精算功能，也不需要承担服务协议的谈判功能，更不需要承担医疗质量的监督功能，所以该改革方案将受到医疗保险部门的默认。可见，在我国现行医疗体制下，医疗保险后付费方式撬动的公立医院改革方案，可以做到监管、供给和筹资“三方满意”。

2. 医疗保险预付费方式撬动的公立医院改革方案，尽管制度安排深受赞誉，但是政策实践举步维艰　一是因为政治上的制约：优化管制符合行政部门的利益，而破除管制有悖于行政部门的利益，所以行政部门将支持公立医院绩效型行政化体制而反对治理型市场化机制；二是因为经济上的制约：垄断体制符合公立医院的利益，竞争机制有悖于公立医院的利益，所以公立医院将支持公立医院绩效型行政化体制而反对治理型市场化机制；三是因为技术上的制约：医疗保险后付费方式减轻医疗保险部门的负担，且可以造就“医疗保险医院是一家”的和谐局面，而医疗保险预付费方式加重医疗保险部门的负担，且导致医疗保险机构“吃力不讨好”，所以医疗保险部门将默认绩效型行政化体制而不推治理型市场化机制。笔者认为，尽管医疗保险后付费方式撬动的公立医院绩效型行政化体制具有可行性，但政府不应该将其纳入决策议程并转化为公共政策，因为公立医院的绩效型行政化体制本质上是一种以维护医方利益为本位的制度安排，这实际上违背了公立医院改革以人为本的价值取向和为患者服务的行为准则。那么，如何将合理性高而可行性低的公立医院治理型市场化转变成公共政策呢？这要取决于政府执政为民的理念、统筹协调的智慧和壮士断腕的勇气。

综上分析，笔者得出 3 个基本论断。①公立医院治理型市场化机制的基本逻辑：放权让利是对公立医院“搞活”的制度安排，公共治理是对公立医院“治乱”的制度安排。可见，“放而不乱”是公立医院治理型市场化机制的制度设计原理。②以医疗保险预付费方式撬动公立医院治理型市场化机制的基本逻辑有二：医疗保险预付费方式是公立医院“控费”的制度安排，公共治理机制是公立医院“保质”的制度安排；独立法人制度是发挥医疗保险预付费方式功能优势（控制医疗费用）的制度安排，公共治理机制是弥补医疗保险预付费方式功能缺陷（诱发医疗风险）的制度安排。可见，“物美价宜”是以医疗保险预付费方式撬动公立医院治理型市场化机制的制度设计目标。③以医疗保险预付费方式撬动的公立医院治理型市场化机制存在理论应然与现实困境的矛盾，将面临权力、利益和技术的三重挑战，因此政府应秉持执政为民的理念、统筹协调的智慧和壮士断腕的勇气将改革进行到底（图 10-3-1）。

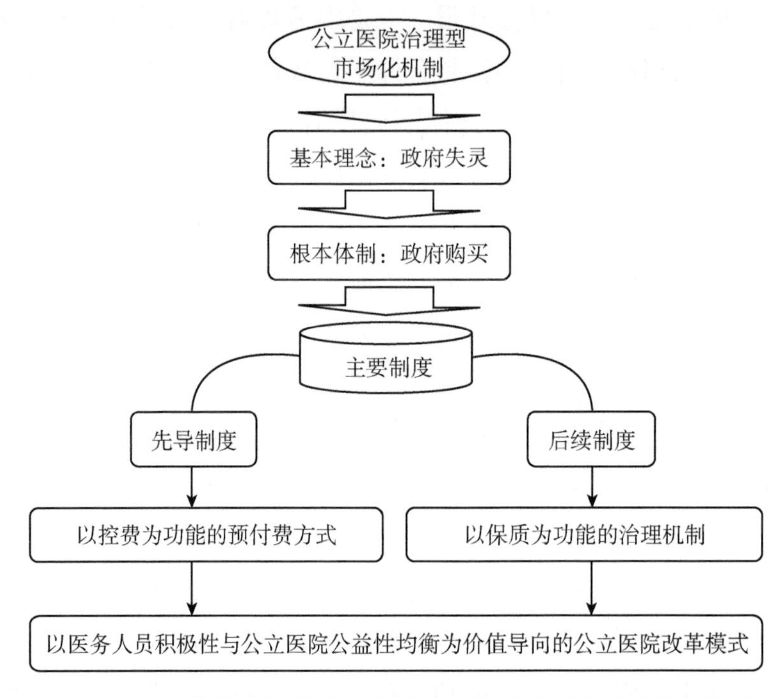

图 10-3-1　医疗保险预付费方式撬动医院治理型市场化机制构建

（许英葵　校）

第四节　公立医院的绩效型行政化与治理型市场化比较

不同的医疗保险付费方式可以撬动不同的公立医院体制机制构建。医疗保险后付费方式可以撬动公立医院绩效型行政化体制构建，医疗保险预付费方式可以撬动公立医院治理型市场化机制构建。那么，公立医院绩效型行政化体制与公立医院治理型市场化机制有何不同，又孰优孰劣呢？笔者在《中国医院管理》杂志发表的论文《我国县级公立医院改革模式的比较》已经对其进行了详细分析[①]，本节在此认识基础上，提出若干新的看法和主张，为研究和实践提供参考。

一、两种改革模式的差异比较

1. 从基本理念上看　公立医院绩效型行政化体制以“市场失灵”为基本理念，强调医疗服务的特殊性，突出医疗服务的公平性。而公立医院治理型市场化机制以“政府失灵”为基本理念，强调医疗服务的普遍性，突出医疗服务的有效性。

2. 从基本制度上看　公立医院绩效型行政化体制以政府举办医疗服务为基本制度，本质上是一种“养人办事”的医疗服务体制机制。而公立医院治理型市场化机制以政府购买医疗服务为基本制度，本质上是一种“办事养人”的医疗服务体制机制。

3. 从基本内容上看　公立医院绩效型行政化体制由后付费方式、行政管制和绩效管理构成，后付费方式和行政管制旨在降低医疗服务价格，绩效管理旨在提高医疗服务效率。而公立医院治理型市场化机制由预付费方式、独立法人和治理机制构成，预付费方式和独立法人旨在控制医疗费用，治理机制旨在保障医疗质量。

4. 从基本逻辑上看　公立医院绩效型行政化体制按照“收而不死”的基本逻辑进行制度设计，行政管制是政府对公立医院“收权”，绩效管理是为了防范公立医院陷入“一收就死”的困境。而公立医院治理型市场化机制按照“放而不乱”的基本逻辑进行制度设计，独立法人是政府对公立医院“放权”，治理机制是为了防范公立医院陷入“一放就乱”的困境。

---

① 赵云. 我国县级公立医院改革模式的比较[J]. 中国医院管理，2014，34（3）：4-7。

5. 从基本目标上看 公立医院绩效型行政化体制是为了实现公立医院所提供基本医疗服务的“价宜质优”，价宜在前，质优在后。价宜的目标要求降低医疗服务价格，以解决广大群众的“看病贵”问题；质优的目标要求保障医疗服务质量，以解决广大群众的“看病难”问题。公立医院治理型市场化机制是为了实现公立医院所提供基本医疗服务的“质优价宜”，质优在前，价宜在后。质优的目标要求提升医疗服务质量，以治理广大群众的“看病难”问题；价宜的目标要求控制医疗服务费用，以治理广大群众的“看病贵”问题（表 10-4-1）。

表 10-4-1 公立医院体制机制比较

类型	基本理念	基本制度	基本内容	基本逻辑	基本目标
绩效型行政化	市场失灵	政府举办	降价+提效	收而不死	价宜质优
治理型市场化	政府失灵	政府购买	控费+保质	放而不乱	质优价宜

二、两种改革模式的优劣比较

如上所述，医疗保险后付费方式可以撬动公立医院绩效型行政化体制构建，医疗保险预付费方式可以撬动公立医院治理型市场化机制构建。那么，医疗保险后付费方式与医疗保险预付费方式孰优孰劣呢？应该选择何种公立医院的体制机制呢？

（一）医疗保险付费方式首选预付费方式

医疗保险付费方式首选预付费方式，不是因为发达国家也选择预付费方式，而是因为预付费方式符合医疗保险作为医疗服务购买者的角色，也符合医疗费用不合理上涨的趋势，更能发挥医疗保险对医疗服务的治理。目前，我国医疗保险体制改革的基础是发挥医疗保险在医改中的基础性作用，目标是建立高质量的医疗保险体系。所谓基础性作用，是指医疗保险不仅要发挥控制医疗费用和分担医疗负担的作用，还要发挥配置医疗资源、激励医疗行为和撬动医疗改革的作用；所谓高质量的医疗保险体系，是指可以扮演广大参保人的经纪人角色并能够履行医疗服务购买职能的医疗保险体系。显然，只有医疗保险预付费方式才能在医改中发挥基础性作用，也只有医疗保险预付费方式才能建立高质量的医疗保险体系。

（二）公立医院体制机制首选治理型市场化机制

公立医院体制机制首选治理型市场化机制，主要原因是治理型市场化是对管制型市场化和绩效型行政化的扬弃。改革开放后，我国公立医院逐渐形成“管制型市场化”的体制机制，即行政管制和市场机制的制度组合。行政管制与市场机制难以兼容，主要体现为行政管制需要集权、市场机制需要放权，管制型市场化的体制机制将难以兼容的制度“拉郎配”会导致功能抵消和制度异化。因此，公立医院的管制型市场化体制机制，既不能充分展示行政管制在促进医疗公平中的制度优势，也不能充分发挥市场机制在提高医疗效率中的制度优势。2009 年“新医改”启动以后，部分县级公立医院尝试绩效型行政化体制机制。绩效型行政化是指绩效管理与行政管制的制度组合。行政管制以促进医疗公平为目标，绩效管理以提高医疗效率为目标，两者结合以公平和效率均衡为目标。但是，行政管制与绩效管理的作用力相反，因为行政管制对医疗效率形成向下“压”的力量，而绩效管理对医疗效率形成向上“提”的力量。而且，行政管制的力量大于绩效管理的力量，因为行政管制是一种体制力量，绩效管理是一种技术力量。因此，在绩效型行政化下的公立医院将陷入“公平和效率失衡”的困局（图 10-4-1）。

在对管制型市场化和绩效型行政化“否定之否定”[①]的基础上，笔者提出公立医院的治理型市场化机制。所谓治理型市场化，是指市场机制与治理机制的组合。治理机制的核心是医疗保险预付费方式，市场机制的核心是医疗机构的竞争机制。采取市场机制是为了提高医疗效率以解决群众

① 否定之否定规律是哲学的基本规律之一，它揭示了事物发展前进性与曲折性的统一，表明了事物的发展不是呈直线式前进而是呈螺旋式上升的。按此规律，事物的辩证发展经过三个阶段两次否定，即肯定→否定→否定之否定，形成一个周期。在公立医院改革中，绩效型行政化是对管制型市场化的否定，治理型市场化又是对绩效型行政化的否定，治理型市场化是公立医院体制机制发展的最高阶段。

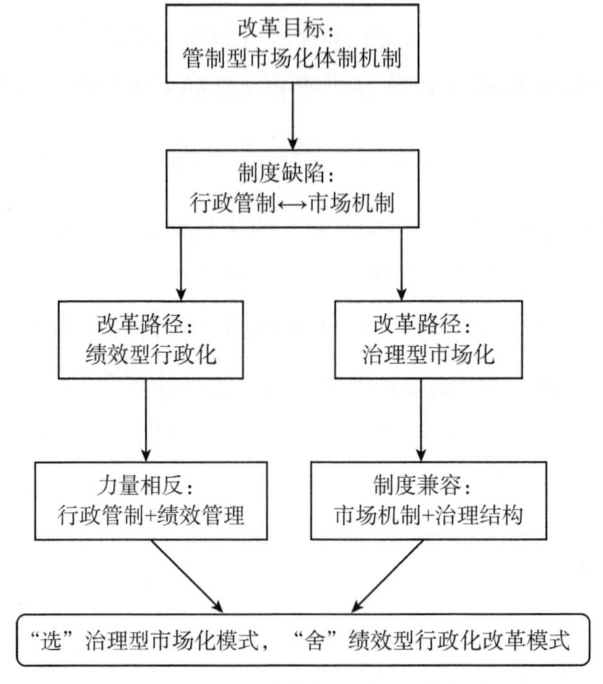

图 10-4-1　公立医院体制机制改革模式选择

“看病难”的问题，采取治理机制是为了促进医疗公平以解决群众“看病贵”的问题。市场机制与治理机制的有机组合，可以实现医疗公平和效率的均衡，可以实现群众“看病贵”和“看病难”并治。与管制型市场化下行政管制和市场机制的组合不同，市场机制和治理机制是一对兼容的组合：前者的本质是赋予医疗服务供给方以竞争机制，后者的本质是赋予医疗服务需求方以选择机制。与绩效型行政化下行政管制与绩效管理的制度组合不同，市场机制和治理机制是一对“互补”的制度组合：治理机制以控制医疗费用为主要职能，市场机制以保障医疗质量为主要职能。另外，在提高医疗效率方面，市场机制比绩效管理更具制度优势，因为市场机制提高医疗效率主要依靠剩余索取权，而绩效管理主要依靠绩效考核机制：前者是一种内生的激励机制，而后者是一种外在的激励机制。在促进医疗公平方面，治理机制比行政管制更具制度优势，因为行政管制的主体是行政部门，手段是“约束机制”（如医疗服务价格管制），功能是从上而下的“压力机制”；治理机制的主体是医疗保险部门，手段是“激励机制”（如医疗服务费用分担），功能是从外而内的“动力机制”。因此，公立医院的治理型市场化比管制型市场化和绩效型行政化皆具比较优势（comparative advantage）。

基于以上分析，我们建议以医疗保险预付费方式为杠杆撬动公立医院治理型市场化机制的构建。由于本质上是利益格局的调整，改革的“前途是光明的”，但改革的“道路是曲折的”。因此，改革者不应在增量改革上徘徊不前，而应在存量改革上大有作为，即将公立医院改革从增量改革升级为存量改革，并将医疗保险付费方式从保障医院增量改革的工具升级为撬动医院存量改革的杠杆。

（陈娇蓉　校）

参 考 文 献

蔡江南，2016. 医疗卫生体制改革的国际经验[M]. 上海：上海科学技术出版社.

陈仰东，2010. 撬动公立医院改革的杠杆：支付制度[J]. 中国医疗保险，（9）：20-22.

陈瑶，代涛，2011. 公立医院补偿机制改革的国际经验与启示[J]. 中国医院，15（7）：16-19.

程接力，钟秉林，2020. 国内高校学术人员科研动机实证研究——基于超功利性规范及其反规范的视角[J]. 中国高教研究，（10）：42-48，53.

邓晓芒，2001. 思想中的学术与学术性的思想[J]. 学术月刊，（10）：9-11.

邓正来，2009. 哈耶克的社会理论[J]. 上海：复旦大学出版社.

葛婷婷，2019. “兰格模式”市场社会主义理论研究[D]. 长春：吉林大学.

葛延风，贡森，2007. 中国医改：问题·根源·出路[M]. 北京：中国发展出版社.

顾昕，2005. 走向有管理的市场化：中国医疗体制改革的战略性选择[J]. 经济社会体制比较，（6）：19-30.

顾昕，2014. 公立医院行政型市场化走不通[N]. 社会科学报，2014-8-28（004 版）.

顾昕，2017a. 社会医疗保险和全民公费医疗：医疗保障制度的国际比较[J]. 行政管理改革，（12）：63-70.

顾昕，2017b. 治理嵌入性与创新政策的多样性：国家-市场-社会关系的再认识[J]. 公共行政评论，10（6）：6-32，209.

顾昕，2018. 从管办分开到大部制：医疗供给侧改革的组织保障[J]. 治理研究，34（2）：66-75.

顾昕，2019. 公共财政转型与政府医疗投入机制的改革[J]. 社会科学研究，（2）：141-149.

郭崇慧，陈静锋，魏伟，2017. 元决策下的临床路径管理模式研究[J]. 医学与哲学（B），38（7）：6-9.

国家审计署，2012. 全国社会保障资金审计结果（审计署审计公告 2012 年第 34 号）[EB/OL].（2012-8-2）〔2021-1-16〕. http：//www.gov.cn/zwgk/2012-08/02/content_ 2196871.htm.

黄宗智，2020. 建立前瞻性的实践社会科学研究：从实质主义理论的一个重要缺点谈起[J]. 开放时代，（1）：34-48.

蒋义，2020. 县域医改该何去何从——关于深圳罗湖医改和茂名高州医改的调研启示[J]. 财政科学，（3）：101-105.

李克强，2014. 推动医改向纵深发展[J]. 中国医疗保险，（4）：8.

李乐乐，2020. 基于博弈理论和激励相容原理的医疗保险相关主体行为研究[J]. 大连理工大学学报（社会科学版），41（6）：67-74.

李玲，2013. 基层医改：制度创新的社会实践[J]. 宏观经济管理，（1）：27-28.

李玲，江宇，2014. 有为政府、有效市场、有机社会——中国道路与国家治理现代化[J]. 经济导刊，（4）：15-22.

李胜兵，李航敏，2007. 解读管理术语[M]. 北京：企业管理出版社.

李亚青，万燕，李迪，2014. 公立医院补偿机制的相关国际经验与启示[J]. 卫生经济研究，（5）：22-24.

林相森，2019. 我国医疗服务领域的效率与公平研究[M]. 北京：经济科学出版社.

刘道银，1993. 破了“大锅饭”还有“二锅饭”——关于乡镇企业劳动分配问题的思考[J]. 湖北社会科学，（4）：35-36.

刘均，2009. 分利集团与公共政策失效问题研究——以医药卫生体制改革政策失效为例[D]. 贵阳：贵州大学.

刘瑜，2016. 为什么不喜欢学术圈子[J]. 商周刊，（17）：81.

陆学艺，2013. 中国社会结构与社会建设[M]. 北京：中国社会科学出版社.

罗素，2021. 西方哲学史（上下册）[M]. 何兆武，李约瑟，马元德，译. 北京：商务印书馆.

吕国营，2019. 用医保治理理念看待医保部门与公立医院的关系[J]. 中国医疗保险，（11）：26.

马亮，2020. 外行领导内行？——专业型组织、专家型领导与新冠肺炎疫情防控[J]. 中共天津市委党校学报，22（2）：79-86.

人民出版社，2013. 中共中央关于全面深化改革若干重大问题的决定[M]. 北京：人民出版社.

人民出版社编写组，2020. 中共中央国务院关于深化医疗保障制度改革的意见[M]. 北京：人民出版社.

王春晓，2018. 三明医改：政策试验与卫生治理[M]. 北京：社会科学文献出版社.

王虎峰，2008. 论争中的中国医改——问题、观点和趋势[J]. 中共中央党校学报，（3）：84-89.

王虎峰，2020. 中国医改周期与管理创新[M]. 北京：人民卫生出版社.

王前强，黄羽舒，2014. 深化新医改的挑战与反思[J]. 卫生经济研究，（10）：48-50.

魏礼群，2019. 实现从社会管理到社会治理的新飞跃[N]. 北京日报：2019-3-18（13）.

魏子柠，2019. 致敬十年新医改[M]. 北京：中国协和医科大学出版社.

吴佳欣，2018. 西方经济学中关于“制度供给决定制度需求，还是制度需求决定制度供给”问题的探讨[J]. 经贸实践，（12）：16-17.

伍洁洁，谷颖，杜敬毅，等，2020. 德、法两国公立医院财政补偿机制及其对中国的启示——基于财政预算管理视角[J]. 中国医院管理，40（11）：93-96.

武靖州，2018. 创造合作：公共产品供给中的政府选择[M]. 北京：经济科学出版社.

肖久庆，钟林涛，孙洁，等，2019. 现代医院管理制度下院长职业化的发展与思考[J]. 中国医院管理，39（3）：8-9，13.

闫晋洁，方福祥，王卫红，等，2019. 市场定价机制下公立医院特需医疗服务价格管理现状与趋势分析[J]. 中国卫生经济，38（12）：52-54.
杨宝国，2017. 公平与效率：实现公平正义的两难选择[M]. 北京：中国社会科学出版社.
杨肖光，陈英耀，周萍，等，2018. 深圳市罗湖区医改政策分析[J]. 中国卫生政策研究，11（3）：37-41.
杨中浩，2020. 基于医疗服务相对价值的公立医院薪酬规制研究[D]. 上海：上海财经大学.
叶锋，刘来生，张鹭鹭，2014. 公立医院补偿机制改革国际比较研究[J]. 中国医院，18（4）：15-18.
医学界，2019. 2018 年度中国医生薪酬现状调研分析报告[EB/OL].（2019-7-27）[2021-3-30]. https：//www.sohu.com/a/329641668_100092991.
曾誉铭，2017. 义利之辨[M]. 上海：上海辞书出版社.
张弛，2019. 掌舵与划桨：探究政府与企业良性互动的契合点[M]. 北京：知识产权出版社.
张树华，2019. 高校国际化步伐要带着学术自信[N]. 环球时报，2019-11-28（14）.
赵云，2016. 医疗保险付费方式改革研究：以制度分析为视角[M]. 北京：科学出版社.
赵云，潘小炎，2013. 对公立医院按病种收费方式改革的反思[J]. 中国医院管理，33（9）：6-9.
郑大喜，2014. 基于成本核算的公立医院补偿机制改革——美国经验及对我国的启示[J]. 中国卫生政策研究，7（7）：56-62.
郑功成，申曙光，2020. 医疗保障蓝皮书：中国医疗保障发展报告（2020）[M]. 北京：社会科学文献出版社.
周尚成，2013. 中国医疗保险谈判机制研究：理论基础与框架设计[M]. 北京：科学出版社.
周振超，2012. 阶层分化与政府治理模式变革研究[M]. 北京：学林出版社.
朱恒鹏，2012. 财政养医 VS 强激励[N]. 医药经济报，2012-4-16（11）.
朱恒鹏，2019a. 财政视角下的中国医改问题研究[M]. 北京：中国社会科学出版社.
朱恒鹏，2019b. 医疗卫生财政投入机制与国家治理体系现代化——学习党的十九届四中全会《决定》的体会[J]. 经济学动态，（12）：3-14.
Aspland E，Gartner D，Harper P，2019. Clinical pathway modelling：A literature review[J]. Health Syst，10（1）：1-23.
Bhattacharya J，Hyde T，Tu P，2019. 健康经济学[M]. 桂林：广西师范大学出版社.
Bhattacharyya O，Shaw J，Sinha S，et al，2020. Innovative integrated health and social care programs in eleven high-income countries[J]. Health aff（Millwood），39（4）：689-696.
Colombo C，Moja L，Gonzalez-Lorenzo M，et al，2012. Patient empowerment as a component of health system reforms：Rights，benefits and vested interests[J]. Intern Emerg Med，7（2）：183-187.
Denhardt JV，Denhardt RB，2016. 新公共服务：服务，而不是掌舵（第三版）[M]. 丁煌，译. 北京：中国人民大学出版社.
Folland S，Goodman AC，Stano M，2011. 卫生经济学. 第 6 版[M]. 北京：中国人民大学出版社.

Friedman M，Friedman R，2019. 自由选择[M]. 张琦，译. 北京：机械工业出版社.

Göpffarth D，Henke KD，2013. The German Central Health Fund—recent developments in health care financing in Germany[J]. Health Policy，109（3）：246-252.

Keynes JM，2019. 就业、利息和货币通论[M]. 徐毓枬，译. 北京：译林出版社.

Kruse FM，Stadhouders NW，Adang EM，et al，2018. Do private hospitals outperform public hospitals regarding efficiency，accessibility，and quality of care in the European Union? A literature review[J]. Int J Health Plann Manage，33（2）：e434-e453.

Li HZ，Liu XD，Shi X，2021. Human health management and life/disease risk assessment：A review[J]. Recent Patents on Engineering，15（1）：30-36.

More T，2020. 乌托邦[M]. 张卜天，译. 北京：商务印书馆.

OECD，1992. The reform of health care：A comparative analysis of seven OECD countries[R]. Paris：OECD.

Osborne SP，2021. 新公共治理？——公共治理理论和实践方面的新观点[M]. 包国宪，赵晓军，译. 北京：科学出版社.

Pencheon D，2018. Developing a sustainable health care system：The United Kingdom experience[J]. Med J Aust，208（7）：284-285.

Pendzialek J B，Danner M，Simic D，et al，2015. Price elasticities in the German Statutory Health Insurance market before and after the health care reform of 2009[J]. Health Policy，119（5）：654-663.

Pigou AC，2020. 福利经济学[M]. 朱泱，张胜纪，吴良健，译. 北京：商务印书馆.

Plato，2020. 理想国[M]. 郭斌和，张竹明，译. 北京：商务印书馆.

Preker AS，Langenbrunner JC，2006. 明智的支出——为穷人购买医疗卫生服务[M]. 王小芽，译. 北京：中国财政经济出版社.

Smith A，2019. 国富论（上下卷）[M]. 郭大力，王亚南，译. 北京：商务印书馆.

Speer M，Mc Cullough JM，Fielding JE，et al，2020. Excess medical care spending：The categories，magnitude，and opportunity costs of wasteful spending in the United States[J]. Am J Public health，110（12）：1743-1748.

Spulber DF，2017. 管制与市场[M]. 余晖，何帆，钱家骏，等，译. 上海：格致出版社.

Von Neumann J，2020. 博弈论[M]. 刘霞，译. 沈阳：沈阳出版社.

Weber M，2020. 经济与社会[M]. 阎克文，译. 上海：上海人民出版社.

Xu RY，Sun QG，Si W，2015. The third wave of public administration：The new public governance[J]. CSS，11（7）：11-21.

后　记

《新时代公立医院改革路径选择研究》终于付梓了，我长长地舒了一口气。真的，我从来没有像今天这样感觉到“阳光如此明媚，岁月如此静好”！十年了，生活即研究，研究即生活，一本饱含喜怒哀乐的书，可以让我找补回一切损失，收获满心的欢喜。

本书是我研究十载、运笔六载和修正数次的呕心之作。本书概括出公立医院改革的十个方面，提炼出公立医院改革的十个关系，架构出各方面各种关系的选择和平衡策略。同时，为了增加内容的趣味性和可读性，我在书中多处运用了通俗的语言、逻辑的推理和哲学的思辨。

本书是我在人生最低谷时完成的学术专著，它既滴满了我的艰辛，也浸透着我的苦楚，更寄托着我的希望。有一位哲人说过，人生的挫折点也是智慧的临界点。在人生的低谷时，我没有沉浸于挫折，而是沉醉于思想感悟的“雨后春笋”，并将思索和感悟汇成本书。

在本书出版之际，我感恩生我养我的父母，他们为了让我安心研究和写作，从来不拿生活琐事烦扰我；为了减轻我的经济负担，七十多岁还在养牲畜、干农活；为了不让我担心，即使生重病也不告诉我，独自去医院。

我感恩教我育我的老师，是他们把正气注入我的心灵，把智慧输入我的大脑，让我在医改研究中站稳正确的立场、提出独创的观点。特别是我的研究生导师周平教授，他提出的“为文明增知，为社会立言，为治理献策”的治学理念为我医改研究架设了一盏指明灯。

我感恩爱我护我的妻子。近年来，我拿下了一项又一项课题，发表了一篇又一篇论文，出版了一部又一部著作，获得了一个又一个奖励，人人都说是我奋斗的结果，哪知背后妻子的支持。为了让我安心做科研，原本追求个性的妻子也学会了相夫教子，变成贤妻良母，她把青春年华奉献给我们这个家。

我感恩陪我乐我的儿子。在成家立业之前，我的世界很无味，有工作无生活、有劳作无悠闲、有奋斗无娱乐，完全像一个苦行僧在修行。但是，有了活泼可爱的儿子之后，我的世界变样了，工作之余有了幸福的生活，劳作之后有了休闲的时刻，奋斗之中有了愉悦的心情。我常想，学者不应该只是课题的申报者、资料的阅读者、问题的分析者、论著的发表者，而要努力成为终生的运动者、责任的担当者、问题的解决者、知识的创造者和优雅的生活者。

总之，本书的完成汇聚着很多人的心血和付出，本书的撰写也铭刻了我个人的生命体悟和思想飞跃。衷心希望我的医改研究能为我国医疗体制改革献策。由于本书研究主题内容复杂，再加上本人才智有限，书中难免存在不足和需要完善之处，我热切期待来自各方读者的批评指正。

谨以此记！

赵　云

云南大理

2022年12月1日